◆ 심전도의 파형의 명칭과 계측법

● 기본파형

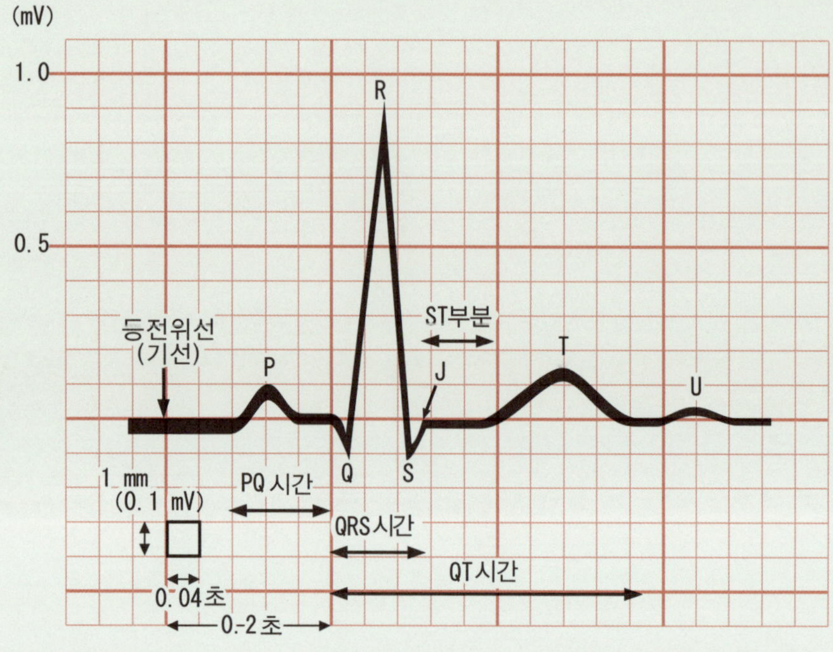

● PP간격 · RR간격

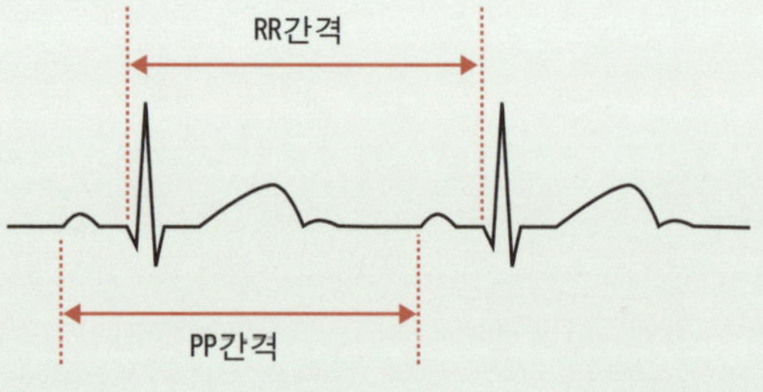

PP간격, RR간격은 각각 P파와 P파, QRS군과 QRS군의 간격으로, 심박동수를 측정하거나 부정맥을 진단할 때에 많이 측정하나 이러한 것은 각각 파형의 시작점에서 측정한다.

● PQ시간

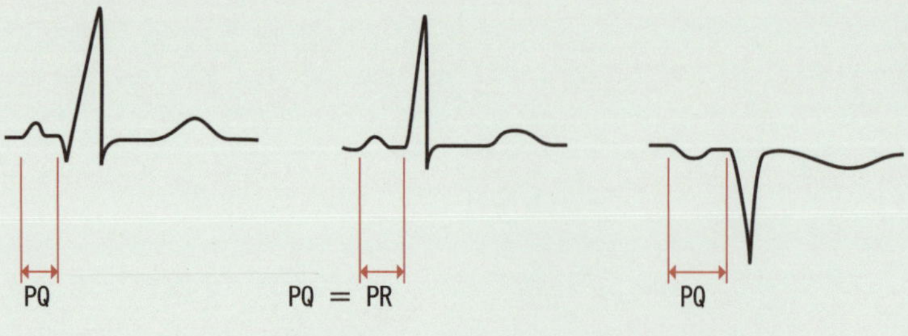

PQ시간은 P파의 시작에서 QRS군의 시작까지의 시간이다. 좌측은 모두 PQ시간으로 부른다.

■ 본문 chapter 인덱스

Introduction 18
심전도를 읽기 위한 기본사항

Chapter 1 24
정상 심전도

Chapter 2 48
정상 P-QRS의 관계가 보이지 않는다.

Chapter 3 68
P파의 형태, 크기가 이상하다.

Chapter 4 80
PQ간격이 짧고 길다.

Chapter 5 92
QRS군의 폭이 넓고(QRS시간의 연장), QRS 평균 전기축이 이상

Chapter 6 112
왼심실 전위가 높거나 낮다.

Chapter 7 130
이상 Q파

Chapter 8 140
흉부유도에서 R파 진폭의 증가 불량

Chapter 9 152
우측 흉부유도에서 R파의 진폭 증가 또는 I 이나 좌측 흉부유도에서 S파가 깊다.

Chapter 10 168
ST상승

Chapter 11 194
T파의 진폭 증가

Chapter 12 200
ST하강, T파의 진폭 감소 · 음성 T파

Chapter 13 220
QT간격의 연장과 단축

Chapter 14 232
U파의 진폭 증가와 음성

Chapter 15 240
예정보다 빠른 P파나 QRS군이 들어온다.

Chapter 16 266
예정된 장소에 P파나 QRS군이 들어오지 않는다.

Chapter 17 280
느린맥

Chapter 18 294
빠른맥(폭이 좁은 QRS군이 규칙적인 것)

Chapter 19 316
빠른맥(폭이 넓은 QRS군이 규칙적인 것)

Chapter 20 332
빠른맥 (폭이 좁고 혹은 넓은 QRS군이 불규칙적인 것)

Chapter 21 344
선천성심장질환

심전도를 읽는 방법

PERFECT MANUAL

ECG

ECG Perfect Manual

이론과 파형 패턴으로 철저한
트레이닝!

와타나베 시게유키 · 야마구치 이와오 編
츠쿠바대학 임상의학계 내과 조교수 · 츠쿠바대학 부속병원 병원장

진복희 譯

羊土社

고려의학

心電図の読み方パーフェクトマニュアル

ECG

ECG Perfect Manual

理論と波形パターンで
徹底トレーニング!

渡辺重行・山口 巖 編
筑波大学臨床医学系内科助教授・筑波大学附属病院病院長

羊土社

執筆者一覧

[編集]

山口　巖	(YAMAGUCHI Iwao)	筑波大学付属病院病院長
渡辺重行	(WATANABE Shigeyuki)	筑波大学臨床医学系内科

[執筆者](掲載順)

山口　巖	(YAMAGUCHI Iwao)	筑波大学付属病院病院長
渡辺重行	(WATANABE Shigeyuki)	筑波大学臨床医学系内科
河野　了	(KAWANO Satoru)	筑波大学臨床医学系内科
西　功	(NISHI Isao)	なめがた地域総合病院内科
山崎　明	(YAMAZAKI Akira)	牛久愛和総合病院循環器科
久賀圭祐	(KUGA Keisuke)	筑波大学臨床医学系内科
武安法之	(TAKEYASU Noriyuki)	筑波大学臨床医学系内科
増見智子	(MASUMI Tomoko)	なめがた地域総合病院内科
飯田啓治	(IIDA Keiji)	筑波記念病院内科
前田裕史	(MAEDA Hiroshi)	茨城西南医療センター病院内科
本間　覚	(HOMMA Satoshi)	筑波大学臨床医学系内科
鈴木祥司	(SUZUKI Shoji)	Cedars-Sinai Medical Center(U.S.A)
山田さつき	(YAMADA Satsuki)	Mayo Clinic(U.S.A)
宮内　卓	(MIYAUCHI Takashi)	筑波大学臨床医学系内科
神谷英樹	(KAMIYA Hideki)	筑波記念病院内科
田部井史子	(TABEI Fumiko)	関東中央病院循環器内科
大塚定徳	(OHTSUKA Sadanori)	筑波大学臨床医学系内科
石光敏行	(ISHIMITSU Toshiyuki)	茨城県メディカルセンター内科

머리말

심전도는 심장에서 생긴 전기현상을 심전도계를 통해 파형을 기록하고 분석하여 심장질환을 진단하기 위한 검사이다. 그동안 임상생리검사는 많은 발전을 거듭하여 왔으며 심혈관센터에서 업무를 담당하는 임상병리사의 수도 많이 증가하였다. 따라서 이 책이 심전도를 공부하는 학생들과 대학 졸업 후 각 병원의 심혈관센터에서 심전도를 담당하는 임상병리사들의 참고도서가 되었으면 한다.

이 책은 심전도를 실제로 읽는 방법을 눈으로 보아 머리속으로 생각하고 해설하여 어떻게 생각하고, 어떻게 읽어야 할 것인가를 나타낸 실전적인 해설서이다.

이 책은 다음과 같은 특징을 가지고 있다.

첫째. 실전적인 해설서로 하기 위해서 각 장은 문제가 되는 것을 중심으로 구성되어 있다.

둘째. 심전도에서 보아야 할 포인트를 어떠한 순서로 판독해야 하는지를 알 수 있도록 기록지에 원문자 순서로 구성되어 있다.

셋째. 정리해 봅시다에서는 소견이 있는 심전도를 읽는 방법이 총정리되어 있으며, 흩어져 있는 지식을 정리하여 포인트를 알고 연습문제에 도전할 수 있도록 구성되어 있다.

넷째. 각 장의 Let's try의 Q&A에서는 실제의 심전도 증례를 적용해 놓았다.

다섯째. 한마디 메모에서는 심전도를 이해하기 위한 필수 용어나 지식을 소개하였다.

여섯째. 의학용어는 의학용어집(대한의사협회, 보건복지부)과 의학섬색엔신(KMLE)에 의해 통일하였다.

일곱째. 신구용어의 혼란을 피하기 위해 한글용어(한문용어, 영문용어)와 같이 편집하였다.

역자는 1991년부터 임상생리학 강의를 담당하게 되어 1989년 서울대학교병원 특수검사부에서 연수를 하게 된 것이 인연이 되어 이방실선생님으로 심전도를 배우게 되었다. 그때는 임상병리사들이 심전도 업무를 많이 하고 있지 않을 때였으나 어려운 여건 속에서도 많은 도움을 주셨다. 2011년 정년을 앞두고 계시나 지금도 한결 같으신 이방실선생님께 감사하다. 지금도 그때 기록한 심전도 기록지나 자료들을 보면 더욱 그렇다. 그리고 초면인데도 세심하게 배려해주시고, 따뜻하게 대해주신 삼성의료원 심혈관센터 김은영선생님께도 진심으로 깊은 감사를 드린다. 이제는 원광보건대학 졸업생들도 심혈관분야에서 업무를 담당하는 사람들도 많아지고 있음을 기쁘게 생각하며, 아울러 졸업생들의 많은 성장과 발전을 기대해 본다. 무엇보다도 가장 가까이에서 바쁜 학교생활임에도 불구하고 교정에 참여해준 2008, 2009, 2010년 원광보건대학 임상생리학 학술부 학생들에게도 감사하다.

끝으로 어려울 때마다 많은 조언과 격려를 아끼지 않으신 동문, 친구, 가족들에게도 감사하다. 이 책을 출간하기 위해 많은 수고를 해주신 고려의학 최병진사장님과 편집부 직원 여러분께도 감사드린다.

2011년 1월 21일

진 복 희

원저자 머리말

심전도뿐만 아니라 어떤 검사 소견이라도 반복해서 공부하고 경험을 쌓아 가면 원칙이 보이게 되고 그것을 판독할 지식이나 기술이 자연스럽게 익숙해지게 됩니다. 그러나 요구되는 지식의 양이 빠른 속도로 증가하고 있는 현재의 의료현장에서는 그 효율성이 점차 희미해져 간다는 생각이 듭니다. 순환기분야에서는 예전부터 심음, 심전도, 흉부렌트겐사진으로 충분하였던 나의 수련의 시대인 40년 전과는 비교할 수도 없을 정도로 최근에는 심에코도, 핵의학, CT, MRI, MRA, 카테터검사, 전기생리학검사, PCI, 전극카테터절제법(catheter ablation) 등을 이해해야 하는 검사나 치료법이 급격하게 증가하고 있습니다. 이것은 다른 진료과에서도 마찬가지이며, 임상연수 현장에서는 본인의 노력과 더불어 넘치는 정보를 정리하여 얼마나 효율적으로 교육하고 습득시킬지를 묻게 되는 시대가 된 것을 통감하고 있습니다.

임상 심전도의 현재 위치에 대해서 말해 두고 싶은 것이 두 가지 있습니다. 예를 들면 허혈성심장질환 진단법의 경우는 병태나 발생기전, 즉 심장혈류의 감소→심장근육의 대사 이상→심장기능 장애는 심장핵의학검사, 심장섬광조영술(scintigraphy), 부하심에코도법에 의해 고감도로 이상소견이 검출되나 심전도에서 이상소견으로 나타나는 것은 이러한 여러 검사를 한 후이며, 때로는 가슴조임 증상이 출현하는 단계에서 나타난다는 점입니다. 이것을 바꿔 말하면 심전도 이상이 나타날 때는 심장동맥조영이 필요한 단계이고, 긴급한 치료가 필요한 시기에 접어들고 있다는 것을 나타낸다는 것입니다. 판독자에 의해서 심전도의 이상소견이 발견되는 시기임과 동시에 피검자의 자각증상이 없어도 놓쳐서는 안되는 병태의 진행 과정을 결정적인 순간에 심전도에서 우연히 만나는 일이 있습니다. 특히 심전도 기록자와 판독자가 다른 경우에는 시간적인 차이가 생기기 때문에 기록자의 긴급성을 읽고 이해하는 판독력이 요구되는 중대함을 인식하여 두고 싶은 것입니다.

또 다른 하나는 심전도 소견의 시간 경과에 따른 변화에는 중요한 의미가 있다는 점입니다. 예를 들면 가슴 통증을 호소하는 초진 환자에서 ST상승이 나타나는 경우에는 시간에 따른(급성) 소견의 변화가 감별진단에서 중요한 의미를 가지는 일이 적지 않습니다. 기록 시간이 다른 여러 개의 심전도를 쉽게 비교할 수 있다는 점은 비침습적 진단법의 특징이기도 합니다.

이와 같은 관점에서 심전도는 자신들이 기록, 판단하는 것이 이상적이나 이 책이 심전도 판독법에서 숙련된 의사 입장에서의 주의점, 판독에서 진단까지 사고과정의 실전적인 해설서로 심전도 판독 트레이닝에 유용하게 이용되었으면 하는 바램이 있습니다.

독자 대상으로는 레지던트 및 젊고 유능한 의사, 의료 종사자, 의학부 학생을 생각해 보았으나 내과계 · 외과계를 불문하고 다른 과의 전문의, 개업의 선생님에게도 추천할 수 있는 내용으로 되어 있습니다.

이 책의 기본적인 편집 방향은 다음과 같습니다.

1. 순환기내과 전문의가 심전도를 근거로 어디에 주목하고 어떤 사고 과정을 거쳐 진단하게 되는지 간결, 명쾌하게 설명하였다.
2. 이론적 배경의 파악에 의해 독자의 응용력을 끌어낼 수 있도록 하였다.
3. 트레이닝 문제에서 가능한 많은 실전적 판단에 익숙해지도록 하였다.
4. 구성은 심전도 소견에서부터 들어있는 problem-oriented적인 분류로 되어 있으나 진단명에 의한 색인을 만드는 것과 동시에 색인에서 용어, 파형, 소견에 의한 검색도 할 수 있도록 하였으므로 실제 심전도 판독의 단서로서도 활용할 수 있다.

이 책에 담긴 우리들의 생각이 독자들에게 전해져 많은 독자의 심전도 판독력의 향상이 진료 추진력에 결실이 있기를 기원해 봅니다.

2006년 1월

편저자 대표

츠쿠바대학부속병원 야마구치

ECG Perfect Manual

심전도를 읽는 방법

ECG Perfect Manual

이론과 파형 패턴으로 철저한 트레이닝

머리말 ········ 3

원저자 머리말 ········ 4

Introduction 심전도를 읽기 위한 기본사항

1 심전도의 원리 ········ 18

2 심전도계의 취급방법과 심전도를 얻는 방법 ········ 18

3 심전도 파형의 명칭과 계측법 ········ 20

4 QRS파형을 읽는 방법 ········ 20

5 사지유도 및 흉부유도의 관찰 방향 ········ 22

◆ 심전도 진단에서의 용어 ········ 23

Chapter 1. 정상 심전도

◆ 심전도의 점검사항과 그 순서 ········ 24

1 리듬, 심박동수, P파, PQ간격의 여기를 점검하시오. ········ 25

2 QRS군(QRS complex)의 여기를 점검하시오. ········ 29

3 ST-T의 여기를 점검하시오. ········ 34

4 QT간격, U파의 여기를 점검하시오. ········ 38

모음 심전도를 판독하는 방법 41

Let's try

Question 1 [조기재분극증후군(early repolarization syndrome) 42

Question 2 [Ⅲ, aVL유도의 QRS군에 분열이 보이나 정상] 45

Chapter 2 정상 P-QRS의 관계가 보이지 않는다. 기본리듬의 이상(빠른맥을 제외)

1 심방잔떨림〈심방세동, atrial fibrillation, AF〉 ········ 48

2 심방된떨림〈심방조동, atrial flutter, AFL〉 50
3 방실이음부리듬〈방실접합부조율, atrioventricular(AV) junctional rhythm〉과
가속방실이음부리듬〈촉진성방실접합부조율, accelerated AV junctional rhythm〉 52
4 심실고유리듬〈심실고유조율, idioventricular rhythm〉과
가속심실고유리듬〈촉진성심실고유조율, accelerated idioventricular rhythm, AIVR〉 54
5 심방정지〈atrial standstill, AS〉/굴실리듬〈동실조율, sinoventricular rhythm〉 56

모음 「정상 P-QRS의 관계가 보이지 않고 기본리듬이 이상」한 심전도를 읽는 방법 58

Let's try
Question 1 심실이탈박동을 동반하는 심방잔떨림 59
Question 2 완전방실차단을 동반하는 심방잔떨림 61
Question 3 심방된떨림(비보통형) 63
Question 4 이상전도를 동반하는 심방잔떨림 65

Chapter 3 P파의 형태, 크기가 이상하다.

1 왼심방확장〈왼심방확대, left atrial enlargement)〉 68
2 오른심방확장〈오른심방확대, right atrial enlargement〉 70
3 딴곳심방리듬〈이소성심방조율, ectopic atrial rhythm〉(심장정맥굴리듬/왼심방리듬) 72
4 유주박동조율기〈이동성페이스메이커, wandering pacemaker, pacemaker shift〉 74

모음 「P파의 형태, 크기가 이상」한 심전도를 읽는 방법 76

Let's try
Question 1 양측심방확장 77

참조
chapter15-5 심실위주기외수축 250

Chapter 4 PQ간격이 짧고 길다.

1 WPW증후군〈Wolff-Parkinson-White syndrome〉 80
2 LGL증후군〈Lown-Ganong-Levine syndrome〉 82
3 1도 방실차단〈first degree atrioventricular(AV) block〉 84

모음 「PQ간격이 짧고 긴」 심전도를 읽는 방법 86

Let's try
Question 1 1도 방실차단 87
Question 2 간헐성 WPW증후군 89

참조
chapter3-3 딴곳심방리듬〈이소성심방조율, ectopic atrial rhythm〉 (심장정맥굴리듬/왼심방리듬) 72
chapter15-5 심실위주기외수축 250

Chapter 5 QRS군의 폭이 넓고(QRS시간의 연장), QRS 평균 전기축이 이상

1 오른방실다발갈래차단〈우각블록, right bundle branch block, RBBB〉 ····· 92
2 왼방실다발갈래차단〈좌각블록, left bundle branch block, LBBB〉 ····· 94
3 비특이적 심실내전도장애〈nonspecific intraventricular conduction disturbance, nonspecific IVCD〉 ····· 96
4 왼방실다발갈래앞가지차단〈좌각전지블록, left anterior hemiblock, LAH〉 ····· 98
5 왼방실다발갈래뒤가지차단〈좌각후지블록, left posterior hemiblock, LPH〉 ····· 100
6 두다발차단〈2지블록, bifascicular block〉과 세다발차단〈3지블록, trifascicular block〉 ····· 102
7 양측다발갈래차단〈양각블록, bilateral bundle branch block〉, 교대다발갈래차단〈교대성각블록, alternating bundle branch block〉 ····· 104

모음 「QRS군의 폭이 넓고(QRS시간의 연장), QRS 평균 전기축이 이상」한 심전도를 읽는 방법 106

Let's try
Question 1 두다발차단(CRBBB+LPH) 107
Question 2 QRS시간의 연장을 동반하는 왼심실비대 109

참조

chapter2-5	굴실리듬	56
chapter4-1	WPW증후군	80
chapter2-4	심실고유리듬	54
chapter6-2	왼심실비대	114
chapter2-4	가속심실고유리듬	54
chapter7-1	심근경색증	130

Chapter 6 왼심실 전위가 높거나 낮다.

1 왼심실 고전위〈좌심실 고전위, left ventricular high voltage〉 ····· 112
2 왼심실비대〈좌심실비대, left ventricular hypertrophy, LVH〉 ····· 114
3 왼심실 용적과부하〈좌심실 용량부하, left ventricular volume overload〉 ····· 116
4 비대심장근육병증〈비대형심근증, hypertrophic cardiomyopathy, HCM〉 ····· 118
5 저전위차〈low voltage〉 ····· 120

모음 「왼심실 전위가 높거나 낮음」을 나타내는 심전도를 읽는 방법 122

Let's try
Question 1 압력과부하에 의한 왼심실비대, 대동맥판막협착증 123
Question 2 비대심장근육병증, 특히 비대칭사이막비대(ASH) 126

Chapter 7 이상 Q파

1 심근경색증〈myocardial infarction, MI〉 ····· 130
2 좌우 전극을 잘못 부착 ····· 132
3 우심증〈우흉심, dextrocardia〉 ····· 134

모음 「이상 Q파」가 있는 심전도를 읽는 방법 136

Let's try
Question 1 뒤가쪽벽의 급성심근경색증(본 증례는 휘돌이가지 #12의 폐쇄) 137

Contents

참조

chapter1-2 QRS군(QRS complex)의 여기를 점검하시오. ······ 29
chapter6-2 비대심장근육병증 특히 비대칭사이막비대 ······ 126
chapter4-1. WPW증후군 ······ 80
chapter6-4. 비대심장근육병증 ······ 118
chapter9-5. 급성폐심장증($S_{I}Q_{III}T_{III}$) ······ 160

Chapter 8 흉부유도에서 R파 진폭의 증가 불량

1 R파 진폭의 증가 불량〈poor r progression〉 ······ 140
2 reversed r progression ······ 142
3 시계방향회전〈clockwise rotation of the heart〉 ······ 144

모음 「흉부유도에서 R파 진폭의 증가 불량」이 있는 심전도를 읽는 방법 146

Let's try

Question 1 (오래된)앞벽심근경색증의 의심이 크다. 147
Question 2 ST–T이상을 동반하는 왼심실비대 149

참조

chapter6-2 왼심실비대 ······ 114
chapter6-4 비대심장근육병증 ······ 118
chapter6-3 왼심실 용적과부하 ······ 116
chapter6 한마디 메모. 확장심장근육병증 ······ 128

Chapter 9 우측 흉부유도에서 R파의 진폭 증가 또는 Ⅰ이나 좌측 흉부유도에서 S파가 깊다.

1 시계반대방향회전〈counterclockwise rotation〉 ······ 152
2 뒤벽경색증〈후벽경색, posterior infarction〉 ······ 154
3 오른심실비대〈우심실비대, right ventricular hypertrophy, RVH〉 ······ 156
4 오른방실다발갈래차단〈우각블록, right bundle branch block, RBBB〉 ······ 158
5 급성폐심장증〈급성폐성심, acute corpulmonale〉 ······ 160

모음 「우측 흉부유도에서 R파의 진폭 증가 또는 Ⅰ이나 좌측 흉부유도에서 S파가 깊은」 심전도를 읽는 방법 162

Let's try

Question 1 뒤아래벽경색증 163
Question 2 오른심실비대 165

참조

chapter5-1 오른방실다발갈래차단 ······ 92
chapter4-1 WPW증후군 ······ 80

Chapter 10 ST상승

1 급성심근경색증〈acute myocardial infarction, AMI〉 ········· 168
2 오른심실경색〈우심실경색, right ventricular infarction, RV infarction〉 ········· 172
3 변이가슴조임증〈이형협심증, variant angina pectoris, VAP〉 ········· 174
4 심실자루〈심실류, ventricular aneurysm〉 ········· 176
5 심장막염〈심막염, pericarditis〉 ········· 178
6 뇌혈관질환〈뇌혈관장애, cerebrovascular disease〉–
거미막밑출혈〈subarachnoidal hemorrhage, SAH〉 ········· 180
7 타코츠보형심장근육병증〈타코츠보형심근증, Takotsubo(ampulla) cardiomyopathy〉 ········· 182
8 Brugada증후군〈Brugada syndrome〉 ········· 184
9 체온저하〈저체온, hypothermia〉 ········· 186

모음 ST상승의 감별 진단 188

Let's try

Question 1 방실차단을 동반하며 오른심실경색증의 합병이 의심되는 급성아래벽심근경색증 189
Question 2 심근경색 부위의 벽운동이상 191

참조

chapter1 Q1 조기재분극증후군 ········· 42

Chapter 11 T파의 진폭 증가

1 고칼륨혈증〈hyperkalemia〉 ········· 194

모음 「T파의 진폭 증가」를 나타내는 심전도를 읽는 방법 196

Let's try

Question 1 느린맥에 의한 Adams–Stokes발작 197

참조

chapter6-3 왼심실 용적과부하 ········· 116
chapter9-2 뒤벽경색증 ········· 154
chapter10-1 급성심근경색증 ········· 168

Chapter 12 ST하강, T파의 진폭 감소 · 음성 T파

1 심장근육허혈〈심근허혈, myocardial ischemia〉 ········· 200
2 심장내막밑경색증〈심내막밑경색, subendocardial infarction〉
(혹은 비Q파 심근경색증) ········· 202
3 2차성 ST–T변화〈secondary ST–T change〉 ········· 204
4 비특이적 ST–T변화〈non specific ST–T change〉 ········· 206
5 디지탈리스 효과〈digitalis effect〉 ········· 208
6 저칼륨혈증〈hypokalemia〉 ········· 210
7 거대 음성 T파〈giant negative T wave, GNT〉 ········· 212

모음 「ST하강, T파의 진폭 감소 · 음성 T파」를 나타낸 심전도를 읽는 방법 214

Let's try

Question 1 여러다발 병변이 의심되는 허혈성심장질환 215
Question 2 비 Q파 심근경색증의 의심 217

참조

chapter4-1 WPW증후군 80
chapter6-2 왼심실비대 114
chapter5-1 오른방실다발갈래차단 92
chapter6-4 비대심장근육병증 118
chapter5-2 왼방실다발갈래차단 94
chapter10-1 급성심근경색증 168
chapter5-3 비특이적 심실내전도장애 96

Chapter 13 QT간격의 연장과 단축

1 저칼슘혈증〈hypocalcemia〉 220
2 고칼슘혈증〈hypercalcemia〉 222
3 선천성 긴QT증후군〈선천성 QT연장증후군, idiopathic(congenital) long QT syndrome, idiopathic LQT syndrome〉 224
4 약제성 긴QT〈drug induced long QT syndrome, drug induced LQT〉 226

모음 「QT간격의 연장이나 단축」을 나타내는 심전도를 읽는 방법 228

Let's try

Question 1 심장내막밑경색증 229

참조

chapter10-1 급성심근경색증 168
chapter12-6 저칼륨혈증 168
chapter12-2 심장내막밑경색증 (비Q파 심근경색증) 202

Chapter 14 U파의 진폭 증가와 음성

1 심장근육허혈(앞벽허혈) 232
2 심장근육허혈(뒤벽허혈) 236

모음 「U파의 진폭 증가나 음성」을 나타내는 심전도를 읽는 방법 238

참조

chapter6-2 왼심실비대 114
chapter11-1 고칼륨혈증 194
chapter6-4 비대심장근육병증 118
chapter12-6 저칼륨혈증 210
chapter9-3 오른심실비대 156

Chapter 15 예정보다 빠른 P파나 QRS군이 들어온다.

1 심실주기외수축〈심실기외수축, premature ventricular contraction, PVC〉 240

2 간입성심실주기외수축과 대상성휴지기를 동반하는 심실주기외수축 ········ 242
3 심실주기외수축의 분류 ········ 244
4 부수축〈parasystole〉 ········ 248
5 심실위주기외수축〈상실기외수축, supraventricular premature contraction, SVPC〉 ········ 250
6 심실위주기외수축의 분류 ········ 252

모음 「예정보다 조기에 P파나 QRS군이 들어온」 심전도를 읽는 방법 256

Let's try

Question 1 ① 심실주기외수축 2연발, ② 심실주기외수축과 보통 수축의 융합박동 257
Question 2 심실주기외수축 2연발, 다원성 심실주기외수축 259
Question 3 다발성 심실주기외수축, R on T형 심실주기외수축 261
Question 4 간입성심실주기외수축, ventriculophasic sinus arrhythmia를 동반한다. 263

참조

chapter1 한마디 메모 굴부정맥, 호흡성부정맥 28 chapter3-4 유주박동조율기 74

Chapter 16 예정된 장소에 P파나 QRS군이 들어오지 않는다.

1 굴정지〈동정지, sinus arrest〉 ········ 266
2 동방차단〈동방블록, sinoatrial block, SA block〉 ········ 268
3 Mobitz Ⅱ형 2도 방실차단
〈Mobitz type Ⅱ second degree atrioventricular block, Mobitz type Ⅱ AV block〉 ········ 270
4 Wenckebach형 2도 방실차단
〈Wenckebach type second degree atrioventricular block, Wenckebach type AV block〉 ········ 272
5 비전도성(차단된) 심실위주기외수축〈blocked SVPC〉 ········ 274

모음 「기본리듬이 굴리듬이나 예정된 장소에 P파나 QRS군이 들어오지 않고,
느린맥을 나타내는(RR간격이 연장하는)」 심전도를 읽는 방법 276

Let's try

Question 1 blocked SVPC 277

참조

chapter1 한마디 메모 굴부정맥, 호흡성부정맥 ········ 28 chapter3-4 유주박동조율기 ········ 74

Chapter 17 느린맥

1 굴느린맥〈동서맥, sinus bradycardia〉 ········ 280
2 굴기능부족증후군〈동부전증후군, sick sinus syndrome, SSS〉 ········ 282
3 느린맥–빠른맥증후군〈서맥–빈맥증후군, bradycardia–tachycardia syndrome〉 ········ 284
4 2:1 방실차단〈2:1 AV block〉 ········ 286
5 고도방실차단〈advanced AV block〉 ········ 287
6 완전방실차단〈3도 방실차단, complete atrioventricular block, third degree AV block〉 ········ 288

모음 「느린맥」을 일으키는 심전도를 읽는 방법 290

Let's try

Question 1. ventriculophasic sinus arrythmia를 동반하는 완전방실차단 291

참조

chapter2-3 방실이음부리듬 52
chapter2-5 심방정지 56
chapter2-4 심실고유리듬 54
chapter16-1 굴정지 266
chapter2-5 굴실리듬 56
chapter16-2 동방차단 268

Chapter 18 빠른맥(폭이 좁은 QRS군이 규칙적인 것)

1 굴빠른맥〈동빈맥, sinus tachycardia〉 294
2 발작성심실위빠른맥〈발작성상실빈박동, PSVT〉
방실회귀성빠른맥〈방실회귀성빈박동, atrioventricular reciprocating tachycardia, AVRT〉 296
3 발작성심실위빠른맥〈발작성상실빈박동, PSVT〉
방실결절회귀성빠른맥〈방실결절회귀성빈박동, atrioventricular nodal reentrant tachycardia, AVNRT〉 298
4 발작성심실위빠른맥〈발작성상실빈박동, PSVT〉
굴심방결절회귀성빠른맥〈동방결절회귀성빈박동, sinoatrial nodal reentrant tachycardia, SANRT〉 302
5 심방빠른맥〈심방빈박동, atrial tachycardia, AT〉 305
6 2:1 전도의 심방된떨림〈심방조동, atrial flutter(AFL) 2:1 conduction〉 308

모음 「narrow QRS tachycardia」의 심전도를 읽는 방법 310

Let's try

Question 1 AVRT 311
Question 2 ① AVNRT common type ② 오른심방부하 313

Chapter 19 빠른맥(폭이 넓은 QRS군이 규칙적인 것)

1 심실빠른맥〈심실빈박동, ventricular tachycardia, VT〉 316
2 특발성심실빠른맥〈특발성심실빈박동, 왼심실 왼방실다발갈래뒤가지 기원〉 318
3 특발성심실빠른맥〈특발성심실빈박동, 오른심실유출로 기원〉 320
4 다발갈래차단을 동반하는 PSVT 322
5 덧전도로를 정방향 전도하는 PSVT 324

모음 「wide QRS regular tachycardia」의 심전도를 읽는 방법 326

Let's try

Question 1 심실빠른맥(방실해리를 동반하는) 327
Question 2 심실빠른맥(심실포착을 동반하는) 329

참조

chapter2-1 심방잔떨림 48
chapter2-2 심방된떨림 50

Contents

Chapter 20 빠른맥(폭이 좁고 혹은 넓은 QRS군이 불규칙적인 것)

1 심실잔떨림〈심실세동, ventricular fibrillation, VF〉 332
2 torsade(s) de pointes〈TdP〉 334
3 위성심실빠른맥〈위성심실빈박동, pseudoventricular tachycardia, pseudo-VT〉 336

모음 「빠른맥(narrow or wide QRS irregular tachycardia)」의 심전도를 읽는 방법 338

Let's try

Question 1 위성 심실빠른맥(WPW증후군의 심방잔떨림) 339
Question 2 이상전도, 심실주기외수축을 동반하는 심방잔떨림 341

Chapter 21 선천성심장질환

1 심방사이막결손〈심방중격결손, atrial septal defect, ASD〉 344
2 심실사이막결손〈심실중격결손, ventricular septal defect, VSD〉/
동맥관열림증〈동맥관개존증, patent ductus arterious, PDA〉 346
3 폐동맥판막협착증〈폐동맥판협착, pulmonary stenosis, PS〉 348
4 팔로의사징후〈Fallot4징증, tetralogy of Fallot, TOF〉 350
5 에브스타인기형〈Ebstein anomaly〉 352
6 수정대혈관전위〈corrected transposition of great arteries, corrected TGA〉 354

모음 「대표적인 선천성심장질환」에서 심전도를 읽는 방법 356

Let's try

Question 1 심장내막융기결손 357

색 인 360

한마디 메모 Index

- 굴부정맥(sinus arrhythmia)에서 잘 보이는 호흡성부정맥(respiratory arrhythmia) 28
- 심전도의 normal variant 47
- 이상 전도(변행전도, aberrant conduction) 67
- 심장박동조율기의 종류 79
- WPW증후군과 부정맥 91
- 덧전도로의 위치 추정 91
- 심장박동조율기 시술의 적응 111
- 왼심실비대와 재분극 과정의 이상 119
- 확장심장근육병증(dilated cardiomyopathy, DCM) 128
- 비Q파 경색 139
- reversed r progression 판정의 주의 151
- 폐혈전색전증에서 심전도 해독의 역할 167
- AMI에서 특징적인 부정맥 합병증 193
- 삽입형잔떨림제거기(ICD) 199
- ST하강의 분류와 운동부하시험의 진단 기준 219
- 심장박동조율기 심전도 231
- 방실해리 238
- 운동부하 심전도의 양성 기준 239
- 심방잔떨림에서 심실주기외수축과 심실내이상전도의 감별 265
- Wenckebach형과 Mobitz II형의 기전과 취급 방법 279
- escape bigeminy 293
- 발작성심실위빠른맥(paroxysmal supraventricular tachycardia, PSVT) 304
- VT와 PSVT 및 감별 불가능 예의 대처법 331
- torsade(s) de pointes가 나타난 배경, 치료법 343
- 아밀로이드증과 사르코이드증의 심전도 359

이 책을 유효하게 이용해 주시길 바라면서

〈이 책의 특징〉

이 책은 심전도의 실제 판독법에 대해 숙련된 의사 입장에서의 생각을 그대로 해설함으로서 어떻게 생각하고, 어떻게 읽어 가는지를 설명한 실전적인 해설서입니다.

- 실전적인 해설서로 되기 위해서 각 Chapter는 예를 들면「왼심실 전위가 높거나 낮다」와 같이 problem-oriented 적인 소견에서부터 들어간 구성으로 되어 있습니다. 또 각 Chapter의 「정리해 봅시다」에서는 그 소견을 보이는 심전도 판독법을 총괄하고 있습니다(예를 들면 왼심실비대와 같이「왼심실 전위가 높다」에도 「ST하강」에도 속하는 경우에는 앞에 제시한 Chapter 혹은 보다 이상이 나타나는 빈도가 높은 Chapter에 게재하였으나 목차에서는 참조항목(참조 ➡)에 게재하고, **「정리해 봅시다」**에서는 이것을 포함하여 해설했기 때문에 빠짐없이 공부할 수 있을 것으로 생각합니다).
- 실전에서 바로 파형의 폭이나 진폭은 모두(0.1mV/mm, 0.04초/mm로 기록되고 있으므로) mm단위로 나타냈습니다. 단 소견을 기록할 경우에는 반드시 mV 및 초를 단위로 기재하여 주십시오.
- 각 Chapter의 마지막에는 **Let's try(Question)**가 준비되어 있습니다. 배운 사항+α의 지식이 되므로 과감히 도전해 주십시오.
- **Introduction「심전도를 읽기 위한 기본사항」, Chapter 1「정상 심전도」**를 우선 익힐 필요가 있으나 다른 Chapter는 어디부터 읽어도 문제없이 익힐 수 있을 것으로 생각합니다. 그래도 꼭 한번은 두루 읽어 주시기 바랍니다.

〈이 책의 구성〉

Step 1 많은 심전도를 판독하여, 그 배경에서 보아야 할 포인트를 이해하고 있는 전문의가 어디를 어떤 순서로 보고 있는지를 알 수 있다.

[왼쪽 : 심전도 예] [오른쪽 : 해설 & 포인트(요령)]

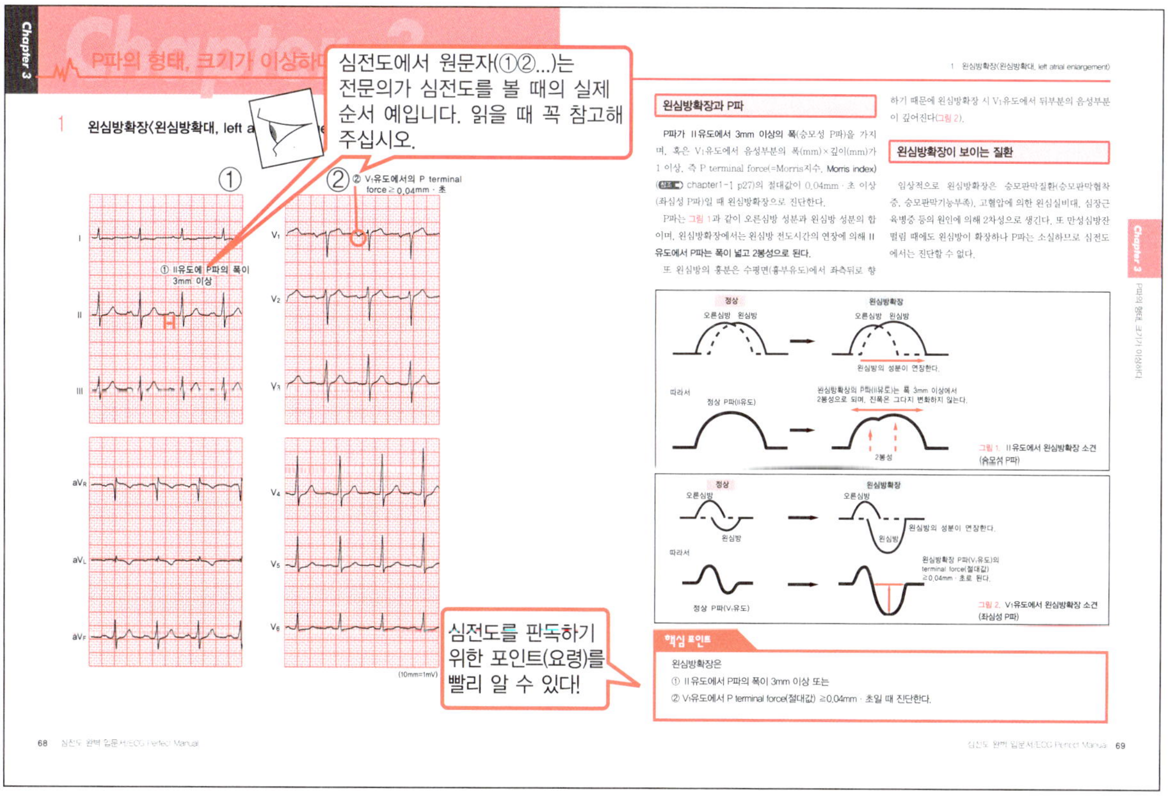

Step 2 「정리해 봅시다」에서는 포인트를 정리하여 연습문제에 도전한다.

「정리해 봅시다」
흩어진 지식을 정리할 수 있다.

「Let's try : Q&A」
실제의 심전도 증례에 적용해 보시오.

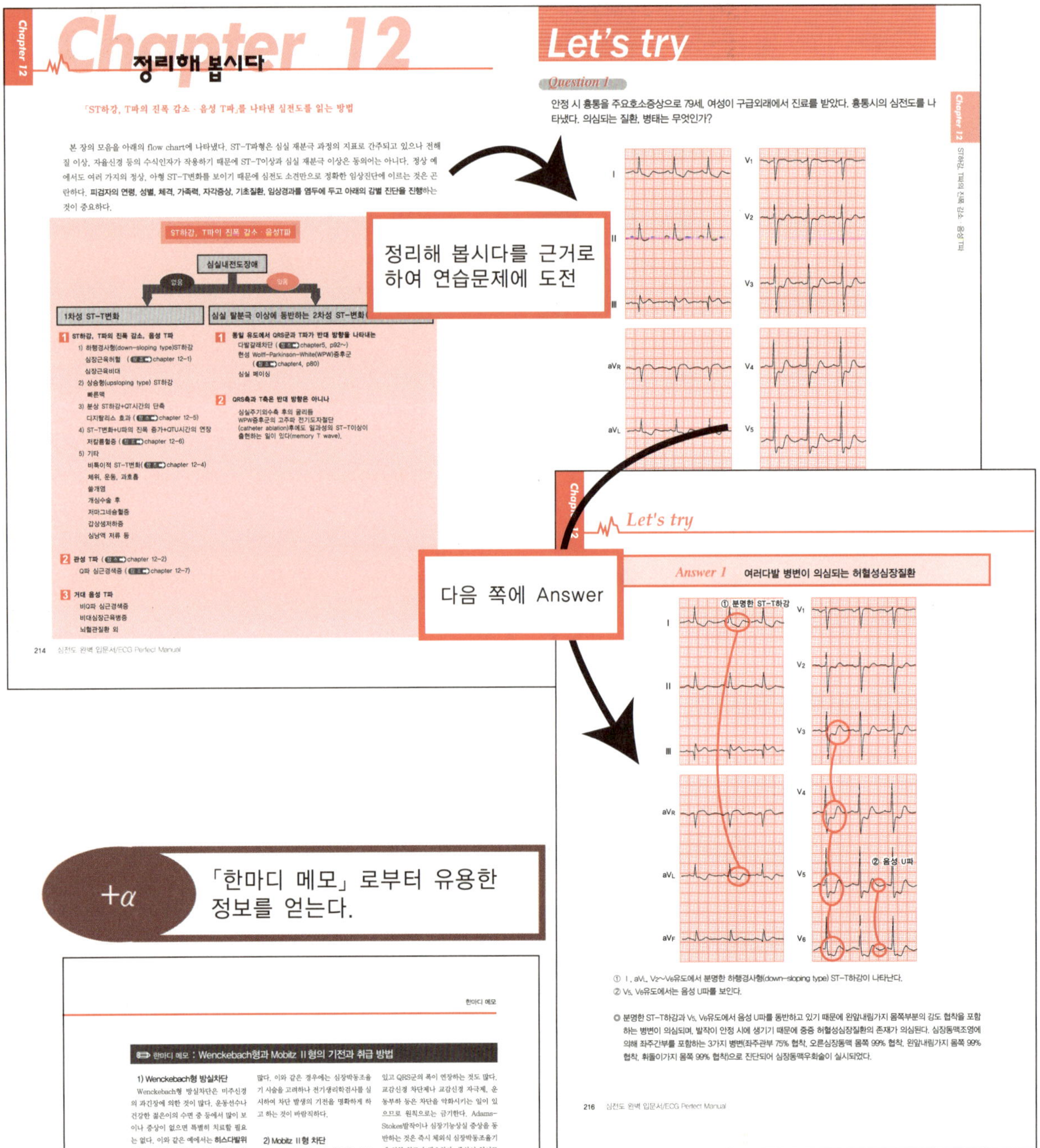

+α 「한마디 메모」로부터 유용한 정보를 얻는다.

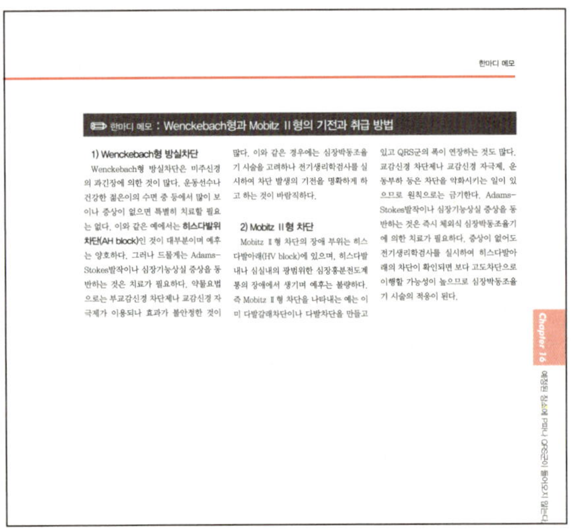

「한마디 메모」
심전도를 이해하기 위한 필수 용어나 지식을 소개

심전도 완벽 입문서

ECG Perfect Manual

이론과 파형 패턴으로
철저한 트레이닝

Introduction 18
심전도를 읽기 위한 기본사항

Chapter 1 24
정상 심전도

Chapter 2 48
정상 P-QRS의 관계가 보이지 않는다.

Chapter 3 68
P파의 형태, 크기가 이상하다.

Chapter 4 80
PQ간격이 짧고 길다.

Chapter 5 92
QRS군의 폭이 넓고(QRS시간의 연장),
QRS 평균 전기축이 이상

Chapter 6 112
왼심실 전위가 높거나 낮다.

Chapter 7 130
이상 Q파

Chapter 8 140
흉부유도에서 R파 진폭의 증가 불량

Chapter 9 152
우측 흉부유도에서 R파의 진폭 증가
또는 Ⅰ이나 좌측 흉부유도에서 S파가 깊다.

Chapter 10 168
ST상승 168

Chapter 11 194
T파의 진폭 증가

Chapter 12 200
ST하강, T파의 진폭 감소 · 음성 T파

Chapter 13 220
QT간격의 연장과 단축

Chapter 14 232
U파의 진폭 증가와 음성

Chapter 15 240
예정보다 빠른 P파나 QRS군이 들어온다.

Chapter 16 266
예정된 장소에 P파나 QRS군이 들어오지 않는다.

Chapter 17 280
느린맥

Chapter 18 294
빠른맥(폭이 좁은 QRS군이 규칙적인 것)

Chapter 19 316
빠른맥(폭이 넓은 QRS군이 규칙적인 것)

Chapter 20 332
빠른맥
(폭이 좁고 혹은 넓은 QRS군이 불규칙적인 것)

Chapter 21 344
선천성심장질환

심전도를 읽기 위한 기본사항

Contents

1 심전도의 원리
2 심전도계의 취급방법과 심전도를 얻는 방법
3 심전도 파형의 명칭과 계측법
4 QRS파형을 읽는 방법
5 사지유도 및 흉부유도의 관찰 방향
◆ 심전도 진단에서의 용어

1 심전도의 원리

심장의 전기적 활동에 따른 심기전력에 의해 신체의 각 부분에 심장의 활동전류가 흘러 전위 분포를 만든다. 이 전위 분포는 체표 혹은 체내의 2점간의 전위차로서 검출할 수 있다. 시간의 경과에 따라 변동하는 2점간의 전위차를 파형으로서 나타낸 것이 **심전도**이며, 기록지 위에 기록시킨 장치가 **심전도계**이다.

전류자극(electrical impulse)이 단극전극을 향하여 혹은 쌍극유도의 두 전극을 향하여 진행한 경우 전류계는 (+)를 기록하여 위쪽으로의 흔들림을 기록한다(양성파). 한편 전류자극이 단극전극에서 혹은 쌍극유도의 두 전극에서 멀어진 경우에 전류계는 (−)를 기록하여 아래쪽으로의 흔들림을 기록한다(음성파).

2 심전도계의 취급방법과 심전도를 얻는 방법

1 전극의 부착

잡음이 없는 심전도를 얻기 위해서는 침대에 절연시트를 깔아 단자 및 침대다리에서 접지를 얻어 두면 좋다. 환자의 손발에 전극풀을 잘 바르고 전극을 부착하여 유도코드를 접속한다. 흉부유도도 마찬가지로 실시하나 흉부유도에서는 전극에 전극풀을 필요 이상으로 넓게 바르면 유도점이 인접한 유도점과 겹치게 되어, 그 결과 두 심전도 파형이 모두 그 중간 파형으로 되어 바른 파형이 얻어지지 않는다.

전극의 부착 부위는 그림 1과 같다. **오른심실경색**이 의심될 때에는 V_3, V_4유도의 좌우대칭 부위에 있는 심전도를 기록한다. 각각의 위치를 V_{3R}, V_{4R}유도로 한다. 즉 V_{4R}유도는 우측빗장뼈 중간선과 5갈비사이이며, V_{3R}유도는 V_1과 V_{4R}유도의 중간점이다. 모든 **아래벽경색증**은 오른심실경색이 동시에 일어날 수 있으므로 항상 V_{3R}, V_{4R}유도를 기록해야 한다. 사지나 흉부에 부착한 전극코드는 공통 색깔로 알 수 있게 되어 있으므로 이것을 생각해 두면 빠르게 부착할 수 있다. 즉 **오른손–적색, 왼손–황색, 왼발–녹색, 오른발–검은색**이며, **흉부유도는 V_1에서 V_6유도로 향하여 적색, 황색, 녹색, 갈색, 검은색, 보라색**이다.

2 심전도의 기록

심전도의 기록은 반드시 1mV=10mm의 감도에서 실시되나, QRS군의 진폭이 커서 범위 내에 들어오지 않을 때에는 감도를 1/2로 줄여서 기록한다. 단 ST−T의 판독을 위해서는 반드시 1mV=10mm의 표준 크기의 기록을 얻는 것도 잊어서는 안된다. 각 기록에는 1mV의 교정파를 반드시 넣어 나중에 해석의 지표로 한다. 일반적으로 1개의 유도 기록에서는 4~5박동이면 좋으나 부정맥의 분석을 위해서는 P파를 잘 식별할 수 있는 Ⅱ나 V_1유도를 필요한 길이만큼 기록한다. 각 유도명은 그 때마다 기입해 둔다. 기록에는 환자이름, 기록연월일을 기입해 둔다.

사지유도

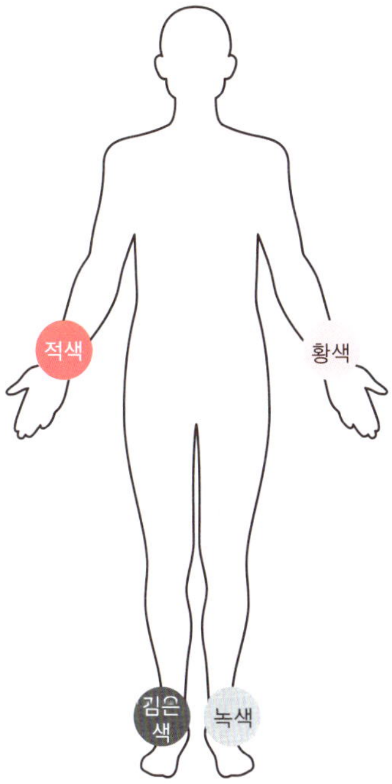

오른손 적색
왼손 황색
오른발 검은색
왼발 녹색

흉부유도

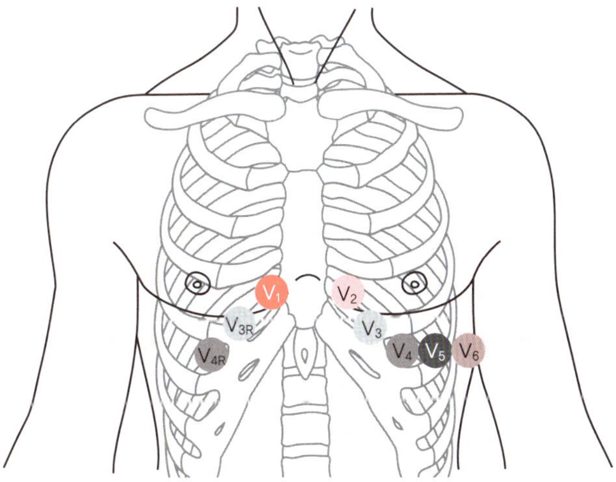

V_1 적색 : 4갈비사이 복장뼈우측가장자리

V_2 황색 : 4갈비사이 복장뼈좌측가장자리

V_3 녹색 : V_2와 V_4의 중간점

V_4 갈색 : 5갈비사이와 왼빗장뼈중간선

V_5 검은색 : V_4의 높이에서 앞겨드랑이선

V_6 보라색 : V_4의 높이에서 숭간겨드랑이선

그림 1. 심전도 전극의 부착 부위

3 심전도 파형의 명칭과 계측법(그림 2)

심전도에는 **P파, QRS군, ST부분, T파, U파**가 있다. PQ시간은 P파의 시작에서 QRS군의 시작까지의 시간이다. QRS시간은 QRS군의 시작에서 끝날 때까지의 시간이다. QT시간은 QRS군의 시작에서 T파가 끝날 때까지의 시간을 나타낸다. **심전도의 기록지 이동속도는 25mm/초이므로 1mm는 0.04초**이다(아래의 ONE POINT 참조).

PP간격, RR간격은 각각 P파와 P파, QRS군과 QRS군과의 간격으로 심박동수를 측정하거나 부정맥을 진단할 때 많이 측정한다. 이러한 것은 **각각 파형의 시작점에서 측정한다**(그림 3). 이것은 예를 들면 RR간격을 QRS군과 QRS군 각각의 피크사이에서 측정하면 일과성으로 다발갈래차단 등이 출현하고 있을 때에는 오차가 생기기 때문이다.

4 QRS파형을 읽는 방법(그림 4)

QRS군에서 처음의 음성파를 Q파라고 하고, 처음의 양성파를 R파라고 한다. 또 양성파 뒤의 음성파를 S파라고 한다. 그 이후에 양성파나 음성파가 있다면 R'파, S'파라고 한다. 또 큰 파형은 대문자로, 작은 파형은 소문자로 나타낸다.

ONE POINT 심전도 기록지의 굵은 눈금에 대해서

심전도의 기록지 이동속도는 25mm/초이며, 따라서 1mm=0.04초이다.

세로축(진폭)은 보통 10mm=1mV로 1mm=0.1mV이다.

심전도를 읽을 때에는 세로축, 가로축 모두 mm로 읽어 판정하나 결과의 기재는 mm가 아니라 각각 mV, 초로 기재한다.

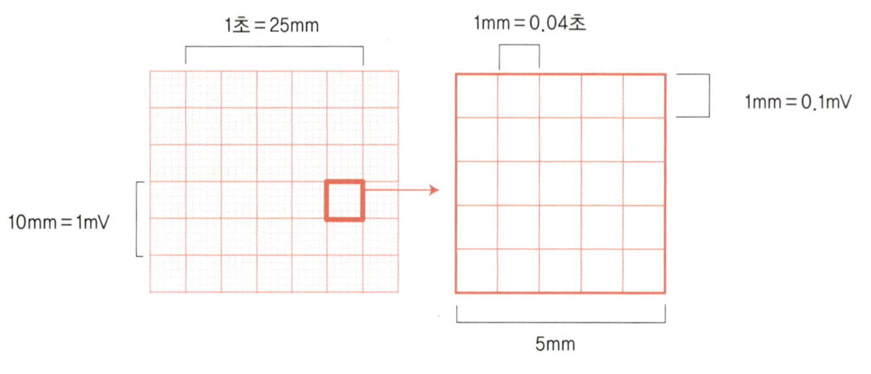

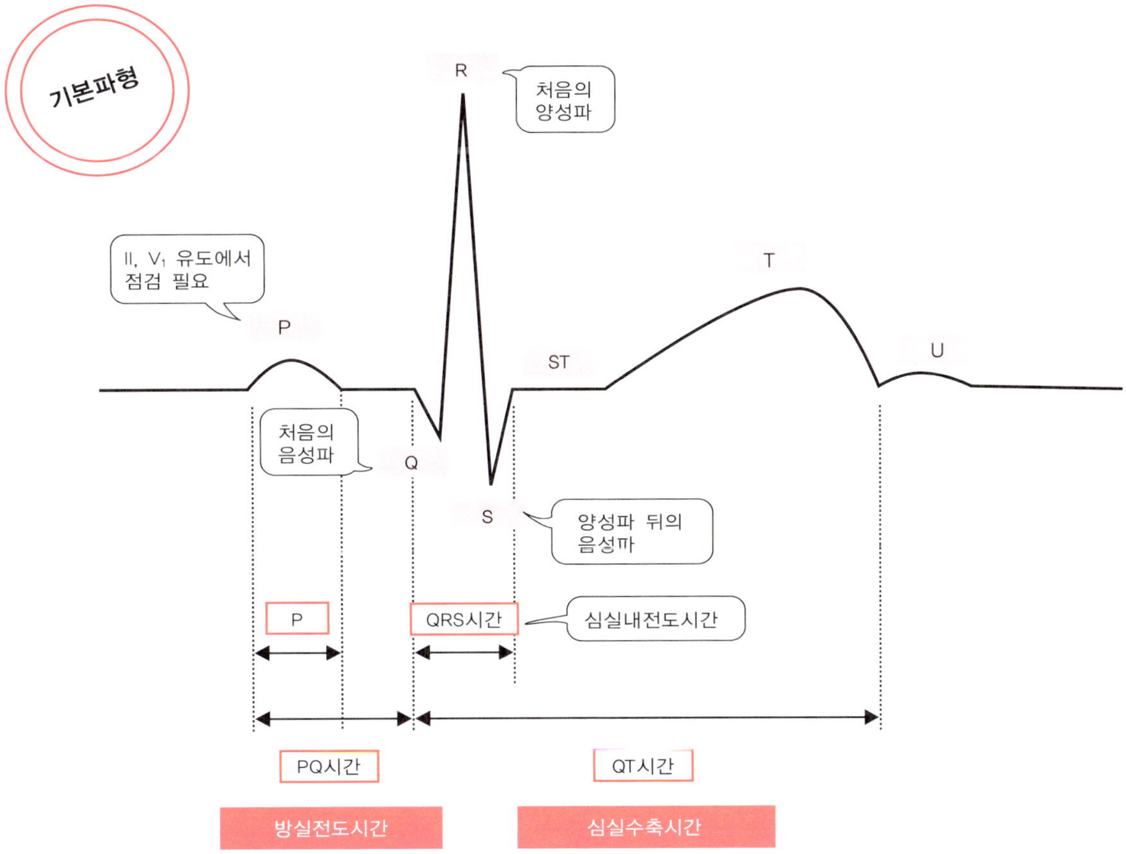

그림 2. 심전도 파형의 명칭과 계측법

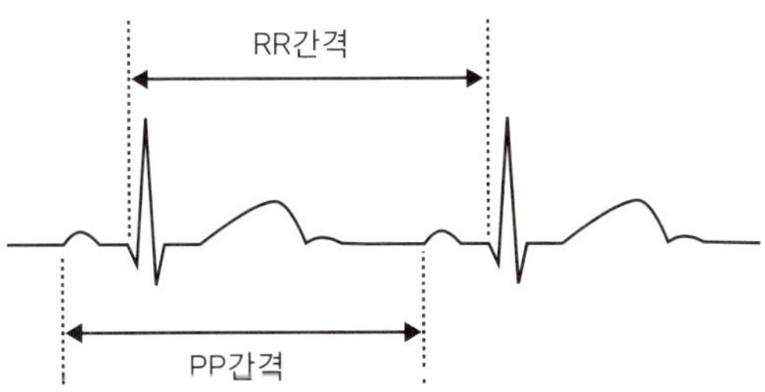

그림 3. PP간격, RR간격의 바른 계측 방법
각각 파형이 시작점에서 측정한다

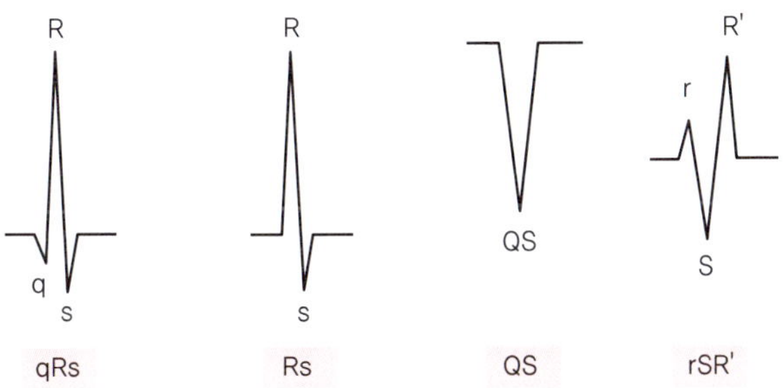

그림 4. QRS군을 읽는 방법

- 처음의 음성파를 Q파라고 한다.
- 처음의 양성파를 R파라고 한다.
- 양성파 뒤의 음성파를 S파라고 한다.
- 그 이후에 양성파나 음성파가 있다면 R'파, S'파라고 한다.
- 큰 파형은 대문자로, 작은 파형은 소문자로 나타낸다.

5 사지유도 및 흉부유도의 관찰 방향(그림 5, 6)

1 사지유도

사지유도는 심장의 전기활동을 이마면에서 얻는 것이다. 즉 환자와 서로 마주 보는 평면에서 심장을 관찰하고 있다. 그림 5와 같이 Ⅰ, aVL유도는 **환자의 좌측 및 좌측 위에서 심장을 보고 있으며, 가쪽벽유도**를 이룬다. 또 Ⅱ, Ⅲ, aVF **유도는 심장을 아래에서 보고 있는 유도로 아래벽유도이다. aVR유도는 우측으로 기울어져 있는 심장을 위에서 보고 있다.** 이러한 각 유도 방향은 심전도 진단의 기본이 되는 지식이므로 정확하게 암기해야 한다.

2 흉부유도

흉부유도는 사지유도와는 달리 가로면에서 심장을 본다. **V_1, V_2유도는 오른심방, 오른심실의 앞면**에 있으며, **오른심실벽을 통하여 심실사이막을 관찰하는 유도**이다. **오른심방의 앞면에 있기 때문에 V_1유도는 P파의 관찰에 우수하여 부정맥의 진단과 심방부하의 진단에서 반드시 참조**하는 유도이다. 또 오른심실벽의 앞면에 있기 때문에 **V_{3R}, V_{4R}유도와 함께 오른심실경색의 진단에는 필수**이다. **V_3, V_4유도는 왼심실 앞벽에 대응**하며, **V_5, V_6유도는 가쪽벽**에 대응한다.

유도	부위		
V_1, V_2	심실사이막	앞벽사이막	광범위 앞벽
V_3, V_4	앞벽	앞벽사이막 / 앞가쪽벽	광범위 앞벽
I, aV_L, V_5, V_6	가쪽벽	앞가쪽벽	
II, III, aV_F	아래벽		

※ aV_R유도는 우측 위에서 심장을 보고 있는 유도로 특수한 경우 외에는 진단에 이용되지 않는다.
(심장막염, 오른방실다발갈래차단, 중증 허혈 등)

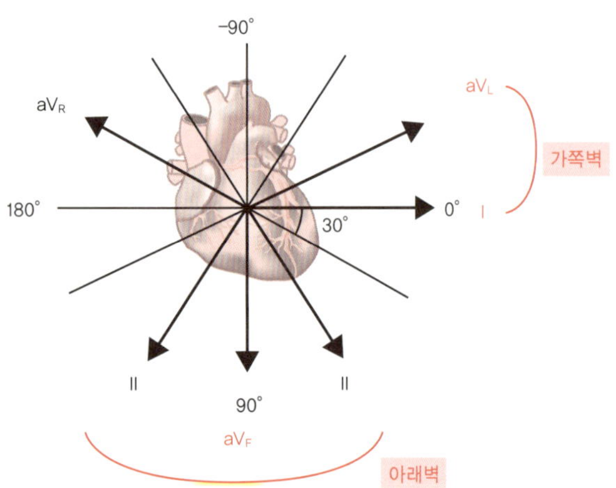

그림 5. 사지유도(limb leads)에서 각 유도의 관찰 방향

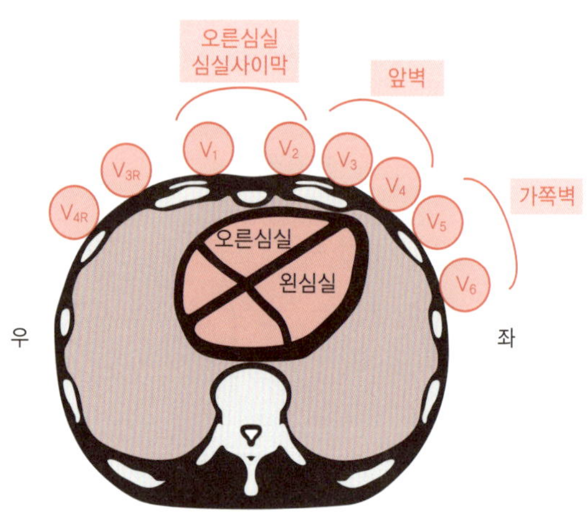

그림 6. 흉부유도(precordial leads)의 관찰 방향
심장을 다리 방향에서 바라본 그림

심전도 진단에서의 용어

★ 수축(beat)과 리듬(rhythm)

1박동만 출현하는 것을 수축(beat), 2박동 이상 연속하여 출현하는 것을 리듬(rhythm)이라고 한다. 예를 들면 일과성의 굴정지가 생길 경우 1박동만 방실이음부에서 이탈박동이 나온 것을 방실이음부이탈박동(atrioventricular junctional escape beat)(참조 **chapter17**, p293)이라고 하며, 이것이 2박동 이상 계속될 경우 방실이음부이탈리듬(atrioventricular junctional escape rhythm)(참조 **chapter2**, p57/**chapter17**, p289)이라고 한다.

★ 주기외수축(기외수축, extrasystole, premature contraction)과 이탈박동(보충수축, escape beat)

주기외수축은 출현시기가 엇갈린 수축에 의해 얻어지나 출현시기가 엇갈린 수축 중 **예정보다 빠른 것만을 주기외수축이라고 한다**(참조 **chapter15**, p241). 그러므로 영어의 premature contraction으로 이해해야 한다. 반대로 예정된 장소에 정상 수축이 나오지 않았기 때문에 그것을 보충하여 딴곳수축이 나온 것을 **이탈박동(escape beat)**(참조 **chapter17**, p285)이라고 한다. 이탈박동은 예정보다 늦게 나온 보완적인 수축이다.

★ 빠른맥과 빈박동(tachycardia)

맥박수 100/분 이상을 빠른맥이라고 하나 빠른맥은 신체 소견에서 이용하는 일이 많다. 심전도에서 빠른맥이라고 할 때에는 운동이나 발열 등에 의해 생긴 반응성 **굴빠른맥**(동빈맥, 참조 **chapter18**, p295)을 말한다. 이것에 대해 **빈박동은 병적으로 생긴 부정맥에 의한 빠른맥**을 말한다. 예를 들면 회귀성(reentry성) 빈박동(예를 들면 참조 **chapter18**, p297) 등이 있다. 영어로는 이 두 경우 모두 tachycardia라고 하므로 빠른맥으로 한다.

★ 2단맥(bigeminy)

2단맥은 심실주기외수축(PVC)과 정상 심박동이 1개씩 교대로 나오는 상태로 알려져 있으나, **맥박의 간격이 길고 짧음을 반복하는 것을 모두 2단맥이라고 한다.** 그러므로 2단맥의 원인으로는 ① **PVC의 2단맥**(참조 **chapter15**, p244), ② **심실위주기외수축(SVPC)의 2단맥**(참조 **chapter15**, p252), ③ **심방된떨림 전도비의 변동이나 불현성 전도에 의한 것**, ④ **3:1의 2도 방실차단**(3개의 P파에 1개의 QRS군이 탈락한다)에 의한 것, ⑤ 느린맥에 의해 이탈박동이 나오고 그 직후에 본래의 수축이 생긴 것(escape bigeminy)(참조 **chapter17**, p293) 등이 있다.

★ 직류통전과 전기적심장율동전환(전기적 제세동, cardioversion)

부정맥에 대해 전기를 통하게 하여 치료하는 방법을 직류통전이라고 한다. 이 중 심실잔떨림(VF)에 대해서 **R파를 동기시키지 않고 실시하는 직류통전을 심장율동전환(defibrillation)**이라고 하고, 심실빠른맥(VT), 심방잔떨림(AF), 심방된떨림(AFL), 발작성심실위빠른맥(PSVT) 등에 대해서 실시하는 직류통전을 **전기적심장율동전환(cardioversion)**이라고 한다. 보통 준긴급 또는 수요적으로 하여 **R파에 동기시켜 통전한다.** 단 맥박이 촉지되지 않는 VT(pulseless VT)는 심장정지이며, R파에 비동기시켜 실시해도 좋다.

정상 심전도

심전도를 읽는데 있어서 다음의 순서로 점검하면 놓치는 일이 없다. 본 장에서는 실제의 심전도를 얻어 다음의 순서로 해석하여 어떤 심전도를 정상으로 판정해도 좋은가를 나타냈다.

심전도의 점검사항과 그 순서

1. 리듬(rhythm)은 무엇인가? ······ 참조 chapter 1-1, p26
2. 심박동수(heart rate, HR)는? ······ 참조 chapter 1-1, p26
3. P파(P wave)는 정상인가? ······ 참조 chapter 1-1, p26
4. PQ간격(PQ interval)은 정상인가? ······ 참조 chapter 1-1, p27
5. QRS군(QRS complex) 은 정상인가? ······ 참조 chapter 1-2, p30
6. ST-T, 즉 ST부분(ST segment)과 T파(T wave)는 정상인가? ······ 참조 chapter1-3, p35
7. QT간격(QT interval)은 정상인가? ······ 참조 chapter1-4, p39
8. U파(U wave)는 정상인가? ······ 참조 chapter1-4, p40

1 리듬, 심박동수, P파, PQ간격의 여기를 점검하시오.

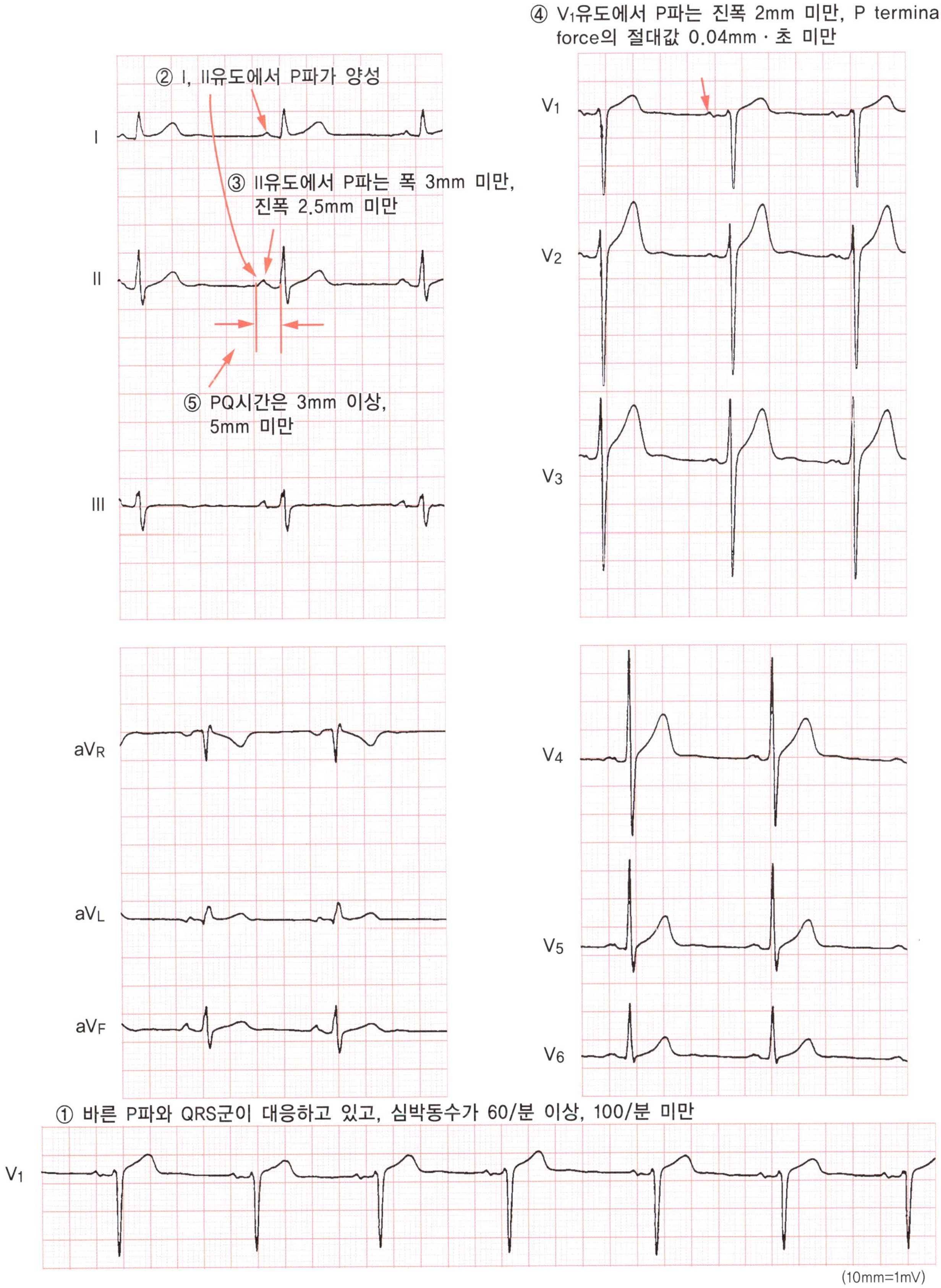

점검 1 리듬(rhythm)은 무엇인가?

굴심방결절(sinoatrial node)이 박동조율기(pacemaker)로 되어 있는 굴리듬(동조율, sinus rhythm)이 정상이다. 이것을 확인하는 데는 P파가 얻어지기 쉬운 Ⅱ 또는 V_1유도에서 P-QRS-T, P-QRS-T, P-QRS-T,……라고 소리 내어 읽으면서 기록 파형을 뒤쫓아가 **바르게 P파와 QRS군이 대응하고 있고, P파가 일관되게 같은 형태인 것을 확인한다**[P파의 형태가 때때로 변화하는 것은 **유주박동조율기(이동성페이스메이커, wandering pacemaker, pacemaker shift,** 참조 ➡ chapter4-4) p74]. 이것에 더하여 P파의 형태를 점검 3의 정상 P파 벡터의 기준을 충족시키면 **정상 굴리듬(normal sinus rhythm)**이다.

점검 2 심박동수(heart rate, HR)는?

정상 심박동수는 60/분 이상, 100/분 미만이다(심박동수의 단위는 회도, 회/분도 아니고, /분이다). 60/분 미만을 느린맥(bradycardia), 100/분 이상을 빠른맥(tachycardia)이라고 한다. 심박동수는 60/[RR간격(mm)×0.04(초)]에서 구한다. RR간격에 [**호흡성부정맥**(참조 ➡ 한마디 메모, p28) 등에서] 큰 변동이 있을 때에는 가장 긴 것과 가장 짧은 것의 RR간격에 의해 구하며, 심박동수는 ○○~○○/분으로 한다. 심전도의 기록용지에는 1mm마다 선이 그어져 있으나 5mm마다 굵은 선으로 되어 있다. 5mm는 0.2초이므로 굵은 선에 겹쳐 있는 QRS군을 찾아 다음의 QRS군까지를 5mm마다 **300, 150, 75, 60, 50……으로 세면 심박동수를 대충 알 수 있다**(그림 1).

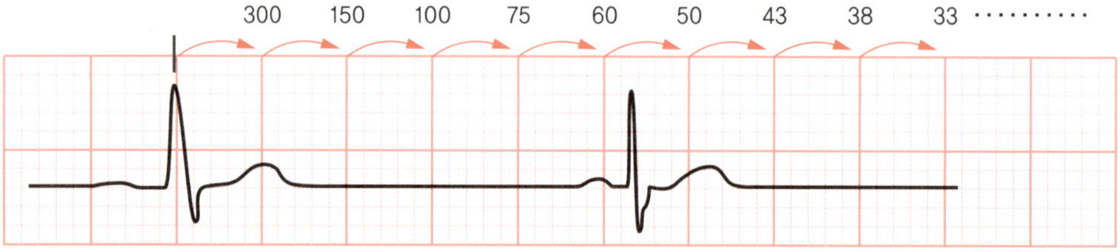

그림 1. **심박동수를 간단하게 보는 방법**
본 예는 심박동수는 60~50/분으로, 대개 57/분인 것을 알 수 있다.

점검 3 P파(P wave)는 정상인가?

박동조율기가 굴심방결절에 의해 이루어지고 있을 때(정상 굴리듬), 심방의 흥분은 이마면(사지유도)에서는 우측위에서 좌측아래로 향한다(그림 2). 따라서 심방 흥분의 평균 벡터는 0°에서 90°사이에 있으므로 P파는 **Ⅰ, Ⅱ, aV_F유도에서 양성, aV_R유도에서 음성**이 정상이다. 또 수평단면에서 심방의 흥분은 우측에서 좌측으로 향하기 때문에(그림 3) P파는 **V_2~V_6유도에서 양성**이다. 이외의 유도(Ⅲ, aV_L, V_1)에서 P파의 형태는 양성, 음성, 이상성 등 어느 것도 좋다. 한편 **왼심방리듬 때 Ⅰ유도에서 P파는 음성**으로 되며, 판곳심방리듬, 방실이음부리듬 때의 P파는 **Ⅱ, Ⅲ, aV_F유도에서 음성**으로 될 수 있다(참조 ➡ chapter3, p72). 따라서 위에서 설명한 것과 같이 굴(동성) P파에서는 Ⅰ, Ⅱ, aV_F, V_2~V_6유도에서 양성, aV_R유도에서 음성이 필요충분조건이나 실제로는 **Ⅰ, Ⅱ유도에서 양성이면 충분하다.**

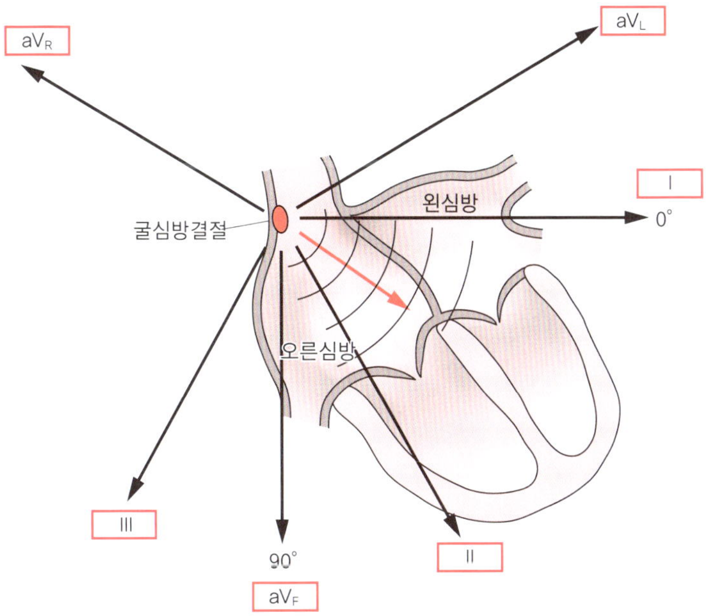

그림 2. **이마면(사지유도)에서 심방 흥분의 벡터**

이마면(사지유도)에서 심방 흥분의 벡터는 0°~90°. 따라서 P파는 Ⅰ, Ⅱ, aV_F 유도에서 양성, aV_R유도에서 음성으로 된다.

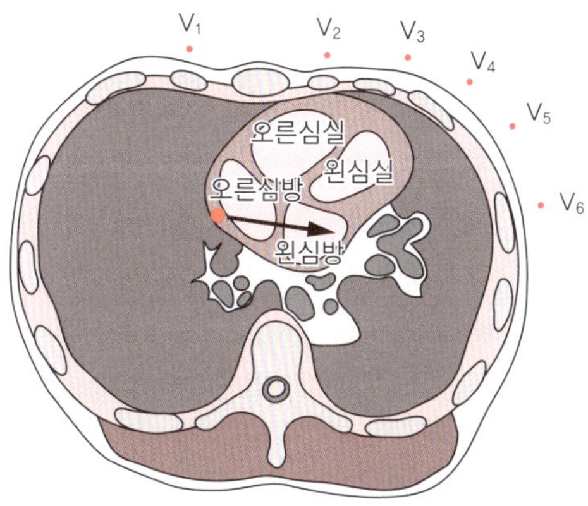

그림 3. **수평단면(흉부유도)에서 심방 흥분의 벡터**

심방의 흥분은 우측에서 좌측으로 향하기 때문에 P파는 V_2~V_6유도에서 양성이다.

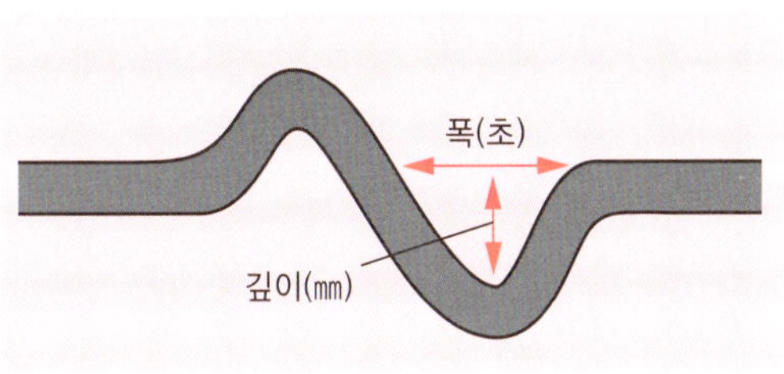

그림 4. **V_1유도에서 P terminal force(Morris지수)**

V_1유도에서 P 음성부분의 폭(초로 계측)×깊이(mm로 계측)로 한다. 이 절대값 ≧0.04mm · 초일 때 왼심방확장

또 오른심방확장이 있으면 Ⅱ, Ⅲ, aV_F유도 어딘가에 P파의 진폭이 2.5mm 이상(폐성 P파) 또는 V_1, V_2유도에서 끝이 뾰족하고 진폭이 증가된 P파(2mm 이상)(우심성 P파)로 된다. 왼심방확장에서 P파의 폭은 Ⅰ, Ⅱ유도 어딘가에 3mm 이상(승모성 P파)으로 되며, V_1유도에서 앞부분 양성, 뒤부분 음성의 이상성인 P terminal force(Morris 지수)(그림 4)의 절대값이 0.04mm · 초보다 커진다(좌심성 P파)(참조 ➡ chapter3-1, p68). 그러므로 **정상 P파는 폭 3mm 미만, 진폭 2.5mm 미만이며, V_1유도에서는 진폭 2mm 미만, P terminal force의 절대값이 0.04mm · 초 미만이다.** 폭 3mm 미만, 진폭 2.5mm 미만은 **Ⅱ유도에서 점검**하면 좋다. Ⅱ유도에서 폭이 3mm 또는 진폭이 2.5mm에 가깝다고 생각되면 진폭을 Ⅱ, Ⅲ, aV_F유도에서 폭을 Ⅰ, Ⅱ유도로 설정하여 검토한다.

점검 4 PQ간격(PQ interval)은 정상인가?

PQ시간의 정상 범위는 **3mm(0.12초) 이상, 5mm(0.20초) 미만**이다.

정상 심전도

핵심 포인트

리듬, 심박동수, P파는

① P-QRS-T, P-QRS-T·········로 바르게 P파와 QRS군이 대응하고 있고,
P파는 일관되게 같은 형태이며,
HR이 60/분 이상, 100/분 미만인 것이 정상이다.

P파는

② Ⅰ, Ⅱ유도에서 양성이고,

③ Ⅱ유도에서 폭 3mm 미만, 진폭 2.5mm 미만,

④ V_1유도에서 진폭 2mm 미만, P terminal force(Morris지수)의 절대값이 0.04mm · 초 미만이면 좋다.

PQ시간은

⑤ 3mm(0.12초) 이상, 5mm(0.20초) 미만이면 좋다.

한마디 메모 : 굴부정맥(동부정맥, sinus arrhythmia)에서 잘 보이는 호흡성부정맥(respiratory arrhythmia)

굴리듬(sinus rhythm)은 다음의 어딘가를 나타낸다.

- 정상 굴리듬(normal sinus rhythm)
- 굴부정맥(sinus arrhythmia)
- 굴빠른맥(sinus tachycardia)
- 굴느린맥(sinus bradycardia)이다.

굴부정맥은 굴심방결절에서 흥분 발생의 변동에 의해 기인하므로 P-QRS-T의 형태에 변화가 없고, 그 간격이 PP간격의 변동으로부터 기인하여 변화한다. 가장 일반적으로 관찰되는 굴부정맥이 호흡성부정맥이며, **들숨의 끝에서 심박동수가 빠르고 날숨의 끝에서 늦어진다.** 호흡성부정맥은 폐의 receptor에서의 자극을 들길(구심로)로 하고, 부교감신경을 날길(원심로)로 하고 있으며, **부교감신경**의 자극(목동맥팽대마사지나 디지탈리스 투여)에 의해 증강하나 억제(운동, 아트로핀)에 의해 감약한다. 호흡성부정맥은 정상의 생리적 반응이며, 젊은이에서 많고, 병적 의의는 없다.

2 QRS군(QRS complex)의 여기를 점검하시오.

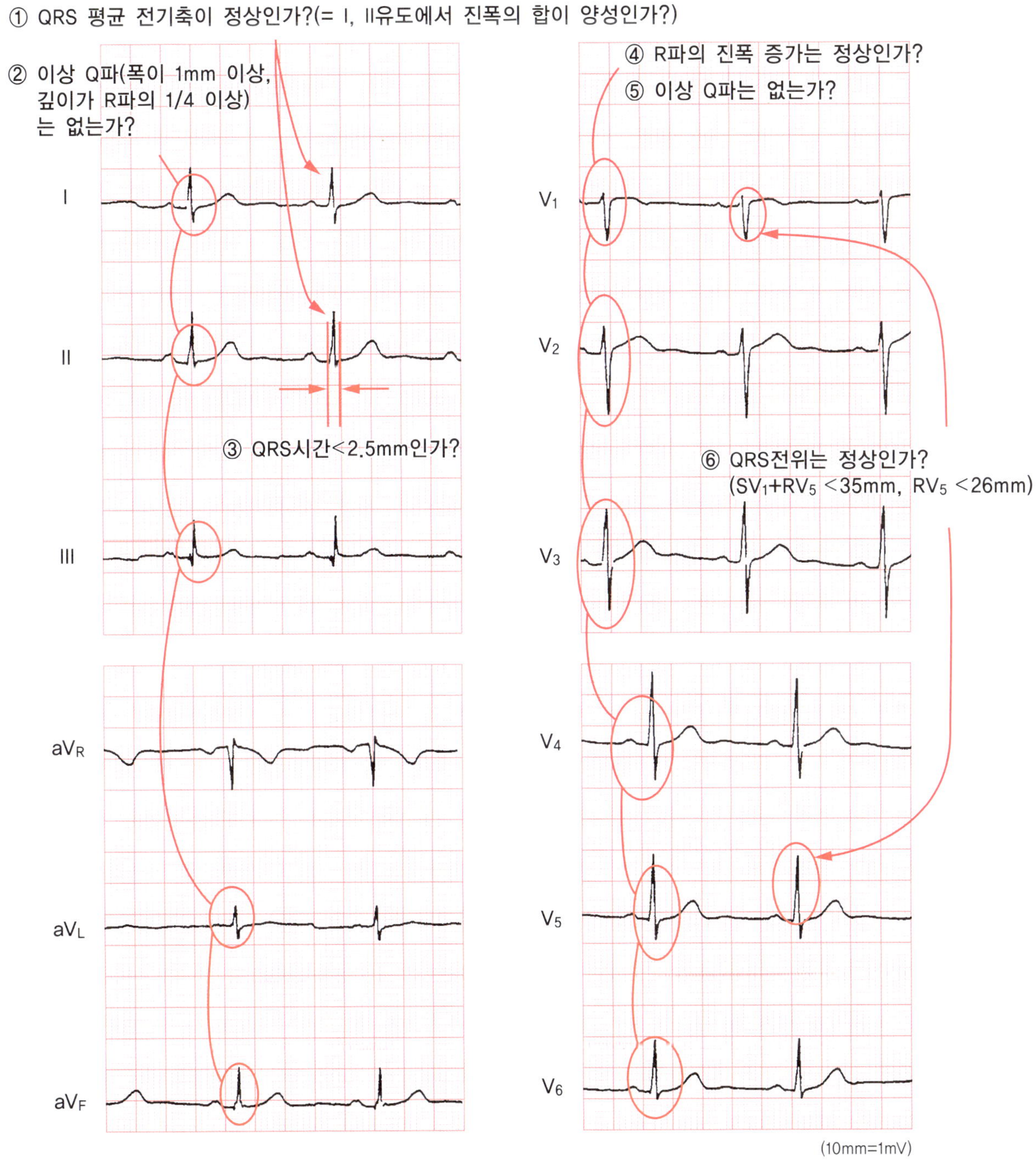

점검 5 QRS군(QRS complex)은 정상인가?

QRS군에 관해서는 다음의 점에 대해서 검토한다.

사지유도에서(Ⅰ, Ⅱ, Ⅲ, aVR, aVL, aVF)

1 QRS 이마면 평균 전기축은 정상인가?(Ⅰ, Ⅱ유도는 양성인가?)

QRS 평균 전기축은 −30°~+110°를 정상 범위에 있다고 한다. 단 전기축은 연령과 함께 우축 방향에서 좌축 방향으로 편위하여 가기 때문에 우축 방향으로의 정상 위쪽 한계는 생후 1~3개월에서는 140°, 3개월~16세에서는 120°, 20~40세에서는 97°로 되며, 40세 이상에서는 90° 이내이다. 즉 40세 이상의 성인에서 전기축의 정상 범위는 −30°~+90°이다. 따라서 **성인에서 전기축의 정상치는 −30°~+90°이며, +90°~+110°는 경도 이상으로 나이가 어리면 정상 범위 내로 생각**하면 좋다. **Ⅰ과 Ⅱ유도에서 QRS군**의 진폭의 합[상향의 흔들림을 양성, 하향의 흔들림을 음성으로 하여, (R파의 높이)−(q파의 깊이)−(s파의 깊이)로 하여 계산]이 **모두 0 이상(−는 아니다)인 것은 축이 −30°~+90°의 정상 범위 내에 있는 것의 필요충분조건**이다(그림 5).

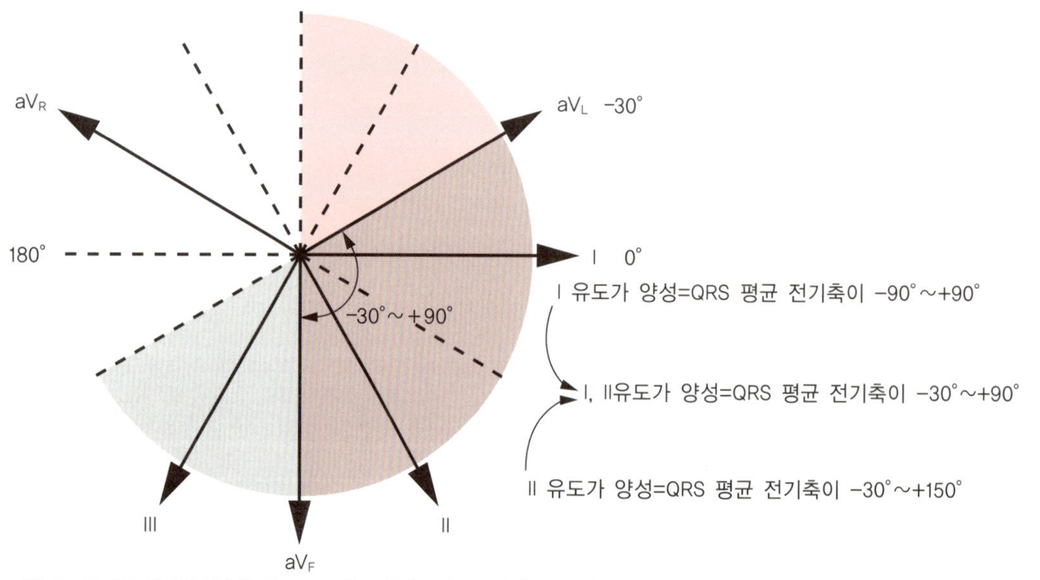

그림 5. QRS군의 진폭의 합이 Ⅰ, Ⅱ유도에서 모두 0 이상으로 있는 것은 QRS 평균 전기축이 −30°~+90°의 정상 범위 내에 있는 것의 필요충분조건이다.

ONE POINT QRS 평균 전기축을 구하는 방법

1. QRS군의 상향의 흔들림과 하향의 흔들림이 같고 진폭의 합이 0인 유도를 찾는다. 만약 그런 유도가 있으면 축은 그것과 직접 교차하는 것에서 간단하게 정해진다(그림 6).

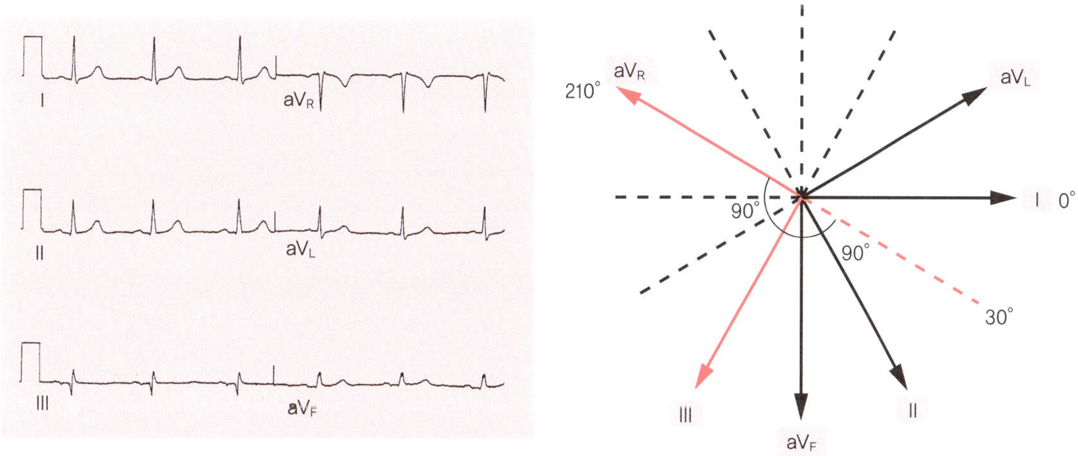

그림 6. **진폭의 합이 0인 유도가 있을 때의 QRS 평균 전기축의 결정 방법**
이 심전도에서는 Ⅲ유도에서 QRS군의 진폭의 합이 정확히 0이다. 따라서 QRS 평균 전기축은 +30° 또는 210°의 어딘가 이다. 그리고 Ⅰ유도에서 QRS군의 진폭의 합이 양성이기 때문에 QRS 평균 전기축은 +30°로 결정된다.

2. Ⅰ, Ⅱ, Ⅲ, aV_R, aV_L, aV_F유도 순서대로 30°마다의 범위로 좁혀 가면 30°의 범위에서 전기축을 결정할 수 있다. 마지막에 전기축을 사이에 둔 30°에 인접하는 2개 유도에서 진폭의 합의 절대값을 비교하면 15°마다의 범위로 좁혀진다.
   예를 들면 29쪽의 심전도에서는 Ⅰ유도에서 QRS군의 진폭의 합이 +에 의해 축은 −90°~+90°이며, Ⅱ유도에서 +인 것에 의해 −30°~+90°로 좁혀지고, 더욱더 Ⅲ유도에서 +인 것에 의해 +30°~+90°로 된다. aV_R유도가 −인 것은 당연하며, aV_L유도가 +인 것에 의해 +30°~+60° 사이로 좁혀진다. aV_L유도에서 +의 절대값과 Ⅲ유도에서 +의 절대값을 비교하면 Ⅲ>aV_L이므로 QRS축은 +30°~+60° 중 Ⅲ유도 측의 +45°~+60°의 범위 내로 판명된다.

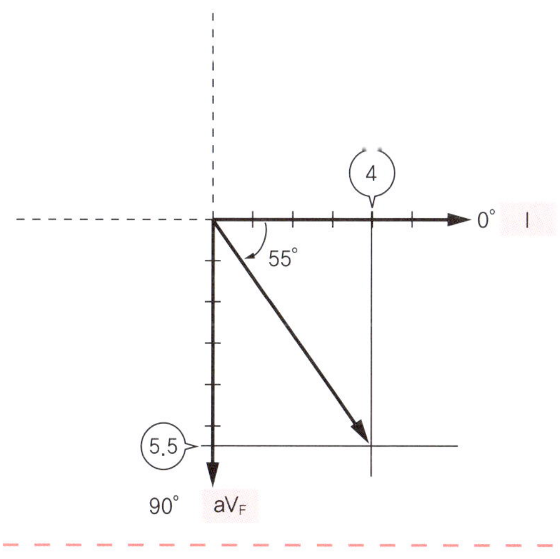

3. 가장 정확한 방법은 2개의 유도(직접 교차하는 Ⅰ과 aV_F 유도에서 알기 쉽다)에서 QRS 진폭의 합을 구하여 각각 축위의 점에 수직선을 그어 그 교점을 구하는 방법이다(그림 7).

그림 7. **QRS 평균 전기축을 구하는 방법**
29쪽 심전도의 Ⅰ유도에서 QRS군의 진폭의 합은 6−2=4mm이며, aV_F유도에서는 5.5mm이다. 각각의 점에서 수직선을 그으면 그 교점이 QRS 평균 전기축이다. 본 예에서는 +55°로 결정된다.

2 이상 Q파는 없는가?

이상 Q파는 aV_R유도 이외의 유도에서 폭이 **1mm(0.04초) 이상, 깊이가 R파 진폭의 1/4 이상의 Q파**이다(aV_R유도에서 QRS군은 항상 하향이며 여기에서 나타나는 Q파는 이상 Q파라고는 하지 않는다). 1의 검토에서 QRS 평균 전기축이 정상이어도 **이상 Q파는 없는지 눈으로 각 유도를 다시 보지 않으면 자주 놓친다. 단 Ⅲ과 aV_L유도에서는 단독으로 이상 Q파가 있어도 좋다**(그림 8). Ⅲ유도에서 이상 Q파가 있을 때에는 **아래벽유도(Ⅱ, Ⅲ, aV_F)**의 다른 유도를 점검하여 Ⅱ, aV_F유도에서 보이지 않는다면 정상, Ⅱ 또는 aV_F유도에서도 존재한다면 이상이다. 마찬가지로 aV_L유도에서 이상 Q파가 보일 때에는 **가쪽벽유도(Ⅰ, aV_L, V_5, V_6)**의 다른 유도를 점검하여 Ⅰ, V_5, V_6유도에서 이상 Q파가 보이지 않는다면 정상, 그 어딘가에 보일 때에는 이상으로 한다.

3 QRS시간은 정상인가?

QRS시간의 정상치는 1.5mm(0.06초) 이상, 2.5mm(0.10초) 미만이다. 1.5mm 미만에서 병적 의의는 없다. 따라서 **QRS시간은 (Ⅱ유도에서 측정한다) 2.5mm(0.10초) 미만이면 정상이다.**

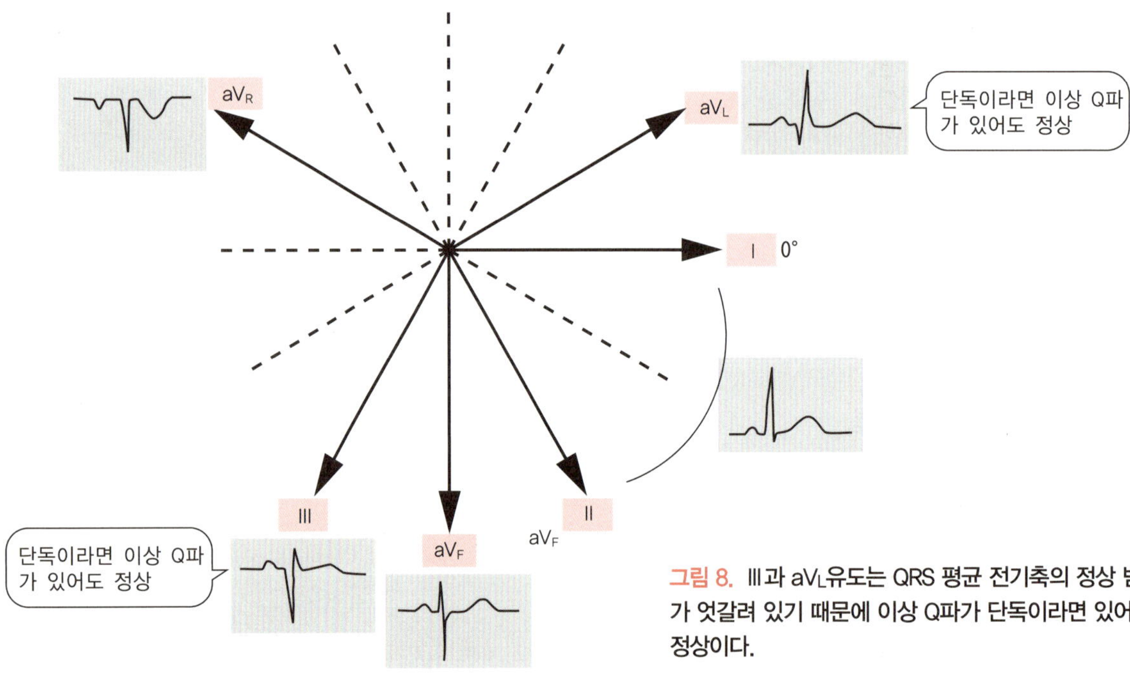

그림 8. Ⅲ과 aV_L유도는 QRS 평균 전기축의 정상 범위가 엇갈려 있기 때문에 이상 Q파가 단독이라면 있어도 정상이다.

흉부유도에서(V_1~V_6)

4 R파의 진폭 증가(r progression)는 정상인가?

흉부유도에서 V_1은 rS형(R/S비<1)이며, V_2, V_3유도에서 좌측으로 감에 따라 R파가 점차 커지고, V_3유도에서 R파와 S파가 거의 같아지며 V_4유도 이후에는 R/S비>1로 되는 것이 정상이다. V_1유도에서 좌측으로 감에 따라 R파가 커지는 것을 **R파의 진폭 증가(r progression)**라고 하며, 정상 심전도에서 중요한 소견이다. R/S비가 1/1로 변화하는 부위를 **이행대(transitional zone, Tz)**라고 한다. Tz은 V_2, V_3~V_4, V_5유도사이에 있으면 정상이다. r progression은 정확하게 말하면 R파의 진폭 증가는 없이 R/S비의 증가이다(일반적으로 S파가 가장 깊은 것은 V_2유도이며, R파가 가장 높은 것은 V_5유도).

5 이상 Q파는 없는가?

사지유도의 경우와 마찬가지로 이상 Q파의 유무를 흉부유도에서도 확인한다. **V_1유도에서는 단독으로 이상 Q파가 있어도 정상이나 V_2유도 이후에 있을 때에는 이상**이다. 또 V_1에서 V_3유도 등 R/S<1인 유도에서는 small q파도 없는 것이 정상이다(**V_2, V_3유도에서 q파가 있는 qrS형일 때 높은 비율로 앞벽사이막경색증이 존재한다**).

6 QRS전위는 정상인가?

왼심실 고전위(SV_1+RV_5 or $V_6 \geq 35mm$, 또는 RV_5 or $V_6 \geq 26mm$)나 오른심실비대 소견(V_1유도에서 R/S비>1, V_1유도에서 R≧7mm, V_5, V_6유도에서 R/S<1)이 없는 것을 확인한다. 오른심실비대 소견은 4의 r progression의 검토에서 점검되므로, 실제로는 왼심실 고전위의 유무를 점검하면 좋다. 더욱 사지유도의 모든 유도에서 QRS 상하 진폭의 합이 **5mm 이하**일 때는 **사지유도의 저전위**, 흉부유도의 모든 유도에서 **10mm 이하**일 때는 **흉부유도의 저전위**라고 한다.

핵심 포인트

QRS군은

사지유도에서 :

① QRS 평균 전기축이 정상(= I , II 유도에서 진폭의 합이 0 이상)이며

② III과 aV_L유도 이외에 이상 Q파가 없고

③ QRS시간이 2.5mm 미만이며

흉부유도에서 :

④ R파의 진폭 증가(r progression)가 정상이며

⑤ V_1유도 이외에 이상 Q파가 없고

⑥ QRS전위가 정상(SV_1+RV_5 or $V_6<35mm$, 또는 RV_5 or $V_6<26mm$)이면 정상이다.

3 ST-T의 여기를 점검하시오.

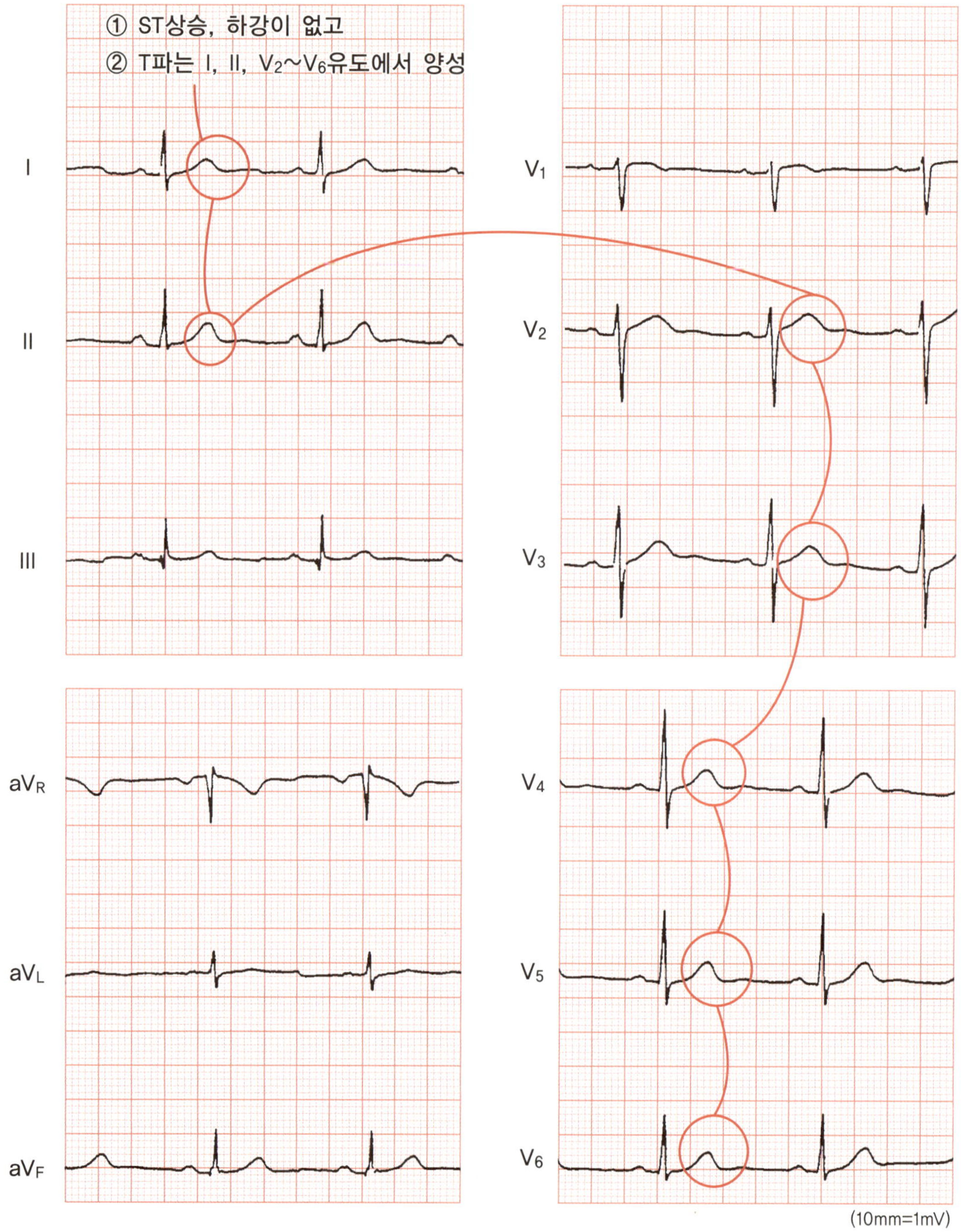

점검 6 ST-T, 즉 ST부분(ST segment)과 T파(T wave)는 정상인가?

ST부분

ST segment(ST)는 심장근육세포의 활동전위 2상에, T파는 3상에 대응하고 있다. 즉 ST-T는 심실근육의 재분극 과정을 표현하고 있다(그림 9). 2상에서 심장근육세포의 전위는 거의 변화하지 않기 때문에 심전도의 ST부분은 등전위(isoelectric)로 된다. 심전도에서는 연속하는 P파의 시작부분을 연결한 선이 등전위선(isoelectric line)이다. 따라서 **ST부분은 이 등전위선에 일치하여 상승도 하강도 하고 있지 않는 것이 원칙이다**(그림 10).

그러나 경우에 따라 예외가 있다. 우선 **V_1~V_3 등의 우측흉부유도에서는 정상에서도 1~3mm 정도의 ST부분이 상승하는 것이 많다.** 또 **조기 재분극**(뒤에서 설명)에서는 앞가쪽벽유도나 아래벽유도에서 ST상승을 나타내나 병적 의의는 없다. 또 **III, aV_L, aV_F, V_1 등 음성 T파가 보여도 좋은 유도에서는 경도의 ST하강이 단독으로 보일 수 있다.**

ST상승, 하강을 판정하는 기선은 앞에서 설명한 것과 같이 등전위선이다. 그러나 심방의 재분극파인 **Ta부분**의 존재에 주의하지 않으면 안된다.

정상인에서는 심방근육의 재분극이 탈분극의 순서와 마찬가지로 실시된다. 이것은 심방에서 심장흥분전도계통의 발달이 불량하기 때문에 흥분은 심방근육에 전해져 전파하고, 재분극은 탈분극을 뒤쫓아가는 것처럼 일어나기 때문이며, 재분극파의 극성은 탈분극파와 반대로 된다. 즉, P파가 양성인 유도에서 심방의 재분극파인 Ta부분은 음성이다(이것에 대해 심실에서는 치밀하게 발달한 히스 · 푸르킨예계의 발달로 인해 재분극파는 탈분극파의 방향과 반대로 된다. 뒤에서 설명). 이 Ta부분은 심방에 부하가 있을 때 혹은 빠른맥일 때 분명한 것이 많다. Ta부분이 분명하면 ST부분은 하강하여 보이기 때문에 등전위선을 기준으로 하여 ST부분을 판정하면 정상 ST부분이 하강하고 있다고 잘못 판정해 버리게 된다(그림 11). 그러므로 **ST부분의 판정 기준은 QRS군 시작 직전의 PQ부분으로 하는 것이 좋다.**

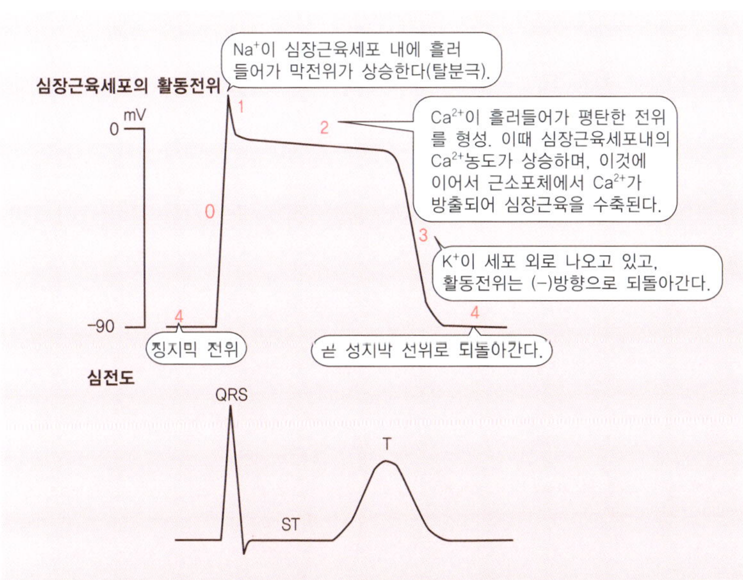

그림 9. 심장근육세포의 활동전위와 심전도 파형의 관계

ST부분은 심장근육세포의 활동전위 2상에, T파는 3상에 대응하고 있고, ST-T는 심실근육의 재분극 과정을 표현하고 있다.

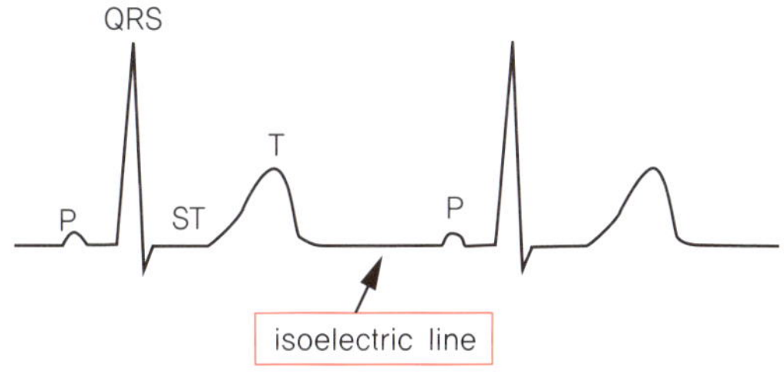

그림 10. 등전위선

연속하는 P파의 시작부분을 연결한 선이 등전위선(isoelectric line)이며, ST부분은 이 등전위선에 일치하여 상승도 하강도 하지 않는 것이 원칙이다.

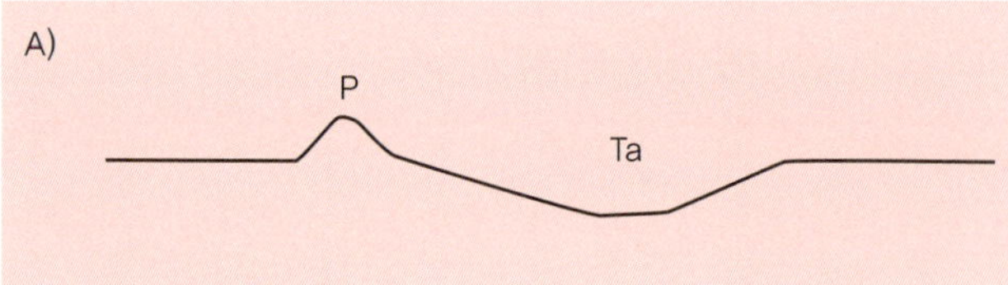

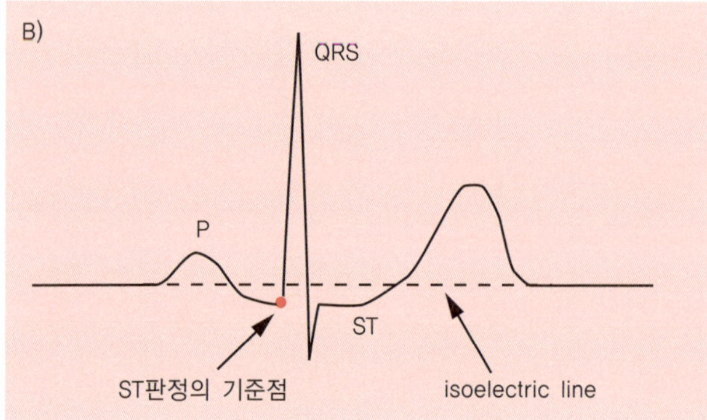

그림 11. ST판정의 기선

A) QRS-T를 없앤 경우의 P파와 Ta부분. 심방의 재분극파인 Ta부분은 P파의 방향과 반대로 된다.

B) Ta부분이 분명하면 ST부분은 하강하여 보인다. 이 때문에 ST판정의 기선은 isoelectric line이 아니라 QRS 시작 직전의 PQ부분으로 하는 것이 좋다.

T파

심실근육의 탈분극은 굴심방결절에서의 자극이 방실결절, 히스다발을 통과하여 양측다발갈래로 나누어진 후 심실사이막의 왼심실 측, 심장바닥부분 앞벽, 심장끝부분, 뒤아래벽의 심장속막면에서 거의 동시에 시작한다. 그 직후에는 다른 심실벽의 심장속막면에도 흥분이 이르며, 심실벽에서는 심장속막 측에서 심장바깥막 측을 향하여 탈분극이 진행된다(그림 12). 처음으로 심장바깥막면에 탈분극이 도달하는 것은 심장끝부분 부근의 오른심실 앞벽이며, 마지막에 탈분극하는 부분은 왼심실뒤 기초부분, 폐동맥 원뿔부분 및 심실사이막의 가장 위부분이다.

정상 심실근육에서 재분극의 방향은 탈분극과 반대이다. 즉 탈분극은 심장속막아래에서 시작되어 심장바깥막 측으로 진행하는 것에 대하여, 재분극은 심장바깥막아래쪽에서 시작되어 심장속막 측으로 진행한다. 이것이 정상 심전도에서 QRS군의 진폭의 합이 (+)인 유도에서 T파도 (+)로 되는 이유이다(그림 13). 심실근육에서 재분극이 탈분극과 반대로 되는 이유는 분명하지 않으나 왼심실벽 측에서 받는 압력의 차에 의해 심장속막아래쪽의 흥분시간이 연장하며, 그 때문에 재분극이 심장바깥막아래쪽에서 시작되는 것은 아닌지 생각된다. 어느 것으로 해도 수축은 심장속막아래쪽에서, 이완은 심장바깥막아래쪽으로부터라는 순서는 수축기에 심장근육 내를 관류한 정맥혈액을 심장바깥막 측의 심장정맥 측에 짜내어 새로운 동맥혈액을 갈게 심장바깥막 측의 심장동맥에 의해 맞아들이게 된다.

T파는 aV_R유도에서 음성이고, Ⅰ, Ⅱ, V_2~V_6유도에서는 양성이며, 동시에 진폭은 12mm 미만, R파의 1/10 이상인 것이 정상이다. Ⅲ, aV_L, aV_F, V_1유도에서 T파는 음성도 좋다.

신생아 흉부유도의 T파는 우측 흉부유도에서 75%, 좌측 흉부유도에서 50%가 음성이다. 생후 4일 이내에 좌측 흉부유도의 T파는 양성이 되나 우측 흉부유도의 T파가 양성으로 되는 것은 16세 이하이다. 그러므로 **젊은 성인의 일부에서는 V_2, V_3유도에서 음성 T파가 보일 수 있다(소아 T파, juvenile T wave).**

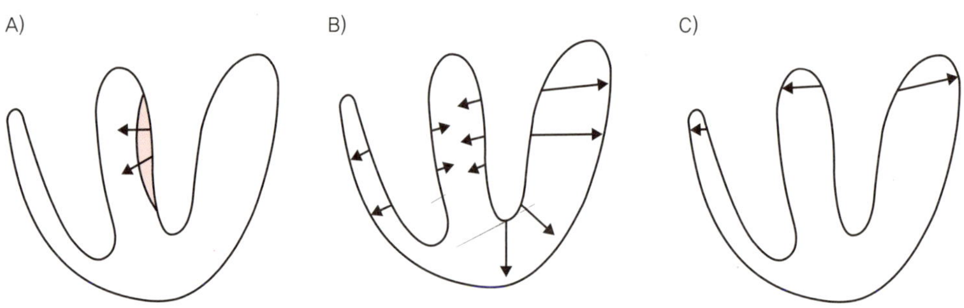

그림 12. 심실근육의 탈분극 전파 과정

심실에서는 처음에 심실사이막 중앙이 왼심실 측에서 오른심실 측으로 탈분극이 진행하며(A), 다음에 일제히 심장속막 측에서 심장바깥막 측으로 진행하게 된다(B→C)

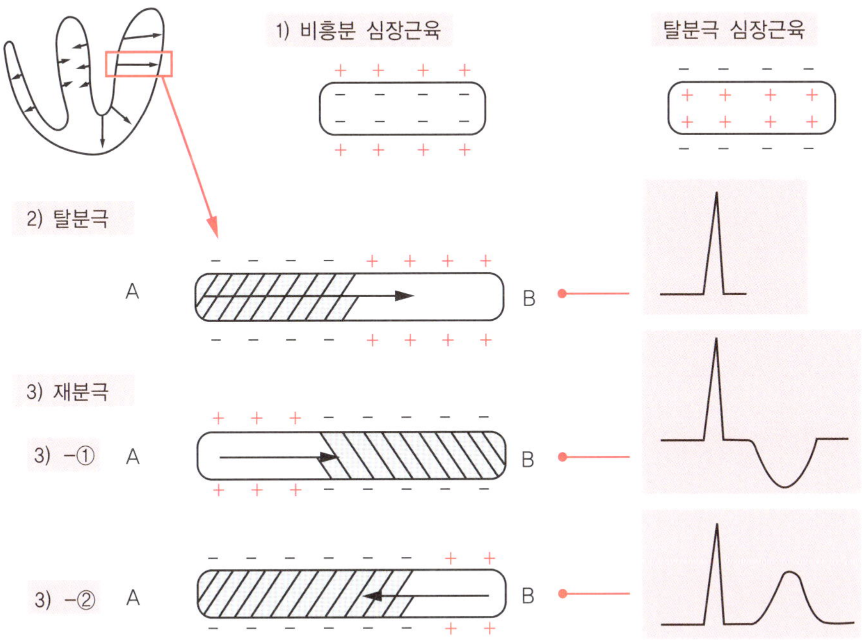

그림 13. T파의 성립

1) 정지상태의 심장근육세포는 외측이 (+), 내측이 (−)의 정지막전위를 가진다. 이것은 세포의 집합체인 심장근육절편에서도 마찬가지이다.

2) 지금 탈분극이 심장근육절편의 A점에서 B점 방향으로 진행하면 절편 표면의 (+)하전이 차례차례 (−)하전으로 변화하게 된다. 이 절편을 둘러싼 매체 내에서 전류는 (+)측에서 (−)측에 흐르므로 B점에서 보면 A점에서 탈분극의 처음은 약하고, 탈분극이 B점에 이르기 직전에 가장 강한 전류가 끓어오르나 B점에서 생긴 심전도계의 침은 양성으로 흔들린다. 그리고 탈분극이 B점 측에 이르러 모든 심장근육절편이 탈분극을 완료하면 이미 하전의 차는 없어지고 전류는 소실하여 심전도계의 흔들림은 기선으로 되돌아온다.

3) −① 만약 재분극이 탈분극과 마찬가지로 A점에서 B점 방향으로 진행하면, 절편 표면의 (−)하전이 A점에서 B점 방향으로 향하여 차츰 (+)하전으로 변화하게 된다. B점에서 보면 A점에서 재분극의 처음은 약하고, 탈분극이 B점에 이르기 직전에 가장 강한 전류의 유입으로 B점에서 생겨 심전도계의 침은 음성으로 흔들린다.

3) −② 한편 재분극이 탈분극과 반대로 B점에서 A점 방향으로 진행하면 절편 표면의 (−)하전이 B점에서 A점 방향으로 (+)하전으로 변화하게 된다. B점에서는 전류의 끊어 냄을 생기게 하여 심전도계의 침은 양성으로 흔들린다. 3) −②가 심실근육의 정상 재분극 과정이며, QRS군과 T파는 같은 방향으로 된다. 한편 심실주기외수축이나 다발갈래차단 등 정상의 심장흥분전도계통을 통과하지 않을 때나 심실비대 등에서 재분극 과정은 이상이 되며, 3) −①과 같이 되기 때문에 T파가 역전한다.

핵심 포인트

ST부분은

① 등전위선 혹은 PQ부분에 일치하여 상승 또는 하강을 하지 않는 것이 정상.

단, 우측 흉부유도나 조기 재분극의 예에서는 정상에서도 ST상승이 보일 수 있다.

또 T파는

② aV_R유도에서 음성이고, Ⅰ, Ⅱ, V_2~V_6유도에서 양성이며, 진폭은 12mm 미만, 동시에 R파의 1/10 이상인 것이 정상이다. Ⅲ, aV_L, aV_F, V_1유도에서 T파는 음성도 좋다. 더욱더 젊은 성인에서는 정상에서도 V_2, V_3유도에서 음성 T파가 보일 수 있다.

4 QT간격, U파의 여기를 점검하시오.

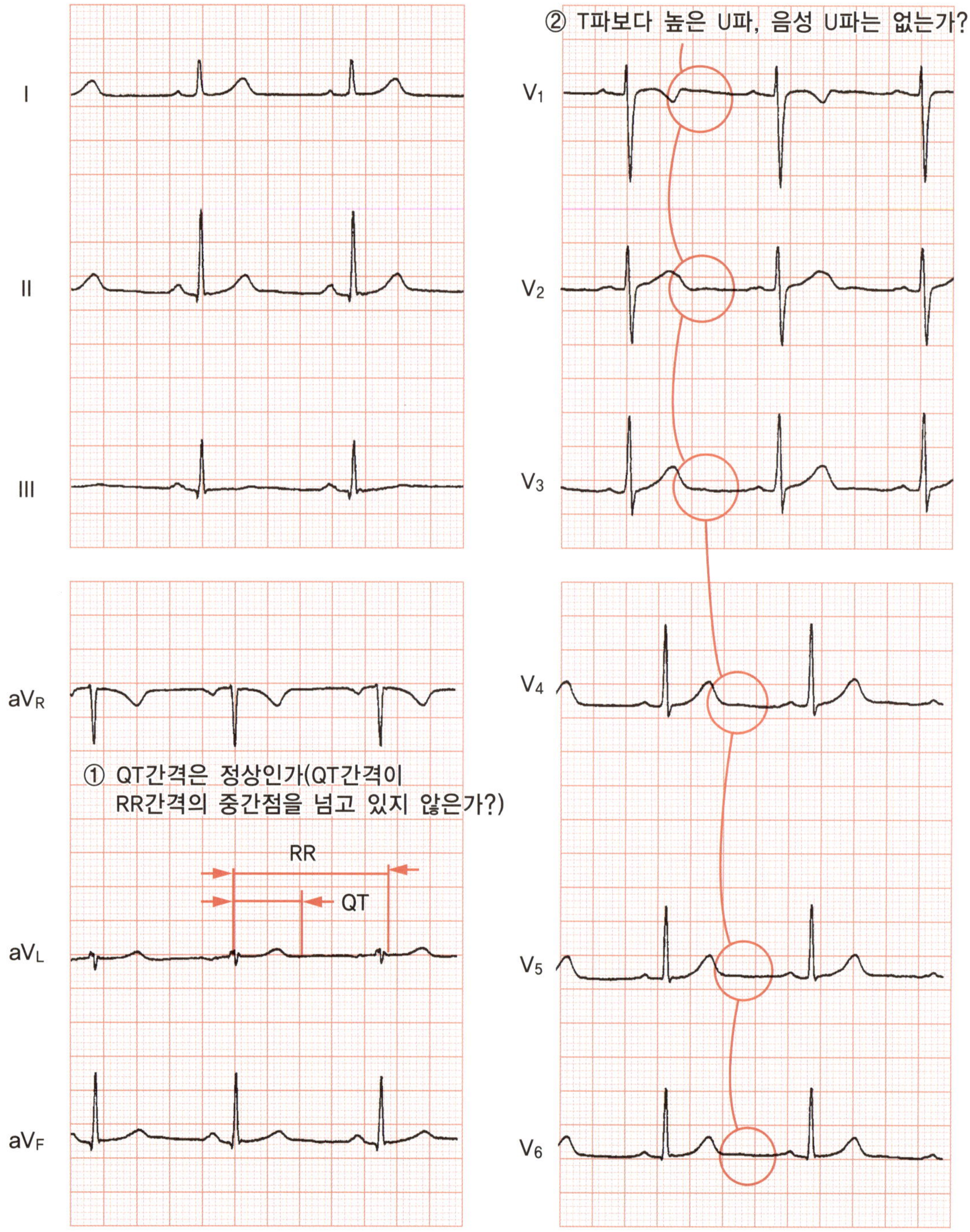

(10mm=1mV)

점검 7 QT간격(QT interval)은 정상인가?

1 QT간격의 측정

QT간격(QT interval)은 QRS군의 시작에서 T파가 끝날 때까지의 시간으로 심장근육의 수축시간을 나타낸다. QT간격의 측정에는 QRS군의 시작점과 T파의 종료점을 동정해야 한다. QRS군의 시작점은 QRS군에서 작은 q파를 가지는 유도(Ⅰ, Ⅱ, aV_L, V_5, V_6)에서 쉽게 동정할 수 있다. 한편 T파의 종료점은 U파와 T파의 융합에 의해 자주 판정하기 곤란하다. U파는 앞흉부유도(V_2~V_4)에서 분명하고, 이것에 대해 사지유도에서는 진폭이 작다. 그 중에서 Ⅱ유도는 가장 크다. 즉 U파의 벡터는 60° 부근에 있는 것이 많다. 그러므로 Ⅱ유도와 직접 교차하는 방향에서 심장 전위를 관찰하는 aV_L유도에서 대부분 전혀 U파는 기록되지 않는다. 그러므로 T파의 종료점은 aV_L유도(또는 Ⅰ유도)에서 가장 동정이 쉽다. 이상에서 **QT간격의 측정은 aV_L유도(또는 Ⅰ유도)에서 실시하는 것이 좋다.**

2 QT간격의 보정과 QT간격의 연장

QT간격은 느린맥에서는 길고 빠른맥에서는 짧다. 즉 QT간격의 길이는 심박동수, 구체적으로는 **앞에 나타나는 RR간격에 의존하여 결정된다.** 그러므로 **QT간격은 RR간격에 의해 보정해야 한다.**

보정 QT간격(QTc)은 Bazett식($QTc=QT/\sqrt{RR}$)에 의해 구한다. QTc는 심박동수 60/분(즉 RR=1초)으로 보정한 QT간격이며, 0.35~0.44초가 정상이다. QT간격이 1/2×RR에서 같을 때, 즉 T파가 RR간격의 중간점에서 끝날 때 심박동수 60~80/분에서 QTc는 0.43~0.50초이다(그림 14). 그러므로 QT간격이 RR간격의 1/2을 넘으면, 즉 **T파가 끝나는 점이 RR간격의 중간점을 넘으면 분명한 QT간격의 연장이다.**

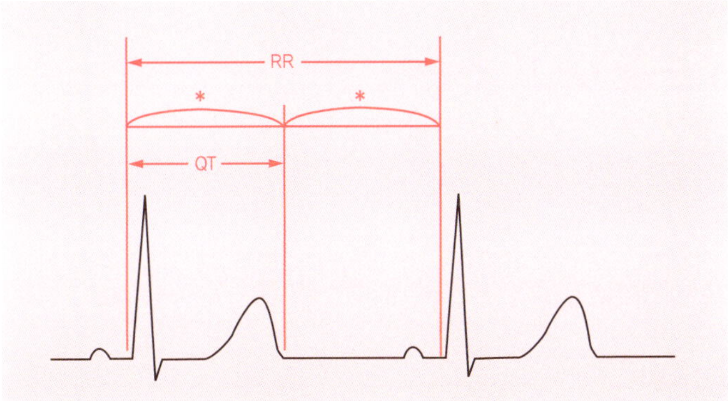

그림 14. QT간격이 RR간격의 1/2 이상이면 QT간격은 연장하고 있다.

QT간격이 RR간격의 정확히 1/2일 때
HR=60이라면 RR=1.0이며, QT는 0.50이므로 $QTc=QT/\sqrt{RR}=0.50$
HR=70이라면 RR=0.857이며, QT는 0.429이므로 $QTc=QT/\sqrt{RR}=0.46$
HR=80이라면 RR=0.750이며, QT는 0.375이므로 $QTc=QT/\sqrt{RR}=0.43$
HR=90이라면 RR=0.667이며, QT는 0.333이므로 $QTc=QT/\sqrt{RR}=0.41$
즉(심박동수가 80/분 이하일 때) QT시간이 RR간격의 1/2 이상이면, 즉 T파가 끝나는 점이 RR간격의 중간점을 넘으면 분명한 QT간격의 연장이다.

핵심 포인트

QT시간은
$QTc=QT/\sqrt{RR}=0.35\sim0.44$초가 정상
T파가 끝나는 점이 RR간격의 1/2을 넘으면 분명한게 QT간격의 연장이다.

점검 8 U파(U wave)는 정상인가?

U파의 생성 원인은 아직 분명하지 않으나 푸르킨예섬유의 재분극에서 유래되거나 심실확장 등의 기계적인 요인에 의한 것으로 생각된다.

정상 U파는 (aVR유도 이외에서) 항상 양성이며, 진폭은 T파 진폭의 5~50% 범위이다. 일반적으로 U파가 가장 높은 것은 V_2 및 V_3유도이다. U파의 진폭은 T파의 진폭과 어느 정도 상관성을 나타내며, T파가 높은 유도에서는 U파도 높은 경향이 있다. **T파보다 높은 U파와 음성 U파는 이상이다.**

핵심 포인트

U파는

양성이며, 진폭은 T파 진폭의 5~50% 범위 내가 정상이고, T파보다 높은 U파나 음성 U파는 이상이다.

Chapter 1 정리해 봅시다

심전도를 판독하는 방법

심전도를 다음의 순서대로 점검하면 보다 정확히 판독할 수 있다.

1 리듬(rhythm)은 무엇인가?

P–QRS–T, P–QRS–T, P–QRS–T,…로 소리 내어 읽으면서 기록 파형을 뒤쫓아가 바르게 P파와 QRS군이 대응하는 것을 확인한다(Ⅱ나 V_1유도는 P파가 얻어지기 쉽다).

2 심박동수(heart rate, HR)는?

5mm마다 선에 일치하는 QRS군을 찾아 다음의 QRS군까지의 간격을 300, 150, 100, 75, 60, 50…으로 세어 심박동수를 결정한다. 정상은 60~100/분.

3 P파(P wave)는 정상인가?

P파는 Ⅰ, Ⅱ유도에서 양성이며, Ⅱ유도에서 폭 3mm 미만, 진폭 2.5mm 미만, V_1유도에서 진폭 2mm 미만, P terminal force(절대값)가 0.04mm · 초 미만이면 좋다.

4 PQ간격(PQ interval)은 정상인가?

3mm(0.12초) 이상, 5mm(0.20초) 미만이면 좋다.

5 QRS군(QRS complex)은 정상인가?

사지유도에서 :

1) QRS 평균 전기축이 정상(=Ⅰ, Ⅱ유도에서 진폭의 합이 0 이상)이며
2) Ⅲ과 aV_L유도 이외에 이상 Q파가 없고
3) QRS시간이 2.5mm 미만이며

흉부유도에서 :

4) R파의 진폭 증가(r progression)가 정상이며
5) V_1유도 이외에서 이상 Q파가 없고
6) QRS전위가 정상(SV_1+RV_5 or $V_6<35mm$, RV_5 or $V_6<26mm$)이면 좋다.

6 ST–T는 정상인가?

ST부분은 우측 흉부유도나 조기 재분극 예를 제외하고 등전위선 혹은 PQ부분에 일치하여 상승도 하강도 하지 않은 것이 정상이며, T파는 aV_R유도에서 음성, Ⅰ, Ⅱ, V_2~V_6유도에서 양성이며, 진폭은 12mm 미만, 동시에 R파의 1/10 이상이면 좋다. Ⅲ, aV_L, aV_F, V_1유도에서 T파는 음성도 좋다. 더욱더 젊은 성인에서는 정상에서도 V_2, V_3유도에서 음성 T파가 보일 수 있다.

7 QT간격(QT interval)은 정상인가?

$QTc=QT/\sqrt{RR}=0.35\sim0.44$초가 정상이고, T파가 끝나는 점이 RR간격의 1/2을 넘으면 분명한 QT간격의 연장이다.

8 U파(U wave)는 정상인가?

양성이며, T파 진폭의 5~50% 범위 내가 정상이고, T파보다 높은 U파나 음성 U파는 이상이다.

Let's try

Question 1

64세, 남성. 특별한 증상은 없었으나 건강진단에서 얻어진 심전도이다. 소견은 무엇인가?

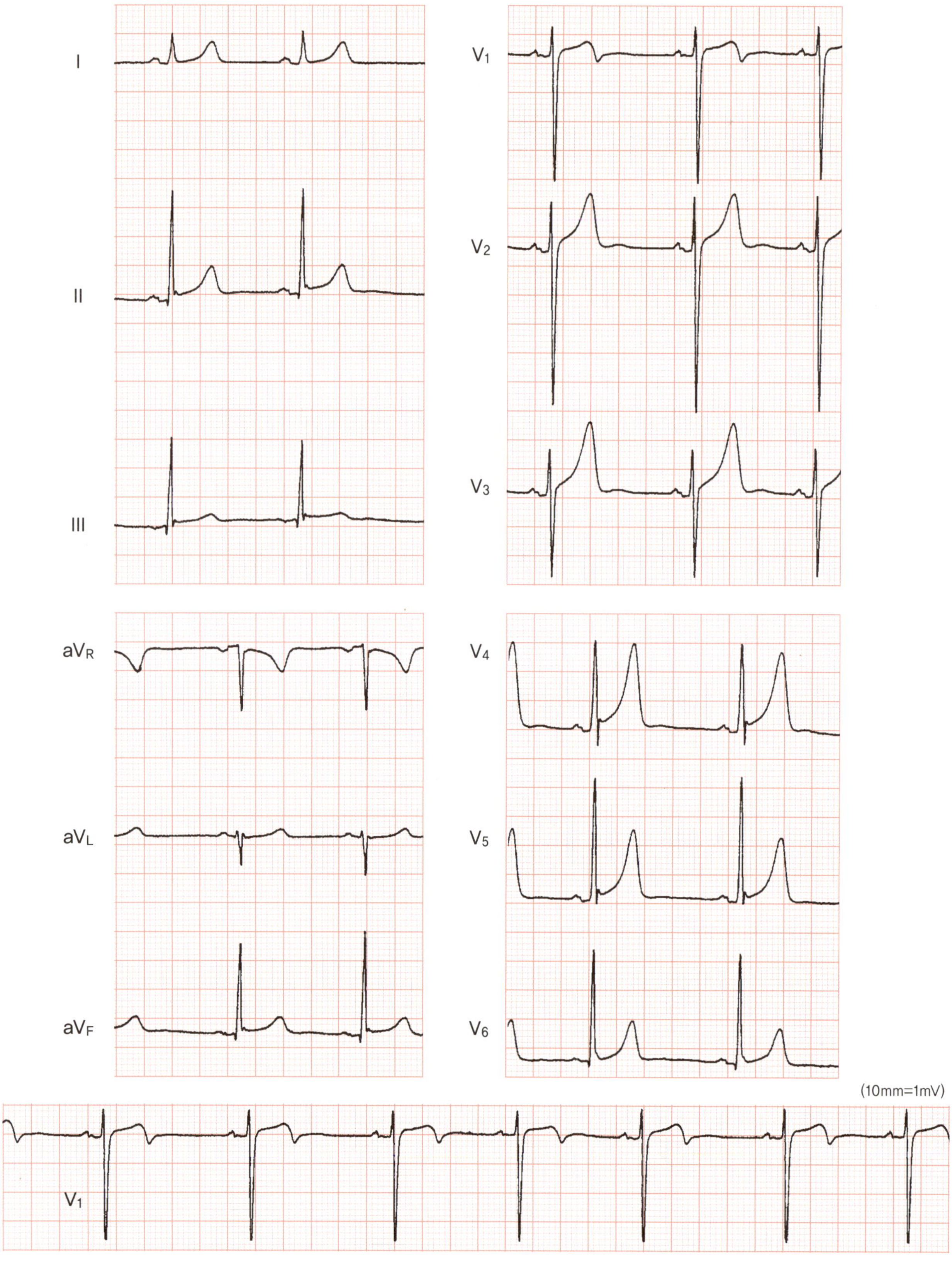

Answer 1 조기재분극증후군(early repolarization syndrome)

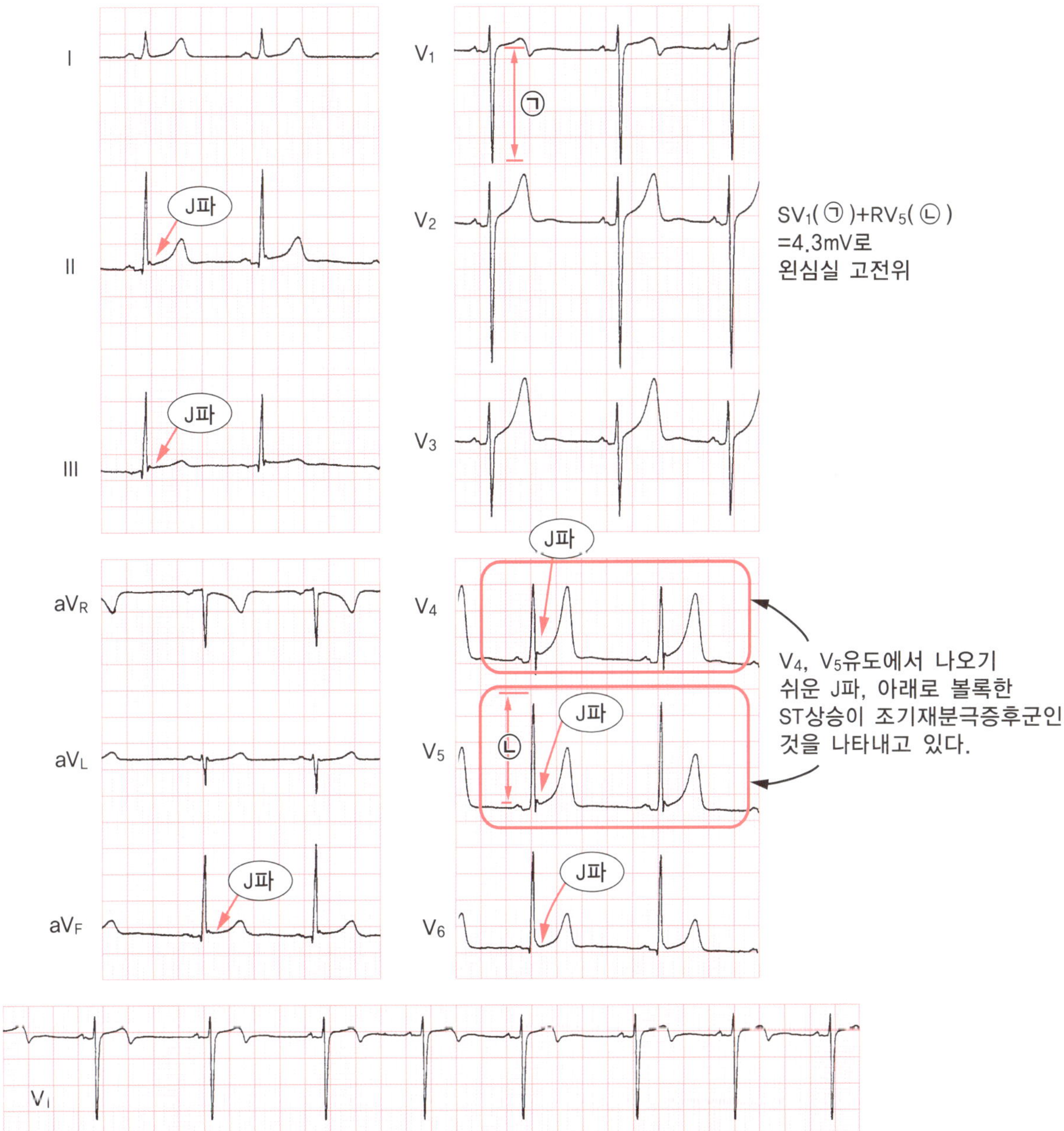

본 예의 심전도는 aV_R, aV_L유도를 제외한 모든 유도에서 ST부분이 상승하는 점이 특이하다. 그러나 II, III, aV_F, V_4에서 V_6유도에 J파(J wave)(그림 15)가 보이며, 본 예는 조기재분극증후군인 것을 알 수 있다. 본 예는 이외에 $SV_1+RV_5=2.2+2.1=4.3mV$로 왼심실 고전위를 나타내고, 더욱더 흉부유도의 T파가 높고 V_3에서 V_5유도에서는 12mm 이상이나 이러한 것도 조기재분극증후군에서 많이 있는 조합이다(정상).

Let's try

〈조기재분극증후군의 심전도 소견〉

조기재분극증후군은 비교적 많이 있는 정상 아형(normal variant)(→ 메모 p47 참조)으로 1951년 Grant 등에 의해 이름 붙여졌다. 그들은 J파가 조기 재분극의 시작을 나타낸다고 생각되어 그와 같이 명명하였지만 실제로 J파가 조기 재분극의 시작을 나타내는 것인지는 분명하지 않다. 조기재분극증후군은 부교감신경의 항진과 관련된다.

조기재분극증후군의 심전도 소견에는 다음과 같은 특징이 있다.

1) J파가 있는 것

J파는 QRS군과 ST부분의 접합부(junctional point : J점)에 존재하는 것에서 이름 붙여졌다. J파는 QRS군의 하강각 또는 종말부분에 존재하는 slur 또는 notch이며(그림 15), 보통 V_4 또는 V_5유도에서 최대이다.

2) 아래로 볼록한 ST상승

ST상승의 대부분은 2.0mm 이내이나 조기재분극증후군에서는 0.5에서 5.0mm에 이른다. ST상승은 광범위한 유도에 이르나 V_4에서 V_6유도에 많으며, 이행대의 바로 좌측 유도, 즉 V_4유도에서 최대인 것이 많다.

3) T파의 진폭 증가

ST상승은 높고 뾰족한 T파에 연속된다. T파는 완전하지 않으나 보통보다 좌우대칭의 형태를 나타낸다.

4) 좌측 흉부유도(V_4에서 V_6)에서 R파의 진폭 증가

5) 느린맥 또는 그 경향

조기재분극증후군은 부교감신경의 항진과 관련하여 느린맥 때에 소견이 강조되므로 심전도는 느린맥 또는 그 경향을 나타내는 일이 많다. 또 운동부하에 의해 부교감신경을 억제시키면 J파나 ST상승은 소실한다.

> **모음** 조기재분극증후군은 많이 있는 normal variant이며, J파, 광범위한 유도의 ST상승이 특징이다. 이외에 T파의 진폭 증가, 좌측 흉부유도에서 R파의 진폭 증가, 느린맥 또는 그 경향 등의 소견을 동반하는 일이 많다.

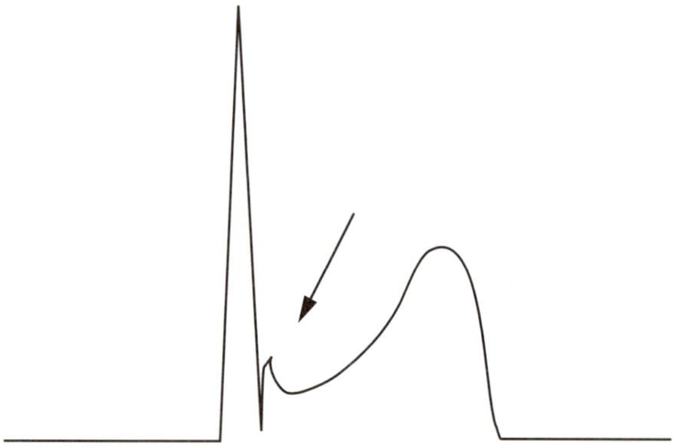

그림 15. J wave

QRS군과 ST접합부(junctional point, J점)에 있는 notch를 J wave라고 한다.

Let's try

Question 2

25세, 남성. 때때로 가슴이 콕콕 찔리는 증상으로 내원하였다. 심전도 소견은 무엇인가?

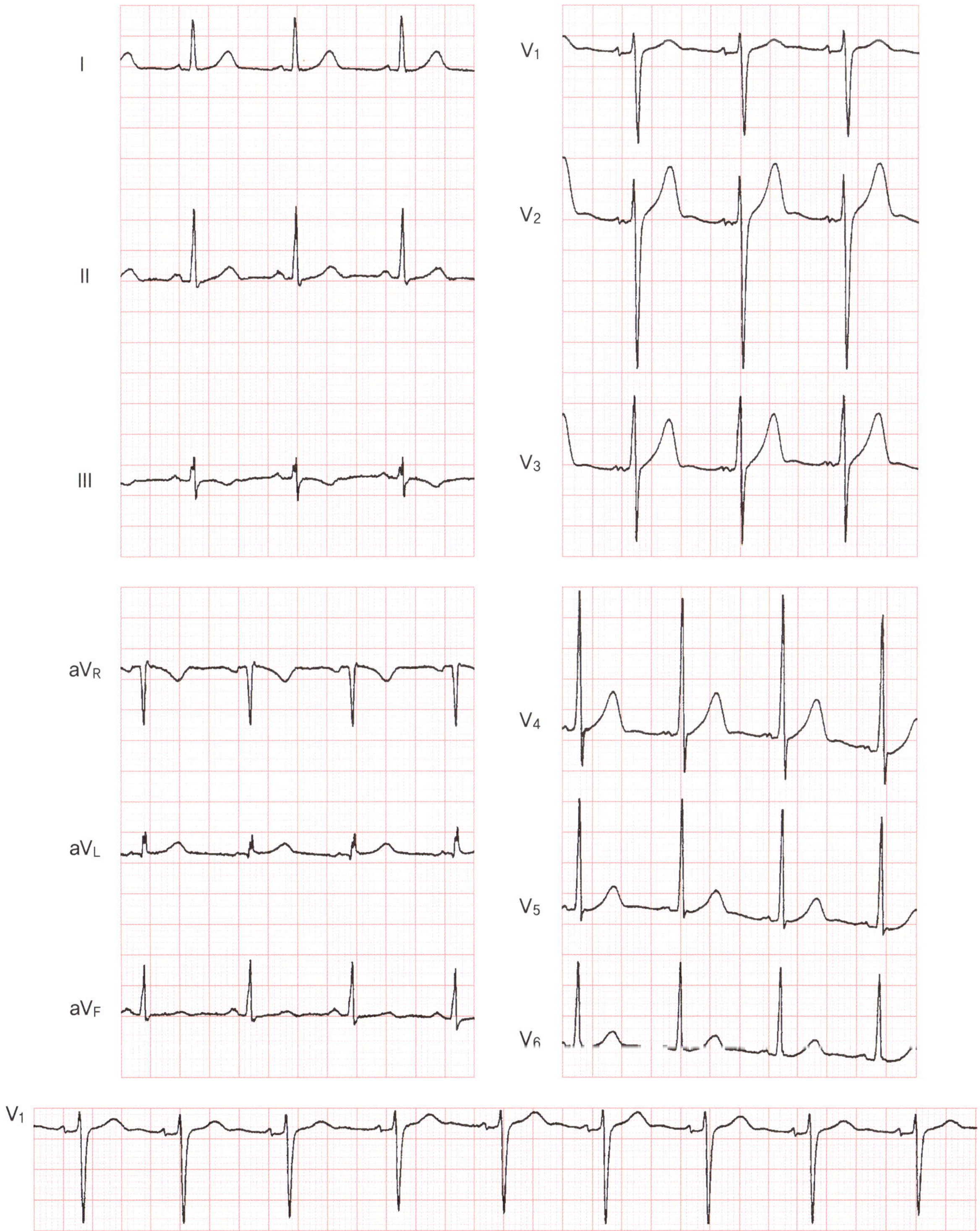

(10mm=1mV)

Let's try

Answer 2 Ⅲ, aV_L유도의 QRS군에 분열이 보이나 정상

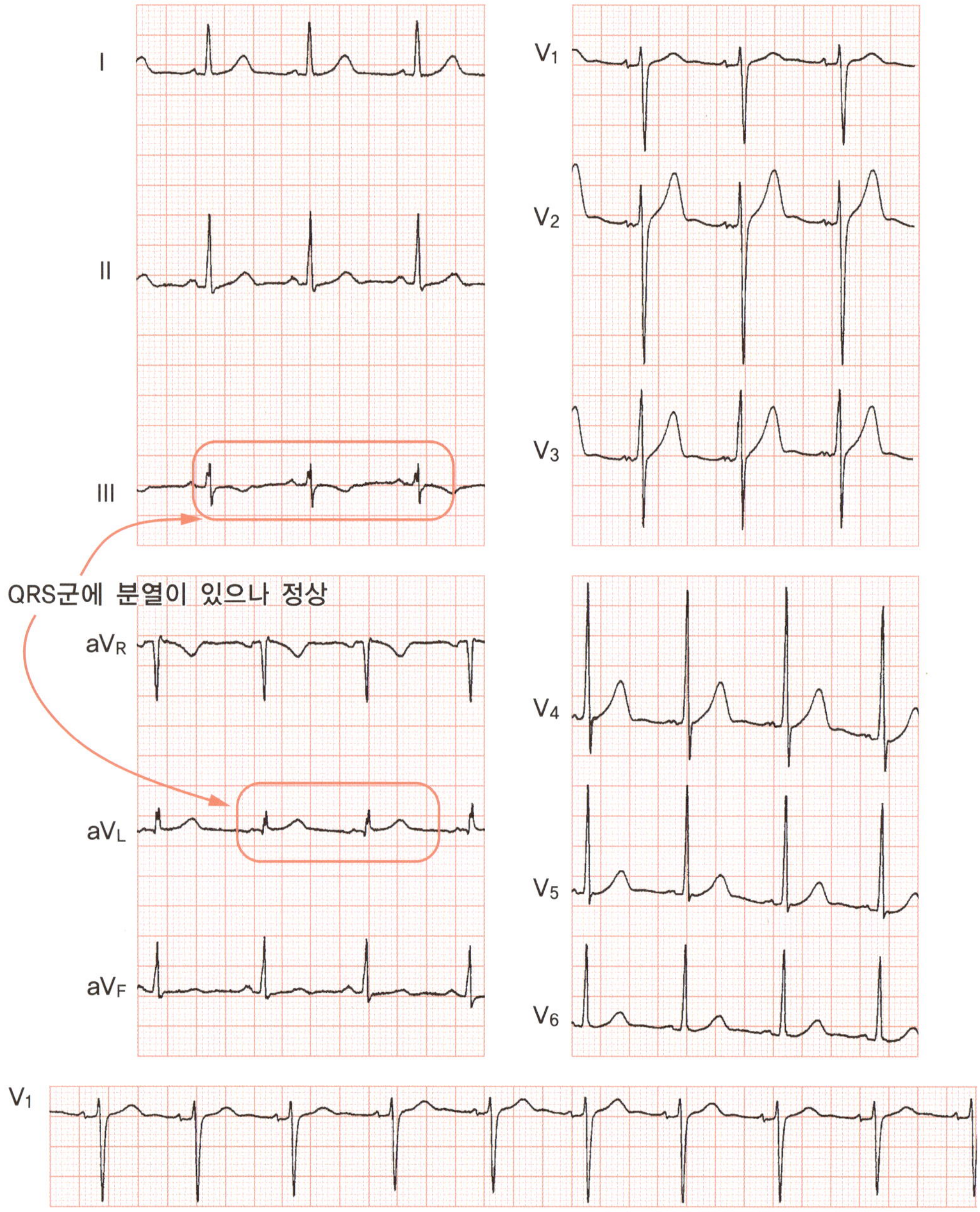

정상 QRS군은 부드러운 각을 가지며 그림 16과 같이 notch나 slur, 분열은 없는 것이 보통이다. 그러나 심장의 전기적 흥분 벡터를 직각에 가까운 방향에서 보고 있는 유도(사지유도에서는 Ⅲ이나 aV_L유도, 흉부유도에서는 이행대에 해당하는 V_3유도)에서는 전기적 흥분이 심실에 전파하는 과정에서 작은 전기 벡터의 흔들림이 그러한 유도에서 (+)에서 (−)로, 혹은 (−)에서 (+)의 전류 변화를 만들도록 하기 때문에(그림 17), QRS군에 notch나 slur, 분열 등의 변화가 생긴다. 그러므로 이러한 유도의 QRS군에 notch나 slur, 분열이 보여도 병적 의의는 없다. 실제로 QRS군의 notch나 slur, 분열이 진단적 의의를 가지는 것은 다발갈래차단, 조기재분극증후군 등 한정적이다.

> **모음** Ⅲ, aV_L, V_3유도 등에서 보이며, QRS시간의 연장을 동반하지 않는 QRS군의 notch, 분열에서 병적 의의는 없다.

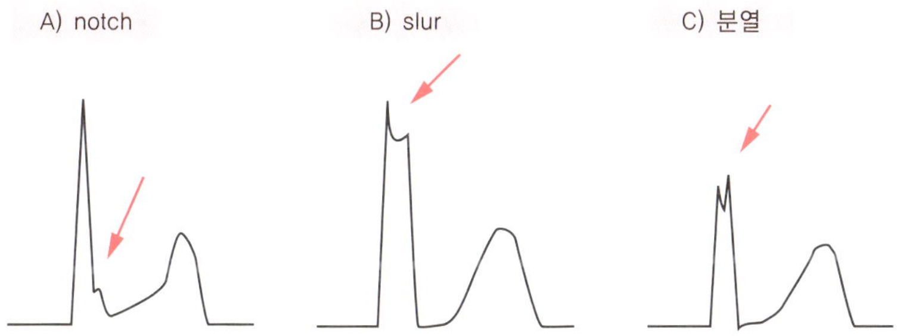

그림 16. QRS군의 notch, slur, 분열

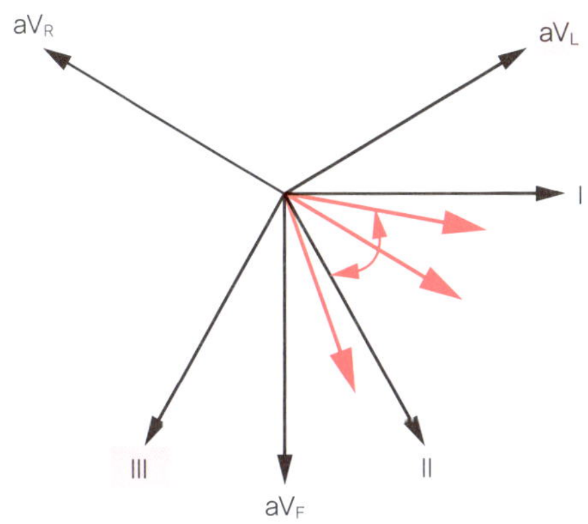

그림 17. QRS군의 notch, slur, 분열의 생성 원인

Ⅲ이나 aV_L유도는 심장의 전기적 흥분 벡터를 직각에 가까운 방향에서 보고 있으므로 전기적 흥분이 심실에 전파하는 과정의 작은 전기 벡터의 흔들림이 그러한 유도에서 (+)에서 (–)로, 혹은 (–)에서 (+)의 전류 변화를 만들도록 하기 때문에 QRS군에 notch나 slur, 분열 등의 변형이 생기기 쉽다.

한마디 메모 : 심전도의 normal variant

본 장에서 설명한 정상 심전도 소견에서 벗어나나 병적 의의는 없고, 정상으로 판정해도 좋은 정상 아형(normal variant)에는 다음과 같은 것이 있다.

1) 소아 T파(juvenile T wave)(p36)

2) 조기재분극증후군

이것은 앞에서 설명하였다(p44).

3) T파의 진폭 증가(12mm 이상)

특히 젊은 남성에서 보이는 일이 있다. 이와 같은 예에서는 그대로 QRS군의 진폭도 크며, QRS군과 T파의 비율로서는 정상이다.

4) 이행대의 우측 혹은 좌측으로의 편위

이러한 것은 각각 심장의 시계반대방향회전(참조 chapter9-1, p152), 시계방향회전(참조 chapter8-3, p145)이라고 한다. 이행대는 $V_{2/3}$에서 $V_{4/5}$유도 사이에 있으면 정상으로 해도 좋다.

5) 불완전오른방실다발갈래차단 패턴 (참조 chapter9-4, p158)

QRS시간이 2.5mm 이내로 정상인데도 불구하고 QRS군의 형태가 오른방실다발갈래차단 패턴을 나타내고 있는 것. 생성 원인으로는 오른방실다발갈래 전도속도의 상대적 저하에 의한다고 간주하나 QRS시간이 정상이기 때문에 불완전오른방실다발갈래차단의 범주에는 들어오지 않아 정상으로 판정된다.

6) $S_{I}S_{II}S_{III}$증후군

Ⅰ, Ⅱ, Ⅲ유도 모두 깊은 S파를 가지는 증례이나 이 중 우심계의 부하를 가져오는 병태나 앞벽경색증의 소견이 없다면 이것도 normal variant이다. 본 예에서는 오른심실유출로의 전기적 벡터가 크고, 전기축이 시상면에 주로 향하고 있기 때문에 사지유도(이마면)에서는 어느 유도를 보아도 QRS파형의 양성파와 음성파의 크기가 같고, 이마면에서의 QRS 평균축의 결정이 불가능하다.

7) 비특이적 ST–T변화(non–specific ST–T change)

T파의 평저화나 음성 혹은 ST하강의 병적 의의는 분명하지 않은 것을 가리킨다. 그러나 어느 것이 병적이고, 어느 것이 정상인가의 판단은 실질적으로 불가능하다. 이것은 심전도라는 단일 검사의 한계로 알아야 하며, 환자의 연령, 배경, 진료를 받는 이유 등에서 판정해야 한다. 예를 들면 T파의 평저화만 있을 경우 환자가 폐경 전의 여성으로 심장동맥 위험인자는 없는지 확인하고, 만약 있어도 경도일 때에는 정밀조사할 필요는 없다. 한편 흉통을 주요호소증상으로 하는 예에서는 중요한 소견으로 얻어져야 한다. **5mm 이상의 깊은 음성 T파는 전체 예에서 필요한 정밀검사**이다.

비특이적인 T파의 변화는 불안, 공포, 기립, 식후, 과호흡 등에 의해서도 생긴다.

정상 P-QRS의 관계가 보이지 않는다.

기본리듬의 이상(빠른맥을 제외)

1 심방잔떨림〈심방세동, atrial fibrillation, AF〉

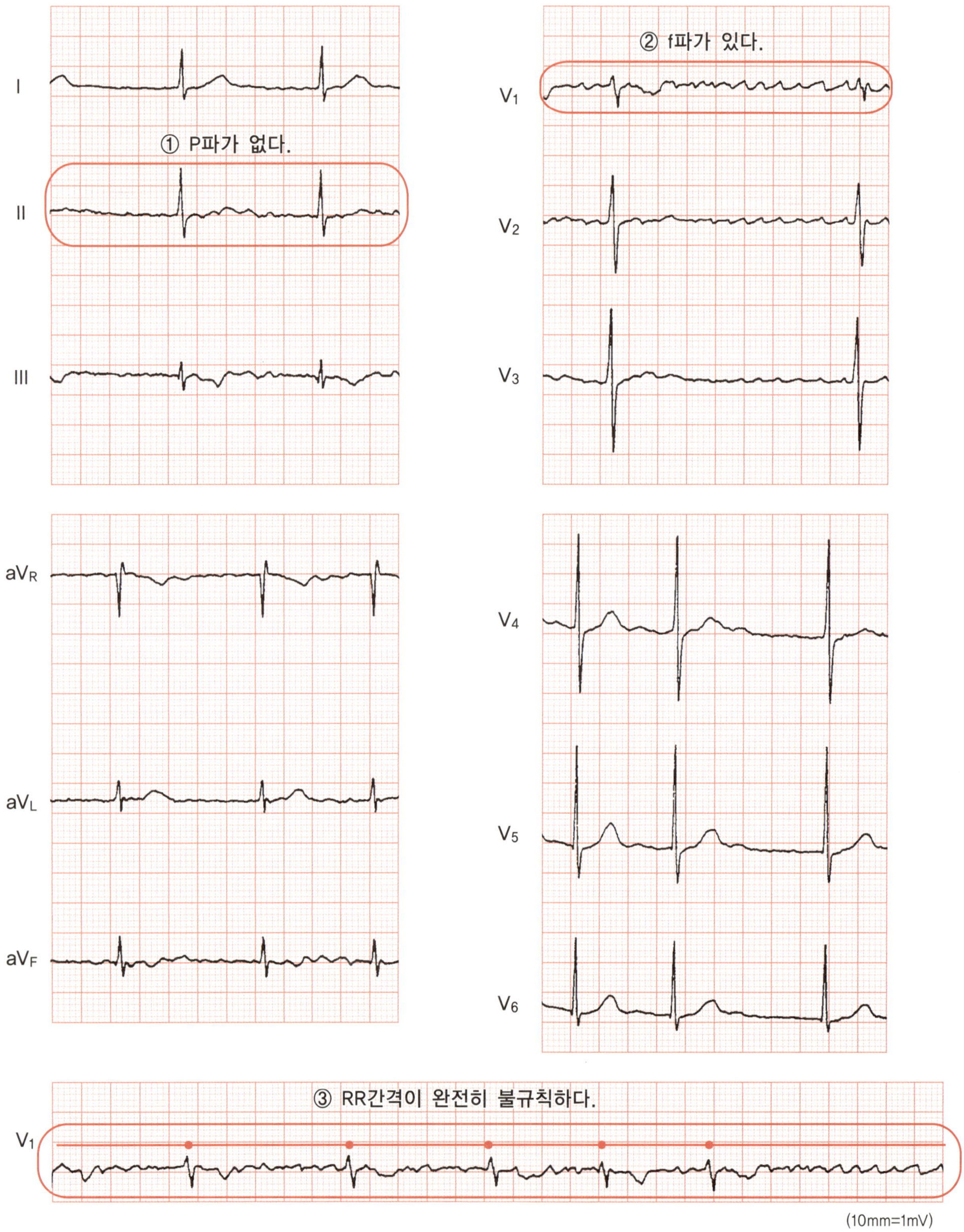

심방잔떨림의 기전과 심전도

심방잔떨림은 심방에서 매우 다수의 마이크로 · 리엔트리(micro-reentry) 또는 흥분 발생 부위가 생긴 것에 의해 발생하는 부정맥이다. 이것에 의해 심방 전체의 규칙적인 흥분이 없어지며, 심방근육이 가늘게 떨려 당연히 심방이 잔떨림하는 상태로 된다. 이 무질서한 심방전위는 기선의 동요, 즉 잔떨림파(f파)로서 기록되며 빈도는 350~700/분에 이른다. 정상 굴리듬의 경우 굴심방결절에서 나온 흥분은 방실결절과 좌측아래로 향하므로 P파는 Ⅱ유도에서 가장 크게 관찰된다. 한편 f파는 형태, 진폭, 벡터가 일정하지 않은 파형의 집합이기 때문에 Ⅱ유도에서는 없고, 오른심방에서 가장 가까운 유도인 **V_1유도에서 가장 크게 기록되는 일이 많다. 반대로 그 외의 유도에서는 f파가 분명하지 않은 것도 있다.** 모니터 심전도로서 이용되는 CM_5유도(V_5유도에 유사)에서는 거의 f파가 인식되지 않는다. 이와 같은 경우에는 12유도 심전도에 의한 확인이 필수이다.

350~700/분에 이르는 심방의 흥분(f파)은 모두 심실에 전해지지 않는다. 매우 많은 전기적 흥분이 방실결절에서 밀려들면 그 대부분을 차단하여 몇 번에 1회의 비율로 심실에 전한다. 그러나 f파를 규칙적으로 솎아 내고 전도시키는 것은 할 수 없기 때문에 심실의 흥분(심실응답)은 불균등하며, RR간격은 완전히 불규칙하다. 이것을 absolute irregular라고 하며, 심방잔떨림은 **절대부정맥(absolute arrhythmia)**으로 칭해진다. **RR간격이 완전히 불규칙한 것은 심방잔떨림의 중요한 특징이다.**

치료하지 않은 심방잔떨림에서 QRS군은 150~200/분인 것이 많으나 고령이 되면 방실전도가 감소하기 때문에 100/분 이하로 되는 것도 적지 않다.

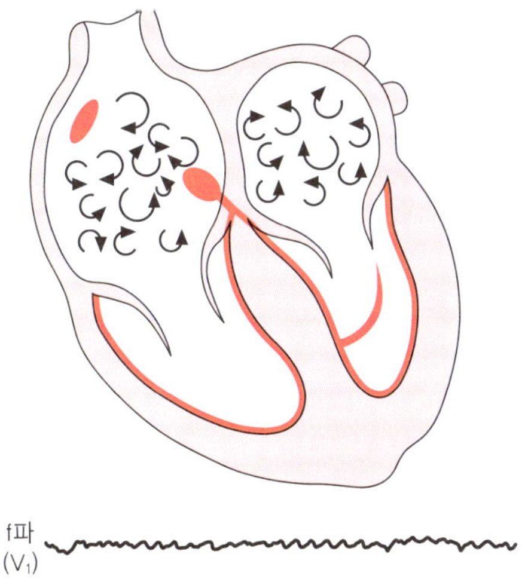

그림 1. 심방잔떨림에서 심방의 흥분과 f파

핵심 포인트

심방잔떨림은
① P파가 없고
② f파가 있으며(V_1유도에서 잘 보인다)
③ RR간격이 완전히 불규칙한 것으로부터 진단된다.
f파는 확인할 수 없는 것도 있으나 ①과 ③이 갖춰지면 심방잔떨림이다.

2 심방된떨림〈심방조동, atrial flutter, AFL〉

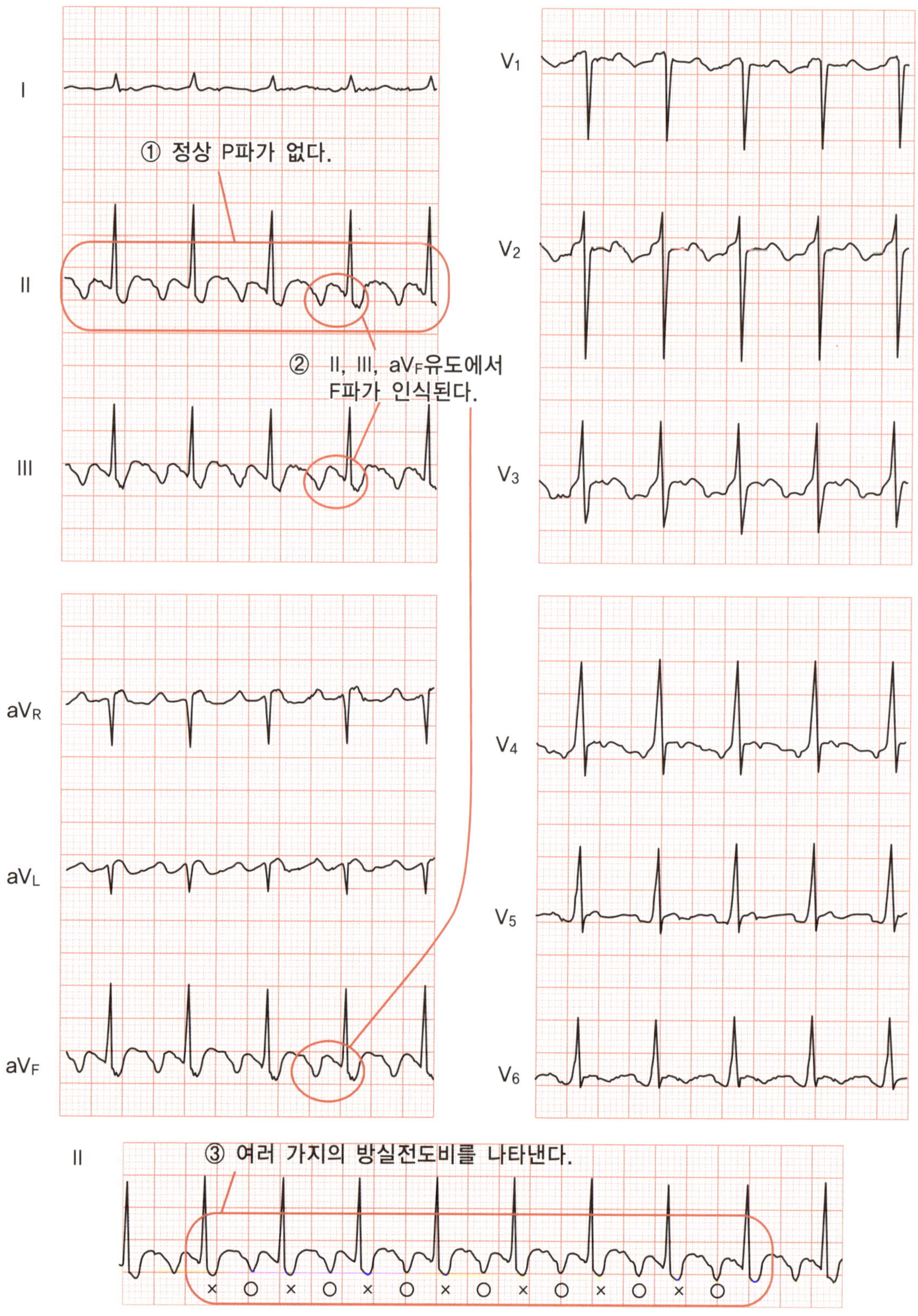

[본 예는 ×표시가 차단되고, ○표시가 전도되는 2:1전도를 나타내는 심방된떨림(보통형)이다]

(10mm=1mV)

심방된떨림의 기전과 심전도

심방된떨림의 기전은 오른심방사이막 · 오른심방자유벽 · 아래대정맥–삼첨판막고리간 오른심방 골짜기부분을 포함하는 마크로 · 리엔트리(macro–reentry)이며, **보통 흥분은 시계반대방향으로 선회한다**(보통형 심방된떨림, common type, 그림 2A). 이 심방의 흥분은 심전도에서 **규칙적인 심방전위로서 기록되며, 보통 약 220~350/분이다.** 정상 성인의 방실결절은 이와 같이 빠른 심방자극을 전도할 수 없으므로 여러 가지 정도의 방실차단을 만들며, 보통은 2:1 또는 4:1전도를 일으킨다(**4회의 심방의 흥분 중 1회가 심실에 전해질 때 4:1전도라고 한다**).

심전도의 특징은 오른심방사이막 · 오른심방자유벽 · 아래대정맥–삼첨판막고리간 오른심방 골짜기부분을 포함하는 마크로 · 리엔트리(macro–reentry)로 있기 때문에 정상 굴리듬의 심방 흥분과는 다르며, **심방 흥분이 톱니모양의 기선의 흔들림(된떨림파, 소동파, F파)으로서 나타난다**(그림 2B). 따라서 **된떨림파와 된떨림파사이에 등전위선은 보이지 않는다.** 보통형 심방된떨림에서 **된떨림파는 II, III, aVF유도에서 가장 명료하게 보인다.** 보통형 심방된떨림의 오른심방내의 흥분 선회와 오른심방내의 각 점(그림 중 ①~⑧)의 F파에서 흥분 시상을 나타낸다(그림 2). 때때로 시계방향으로 흥분은 선회하며, 이것은 비보통형 심방된떨림(uncommon type)이라고 한다. 어떠한 경우도 심장정맥굴 입구부, 아래대정맥 입구부 및 삼첨판막고리에 의해 둘러싸인 영역이 흥분 선회로의 해부학적 골짜기부분으로 된다. QRS파형은 심실내이상전도를 동반하지 않는 한 굴리듬 때의 파형과 동일하다. 심실 흥분 빈도는 방실전도 상태에 의해 결정된다. **심방된떨림에서 방실전도비가 2:1인 경우 된떨림파는 T파와 겹쳐 된떨림파의 동정이 곤란하며, 언뜻 보면 발작성심실위빠른맥과 같이 보인다.** 이 경우에는 부교감신경을 자극하는 목동맥팽대마사지나 ATP, 베라파밀의 정맥투여를 실시하면 방실전도가 억제되어 된떨림파의 동정이 쉬어진다. 이것은 특히 이상전도나 다발갈래차단을 동반하지 않는 2:1전도의 심방된떨림과 심실빠른맥의 감별에 유용하다. 더욱 심방된떨림이 1:1전도하면 심실 박동수는 F파 주기와 같은 빠른맥으로 되며, 대부분의 경우 이상전도를 일으켜 심실빠른맥모양으로 된다.

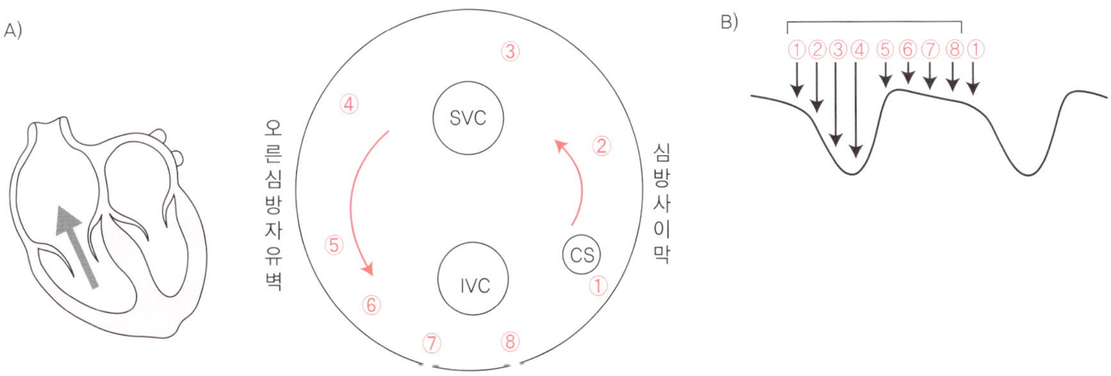

그림 2. **심방된떨림에서 심방 흥분과 F파의 생성 원인**

A) 오른심실에서 삼첨판막을 개입하여 오른심방을 바라본 이미지. SVC : 아래대정맥, CS : 심장정맥굴

B) II, III, aVF유도에서 F파는 보통형 심방된떨림에서 macro–reentry가 시계반대방향회전 때문에 음성파를 나타낸다.

핵심 포인트

심방된떨림은

① 정상 P파를 보이지 않고

② II, III, aVF유도에서 명료하고 규칙적인 등전위선이 없는 톱니모양의 된떨림파(F파)를 나타내며

③ 여러 가지 정도의 방실전도비(보통은 2:1 또는 4:1전도)를 나타내는 것으로부터 진단된다. F파의 주기는 보통 220~350/분이다.

3 방실이음부리듬〈방실접합부조율, atrioventricular(AV) junctional rhythm〉과 가속방실이음부리듬〈촉진성방실접합부조율, accelerated AV junctional rhythm〉

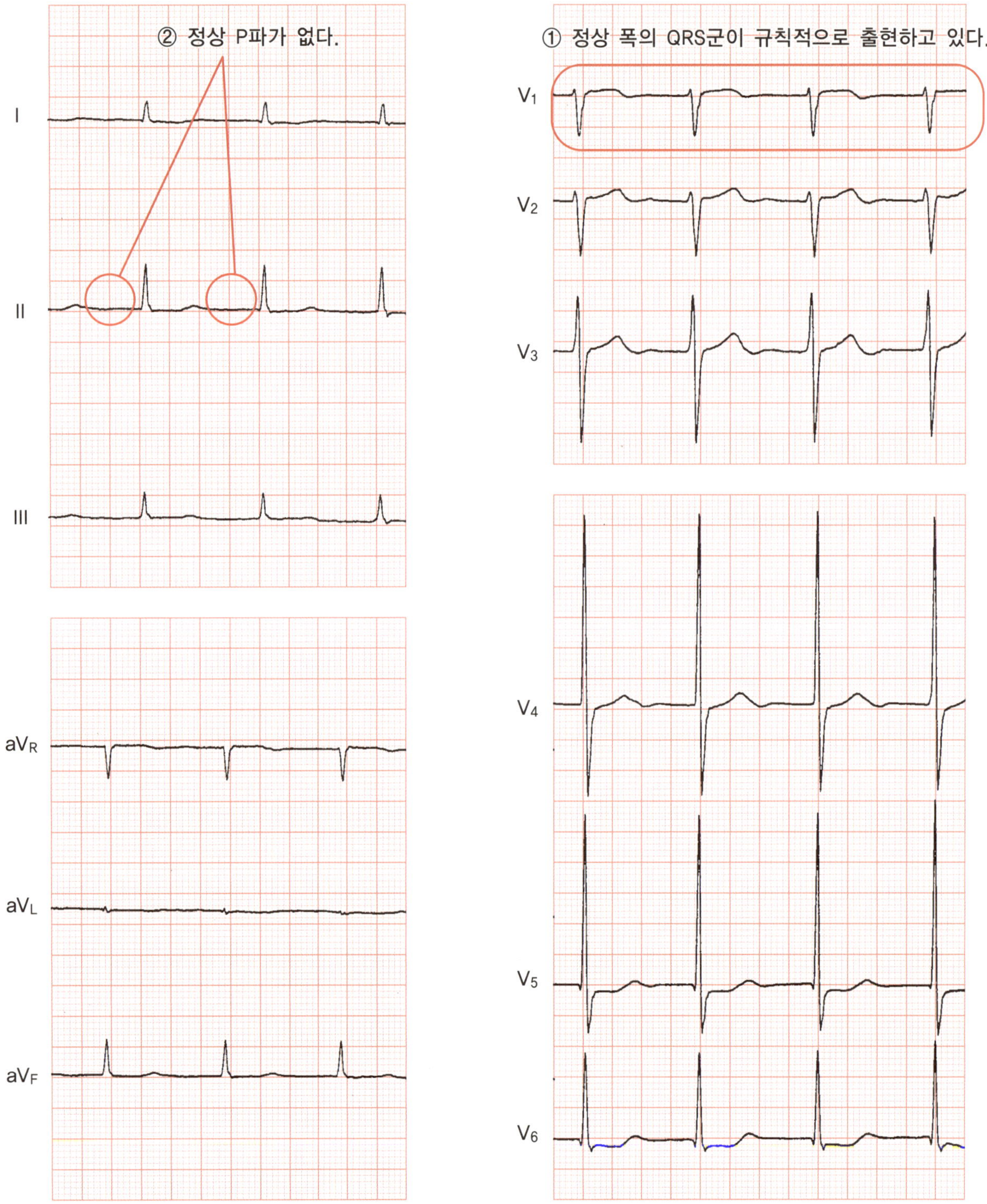

(본 예는 심박동수 75/분으로 가속방실이름부리듬이다. 또 역방향 P파는 QRS군에 매몰되어 있어 인식할 수 없다.)

(10mm=1mV)

방실이음부리듬의 기전과 심전도

굴느린맥이나 굴정지, 동방차단, 방실차단 등 어떤 이유에서 방실결절아래에 전해진 자극 빈도가 감소하면 하위중추에 의한 **이탈리듬(escape rhythm)**으로 되며, 보통은 방실결절 부근이 리듬을 잘게 쪼개는 것처럼 된다. 이것은 정상적인 일종의 생리적 안전기구이며, **방실이음부리듬**으로 칭해진다. 방실이음부는 심방섬유가 방실결절에 들어온 부위 및 방실결절과 히스다발사이를 가리킨다. **방실이음부에서 출현한 전기적 흥분은 심방에서는 역방향으로, 심실에서는 정방향으로 전파된다.** 따라서 이 경우의 **QRS군은 굴리듬 때의 QRS군과 같은 형태이다.** 한편 P파는 심방을 보통과는 반대방향으로 전파하는 흥분에 의해 형성되며**(역방향 P파), QRS군 뒤에 형성되는 일이 많으나** 그 기원 부위와 전도속도에 의해 **P파가 QRS군 직전에 보이거나 QRS군 속에 매몰되어 숨어버리는 일도 있다**(그림 3). **역방향 P파의 벡터**는 우측위 방향으로 향하기 때문에 **II, III, aV$_F$유도에서 음성**으로 된다.

방실이음부리듬은 이탈리듬의 일종이므로 보통 굴리듬보다도 심박동수가 적어 40~60/분 밖에 안된다. 그러나 방실이음부리듬이 60~100/분에 이르는 일이 있으며, 이 경우는 **가속방실이음부리듬**(accelerated AV junction)으로 칭한다. 이 리듬은 방실이음부의 자동능 항진이 원인이며, 급성심근경색증(특히 아래벽경색증), 디지탈리스 중독, 전해질 이상 등의 질환을 기초로 하는 것이 많다.

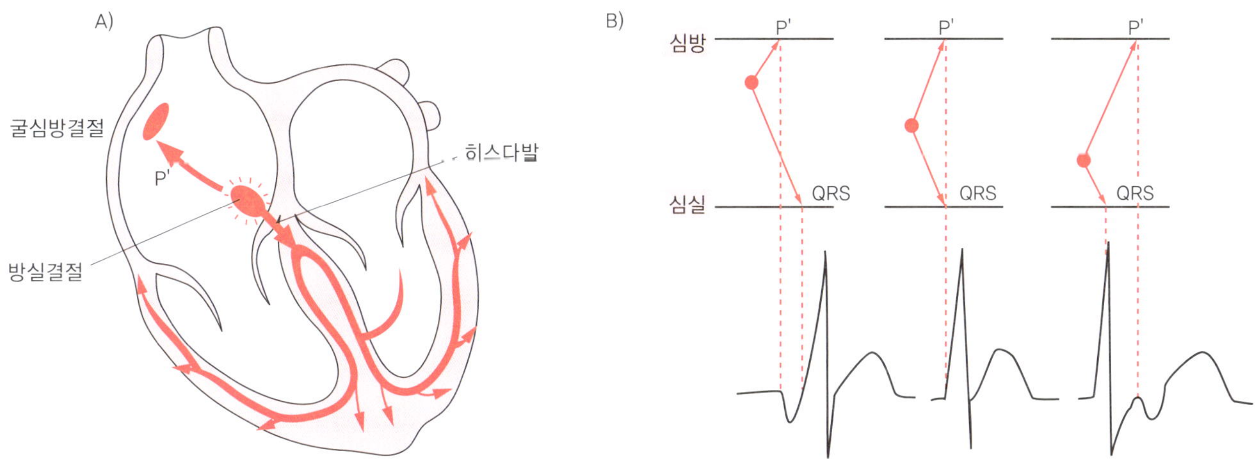

역방향 P파(P' 파)는 심방 아래에서 위쪽으로의 흥분이므로 II, III, aV$_F$유도에서 음성이다.

역방향 P파는 방실이음부의 자극 발생 부위에 의해 QRS군 직전이나 직후에 출현하거나 혹은 완전히 QRS군에 겹친 경우 등이 있다.

그림 3. 방실이음부리듬에서 역방향 P파와 QRS군의 위치 관계

핵심 포인트

방실이음부리듬은
① 정상 폭의 QRS군(<0.12초)이 규칙적으로 출현하고 있으나
② 정상 P파가 없으므로
③ 역방향 P파는 QRS군 전후에 근접하여 출현하거나 QRS군에 매몰되어 보이지 않는 것으로부터도 진단된다.
④ 심박동수에 의해 방실이음부리듬(<60/분)과 가속방실이음부리듬(60~100/분)으로 분류된다.

4 심실고유리듬〈심실고유조율, idioventricular rhythm〉과 가속심실고유리듬〈촉진성심실고유조율, accelerated idioventricular rhythm, AIVR〉

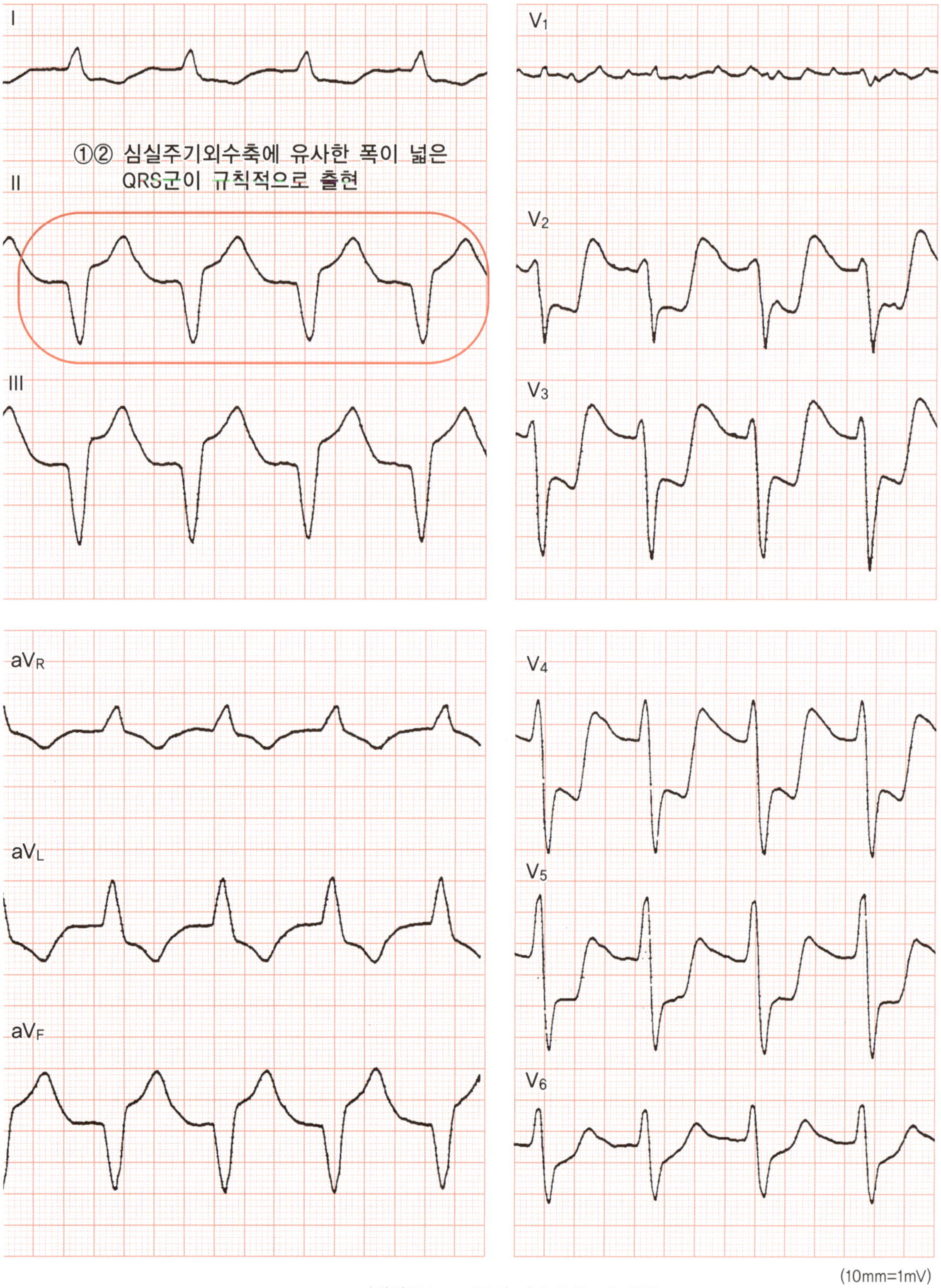

〈심박동수 79/분의 가속심실고유리듬〉

심실고유리듬의 기전과 심전도

심실고유리듬은 심실유래의 이탈리듬이다. 굴심방결절에서 자극 빈도가 감소할 때 출현하는 이탈리듬은 보통 하나의 하위 자동능인 방실이음부에서의 리듬으로 된다. 그러나 히스다발아래의 부위에서 심장흥분전도계통이 끊어진 상태에서는 방실이음부에서의 리듬도 심실에 도달하지 않고 심실에서의 이탈리듬으로 된다. 따라서 **심실고유리듬은 방실차단에서 보이는 일이 많다**(그림 4). 또 방실이음부가 보통 내야 할 이탈리듬을 내보내지 않는다는 **잠재성방실이음부 기능장애를 가지는 예에서 굴느린맥, 동방차단, 굴정지, 느린맥 심방잔떨림**에서도 심실고유리듬이 보인다. 심실고유리듬은 **심실주기외수축에 유사한 폭이 넓은 QRS군이 비교적 규칙적으로 연속하여 출현**하는 것이 특징이다(참조 chapter15-1 심실주기외수축, p240). 본래 생리적으로 심실이 가지는 자동능은 20~40/분 밖에 안되므로 심실고유리듬은 분명한 느린맥이 된다. 그러므로 대부분의 증례에서는 체외 페이싱 등의 치료를 해야 한다.

한편 가속심실고유리듬(accelerated idioventricular rhythm, AIVR)은 **심실의 자동능이 촉진되어 심실고유리듬이 60~100/분에 이른 것이다(100/분 이상이 되면 심실빠른맥이라고 한다).** 가속심실고유리듬은 굴리듬에 가까운 심박동수로 출현하는 일이 많다. 앞에 나타나는 굴리듬이 서서히 늦어져 시작하는 것이 많으며, 서서히 AIVR의 RR간격이 단축하게(warm up) 된다. 정지할 때는 서서히 AIVR의 RR간격이 연장하여(cool down) 굴리듬으로 교체되는 경우와 AIVR이 갑자기 정지하는 경우가 있다. 즉 AIVR은 굴리듬과 심실고유리듬의 줄다리기이며 그 둘이 대항한 상태, 즉 AIVR의 처음과 마지막의 심박동에서 **융합박동(융합수축, fusion beats)**을 보이는 일이 있다. AIVR이 가장 잘 보이는 것은 심근경색증의 급성기이며, 특히 혈전용해요법이나 PTCA에 의한 재관류 직후에 출현하는 일이 많기 때문에 재관류가 얻어진다는 지표로도 될 수 있다. 혈류역학의 악화를 보는 것은 드물며, **원칙적으로 치료를 하지 않아도 된다.**

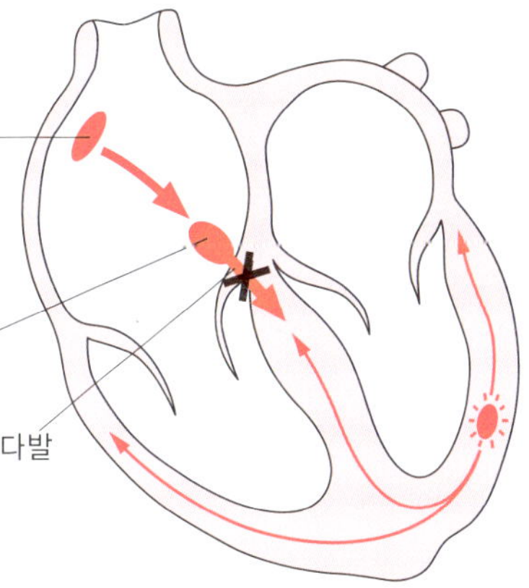

그림 4. **히스다발아래에서 방실전도가 끊어진 방실차단에서는 심실고유리듬으로 된다.**

핵심 포인트

심실리듬은
① 심실주기외수축에 유사한 폭이 넓은 QRS군(>0.12초)이
② P파와 관계없이 규칙적으로 출현하는 것으로부터 진단된다.
③ 정상리듬 기전의 장애가 원인이 되어 나오는 "느린" 심실에서의 이탈리듬이 심실고유리듬(<60/분)이며
④ 심실 자동능의 항진이 원인으로 나오는 "빠른" 심실유래의 리듬이 가속심실고유리듬(60~100/분)이다.

5 심방정지〈atrial standstill, AS〉/ 굴실리듬〈동실조율, sinoventricular rhythm〉

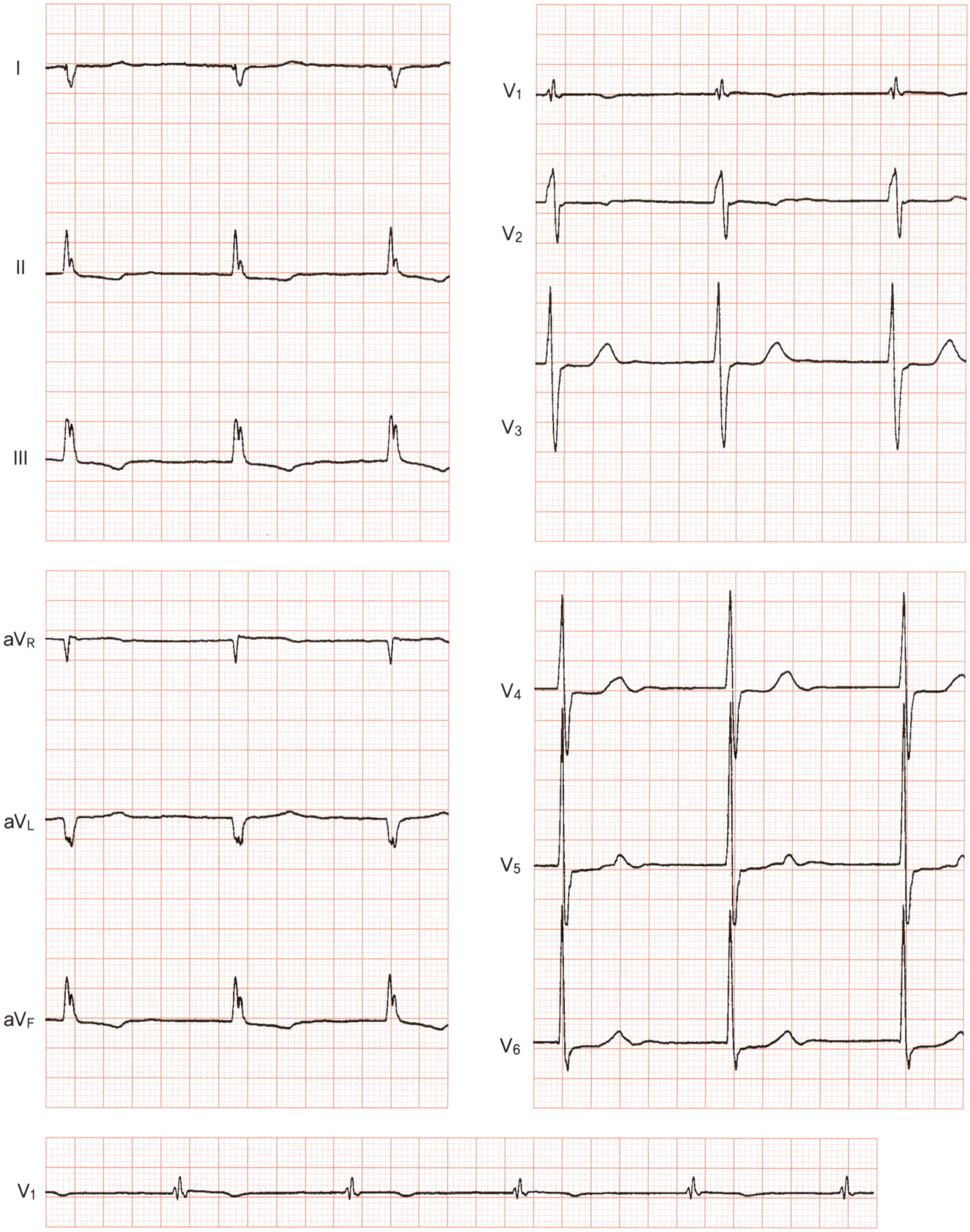

(심박동수 79/분의 가속심실고유리듬) (10mm=1mV)

심방정지의 기전과 심전도

심방정지는 **심방의 일부 또는 전부에 전기적 및 기계적 활동을 보이지 않는 상태를 말한다.** 전기적 흥분성이 양측 심방내의 여러 곳에서 매핑(보통 왼심방은 심장정맥굴로 대신 사용)에 의해 모든 부위에서 소실하는 경우를 전체 심방정지(total AS), 일부에서만 보이는 경우를 **부분적 심방정지**(partial AS)라고 한다. 또 일반적으로 몇 시간에서 며칠 지속할 가능성의 심방정지를 일과성 심방정지(transient AS)라고 하며, 장기간에 걸쳐서 지속하는 경우를 **지속성 심방정지**(persistent AS)라고 한다. 일과성 심방정지는 디지탈리스를 시작으로 하는 약물이나 전해질 이상 등이 원인이 되는 일이 있다. 지속성 심방정지는 심방근육의 기질적 장애에서 기인하는 것으로 생각되며, 심방잔떨림을 지나 심방정지에 이르는 증례가 많다. 좌측 쪽에 나타낸 심전도는 60세, 여성으로 심장기능상실의 치료 목적으로 입원한 증례에서 기록된 것이다. 12유도 심전도에서는 f파 및 P파를 보이지 않고 QRS파형은 52/분으로 규칙적이며, 방실이음부리듬을 나타내고 있었다. 심에코에서는 심방수축을 보이지 않고, 또 오른심방압파에서도 심방수축에 의한 압파형의 a파는 기록되지 않았다. 심방 매핑에서 심방전위는 기록되지 않고, 페이싱에서도 심방의 반응은 보이지 않았다. 이상에 의해 지속성 전체 심방정지로 진단되었다.

이와 같이 심방정지에서는 **심전도에서 P파, f파, F파가 보이지 않고 방실이음부리듬으로 되는 일이 많다.**

굴실리듬의 기전과 심전도

마찬가지로 P파, f파, F파가 보이지 않고 방실이음부리듬모양으로 보이는 것으로 **굴실리듬**이 있다. 굴실리듬은 **고칼륨혈증** 때에 보인다. 심방근육의 흥분은 고칼륨혈증에서 약하게 P파는 소실하나 굴심방결절 및 심방내의 자극전도섬유는 고칼륨혈증에서 강하며, P파의 소실을 동반하는 것과 같은 고칼륨혈증에서도 굴(동성)자극은 심실에 잠행성으로 전해진다. 이와 같이 **고칼륨혈증에 동반하여 P파가 소실한 리듬을 굴실리듬이라고 하나 리듬은 굴심방결절에서 억제되고 심박동수가 유지**되는 점에서 방실이음부리듬 또는 심실리듬과 다르다. 또 텐트상 T파나 QRS시간의 연장 등의 **고칼륨혈증에서 특징적인 QRS-T파형을 나타내는 것**에서도 감별할 수 있다(참조 ➡ **chapter11-1** 고칼륨혈증, p194).

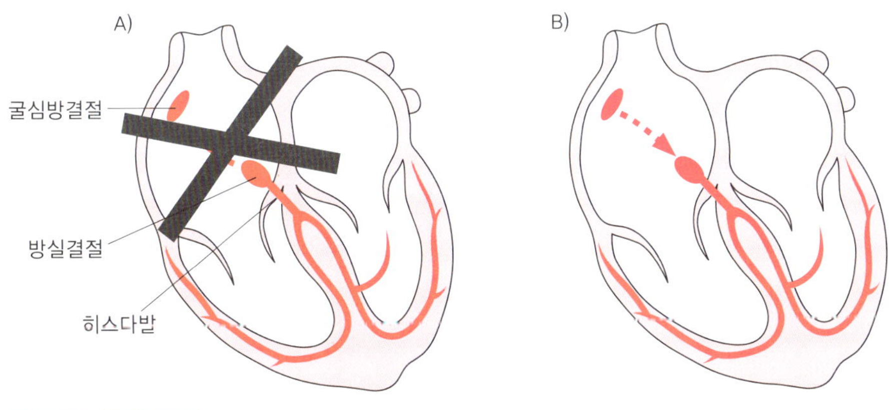

그림 5. **심방정지(A)와 굴실리듬(B)**

심방정지는 심방의 전기적 흥분을 잃어 방실이음부리듬으로 된다. 굴실리듬은 심방의 전기적 흥분은 기록되지 않으나 굴(동성)자극이 심실에 전해지고 있다.

핵심 포인트

심방정지는
① 심전도의 어떤 유도에서도 P파, f파, F파를 보이지 않고
② 심실위의 QRS파형을 나타낸다(방실이음부리듬). 또 굴실리듬은 ①, ②와 함께 나타내는데 더하여
③ 심박동수가 유지되며
④ 텐트상 T파 등 고칼륨혈증의 QTS-T파형을 나타낸다.

정리해 봅시다

『정상 P–QRS의 관계가 보이지 않고, 기본리듬이 이상』한 심전도를 읽는 방법

본 장에서는 기본적인 리듬이 정상 굴심방결절의 흥분, 즉 굴리듬에는 없는 심전도의 해석을 다루었다(굴실리듬은 굴리듬의 일종).

우선 P파를 확인하기 쉬운 Ⅰ, Ⅱ, V1유도에서 굴(동성) P파가 없는 것, 있어도 정상 P–QRS의 관계가 성립하고 있지 않은 것을 확인한다. 이것으로부터 만약 빠른맥이라면 빠른맥 발작이므로(참조 빠른맥, chapter18, 19, 20)로

1 빠른맥이 아니라면 우선 심방잔떨림인지 심방된떨림은 아닌지를 본다. 빠른맥이 아닐 때에는 f파나 F파를 비교적 쉽게 확인할 수 있으므로 진단은 간단하나, 이 둘에서는 심박동수가 150/분을 넘는 것도 많아 이 경우는 진단이 때로 어렵다. 그래도 RR간격이 불균일, 즉 절대부정맥의 특징을 가지고 있으면 심방잔떨림이라고 할 수 있다. 2:1전도의 심방된떨림이 의심스러운 경우에는 Valsalva법 등 부교감신경의 자극방법이나 디지탈리스, 딜티아젬, 베라파밀의 투여에 의해 방실전도를 억제하면 판정이 용이하다.

2 정상 P파가 있으나 그것이 전도하여 QRS군을 형성하지 않는다면 2:1 또는 완전방실차단.

3 정상에서는 없는 형태의 딴곳 P'파가 있고 그것에 이어서 QRS군이 있다면 딴곳심방리듬(참조 chapter3-3, p72).

4 P파가 전혀 보이지 않고 QRS군 직후에 역방향 P파를 동반하는 정상 폭의 QRS(narrow QRS) 리듬이라면 방실이음부리듬 또는 가속방실이음부리듬이 가장 의심스럽다. QRS군 직전에 역방향 P파가 보이는 것도 있으나 이 경우는 딴곳심방리듬과 감별이 곤란하다.

5 QRS군의 폭이 넓다면(wide QRS) 다발갈래차단을 합병한 1~4인지, 기초에 다발갈래차단이 없는 것이 있다면 심실리듬 또는 가속심실고유리듬. 더욱 정상 P파가 있고 이것보다 빠른 빈도로 방실이음부리듬이나 심실리듬이 경합하는 형태로 출현하는 것도 있으며, 이것을 방실간섭해리라고 한다.

6 4, 5때와 같이 P파, 딴곳 P'파, 역방향 P파 등 심방의 흥분을 확인할 수 없을 때에는 심방정지, 굴실리듬도 감별해야 한다.

	정상 P파	딴곳 P'파	역방향 P파	모음
1. 심방잔떨림	–	f파가 있다.	–	P파, 딴곳 P'파, 역방향 P파 모두 없고 f파가 있다.
1. 심방된떨림	–	F파가 있다.	–	P파, 딴곳 P'파, 역방향 P파 모두 없고 F파가 있다.
2. 2:1 또는 완전방실차단	있다.	–	(완전방실차단 때 있을 수 있다.)	P파가 있으나 그것에 이어서 QRS군이 탈락한다.
3. 딴곳심방리듬	–	있다.	–	딴곳 P'파가 있다.
4. (가속) 방실이음부리듬	(방실간섭해리 때)있다.	–	있을 수 있다.	정상 P파가 있고 방실간섭해리로 되든지, 역방향 P파가 출현하든지, P파는 QRS군에 겹쳐 전혀 보이지 않는 것이 어느 것 이거나
5. (가속) 심실고유리듬	〃	–	있을 수 있다.	〃
6. 심방정지	–	–	–	P파, 딴곳 P'파, 역방향 P파 모두 없다.
6. 굴실리듬	–	–	–	〃 (고칼륨혈증의 QRS–T파형)

Let's try

Question 1

65세, 남성. 다른 병원에서 부정맥 치료 중에 있으나 전신 권태감과 식욕부진을 주요호소 증상으로 내원하였다. 심전도 진단은 무엇인가?

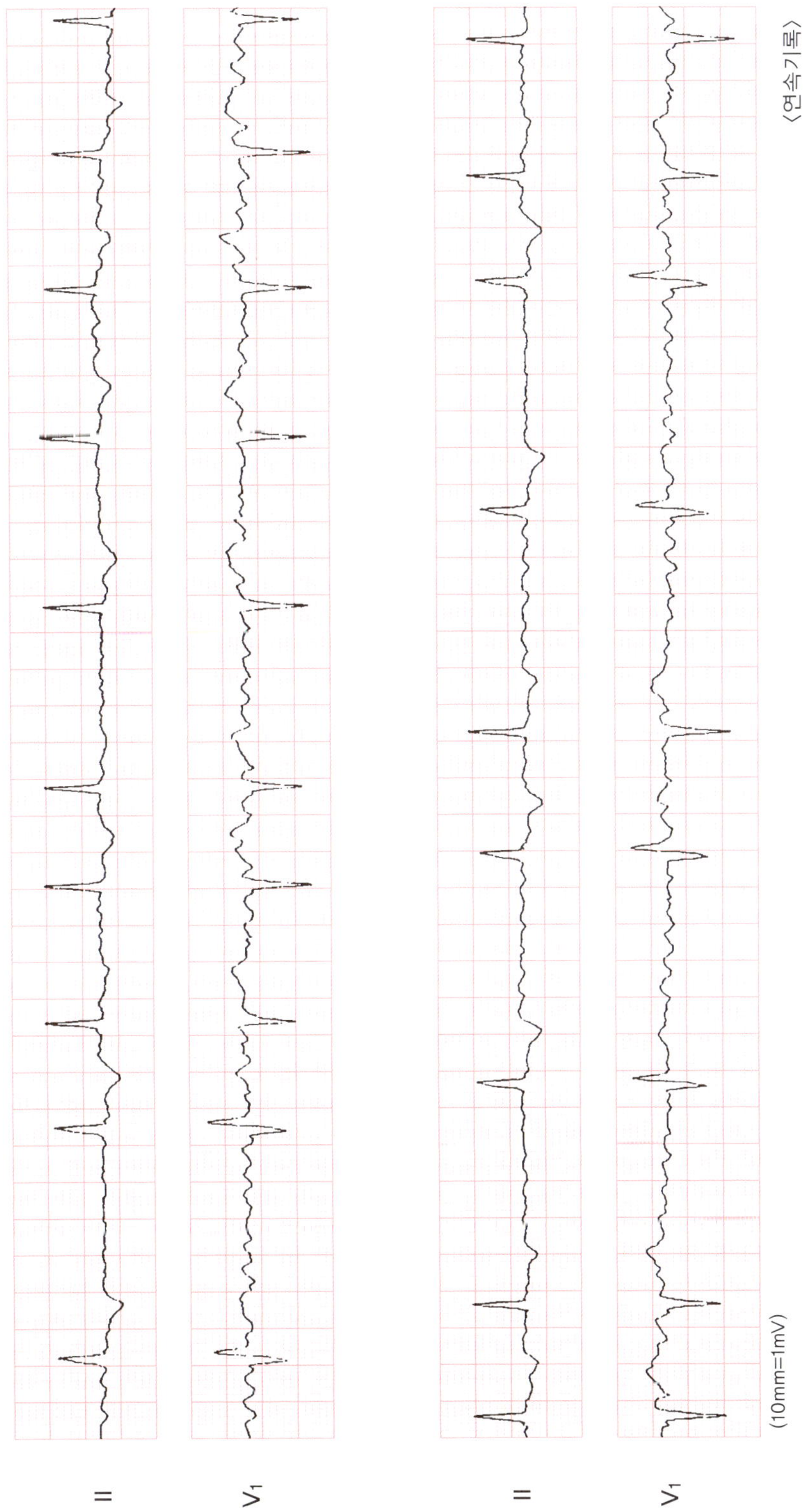

Let's try

Answer 1 심실이탈박동을 동반하는 심방잔떨림

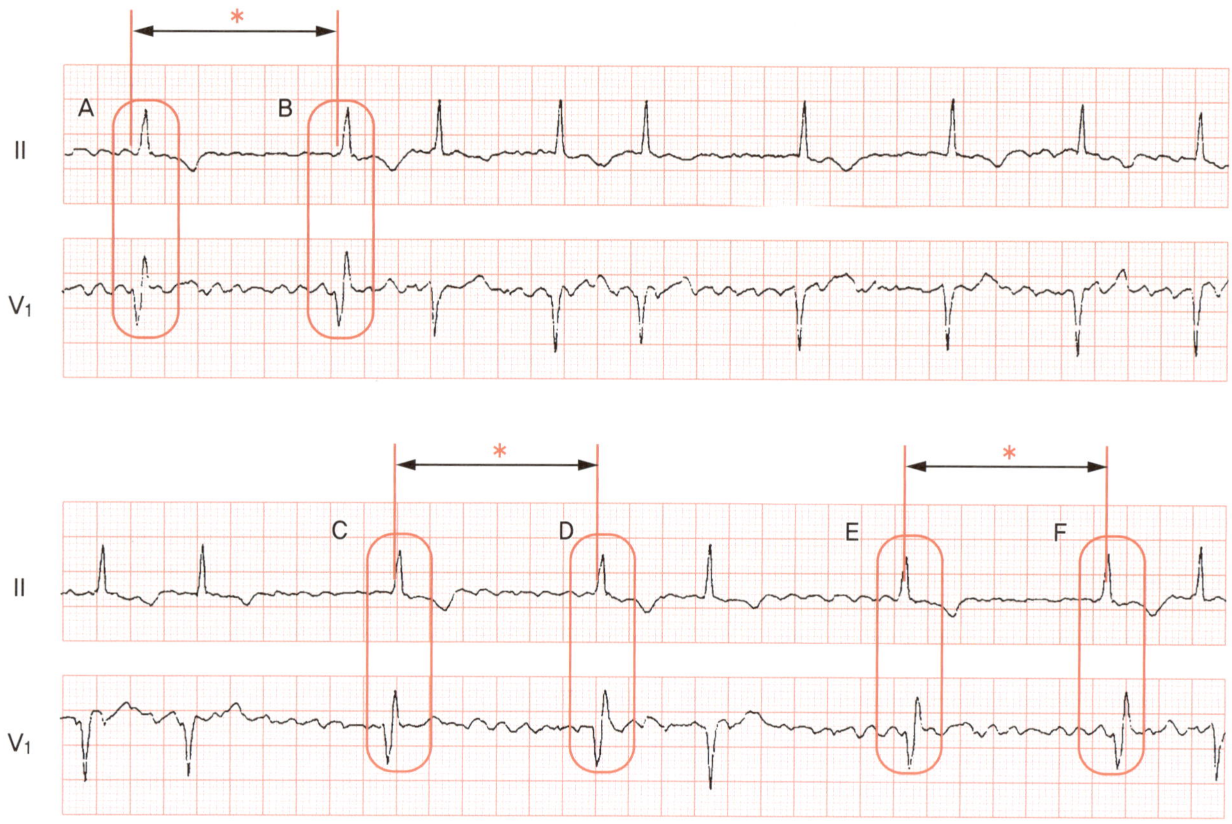

① P파가 없다.

② V1유도에 f파가 있다.

③ RR간격이 불규칙한 것으로부터 기본리듬은 심방잔떨림으로 진단된다.

◎ 그러나 잘 보면 그림 A~F의 QRS군은 다른 QRS군과 형태가 다르며 QRS군의 폭이 넓다. 또 그림 A–B, C–D, E–F의 RR간격(*)은 거의 같다. 더욱더 C와 E 앞에 나타나는 RR간격이 연장하고 있다. 결국 A~F는 f파가 전해져 생긴 QRS군은 아니고, 하위의 리듬에 의한 QRS군일 가능성이 높다. QRS군의 폭이 넓은 형태가 다른 QRS군과 다르기 때문에 이것은 심실이탈박동으로 생각된다.

◎ 이 증례는 심방잔떨림에 대해서 투여되고 있던 디지탈리스가 과량으로 방실전도가 억제되고 느린맥이 되어 심실에서 이탈박동이 출현한 것으로 생각된다. 식욕부진은 디지탈리스 과량에 의한 증상이다. 심방잔떨림의 예에서는 디지탈리스가 투여되는 일이 많고, 본 예와 같이 과량으로 되는 것이 드물지 않으므로 증상이나 심전도 소견에 주의해야 한다.

Let's try

Question 2

77세, 여성. 거실에서 TV를 보고 있을 때 갑자기 의식이 소실하여 구급차로 수송되었다. 심전도 진단은 무엇인가?

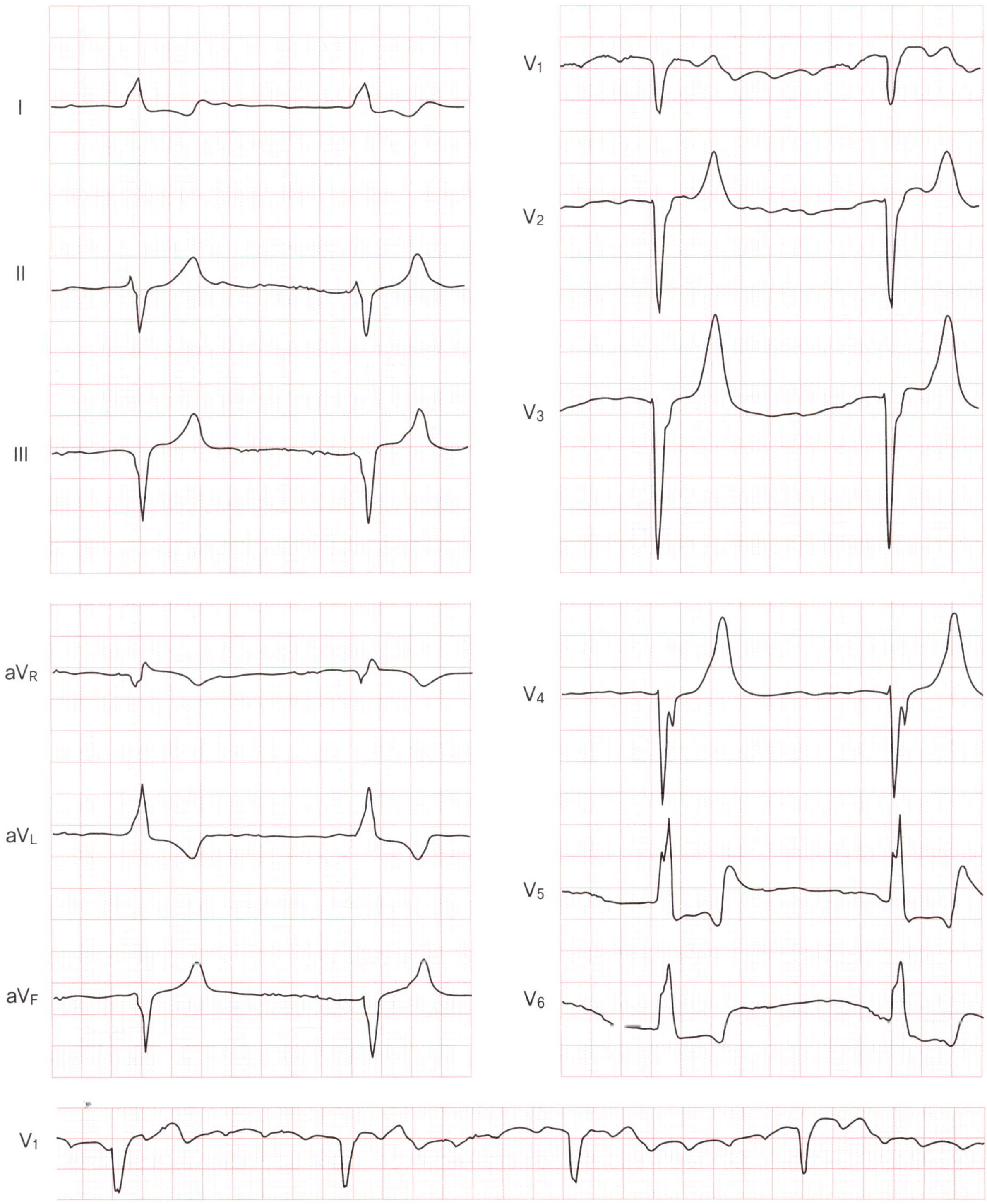

(10mm=1mV)

Let's try

Answer 2 완전방실차단을 동반하는 심방잔떨림

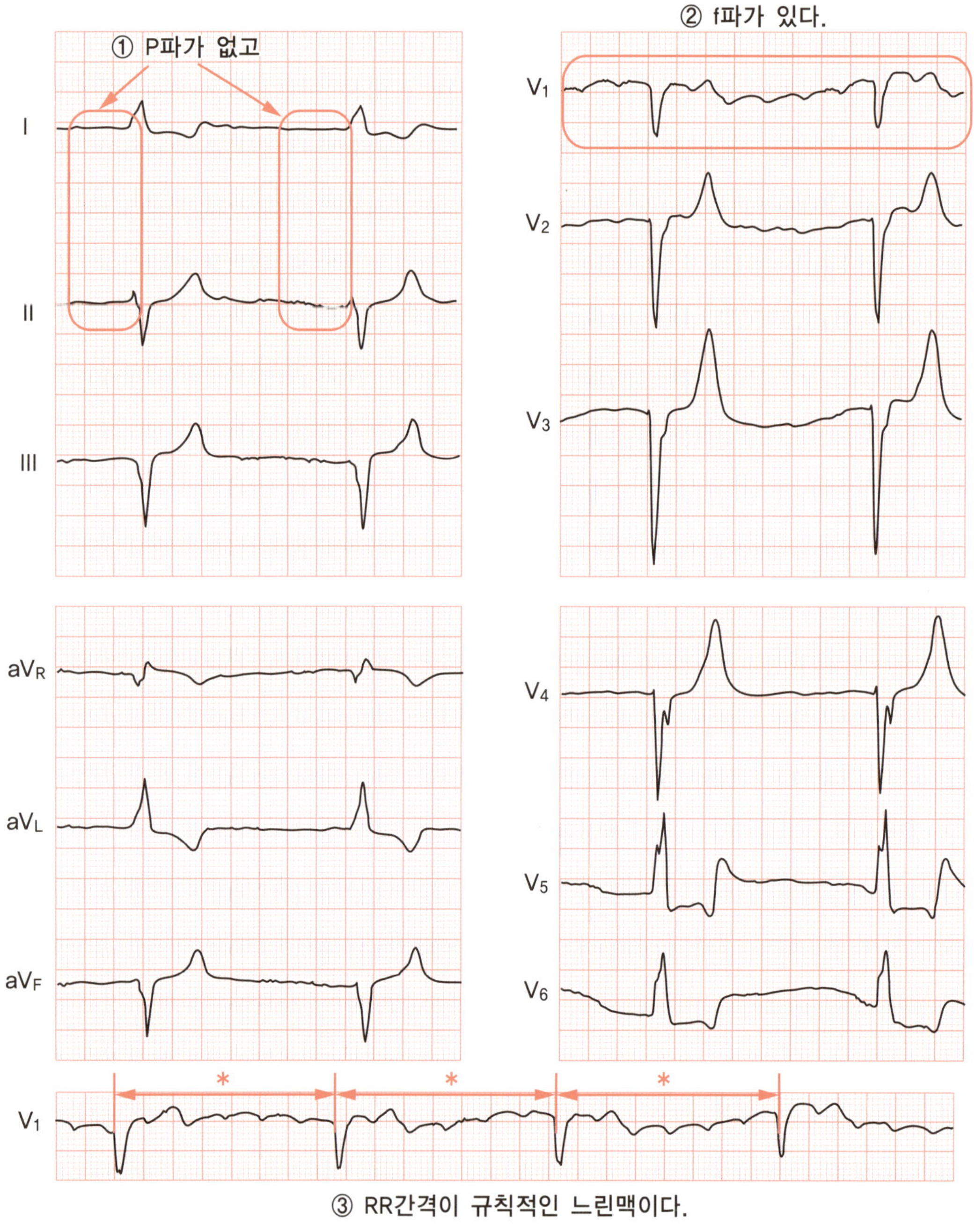

① P파가 없고
② V1유도에 f파가 있는 것에 의해 심방잔떨림이 의심되나 보통의 심방잔떨림과는 다르며
③ RR간격은 규칙적이며, 동시에 분명한 느린맥(40/분)으로 더욱더 QRS군의 폭이 넓다.

이것은 완전방실차단을 동반하는 심방잔떨림이며, 심실이탈리듬으로 되어 있다(완전방실차단에 관해서는 참조 ➡ **chapter17-6**, p288). 이와 같이 **P파가 없고 f파가 있어서 심방잔떨림으로 생각되므로 RR간격이 규칙적인 느린맥일 때에는 심방잔떨림+완전방실차단이다.** 심방잔떨림 예는 디지탈리스를 투여하는 일이 많으므로, 이것이 과량이 되어 완전방실차단으로 되는 것은 드물지 않다. 디지탈리스를 중지하면 회복하는 것이 많다.

Let's try

Question 3

61세, 남성. 몇 시간 전부터 생긴 두근거림을 주요호소증상으로 내원하였다. 심전도 진단은 무엇인가?

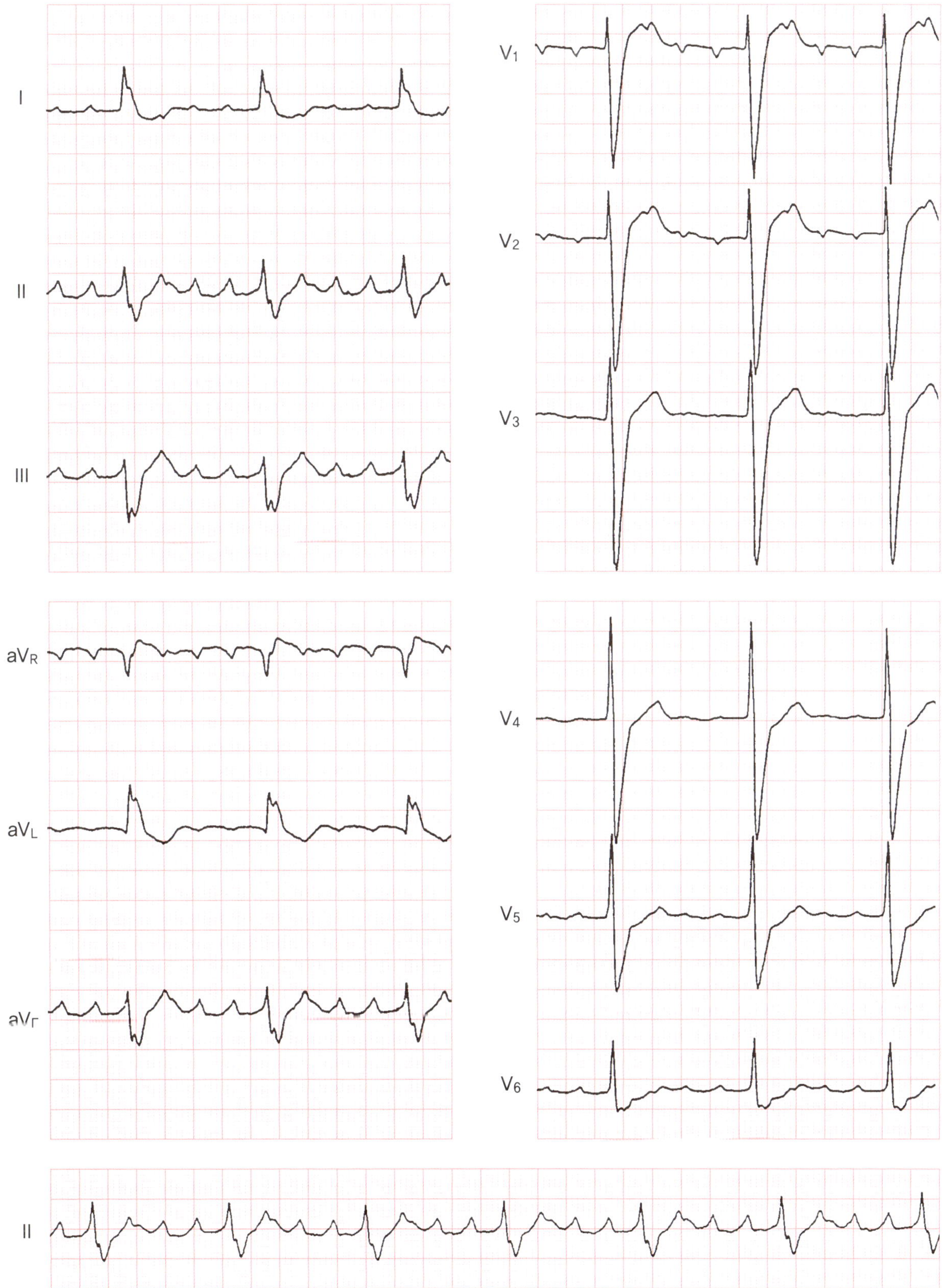

(10mm=1mV)

Let's try

Answer 3 심방된잔떨림(비보통형)

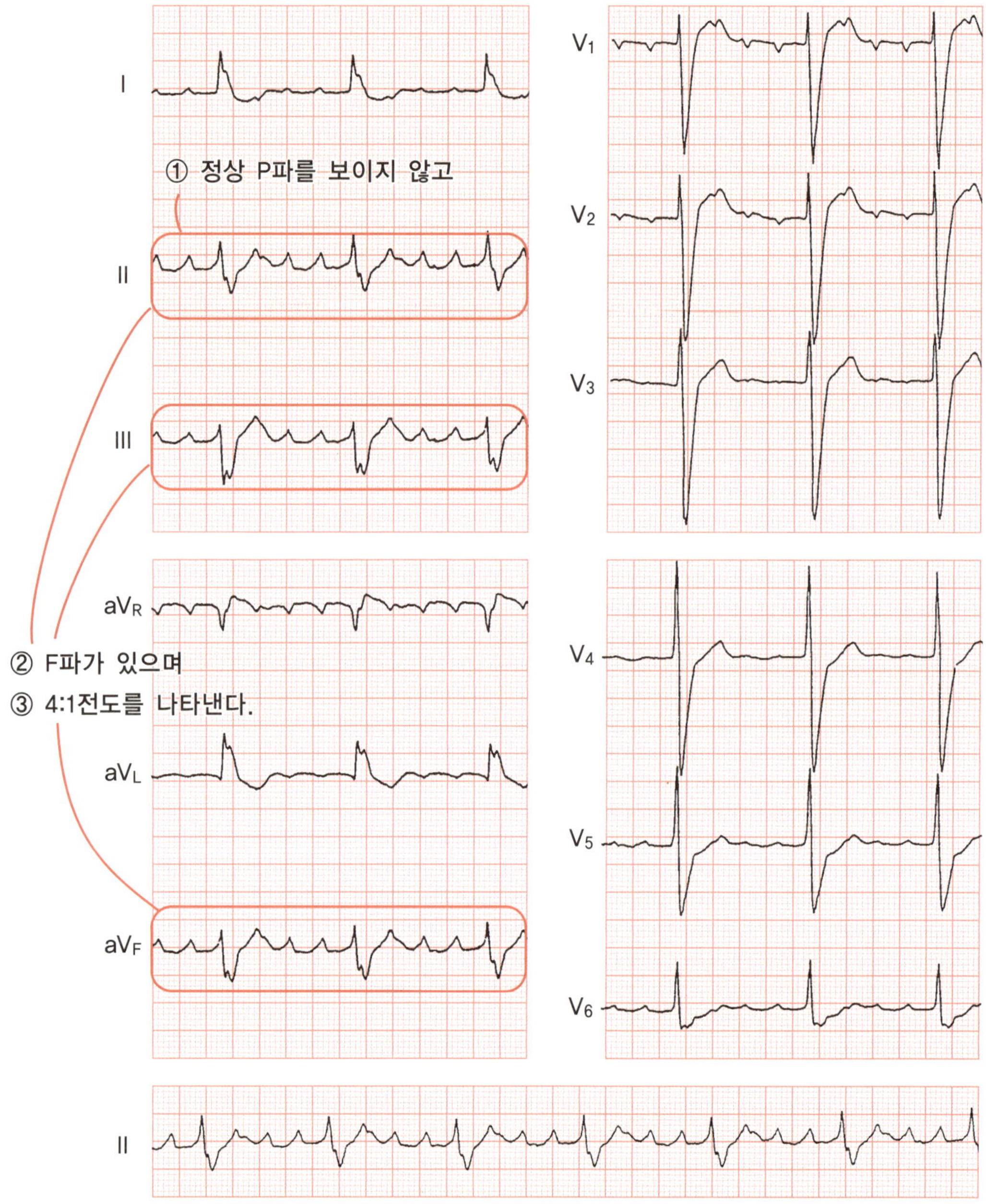

① 정상 P파를 보이지 않고, 심방 흥분은 규칙적이며

② II, III, aVF유도에서 분명한 상향의 된떨림파(F파, 약 280/분)를 나타내며

③ 4 : 1 전도를 나타낸다.

이것에 의해 심방된떨림으로 진단된다. 보통형 심방된떨림은 II, III, aVF유도에서 분명한 하향의 톱니모양파를 나타낸다. 그러나 때로 본 예와 같이 된떨림파가 상향으로 날카롭게 흔들림을 형성하는 일이 있으며, 이것을 비보통형 심방된떨림이라고 한다(참조 **chapter2-2**, p51). 본 예는 4:1전도를 나타내는 비보통형 심방된떨림이다. 본 예는 QRS군의 폭이 넓고 비특이적 심실내전도장애(참조 **chapter5-3**, p96)를 합병하고 있다.

Let's try

Question 4

60세, 남성. 확장심장근육병증 및 만성심방잔떨림 때문에 외래 통원 중이다.
경과 관찰을 위해 심전도를 기록하였다. 심전도 소견은?

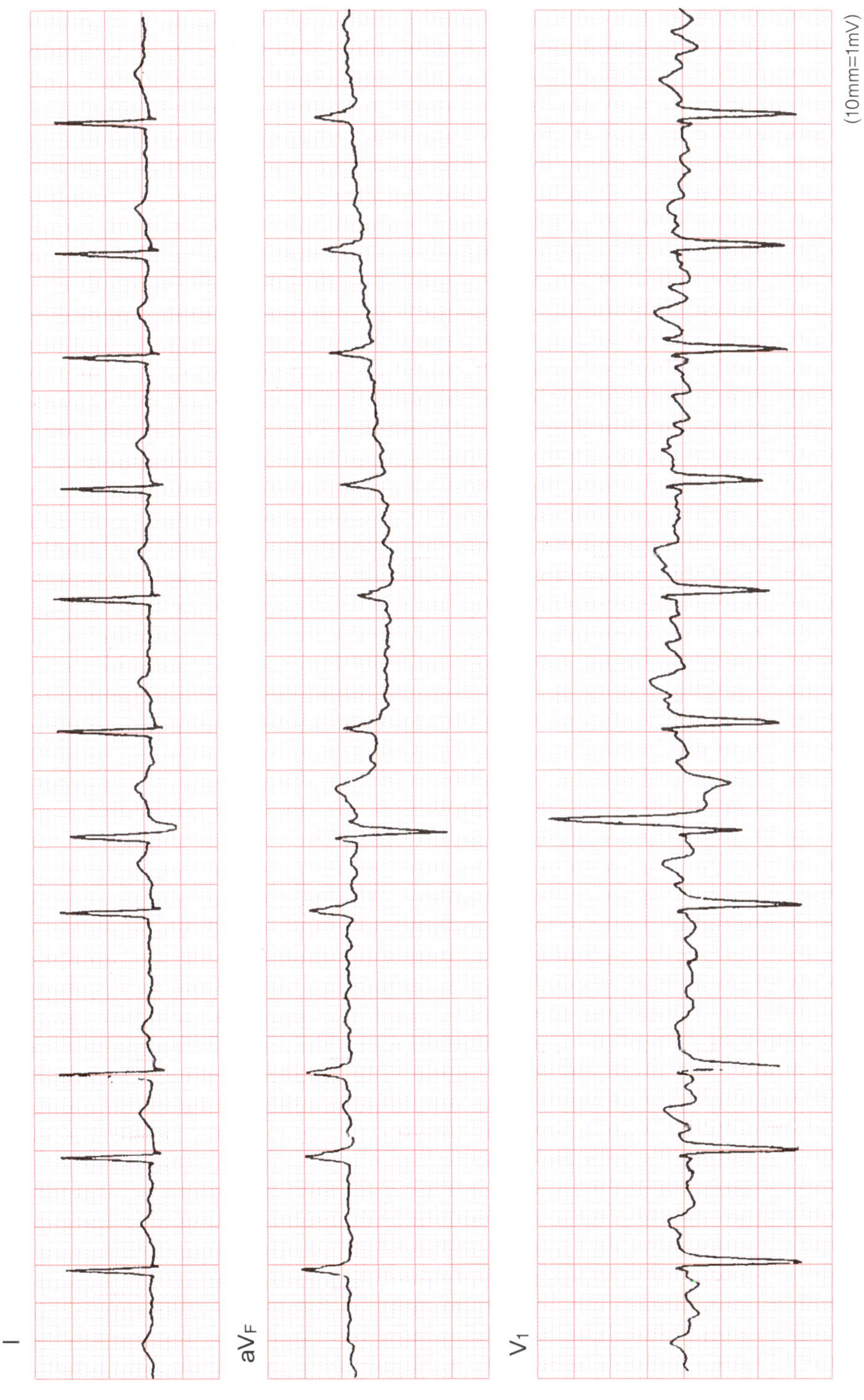

Let's try

Answer 4 이상전도를 동반하는 심방잔떨림

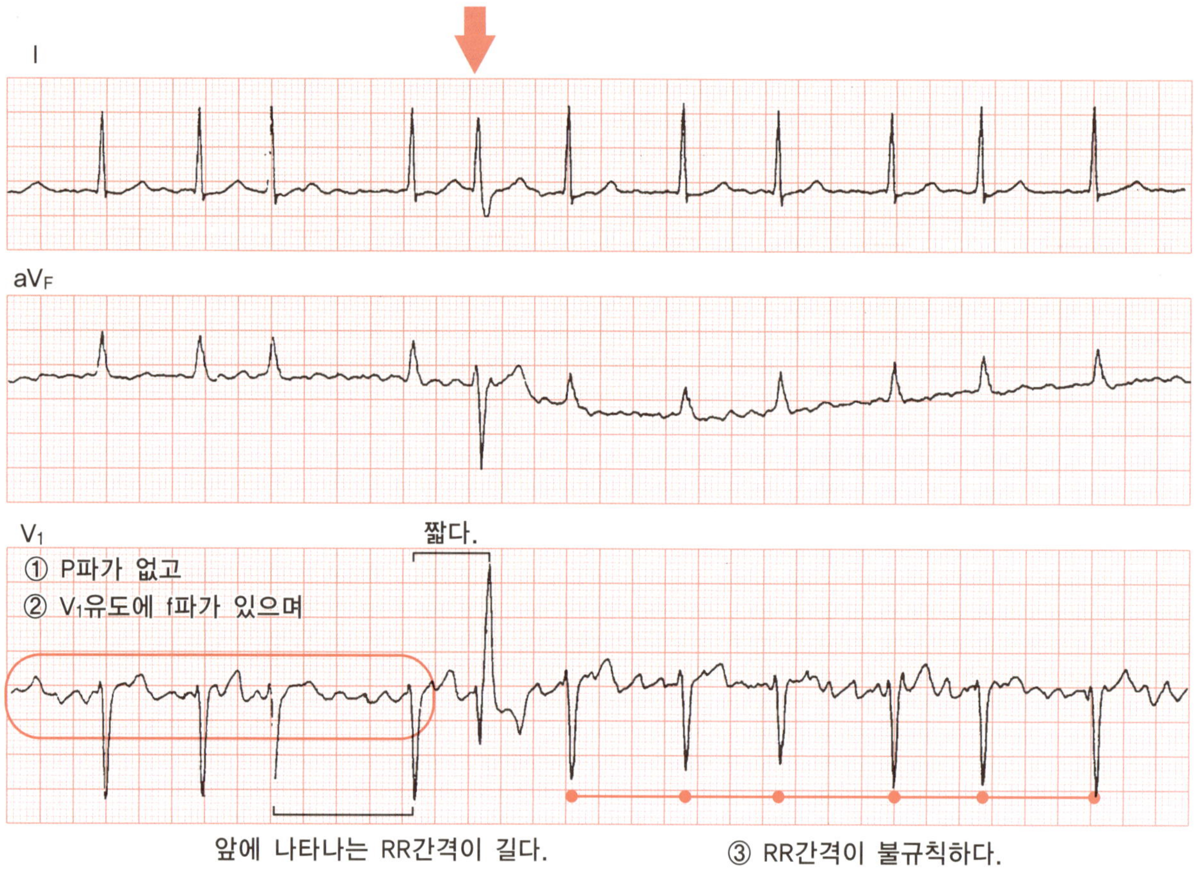

① P파가 없고

② V1유도에 f파가 있다.

③ RR간격이 불규칙한 것에 의해 심방잔떨림으로 진단된다.

◎ 화살표(⬇)로 나타낸 변형된 QRS군은 무엇일까? 심실내이상전도에 의한 QRS군의 변형 또는 심실주기외수축의 한 부분이다.

◎ 심실내이상전도는 자극이 전도계의 생리적 불응기에서 만났기 때문에 생기는 기계적인 전도 장애이다. 일반적으로 오른방실다발갈래가 심실 내 전도계의 섬유속 중에서 가장 불응기가 길기 때문에 오른방실다발갈래차단형 이상전도를 일으키는 것이 많다. 또 앞에 나타나는 RR간격이 연장하면 불응기가 연장하는 특성에 의해 RR간격의 불응기가 연장하게 되고, 그 다음에 들어온 조기수축이 이상전도하여 오른방실다발갈래차단 패턴을 일으키는 일이 많다(오른방실다발갈래차단에 관해서는 참조 ➡ chapter5-1, p92). 본 예의 심전도 소견도 앞에 나타나는 RR간격이 연장하여 불응기가 연장한 직후의 조기 파형이 V1유도에서 rSR'형의 폭이 넓은 QRS파형을 나타내고 있어 이상전도를 동반하는 심방잔떨림으로 진단된다(참조 ➡ 한마디 메모, 다음 항).

한마디 메모 : 이상전도(변행전도, aberrant conduction)

심실내이상전도(aberrant intraventricular conduction)는 심실위부정맥에 동반하여 보이는 1박동 또는 몇 박동 지속하는 폭이 넓은 QRS군이다. 그 형태로부터 심실주기외수축과 달리 판정되는 것도 적지 않으나 이것은 본래 자극이 전도계의 생리적 불응기에서 만났기 때문에 생기는 기계적인 전도 장애이다.

심실 내 전도계의 불응기*의 지속시간은 오른방실다발갈래 > 왼방실다발갈래앞가지 > 왼방실다발갈래뒤가지의 순서로 길며, 심실 전체에서 균일하지는 않다. 이 때문에 전기적 흥분이 심실에 전해진 시점에서도 여전히 전도계의 일부가 그 1박동 전의 심장주기의 전기적 흥분으로부터 완전히 회복되지 못하고 아직 불응기에 있는 일이 있다. 이 경우 충분히 회복하고 있는 부분은 보통의 반응을 나타내나, 불응기에 있는 부분에서는 심실내의 흥분 전파가 이상하게 지연하여 심실내의 전도가 불균일하다. 그 때문에 QRS군은 다발갈래차단에 유사한 형태로 되며, 이것을 심실내이상전도라고 한다.

심장근육의 불응기의 지속시간은 앞에 나타나는 흥분 주기에 비례하여 연장하기 때문에 앞에 나타나는 RR간격이 늘어나면 불응기가 연장된다. 심방잔떨림 등의 심실위부정맥에 의해 앞에 나타나는 RR간격이 연장한 직후에는 심실 내 전도계의 섬유속 중에서 가장 불응기가 긴 오른방실다발갈래의 불응기가 더욱더 연장된다. 그 시점에서 심실위 부분에 자극이 다시 전해지면 앞에서 설명한 기전에 의해 V_1유도에서 rSR'형의 폭이 넓은 QRS파형이 보인다. 결국 **긴 RR간격 직후 빠른 시기에 오른방실다발갈래차단형의 QRS군이 출현하는 경우에는 심실주기외수축보다도 오히려 심실내이상전도일 가능성이 높다.** 그 외에 기질적 심장질환이 있는 경우에 전도지연은 오른방실다발갈래 이외의 섬유속에서도 생기는 일이 있으므로 한층 주의 깊은 해석이 필요하다. 굴리듬 때에도 심실위주기외수축이 이상전도하는 일이 있으며, 이때도 심실주기외수축과의 감별이 문제가 되나 앞에 나타나는 P'파가 보이면 이상전도를 동반하는 심실위주기외수축이 확정적이다.

또 **심실내이상전도는 심실 위에서 방실결절을 개입하여 심실에 전해진 것이므로 QRS 초기 벡터(initial vector)가 거의 모든 유도에서 정상 QRS군과 동일하다는 특징을 가진다.** 초기 벡터가 동일하다는 것은 정상 QRS군의 시작이 양성의 유도에서는 이상전도한 QRS군의 시작도 양성, 음성이라면 음성이라는 것이다. 이것이 반대일 때는 이상전도보다 심실주기외수축이 생각되기 쉽다.

심실내이상전도는

1. 긴 RR간격 다음에 빠른 시기에 들어온 QRS군에서 생기기 쉽고
2. 대부분은 오른방실다발갈래차단형이며
3. 초기 벡터가 동일하다.

라는 특징을 가진다.

* 불응기 : 심장근육의 탈분극 과정에서 새로운 자극에 반응하여 흥분할 수 없는 시기

P파의 형태, 크기가 이상하다.

1 왼심방확장〈왼심방확대, left atrial enlargement〉

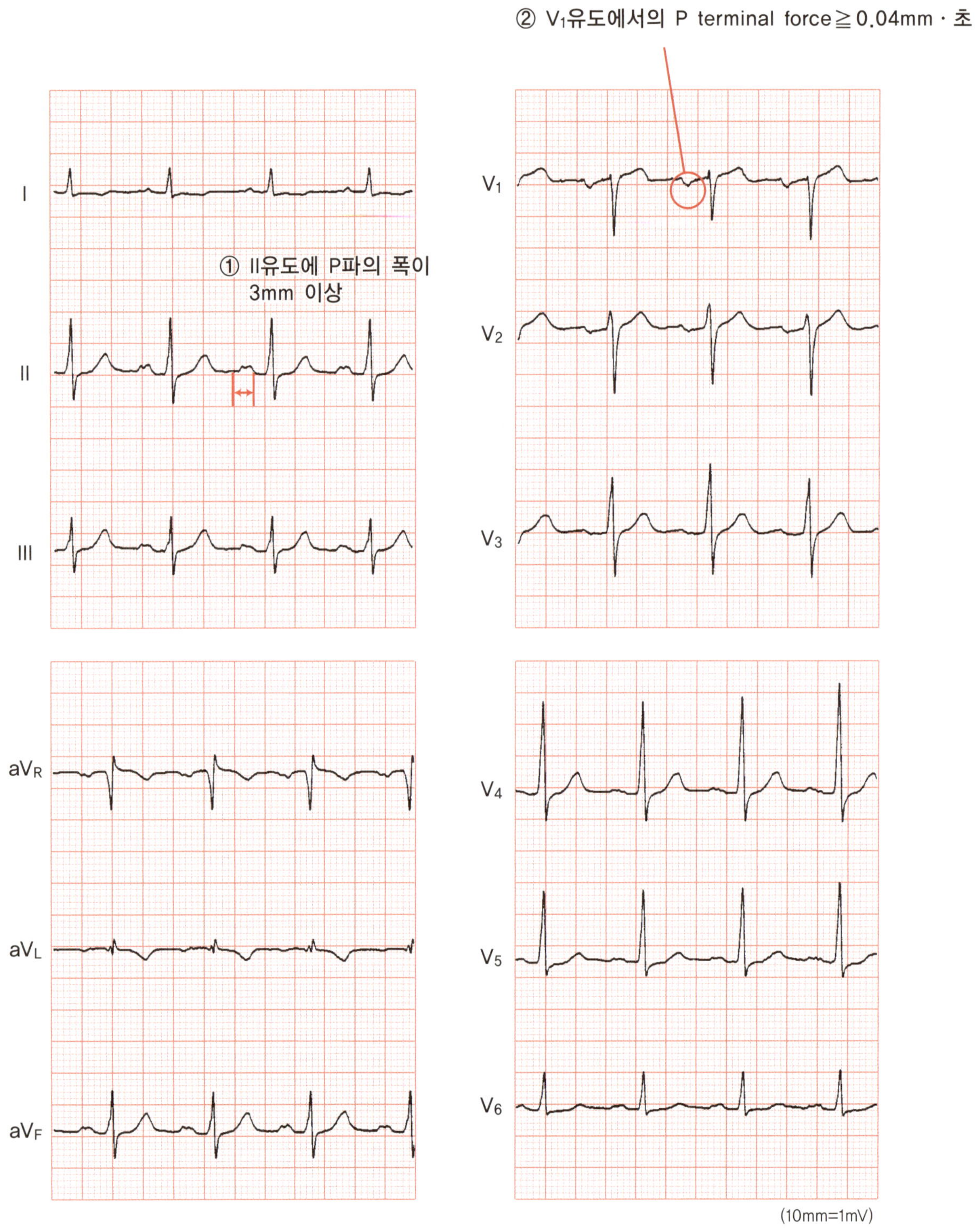

왼심방확장과 P파

P파가 II유도에서 3mm 이상의 폭(승모성 P파)을 가지며, 혹은 V_1유도에서 음성부분의 폭(mm)×깊이(mm)가 1 이상, 즉 P terminal force(=Morris지수, **Morris index**) (참조 chapter1-1, p27)의 절대값이 0.04mm · 초 이상(좌심성 P파)일 때 왼심방확장으로 진단한다.

P파는 그림 1과 같이 오른심방 성분과 왼심방 성분의 합이며, 왼심방확장에서는 왼심방 전도시간의 연장에 의해 **II유도에서 P파는 폭이 넓고 2봉성으로 된다.**

또 왼심방의 흥분은 수평면(흉부유도)에서 좌측뒤로 향하기 때문에 왼심방확장 시 V_1유도에서 뒤부분의 음성부분이 깊어진다(그림 2).

왼심방확장이 보이는 질환

임상적으로 왼심방확장은 승모판막질환(승모판막협착증, 승모판막기능부족), 고혈압에 의한 왼심실비대, 심장근육병증 등의 원인에 의해 2차성으로 생긴다. 또 만성심방잔떨림 때에도 왼심방이 확장하나 P파는 소실하므로 심전도에서는 진단할 수 없다.

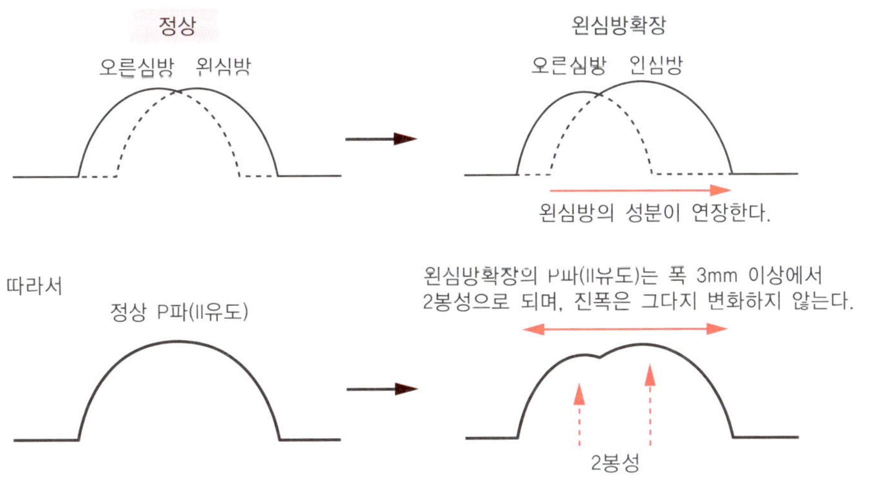

그림 1. II유도에서 왼심방확장 소견 (승모성 P파)

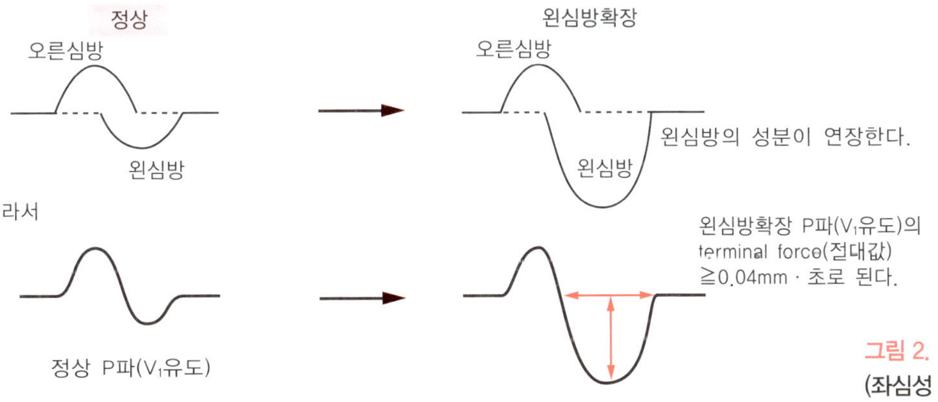

그림 2. V_1유도에서 왼심방확장 소견 (좌심성 P파)

핵심 포인트

왼심방확장은

① II유도에서 P파의 폭이 3mm 이상 또는

② V_1유도에서 P terminal force(절대값) ≧0.04mm · 초일 때 진단한다.

2 오른심방확장〈오른심방확대, right atrial enlargement〉

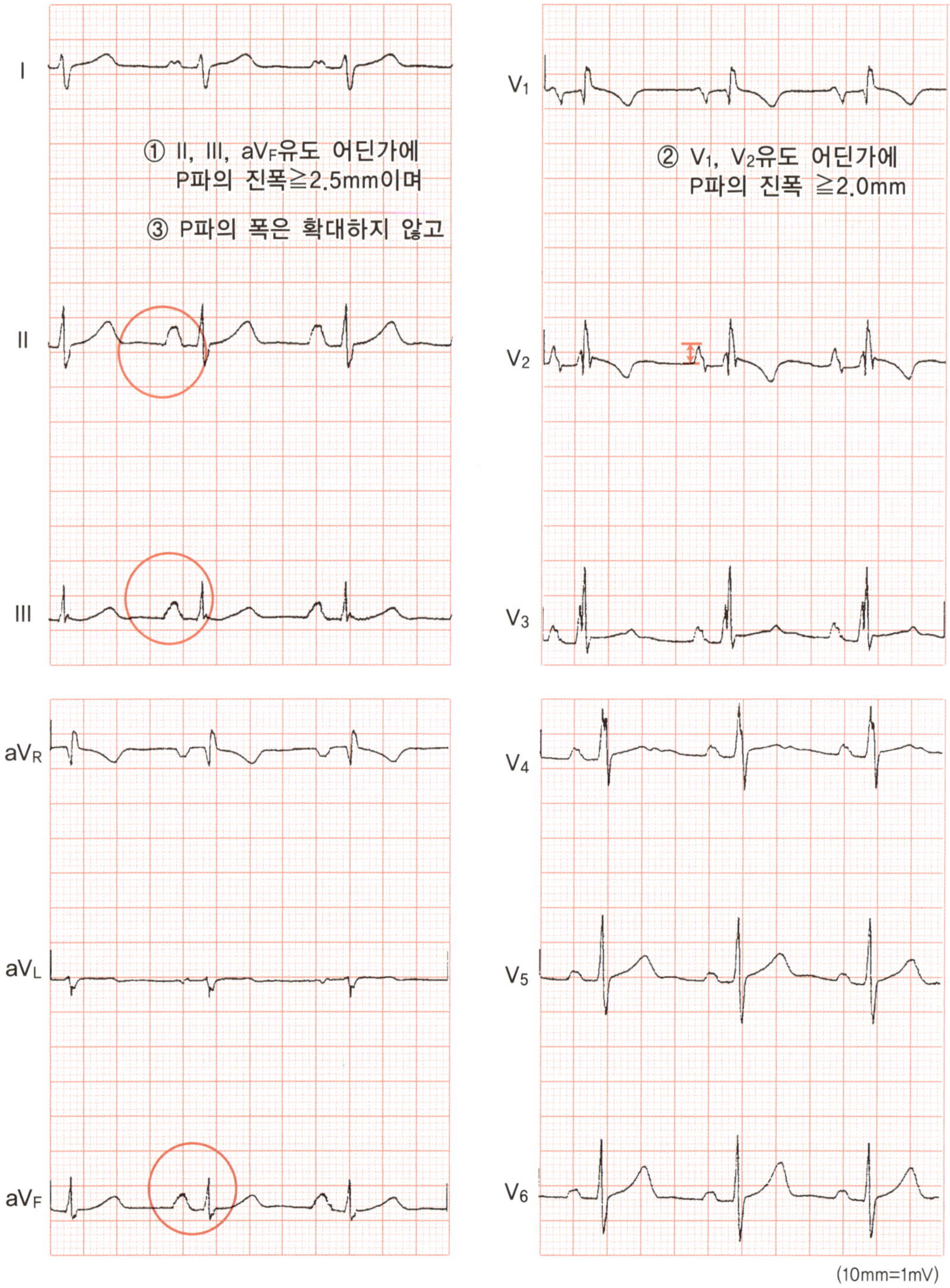

오른심방확장과 P파

P파가 II, III, aVF유도 어딘가에 2.5mm 이상의 진폭(폐성 P파)을 나타내며, 폭이 좁고 뾰족할 때 오른심방확장으로 진단한다. 또 V1, V2유도에서도 2mm 이상 뾰족하고, 진폭이 증가한 P파(우심성 P파)를 보인다.

오른심방의 확장에 의해 오른심방 흥분의 벡터는 앞쪽아래 방향으로 편위하기 때문에 심장전위를 아래 방향에서 관찰하는 II, III, aVF유도에서 P파의 진폭이 증가한다. 오른심방의 흥분시간도 연장하나 오른심방은 왼심방보다도 빨리 흥분하기 때문에 오른심방의 흥분 종료는 왼심방보다도 빠르며, **폭이 2.5mm 이상으로 되는 일은 없다**(그림 3).

오른심방확장은 V1, V2유도에서도 뾰족하고 진폭이 증가한 P(≧2mm)로서 관찰된다(그림 4A).

오른심방확장이 보이는 질환

오른심방확장은 만성폐질환이나 판막증에서 연발하는 폐고혈압, 오른심실확장을 일으키는 선천성심장질환, 폐혈전색전증, 원발성 폐고혈압증 등에서 보인다. 이러한 것 중 폐공기증 등의 만성폐쇄성폐질환(chronic obstructive pulmonary disease, COPD)에서 동반하는 오른심방확장 때는 V1, V2유도에서 뾰족하고 진폭이 증가한 P파가 결여하는 일이 많다(그림 4B).

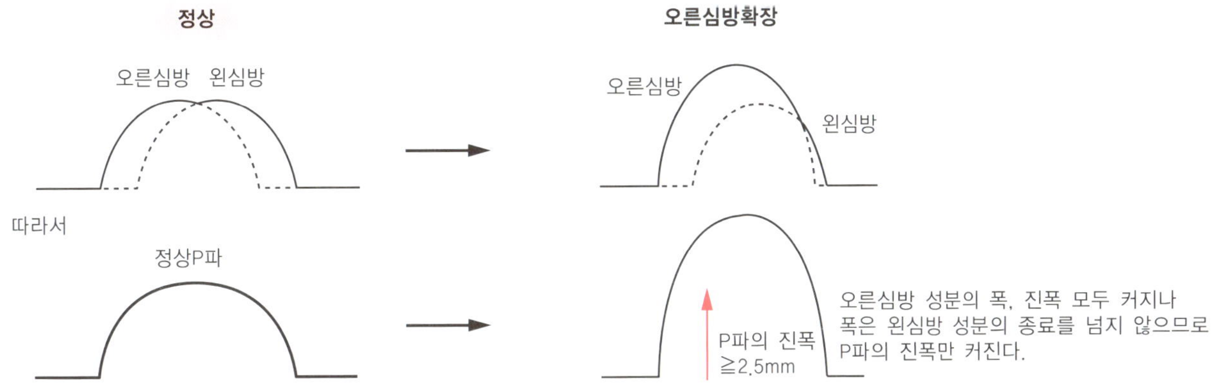

그림 3. II유도에서 오른심방확장 소견(폐성 P파)

그림 4. V1유도에서 오른심방확장(우심성 P파)

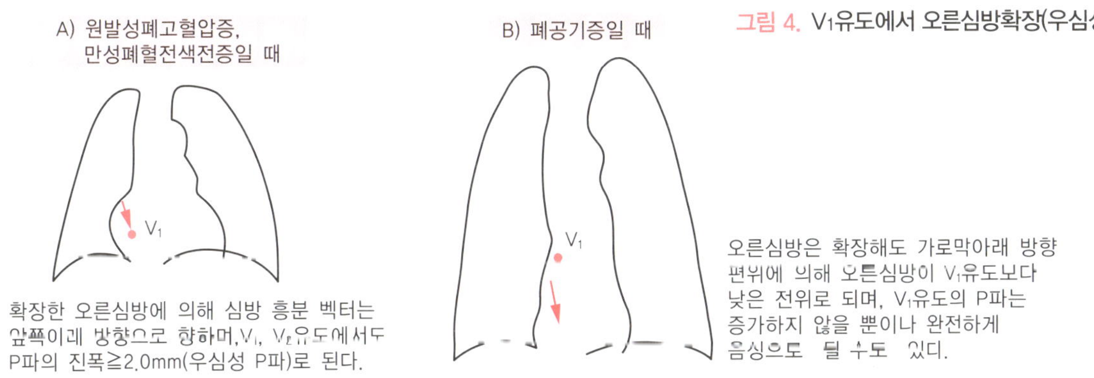

핵심 포인트

오른심방확장은

① II, III, aVF유도 어딘가에 P파의 진폭 ≧2.5mm 또는

② V1, V2유도에서 P파가 뾰족하고 진폭이 증가(≧2mm)하며

③ P파의 폭은 2.5mm 미만인 경우이다.

3 딴곳심방리듬〈이소성심방조율, ectopic atrial rhythm〉
(심장정맥굴리듬/왼심방리듬)

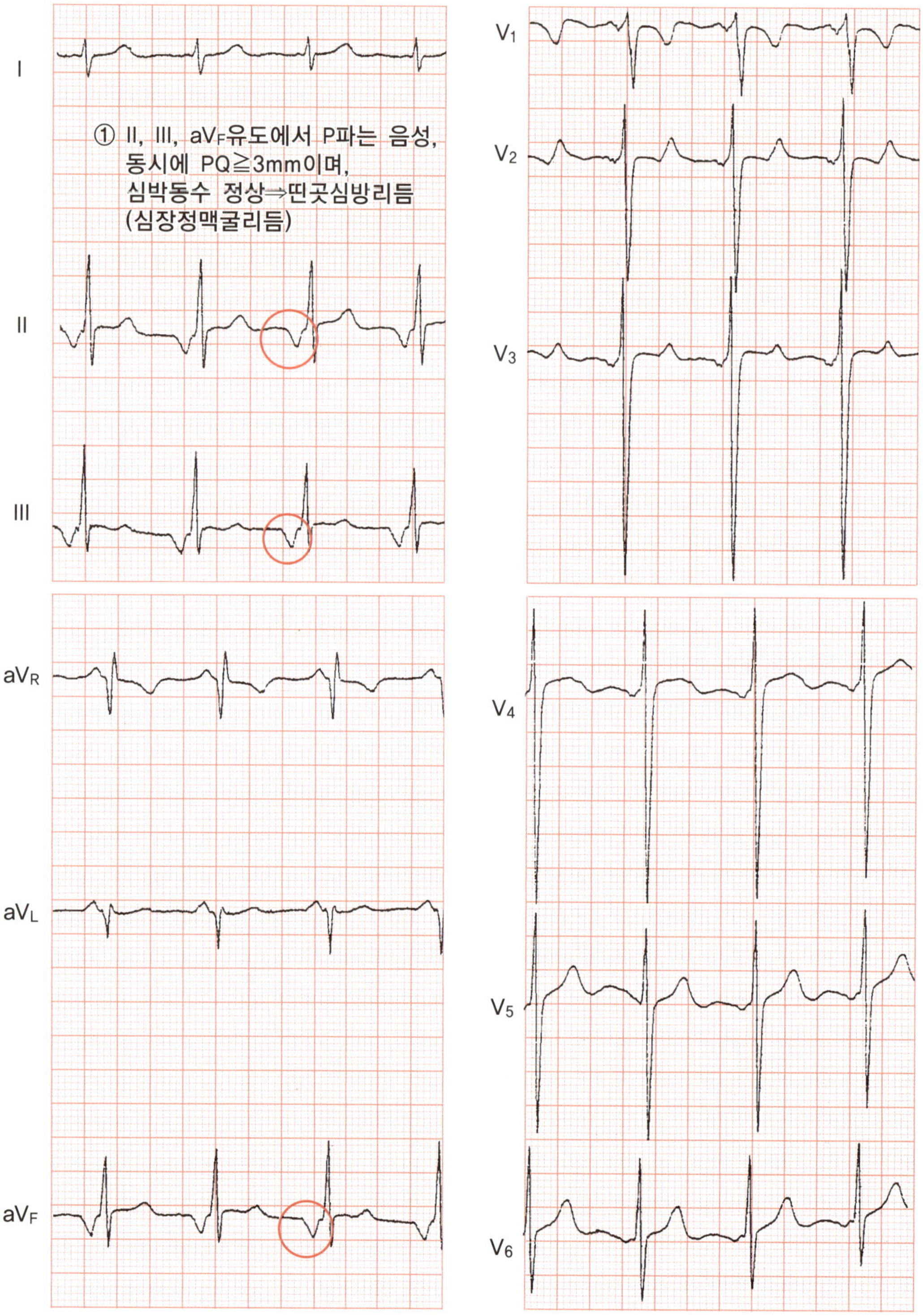

(10mm=1mV)

딴곳심방리듬과 P파

굴리듬의 P파는 Ⅰ, Ⅱ, aVF, V2~V6유도에서 상향이다. 그러나 때로는 심방의 굴심방결절 이외의 부위에서 리듬을 얻는 일이 있다. 이 경우 P파의 형태가 보통과 다른 형태로 된다. 이것을 딴곳심방리듬(ectopic atrial rhythm)이라고 하며, 심장정맥굴리듬(coronary sinus rhythm), 왼심방리듬(left atrial rhythm) 등이 포함된다. 심박동수는 정상 범위이다.

1 심장정맥굴리듬

심장정맥굴리듬은 자극 생성 부위가 심장정맥굴 개구부 또는 그 주변에 있다고 생각되므로 심방은 아래에서 위쪽으로 역방향으로 흥분하기 때문에 아래벽유도인 **Ⅱ, Ⅲ, aVF 유도 모두에서 P파가 음성**으로 된다. 단 심방내의 전도 때문에 PQ시간은 정상 범위인(방실이음부리듬) 때도 심방은 역방향으로 흥분하여 Ⅱ, Ⅲ, aVF유도에서 P파는 음성으로 되며, 때로 역방향 P파가 QRS군 직전에 보이는 일이 있으나 이때 PQ시간은 3mm 미만인 것이 많다(참조 chapter2-3, p52).

2 왼심방리듬

왼심방리듬은 자극 생성 부위가 왼심방에 있다고 생각되므로 **V6유도에서 P파는 음성**이며, **Ⅰ유도에서 P파도 음성인 것이 많다.** 역시 PQ시간은 정상 범위에 있다.

이외의 심방 부위에서도 딴곳심방리듬을 만들 수 있으나, 특히 오른심방 위쪽에서 생길 경우 굴리듬과 감별이 곤란한 것도 있다.

딴곳심방리듬의 대부분은 일과성으로 부교감신경의 긴장 항진에 의한 기능적인 것으로 병적 의의는 없다.

이 리듬이 오랜 세월 지속되고 있는 경우는 왼위대정맥 잔류나 아래대정맥 결손 등 대정맥의 선천적 이상을 동반하는 일이 있다.

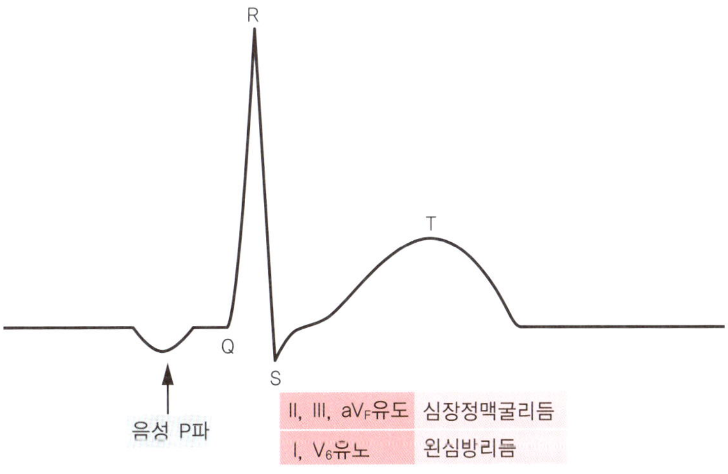

그림 5. 딴곳심방리듬

핵심 포인트

딴곳심방리듬은
① 심장정맥굴리듬 : Ⅱ, Ⅲ, aVF유도에서 P파는 음성 동시에 PQ시간이 3mm 이상
② 왼심방리듬 : V6유도에서 P파는 음성이며, Ⅰ유도에서 P파가 음성인 것이 많은 등 정상과 다른 극성의 P파를 동반한다. 심박동수, PQ시간이 정상 범위에 있는 리듬이다.

4 유주박동조율기 〈이동성페이스메이커, wandering pacemaker, pacemaker shift〉

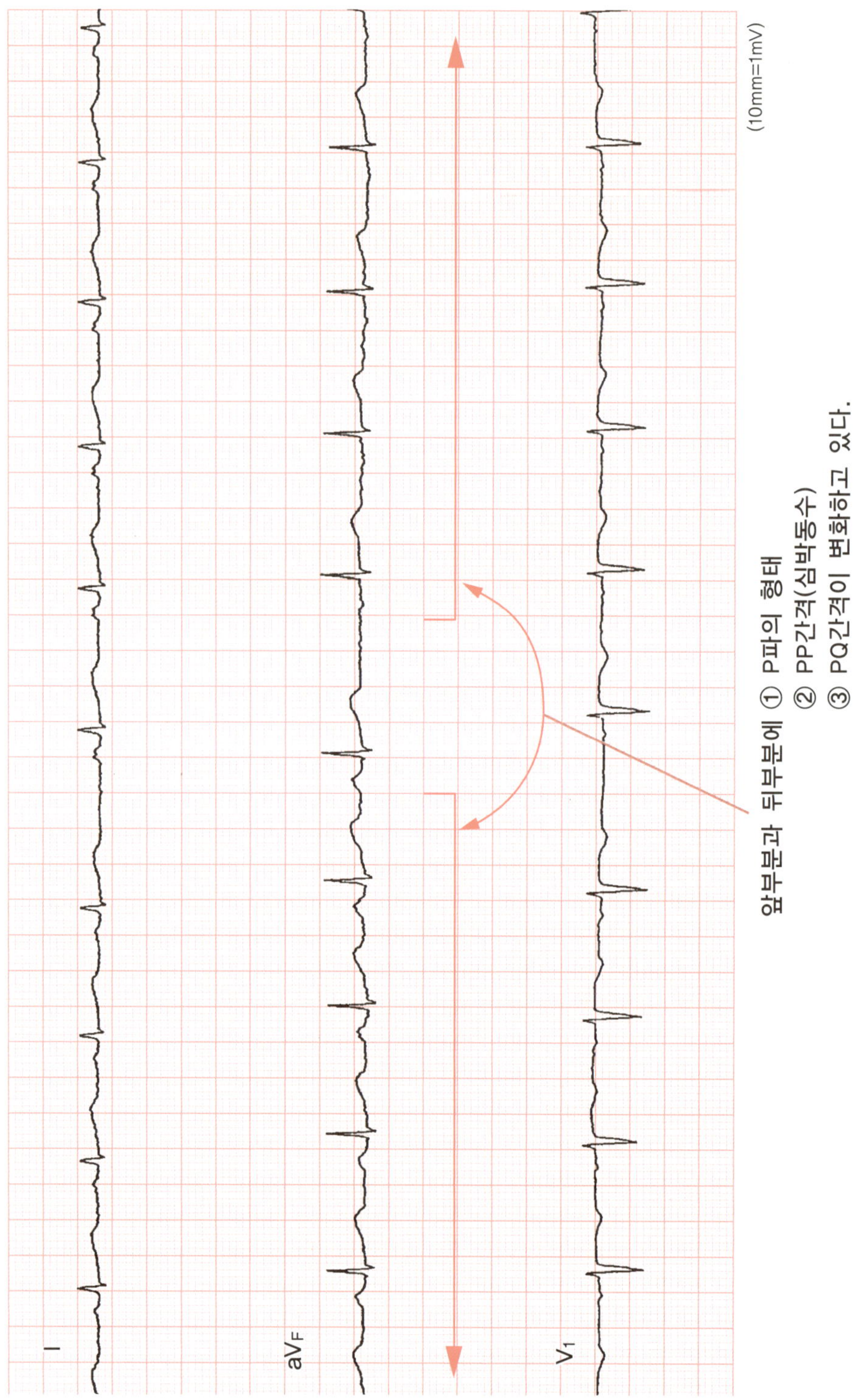

유주박동조율기의 기전

리듬의 자극 발생 부위가 굴심방결절이나 심방의 다른 부위 사이에서 때때로 혹은 빈번하게 교대하는 일이 있다. 이것을 유주박동조율기(wandering pacemaker, pacemaker shift)라고 한다.

자극 발생 부위가 이동하기 때문에 이동할 때 ① P파의 형태, ② PP간격(심박동수), ③ PQ시간이 변화한다. PQ간격이 변화하는 것은 자극 발생 부위로부터 방실결절의 거리가 다르기 때문이다.

어떤 때에 보이는가

이 부정맥은 정상인에서도 일어날 수 있는 것으로 병적 의의는 없다. 미주신경이 긴장할 때나 디지탈리스가 원인이 되는 일도 있다. 또 기질적인 심장질환이나 류마티스열 이환 시에도 일어날 수 있다.

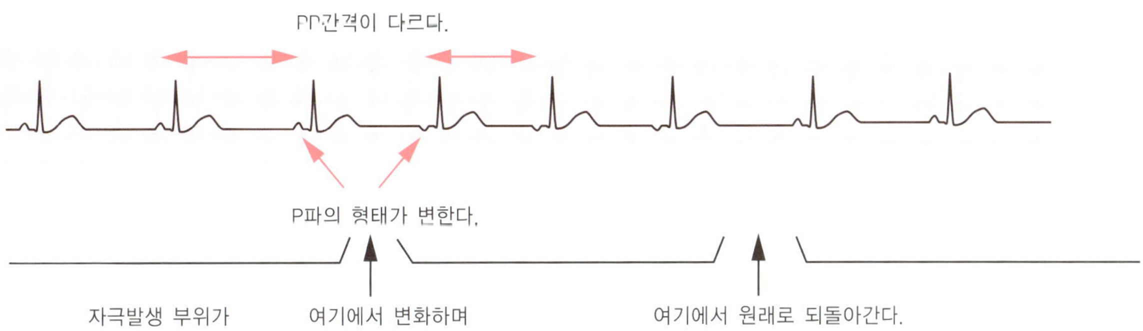

그림 6. **유주박동조율기의 파형**

핵심 포인트

유주박동조율기는
심방 내에서의 자극 발생 부위가 이동하기 때문에
① P파의 형태가 변화하는 것으로,
② PP간격(심박동수),
③ PQ시간도 변화하는 것이 많다.

정리해 봅시다

「P파의 형태, 크기가 이상」한 심전도를 읽는 방법

본 장에서는 기본적으로 QRS군 앞에 나타나는 P파가 있는 경우 심전도를 읽는 방법을 다루었다. 그러므로 P파가 없는 경우, 역방향 P파가 존재하는 경우에는 정상 P-QRS의 관계가 보이지 않는(기본리듬의 이상) 장(참조 ➡ chapter2, p48)을 참조해 주십시오.

우선 Ⅰ, Ⅱ유도에서 P파는 양성으로 3mm 미만, 진폭 2.5mm 미만, V_1유도에서 진폭 2mm 미만, P terminal force <0.04mm · 초라면 정상

그렇지 않은 경우

1. Ⅱ유도에서 P파의 폭은 3mm 이상 또는 V_1유도에서 P terminal force가 0.04mm · 초 이상이라면 **왼심방확장**

2. Ⅱ, Ⅲ, aV_F유도 어딘가에 P파는 2.5mm 이상의 진폭 또는 V_1, V_2유도에서 P파의 진폭이 2mm 이상이라면 **오른심방확장**

3. 1, 2가 모두 보인다면 양측심방확장

4. Ⅱ, Ⅲ, aV_F유도에서 P파가 하향이라면 **딴곳심방리듬(심장정맥굴리듬)**

5. Ⅰ유도에서 P파가 음성일 때 **딴곳심방리듬(왼심방리듬)**으로 생각된다. 혹은 우심증이나 좌우팔의 전극을 바꿔 부착하는(참조 ➡ chapter7-2, p132) 일도 있다.

6. P파의 형태가 때때로 변화하며, 그것에 동반하는 심박동수나 PQ시간이 변화하는 경우를 **유주박동조율기**

7. 1박동만 혹은 연발하여 딴곳 P파(P'파)가 조기에 출현하는 것은 심실위주기외수축(참조 ➡ chapter15-5, p250).

Let's try

Question 1

건강진단에서 부정맥이 지적된 58세, 남성. 심방잔떨림이 보이며 전기적심장율동전환(전기적제세동)에 의해 굴리듬으로 된 직후의 심전도이다. ST-T이상, 왼심실 고전위가 보인다. P파의 소견은 무엇인가?

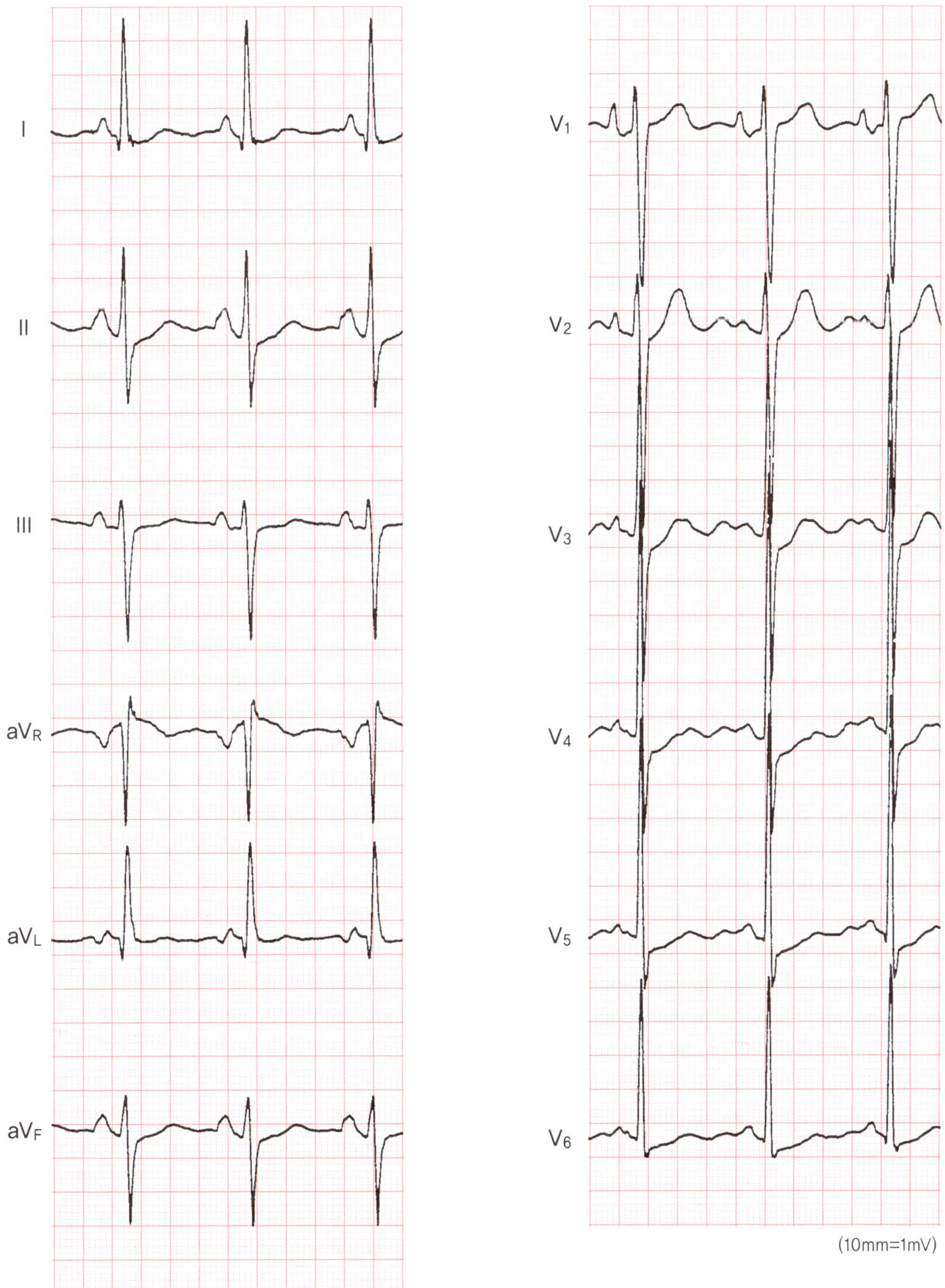

(10mm=1mV)

Let's try

Answer 1 양측심방확장

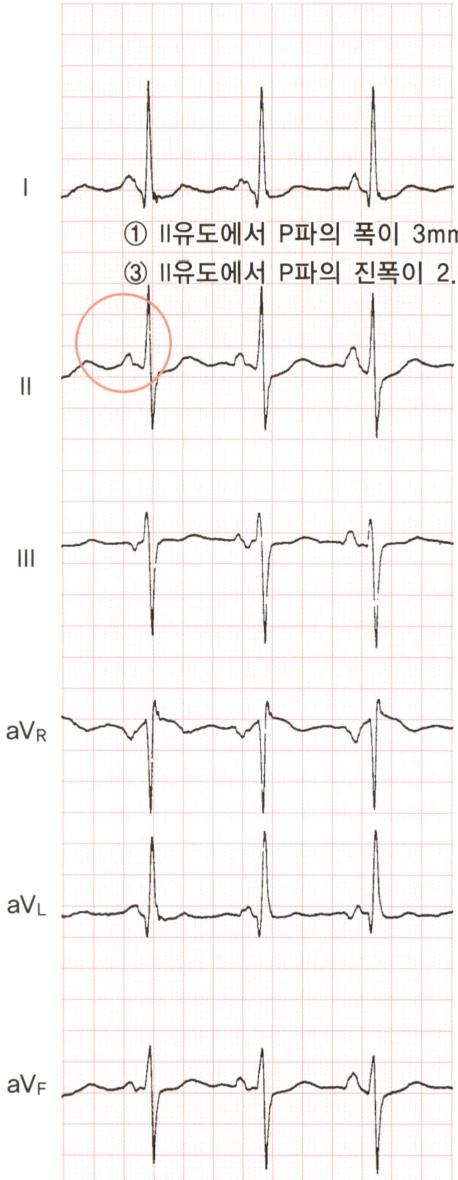

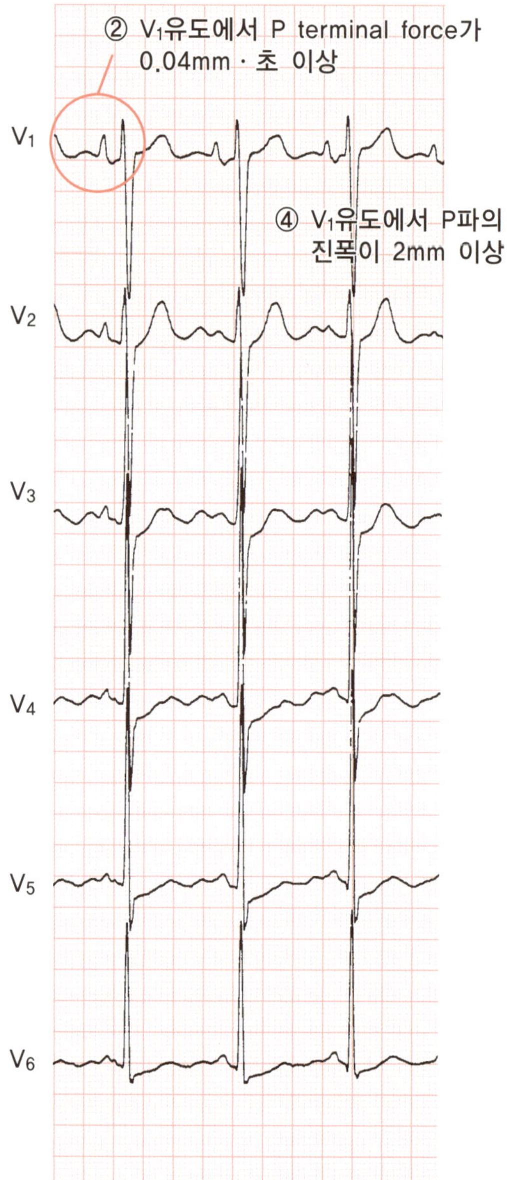

① II 유도에서 P파의 폭이 3mm 이상

② V_1유도에서 P terminal force가 0.04mm · 초 이상

③ II 유도에서 P파의 진폭이 2.5mm 이상

④ V_1유도에서 P파의 진폭이 2mm 이상

Chapter3-1에서 설명한 왼심방확장 소견과 **Chapter3-2**에서 설명한 오른심방확장 소견 둘을 함께 갖추고 있는 것이 양측심방확장이다. 이 환자는 심장율동전환(제세동) 직후에는 양측심방확장의 심전도 소견이었으나 몇 시간 후에는 왼심방확장, 오른심방확장의 심전도 소견은 양측 모두 소실하였다. 심방잔떨림이 어떻게 심방부하로 되고 있는가를 알 수 있다.

한마디 메모 : 심장박동조율기의 종류

페이스메이커 모드는 3문자의 조합으로 표현한다.

1문자는 페이싱 부위를 나타낸다. 2문자는 센싱 부위를 나타낸다. 또 3문자는 센싱때의 반응형식을 나타낸다. 억제형(I)은 자신의 심박동을 감지한 경우에 페이싱을 하지 않는 기능이며, 동기형은 자신의 P파를 감지한 경우에 동기하여 심실 페이싱을 하는 기능이다. 예를 들면 VVI 모드의 페이스메이커는 심실(V)에서 페이싱하고, 심실(V)에서 센싱하며, 자신의 심박동을 감지한 경우는 페이싱하지 않는 형식이다.

모드로서는 AAI, VVI, VDD, DDD의 4종류가 많다. 또 신체 활동도에 따라 페이싱 레이트를 변화시키는 심박동 변동기능을 가지는 것도 있다. 체동을 감지하여 페이싱 박동수를 올리는 기능을 가지고 있는 페이스메이커이며, 심장기능이 나쁜 환자 등에서 사용되는 일이 있다. 이 기능을 가지는 페이스메이커는 4문자 째에 R의 문자를 넣어 나타낸다(AAIR, VVIR 등).

페이싱 부위	센싱 부위	센싱 때의 반응형식
A 심방	A 심방	I 억제형
V 심실	V 심실	T 동기형(방아쇠)
D 심방+심실	D 심방+심실	D 억제+동기형

Chapter 4

PQ간격이 짧고 길다.

1 WPW증후군〈Wolff-Parkinson-White syndrome〉

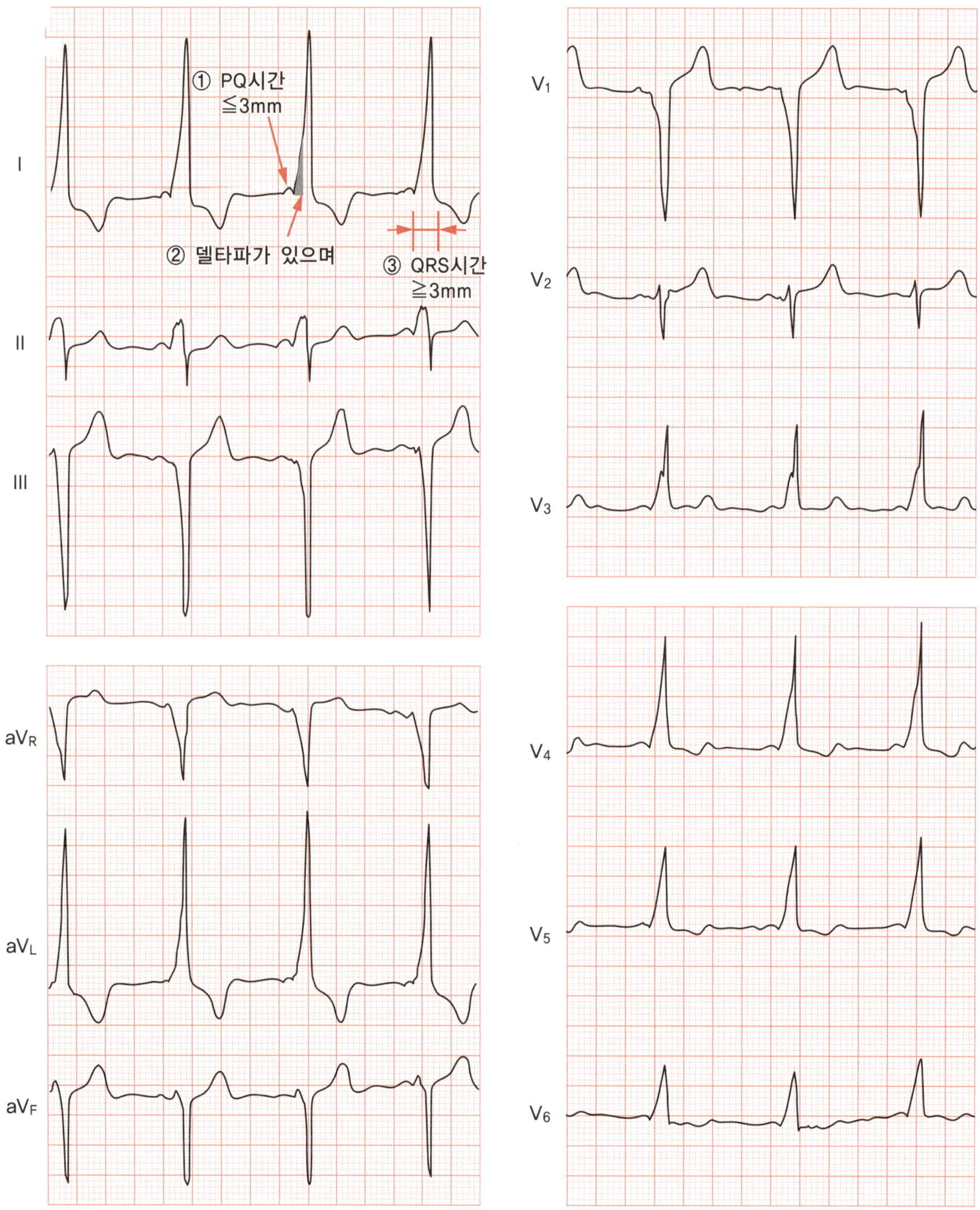

(10mm=1mV)

WPW증후군의 심전도

WPW증후군에서는 심방과 심실사이에 켄트다발(Kent bundle)이라고 하는 덧전도로가 있으며, 방실결절-히스·푸르킨예(His-Purkinje system)를 매개하는 정상의 심실 흥분보다도 빠른 덧전도로 부착부에 심실의 흥분이 생긴다(그림 1). **PQ시간이 단축[(보통 3mm(0.12초) 이내]하고며, QRS군은 P파 직후부터 시작하여 느린 경사를 이루며(델타파), QRS시간이 길어진다[(보통 3mm(0.12초) 이상]**(그림 2).

심실의 탈분극, 재분극 과정이 정상과는 다르기 때문에 ST-T가 QRS군과 반대 방향으로 편위하고, ST-T이상이 생기는 일이 있다. 덧전도로 부위에 따라서는 **델타파의 벡터 방향이 R파와 반대 방향으로 향하는 일이 있으며, 이상 Q파를 만드는 일도 있다**(참조 한마디 메모, 덧전도로의 위치 추정, p91).

WPW증후군에서는 방실간의 경로가 방실결절과 켄트다발 2개가 있기 때문에, 이 두 경로를 통하여 방실간을 크게 선회하는 빠른맥 발작을 일으키는 일이 있다(그림 3). 이것을 방실회귀성빠른맥(atrioventricular reciprocating tachycardia, AVRT)이라고 하며, 발작성심실위빠른맥(paroxysmal supraventricular tachycardia, PSVT)의 주요한 원인의 하나이다(참조 **Chapter18-2,** p296).

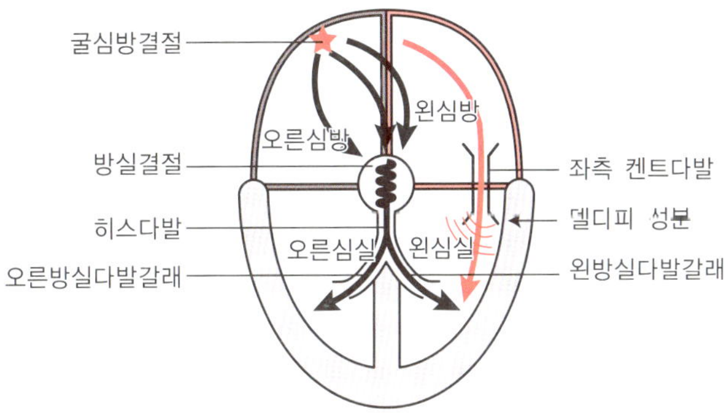

그림 1. WPW증후군(좌측 덧전도로)

WPW증후군에서 심실은 방실결절을 통하는 경로와 켄트다발을 통하는 경로, 양측 방향에 의해 흥분한다.

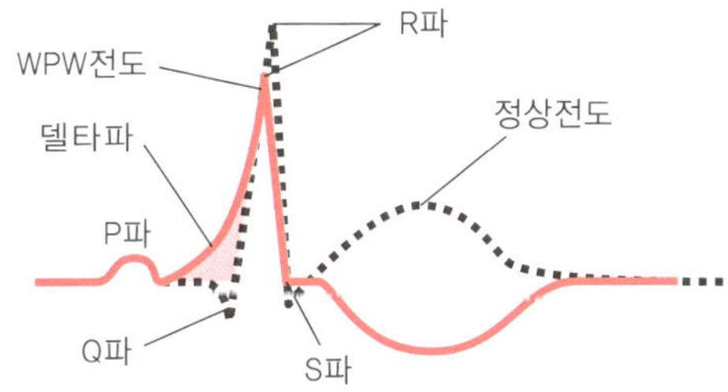

그림 2 WPW형 전도와 정상 전도의 심전도

WPW증후군의 심전도(적색 실선)는 정상의 심전도(점선)와 다르며, ① PQ시간이 짧고, ② 델타파가 있으며, ③ QRS시간이 길고 자주 ④ ST-T이상을 동반한다.

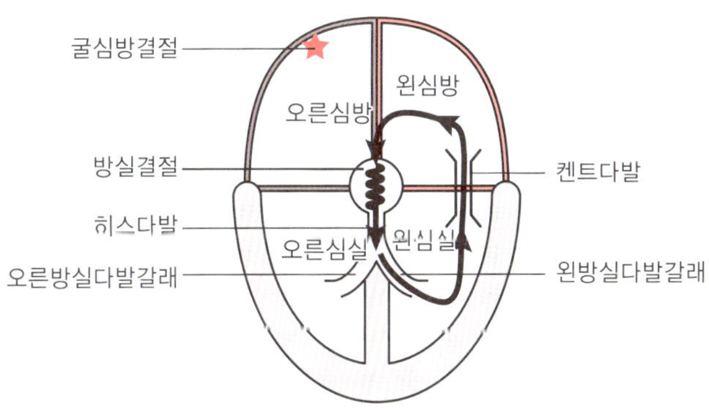

그림 3. 방실회귀성빠른맥

방실회귀성빠른맥은 WPW증후군에서 생긴다. 방실결절을 정방향 전도하여 켄트다발을 역방향 전도하는 유형이 보통이다(orthodromic atrioventricular reciprocating tachycardia)(역회전도 있을 수 있으나 매우 드물다).

핵심 포인트

WPW증후군은

① PQ시간이 3mm(0.12초) 이내, ② 델타파가 존재, ③ QRS시간이 3mm(0.12초) 이상이다.

2 LGL증후군〈Lown-Ganong-Levine syndrome〉

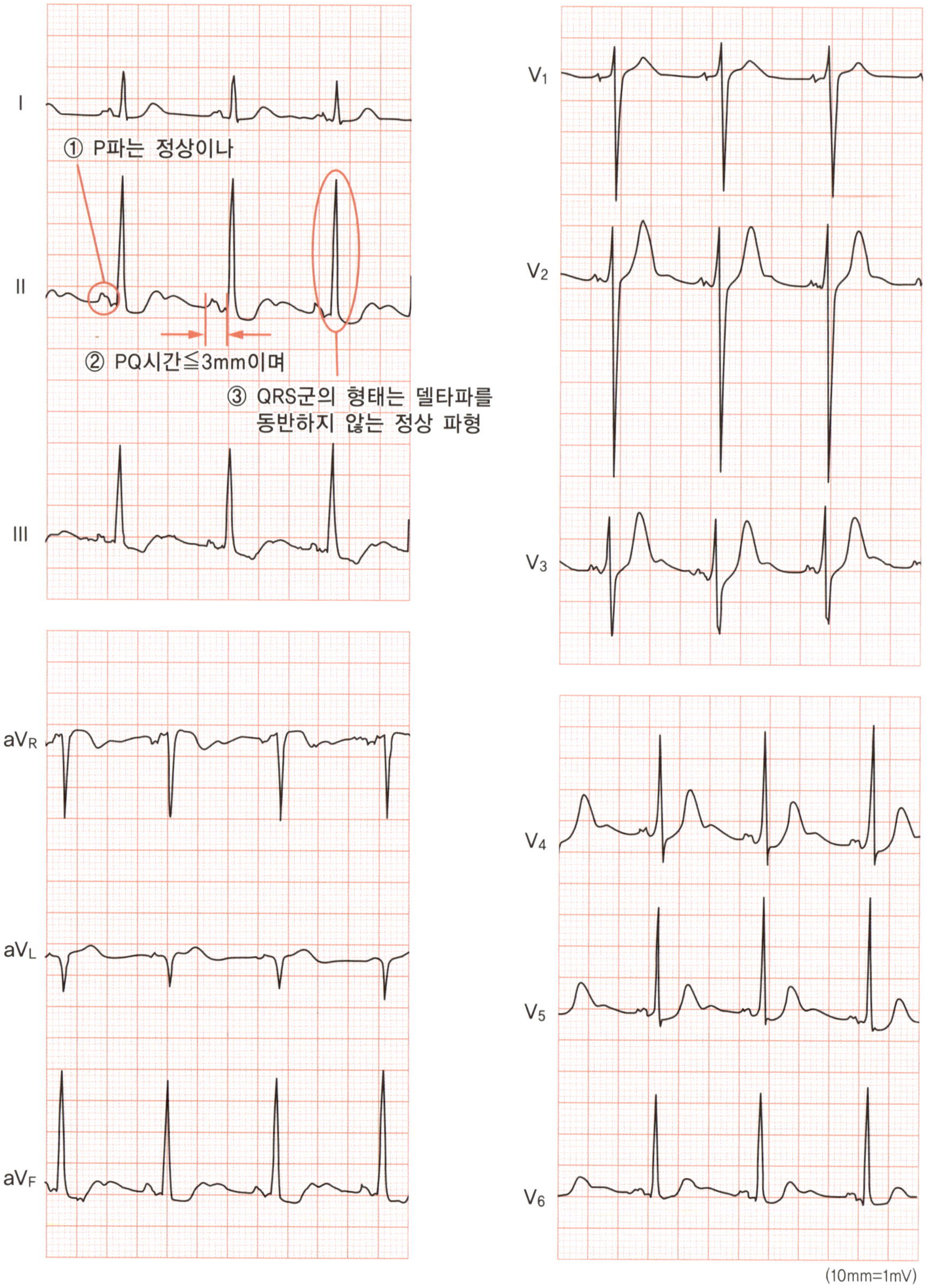

LGL증후군의 심전도

P파는 정상이며, PQ시간이 단축(3mm(0.12초) 미만)하고 있으나 WPW증후군과 달리 QRS군의 형태가 정상인 것을 LGL증후군이라고 한다.

방실결절의 전도촉진 혹은 방실결절의 일부 또는 전부를 bypass하는 덧전도로(제임스섬유, James fiber)가 존재하는 것에 의한다. 덧전도로를 개입하여 심실위빠른맥을 만드는 것도 있다. 딴곳 P파가 QRS군 직전에 있을 때도 PQ시간이 단축하고 LGL증후군모양으로 보이는 일이 있으나, 이것은 P파가 굴(동성) P파와 다른 형태를 나타내는 점에서 감별하는 것이 가능하다.

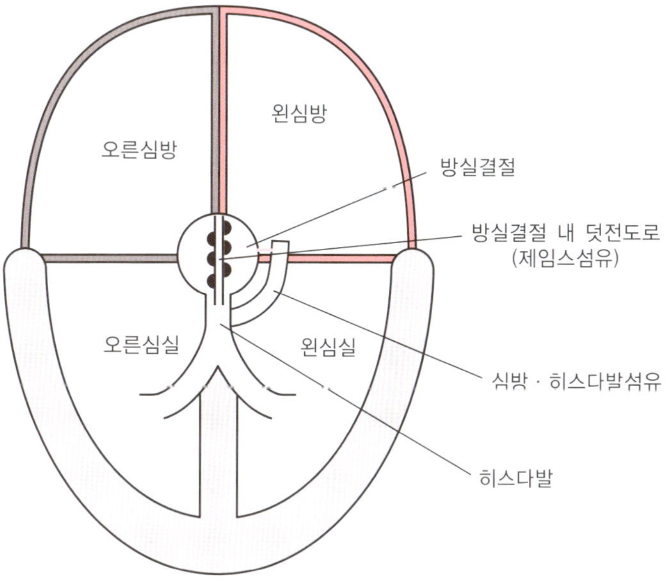

그림 4. LGL증후군

방실결절 내 덧전도로(제임스섬유) 혹은 심방 · 히스다발섬유에 의해 델타파나 QRS시간의 연장을 동반하지 않고 PQ시간이 단축하는 것이 LGL증후군이다.

핵심 포인트

LGL증후군은

① P파는 정상 굴리듬과 동일 파형

② PQ시간은 단축(3mm(0.12초) 미만)

③ QRS군의 형태는 정상이다.

3 1도 방실차단〈first-degree atrioventricular(AV) block〉

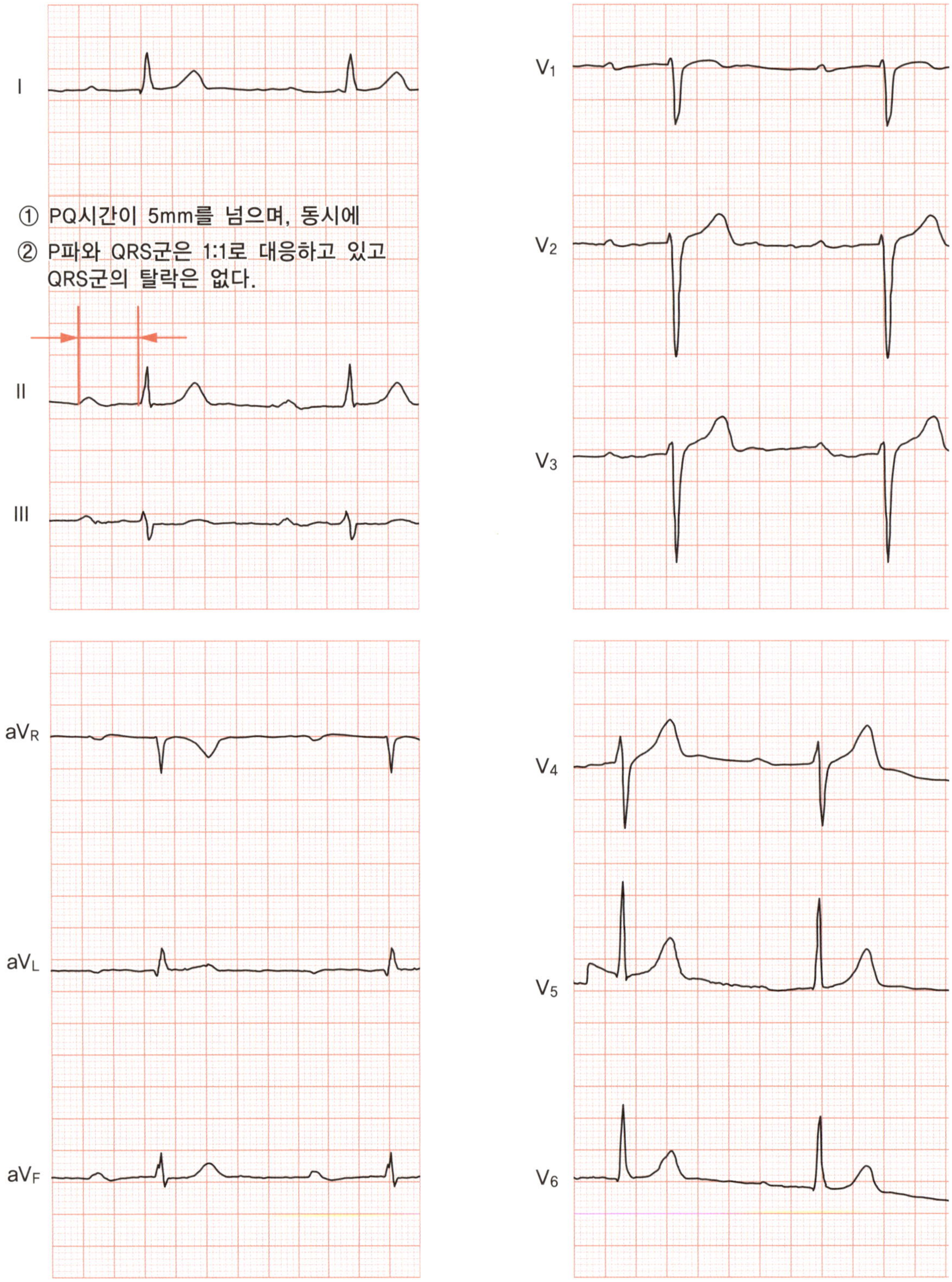

(10mm=1mV)

1도 방실차단의 심전도

심방 흥분의 시작에서 심실 흥분의 시작까지를 **방실전도 시간**이라고 하며, **PQ시간**으로 나타낸다. 히스다발 심전도에서 이 과정은 2개의 성분, 즉 심방의 탈분극(A파)에서 방실결절까지의 시간(**AH시간**)과 흥분이 히스다발에 전도하여 심실의 탈분극이 시작할 때까지의 시간(**HV시간**)으로부터 된다(그림 5). 보통 AH시간은 70~120ms, HV시간은 40~55ms이다.

1도 방실차단은 PQ시간이 0.21초 이상으로 연장하는 것(방실전도의 지연)이며, 모든 P파가 그 뒤에 QRS군을 동반하는(즉 방실전도의 끊어짐을 동반하지 않는다) 것이다. 1도 방실차단은 히스다발 심전도에서는 **AH시간의 연장**에 의한 것이 많고, 치료를 하지 않아도 된다. 디지탈리스나 β차단제의 투여에 의해 생기는 것도 있다.

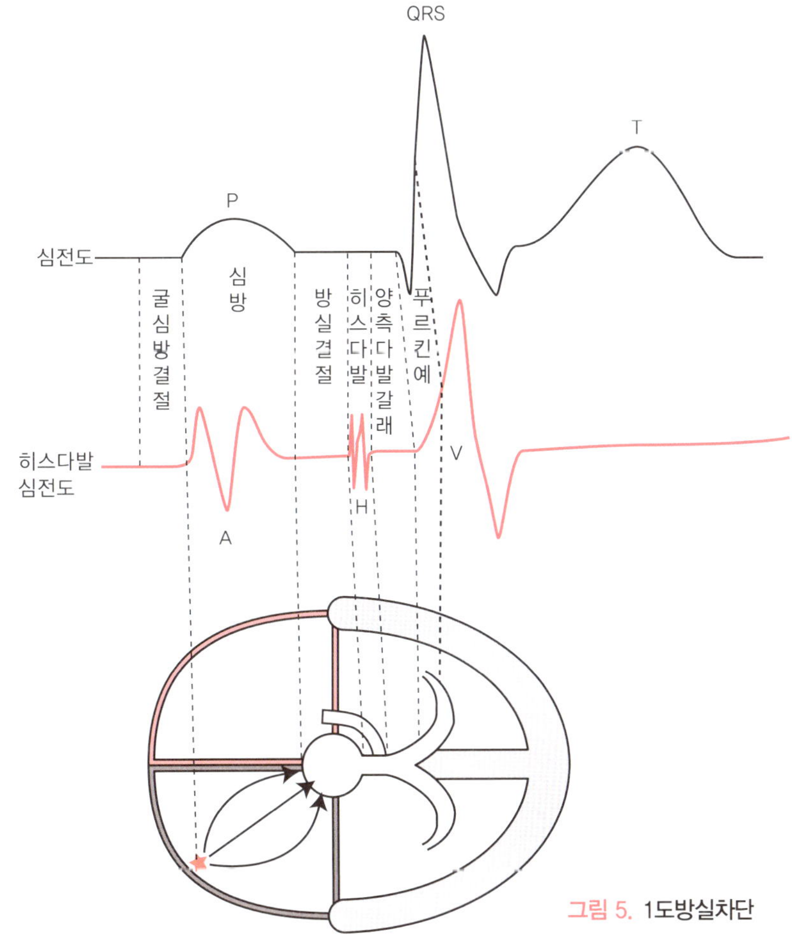

그림 5. 1도방실차단

핵심 포인트

1도 방실차단은

① PQ시간이 5mm를 넘으며(0.21초 이상)((5mm(0.20초)까지는 정상 범위)

② 방실전도는 1:1로 유지되고 있다.

정리해 봅시다

「PQ간격이 짧고 긴」 심전도를 읽는 방법

굴심방결절에서 생성된 흥분은 굴심방결절→심방→방실결절→히스다발→푸르킨예섬유(오른방실다발갈래 · 왼방실다발갈래)→고유 심실근육의 순서로 전도한다.

굴심방결절의 흥분은 심전도에서는 기록되지 않고 QRS군은 고유 심실근육의 흥분에 의해 생긴다. 그러므로 PQ시간은 심방에서 고유 심실근육까지의 전도시간에 이른다. 이러한 전도 과정에서 전도지연을 만들면 PQ시간이 연장한다.

또 이러한 전도 과정을 bypass하여 전도하는 덧전도로가 존재하는 경우에는 PQ시간이 단축된다. 이것으로부터 WPW증후군이나 LGL증후군을 총칭하여 조기흥분증후군 (preexcitation syndrome)이라고 한다.

I) PQ시간이 짧다(≦3mm(0.12초)).

1. 델타파가 있으며, QRS시간 ≧3mm(0.12초)라면 **WPW증후군**
2. 델타파 등이 없고, QRS군은 정상이며, P파의 형태도 정상이고, PQ시간이 단축한다면 **LGL증후군**
3. P파 형태가 굴(동성) P파와 다를 때는 딴곳 P'파(딴곳심방리듬)든지 역방향 P파로 생각된다. 딴곳 P'파에 의한 딴곳심방리듬이라면 P'Q시간은 보통 정상 범위에 있다. 방실이음부리듬일 때는 역방향 P파가 Ⅱ, Ⅲ, aVF유도에서 음성 P파로서 생기며, QRS군 직전 또는 직후에 보이든가 또는 QRS군에 전혀 겹쳐 보이지 않는다. QRS군 직전에 있는 경우에도 PQ시간은 보통 짧다(≦3mm).
4. 1박동만 혹은 연발하여 딴곳 P'파가 조기에 출현하고 있을 때는 심실위주기외수축(SVPC). 이때 P'Q시간은 정상 또는 짧거나(방실전도의 불응기에 해당) 긴 것도 있다.

II) PQ시간이 길다(>5mm(0.21초)).

1. PQ시간이 길으나 P–QRS가 모두 1:1로 대응하고 있을 때는 **1도 방실차단.**
2. I)–4에서 설명한 것과 같이 SVPC에서 P'Q시간 >5mm로 되는 것도 있다.

Let's try

Question 1

40세, 남성. 건강진단에서 심전도 이상이 지적되었으나 자각증상은 없었다. 심전도 소견은?

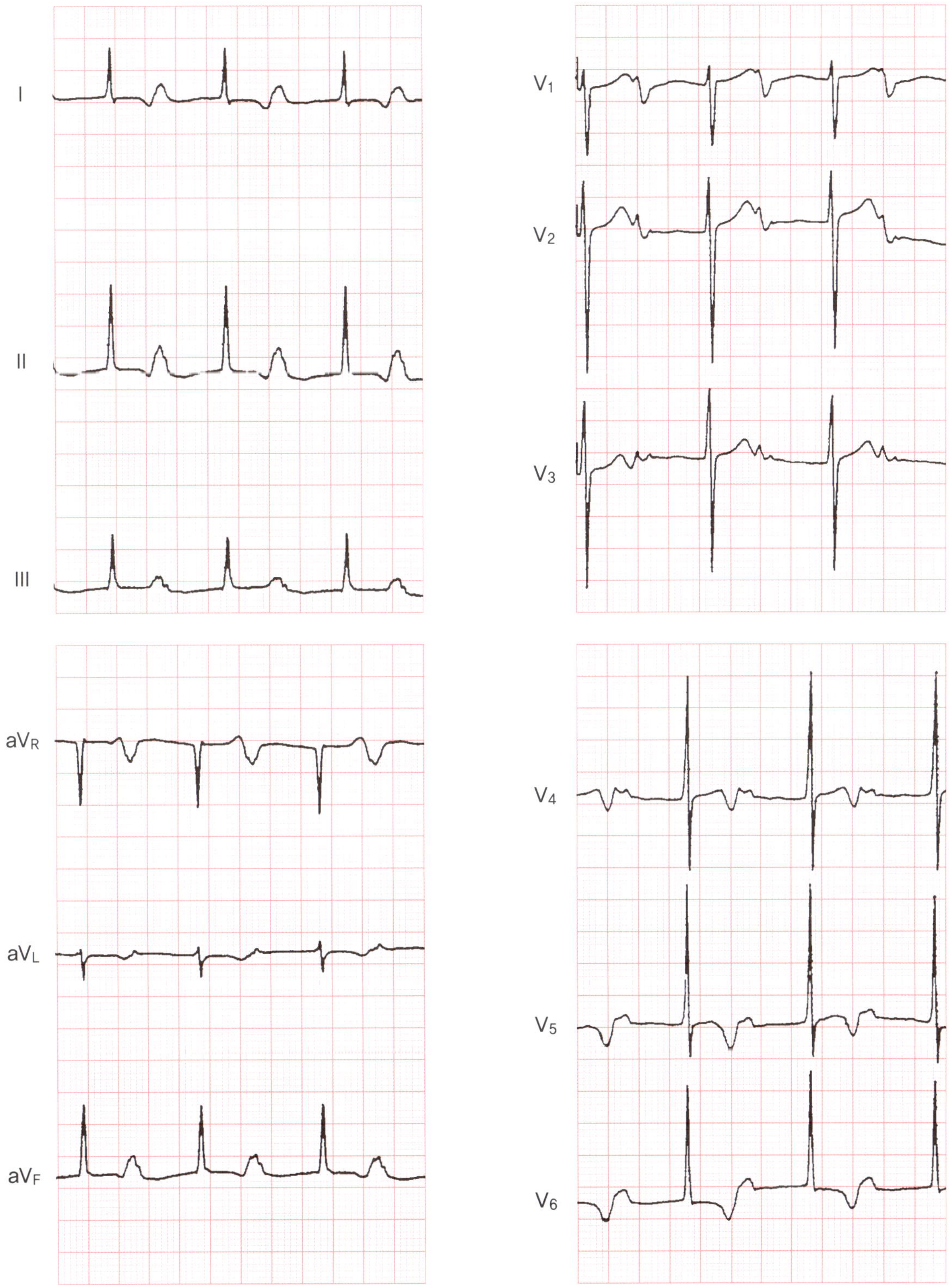

(10mm=1mV)

Let's try

Answer 1 1도 방실차단

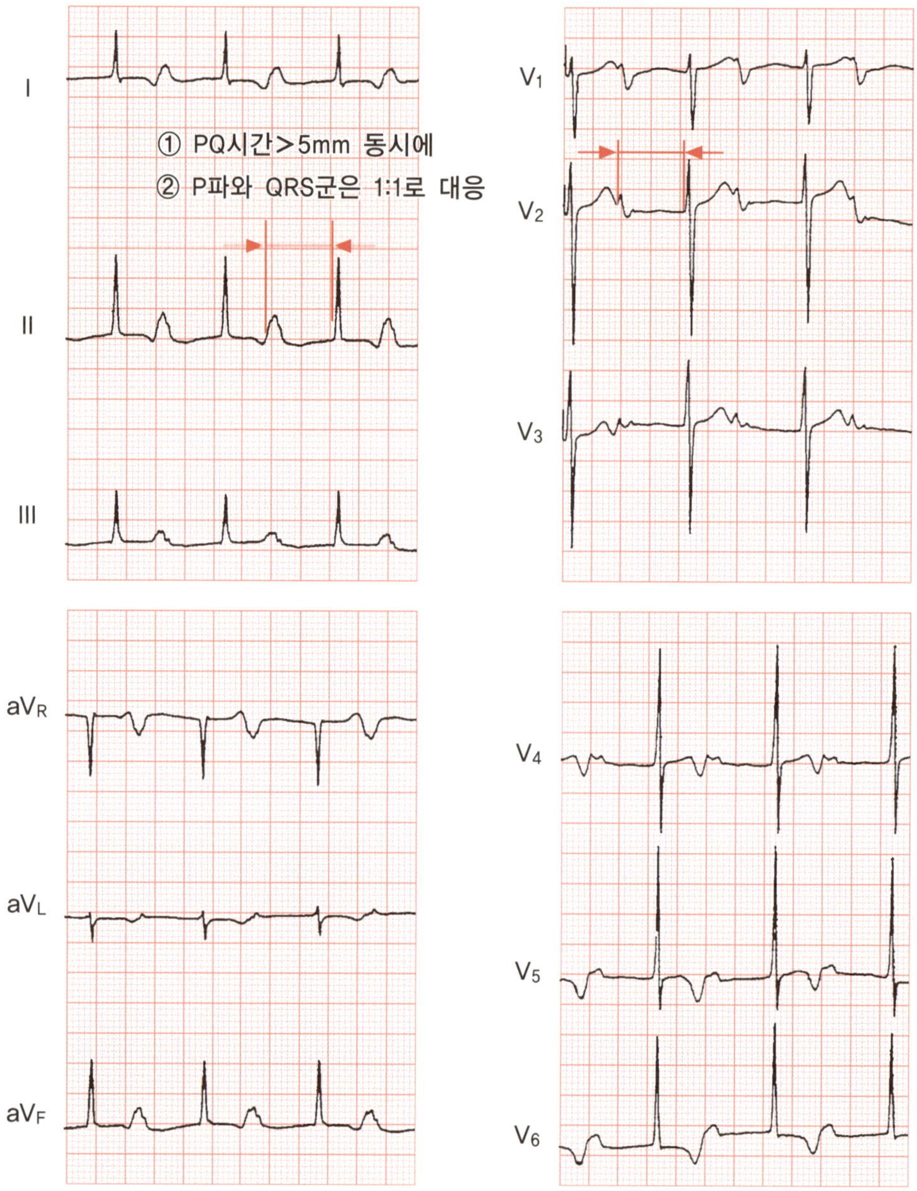

◎ ① PQ시간>5mm로 연장하고 있으나, ② P파와 QRS군이 1:1로 대응하고 있고, QRS군의 탈락이 없으므로 1도 방실차단이다(QRS군의 탈락이 기록되면 2도 방실차단). 본 예에서 PQ시간은 11mm(0.44초)이며, 정상 5mm(0.20초) 이하에 대해 분명하게 연장하고 있다. 그 때문에 P파는 그 앞의 T파에 겹치며, 언뜻 보면 P파가 없는 것처럼 보인다(정말로 P파가 없다면 가속방실이음부리듬으로 진단하게 된다). 그러나 본 예에서는 P파가 T파에 겹쳐 존재하는 것을 V_1~V_3유도를 보면 알 수 있고, 1도 방실차단으로 진단하는 것이 가능하다.

◎ P파나 PQ시간은 II유도에서 인식되기 쉽고, 측정도 II유도에서 실시하는 것이 보통이나 P파를 잘 인식할 수 없을 때에는 그 다음에 P파가 잘 보이는 V_1~V_3유도를 참조하면 좋다.

◎ 본 예에서는 위 외에 I, aV_L, V_4~V_6유도에서 음성 T파를 동반하며, 허혈을 포함하는 어떤 심장근육장애도 의심된다.

Let's try

Question 2

23세, 남성. 갑자기 생기는 두근거림 발작이 몇 번 정도 있어서 정밀검사를 받기 위해 내원하였다. 진단은 무엇인가?(12유도 심전도와 하단의 V1유도 연속 기록은 동시 기록)

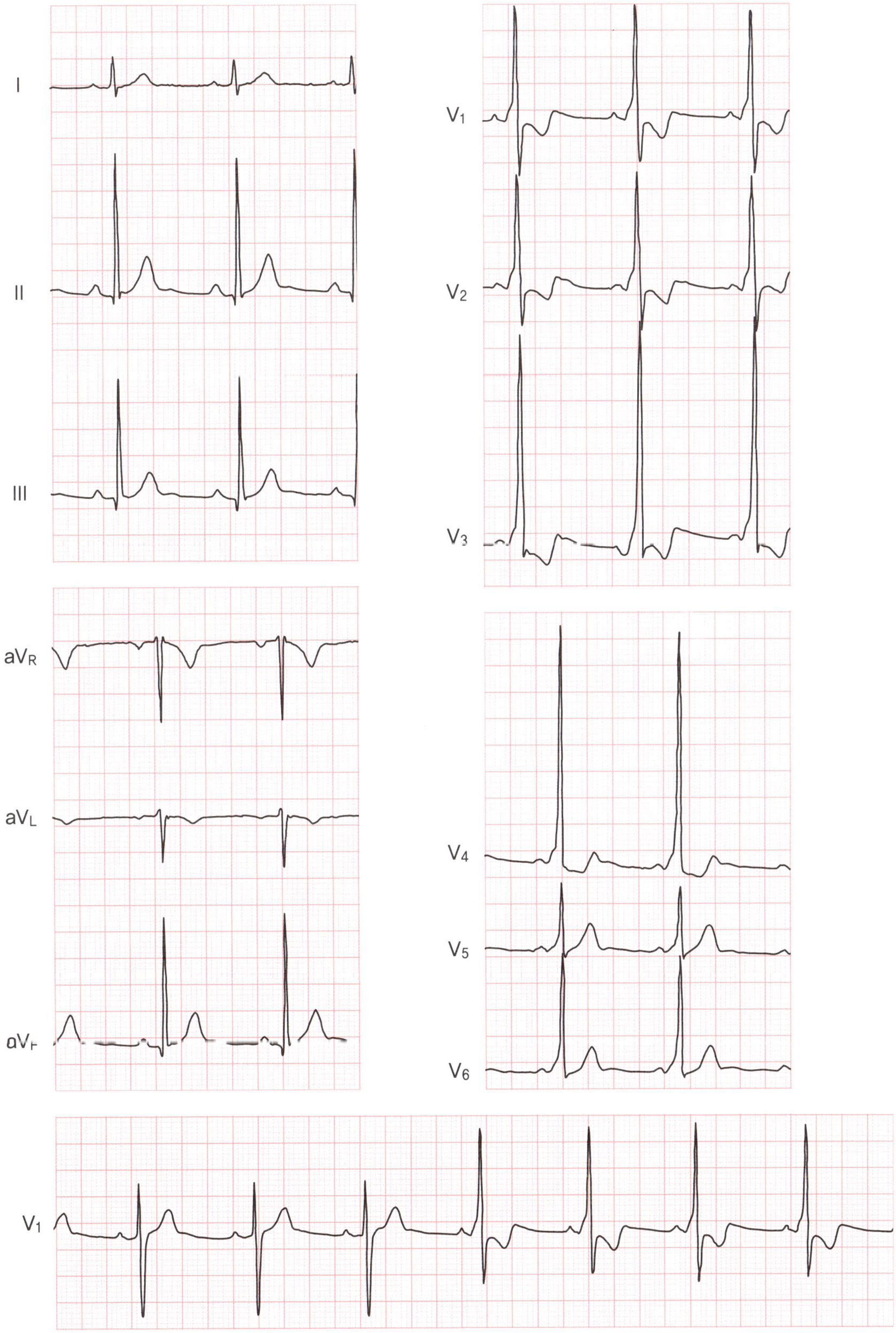

(10mm=1mV)

Let's try

Answer 2 간헐성 WPW증후군

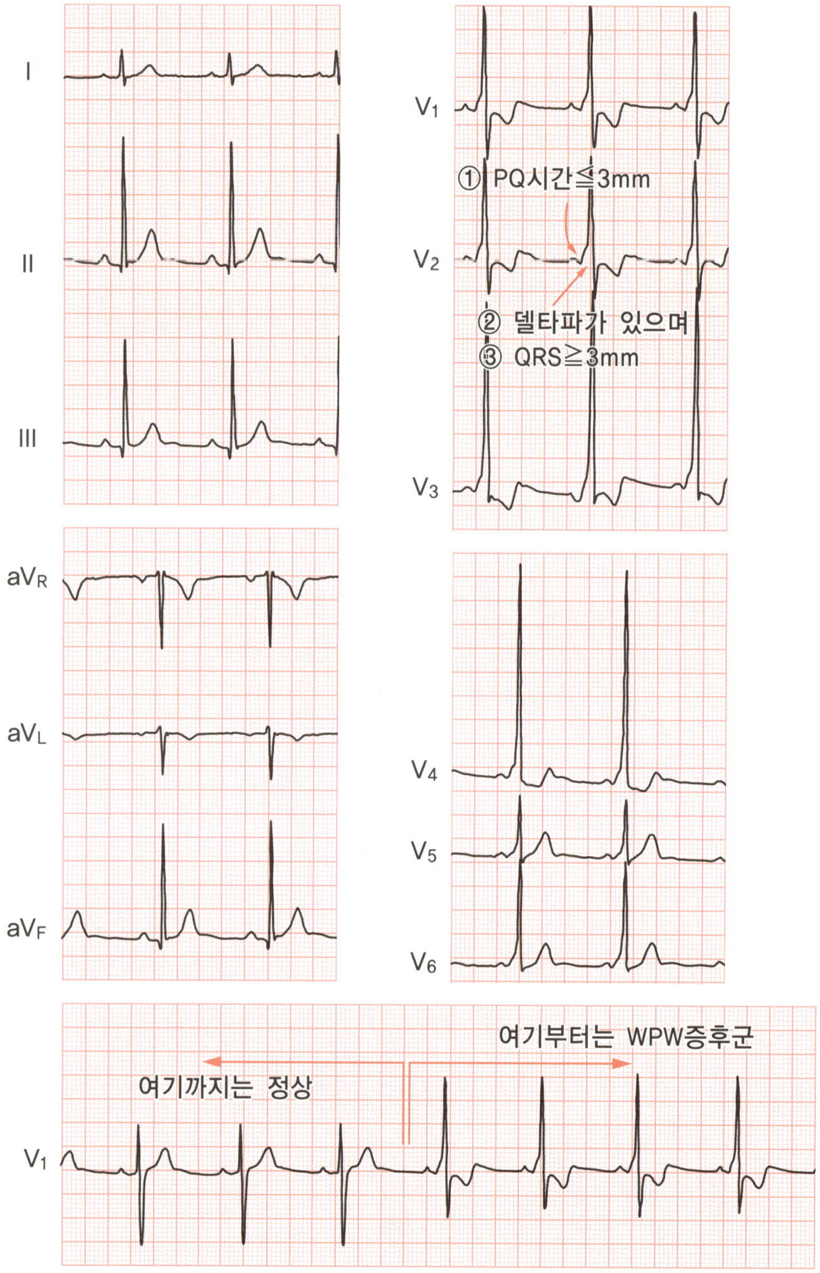

◎ 앞쪽의 기록은 P파, PQ시간, QRS시간의 어느 것도 정상이다. 그러나 뒷쪽의 기록은 P파의 형태나 P파의 주기가 변화하지 않는 같은 굴리듬이나 ① PQ시간이 단축하며(≦3mm), ② 델타파가 출현, ③ QRS시간이 연장(≧3mm)하여 WPW 증후군인 것을 나타내고 있다.

◎ 덧전도로(켄트다발)는 정방향(심방→심실), 역방향(심실→심방)의 전도성을 가지고 있다. 항상 정방향 전도인 것은 언제나 WPW증후군의 심전도 소견을 가지며, 현성 WPW증후군이라고 한다. 한편 본 예와 같이 때로 정방향의 전도가 소실하는 것도 있으며 간헐성 WPW증후군이라고 한다. 이외에 정방향 전도는 없고 역방향 전도만의 것(잠재성 WPW증후군)도 있다. 잠재성 WPW증후군은 방실회귀성빠른맥을 만들 수 있으나 비발작시의 심전도에서 델타파는 존재하지 않고, PQ시간도 정상이므로 WPW증후군으로는 진단할 수 없다.

한마디 메모 : WPW증후군과 부정맥

WPW증후군이 처음으로 보고된 때에는 빠른맥이 합병하기 쉬운 것이 알려져 있었다. 실제 WPW증후군에서는 심방 혹은 심실주기외수축을 방아쇠(trigger)로 하여 심방→방실결절→심실→덧전도로를 역방향→심방→……과 같이 흥분이 선회하는 방실회귀성빠른맥을 만들기 쉽다. 더욱더 발작성심방잔떨림을 약 30%로 합병하게 되어 위성 심실빠른맥(pseudoventricular tachycardia)이라고 하는 심전도 소견을 나타내고, 돌연사의 원인이 되는 일이 있다(참조 ➡ **chapter20-3**, p336).

한마디 메모 : 덧전도로의 위치 추정

Gallagher 등은 외과적으로 덧전도로 절단을 실시한 증례의 심전도에서 델타파의 초기 40ms의 극성으로부터 기인하는 덧전도로의 존재 부위를 진단 가능한 것을 나타냈다(그림 6). 더욱더 Arruda 등은 델타파의 초기 20ms의 극성으로부터 덧전도로의 존재 부위를 진단하는 flow-chart를 제창하였다(그림 7).

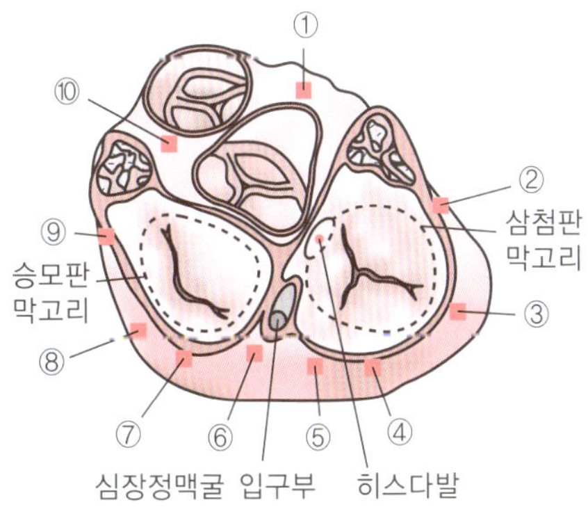

① 오른앞사이막 ⑥ 오른뒤사이막
② 오른앞벽 ⑦ 왼뒤벽
③ 오른가쪽벽 ⑧ 왼가쪽벽
④ 오른뒤벽 ⑨ 왼앞벽
⑤ 오른옆사이막 ⑩ 왼앞사이막

델타파의 극성

	I	II	III	aVR	aVL	aVF	V1	V2	V3	V4	V5	V6
①	+	+	+(±)	−	±(+)	+	±	±	+(±)	+	+	+
②	+	+	−(±)	−	+(±)	±(−)	±	+(±)	+(±)	+	+	+
③	+	±(−)	−	−	+	−(±)	±	±	±	+	+	+
④	+	−	−	−	+	−	±(+)	±	+	+	+	+
⑤	+	−	−	−(+)	+	−	±	+	+	+	+	+
⑥	+	−	−	−	+	−	+	+	+	+	+	+
⑦	+	−	−	±(+)	+	−	+	+	+	+	+	−(±)
⑧	−(±)	±	±	±(+)	−(±)	±	+	+	+	+	−(±)	−(±)
⑨	−(±)	+	+	−	−(±)	+	+	+	+	+	+	+
⑩	+	+	+(±)	−	±	+	±(+)	+	+	+	+	+

±=델타파의 초기 40ms가 등전위 +=델타파의 초기 40ms가 상향
−=델타파의 초기 40ms가 하향

그림 6. WPW증후군에서 심전도적 분류(Gallagher 등에 의함)

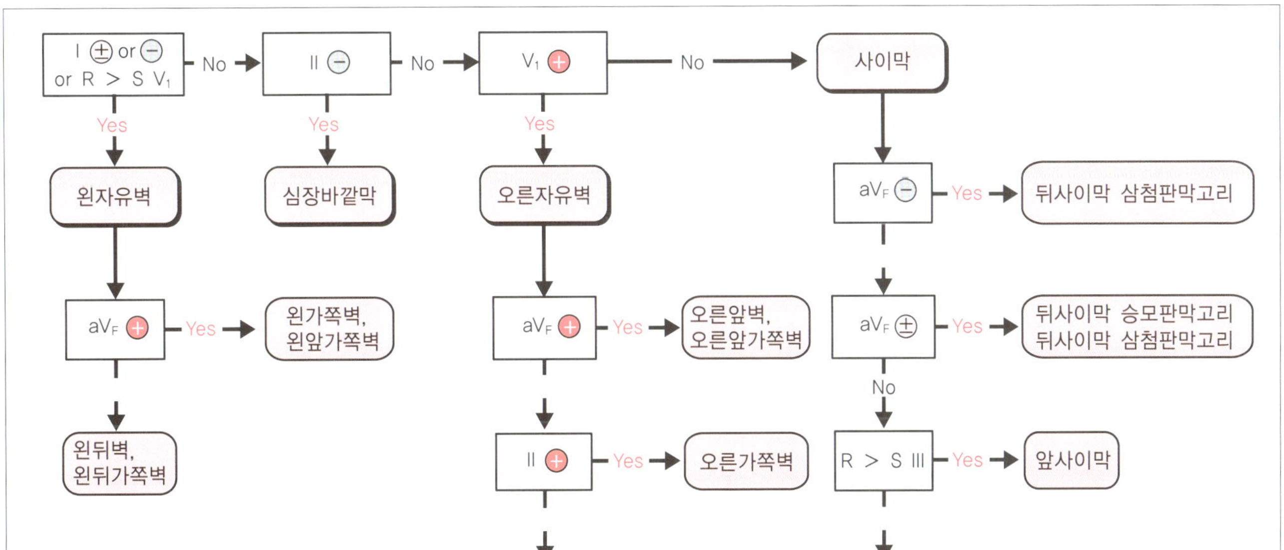

그림 7. 굴리듬 때 델타파의 극성(초기 40ms)에 의한 덧전도로의 부위 진단

QRS군의 폭이 넓고(QRS시간의 연장), QRS 평균 전기축이 이상

1 오른방실다발갈래차단〈우각블록, right bundle branch block, RBBB〉

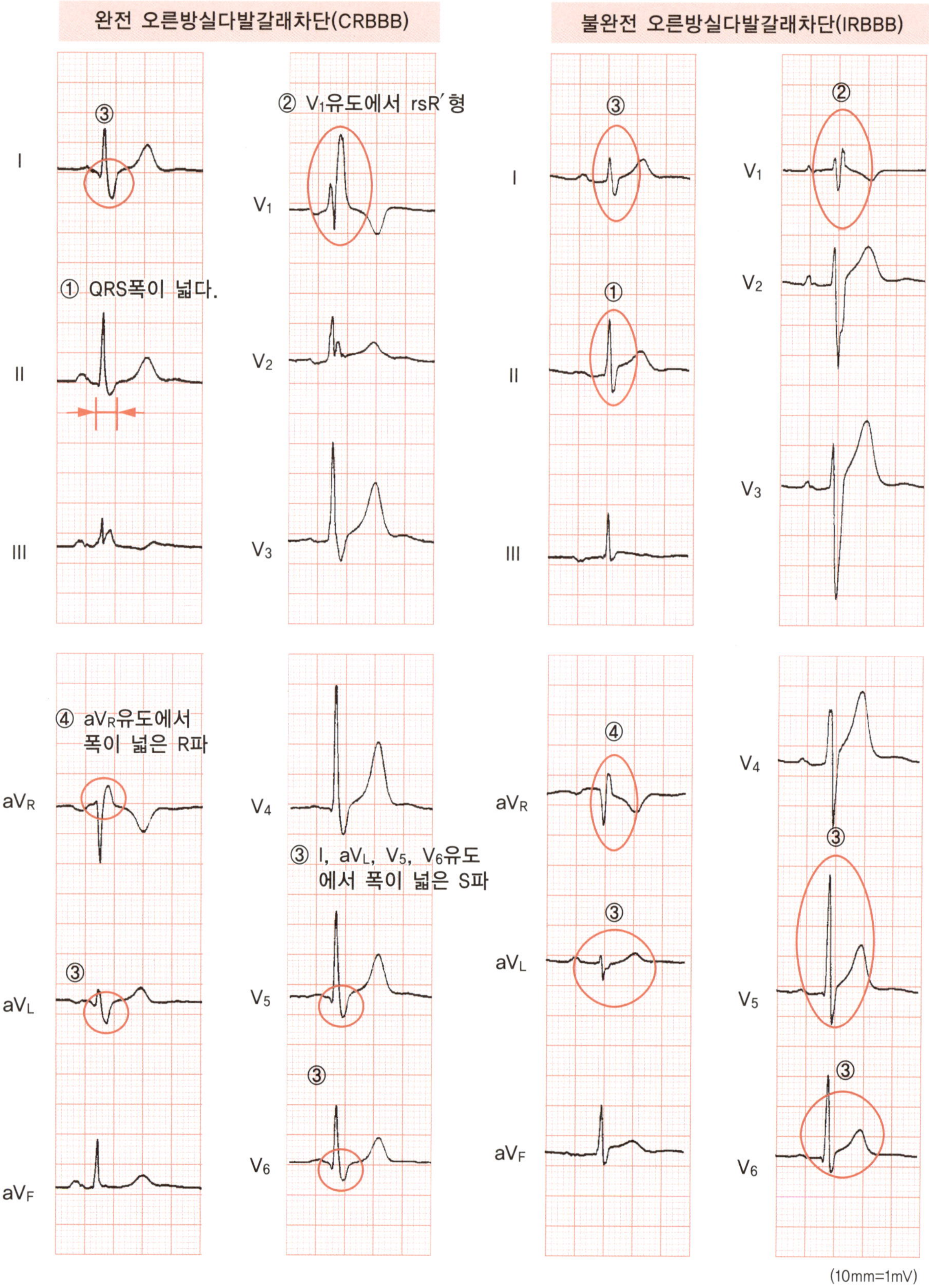

오른방실다발갈래의 기전

심실내의 자극전도는 방실결절에서 히스다발을 지나 오른방실다발갈래, 왼방실다발갈래앞가지, 왼방실다발갈래뒤가지(왼방실다발갈래 사이막가지)에서 말초 푸르킨예섬유로 전해지며, 각각 오른심실, 왼심실로 흥분이 전도하게 된다. **오른방실다발갈래차단은 히스다발까지의 흥분전도는 정상이나 오른방실다발갈래 줄기 또는 그 분지에 장애가 있고, 심실내전도장애가 일어난 것으로 오른방실다발갈래의 흥분에 지연이 생긴다.**

QRS시간이 3mm(0.12초) 이상인 것을 **완전오른방실다발갈래차단**(complete right bundle branch block, CRBBB), 2.5mm(0.10초) 이상, 3mm(0.12초) 미만인 것을 **불완전오른방실다발갈래차단**(incomplete right bundle branch block, IRBBB)이라고 한다.

분류와 주된 질환

전도 장애의 지속시간에 의해 일과성, 간헐성(심박동수의존성 차단 등)이나 항구성으로 또 오른방실다발갈래의 장애 부위에 의해 말초성과 중추성으로 분류된다.

허혈성질환, 고혈압성심장질환 등 모든 유형의 심장질환에서 볼 수 있으나 가장 많은 것은 기초질환이 분명하지 않은 경우이다. 용적과부하에 의한 오른심실부하에서는 IRBBB가 출현하기 쉽다.

오른방실다발갈래차단 심전도의 특징

RBBB의 심전도 소견은 오른방실다발갈래가 차단되어 있기 때문에 오른심실이 늦게 흥분하는 것에서 기인한다. 즉 ① V_1유도에서 rSR'형. R파는 오른심실의 흥분을 나타내며, 높고 폭이 넓다. ② Ⅰ, aV_L, V_5, V_6유도에서 폭이 넓은 S 파. S파는 오른심실의 흥분을 나타내며, 깊지는 않으나 폭이 넓다. ③ aV_R유도에서 QR형. R파는 오른심실의 흥분을 나타내며, 폭이 넓다.

Chapter1-3(p36)에서 설명한 것과 같이 정상 심실에서는 탈분극과 재분극의 방향이 반대이며, QRS군과 T파는 같은 방향으로 된다. 이것에 대해서 정상의 전도로를 통하지 않을 때 재분극은 탈분극의 뒤를 뒤쫓아가 둘은 같은 방향으로 향하므로 T파는 QRS군과 반대 방향으로 된다. 오른방실다발갈래차단 때 오른심실의 흥분도 이것과 마찬가지이며, 오른심실의 탈분극을 나타내는 QRS군의 마지막 흔들림과 T파는 반대 방향으로 된다. 따라서 정상 오른방실다발갈래차단에서 T파는 V_1, aV_R유도에서 음성, Ⅰ, aV_L, V_5, V_6유도에서 양성으로 된다.

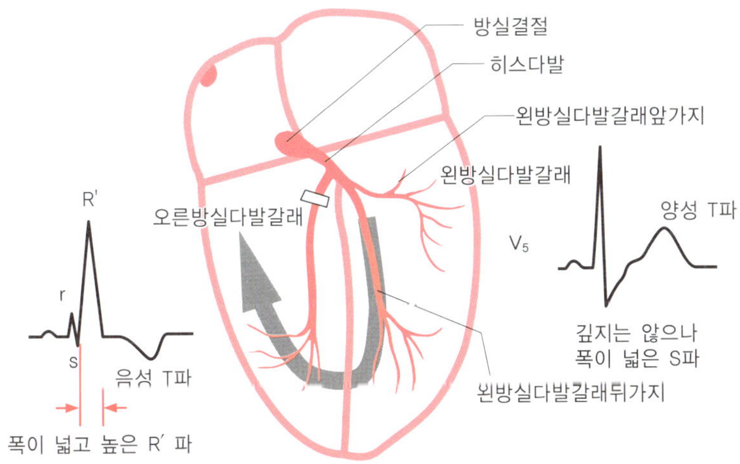

그림 1. RBBB

▭ : 차단된 장소

ONE POINT

심실위리듬에서는 없는 심실빠른맥 등의 경우에도 QRS파형에 의해서 오른방실다발갈래차단형 심실빠른맥과 같은 표현이 많이 사용되므로 chapter5-2의 왼방실다발갈래차단 파형과 함께 잘 기억해야 한다.

핵심 포인트

오른방실다발갈래차단은

① QRS군의 폭이 넓다 〔RBBB : 3mm(0.12초) 이상, IRBBB : 2.5mm(0.10초) 이상 3mm(0.12초) 미만〕

② V_1유도에서 분열하여 rsR'형이며, T는 음성

③ Ⅰ, aV_L, V_5, V_6유도에서 S파는 폭이 넓고, T파는 양성

④ aV_R유도에서 폭이 넓은 R파가 있게 된다.

2 왼방실다발갈래차단〈좌각블록, left bundle branch block, LBBB〉

완전 왼방실다발갈래차단(CLBBB)

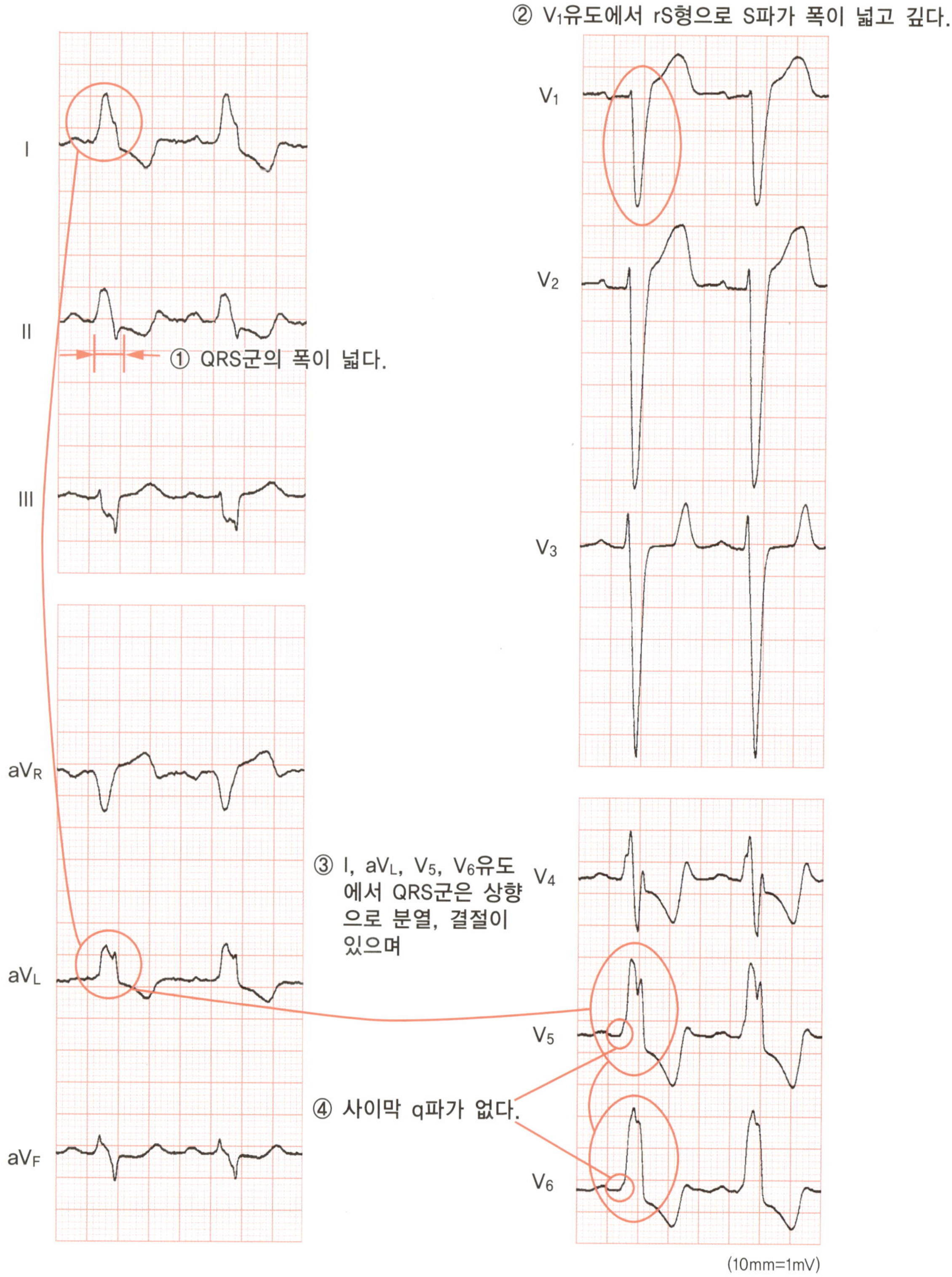

왼방실다발갈래차단의 기전

심실내의 심장흥분전도계통은 히스다발에 의해 오른방실다발갈래, 왼방실다발갈래로 분지하며, 그 중 왼방실다발갈래는 대동맥판막 오른심장동맥판첨(우관첨) 및 무심장동맥판첨(무관첨) 근방을 주행하고, 앞가지와 뒤가지(와 사이막가지)로 나누어진 후 왼심실 심장속막아래에서 부채상으로 퍼진다. 이 **왼방실다발갈래의 줄기 혹은 앞가지 · 뒤가지가 동시에 장애되어 심실내전도장애를 초래한 것을 왼방실다발갈래차단**이라고 한다.

QRS시간이 3mm(0.12초) 이상을 완전왼방실다발갈래차단(complete left bundle branch block, CLBBB), **2.5mm(0.10초) 이상, 3mm(0.12초) 미만을 불완전왼방실다발갈래차단**(incomplete left bundle branch block, ILBBB)이라고 한다. 보통은 3mm 이상을 CLBBB라고 한다.

분류와 주된 질환

전도 장애의 지속시간에 의해 일과성, 간헐성(심박동수 의존성 차단 등)이나 항구성으로 분류된다.

허혈성심장질환, 심장근육염, 강한 대동맥판막 석회화, 사르코이드증, 왼심실비대를 동반하는 고혈압성심장질환 등의 심장근육장애가 광범위하게 이르는 질환에서 많다. 그러나 건강진단 등에서 우연히 발견되거나 기질적 질환에서는 보이지 않는 예도 있다.

왼방실다발갈래차단 심전도의 특징

LBBB의 심전도 소견은 왼방실다발갈래가 차단되고 있기 때문에 왼심실이 늦게 흥분하는 것에서 기인한다. 즉 ① V_1유도에서 rS형. S파는 왼심실의 흥분을 나타내며 깊고 동시에 폭이 넓다. ② Ⅰ, aV_L, V_5, V_6유도에서 QRS군은 상향으로 R파는 폭이 넓은 분열 또는 결절을 가진다. ③ Ⅰ, aV_L, V_5, V_6유도에서 q파가 없다. Ⅰ, aV_L, V_5, V_6유도에서 정상으로 보이는 q파는 심실근육에서 가장 빠르게 심실사이막이 왼방실다발갈래를 개입하여 왼심실 측에서 오른심실 측으로 흥분하기 때문에 생기는 파로 사이막 q파(septal q wave)라고 한다. 따라서 LBBB에서는 이 septal q wave는 생기지 않고, 반대로 septal q wave가 존재할 때에 LBBB라고는 말하지 않는다. 또 왼심실의 재분극은 탈분극과 같은 방향으로 되기 때문에 정상 LBBB에서 T파는 V_1유도에서 상향, Ⅰ, aV_L, V_5, V_6유도에서 하향으로 된다.

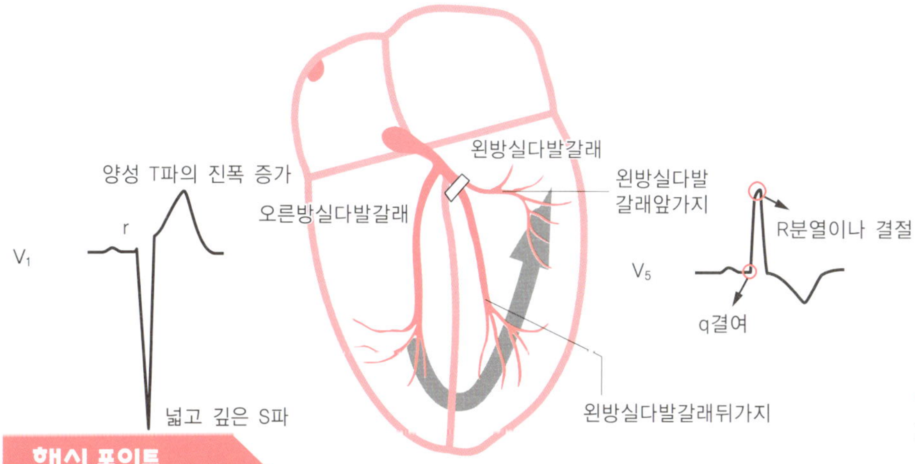

그림 2. LBBB
▭ : 차단된 장소

핵심 포인트

왼방실다발갈래차단은
① QRS군의 폭이 넓다(3mm(0.12초) 이상으로 CLBBB).
② V_1유도에서 r파는 작고, S파는 폭이 넓고 깊다. T파는 양성이며, 진폭의 증가
③ Ⅰ, aV_L, V_5, V_6유도에서 QRS군은 상향이며, R파는 폭이 넓고 분열, 결절을 볼 수 있으며,
④ Ⅰ, aV_L, V_5, V_6유도에서 septal q wave가 없게 된다.

3 비특이적 심실내전도장애〈nonspecific intraventricular conduction disturbance, nonspecific IVCD〉

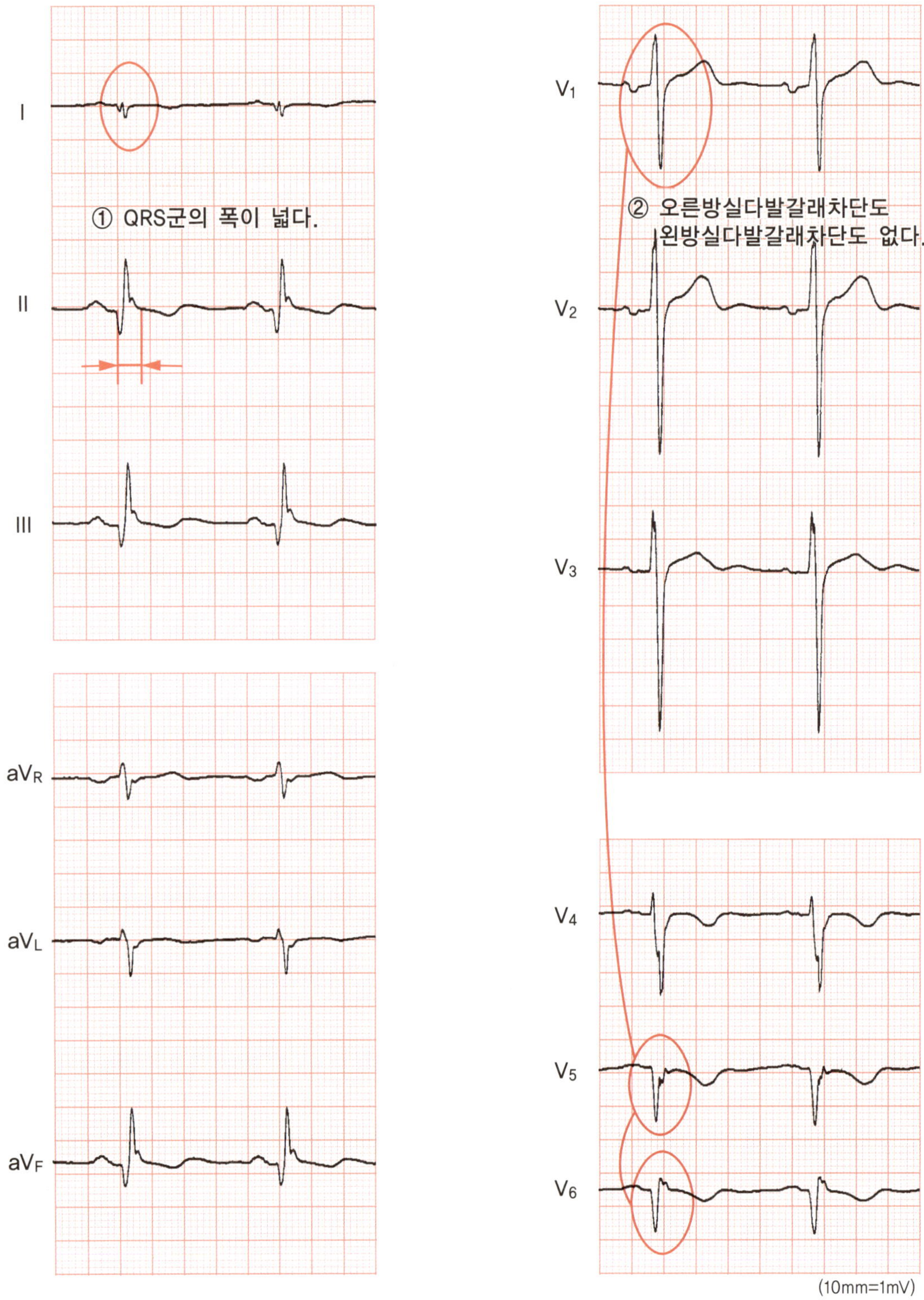

비특이적 심실내전도장애의 기전

QRS군의 폭은 넓으나 오른방실다발갈래차단이나 왼방실다발갈래차단으로 진단되지 않는 전도 장애를 볼 수 있다. 이와 같은 경우는 심실내전도장애의 부정형, 비특이적 심실내전도장애로 진단된다. 이것은 오른방실다발갈래나 왼방실다발갈래 등 심실내의 전도로 이외에, 결국 **푸르킨예섬유(Purkinje's fiber)나 심실근육 수준의 광범위한 차단 등에서 생긴다.**

어떤 때에 보이는가?

허혈성심장질환, 심장근육병증, 판막증에 의한 고도의 심장확장 등의 심장근육장애가 강한 예에서 보이는 것이 많다. 또 강한 왼심실비대일 때 왼심실비대 소견과 함께 보이는 것이 많다. 일과성으로는 고칼륨혈증, 항부정맥제, 삼환계항울제의 투여에서 생기는 일이 있다.

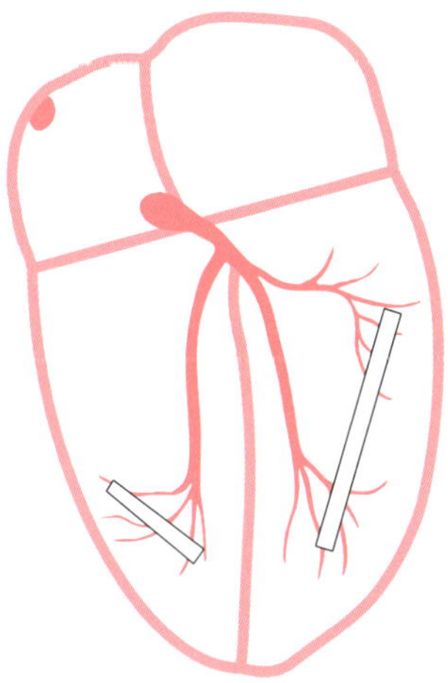

그림 3. IVCD

비특이적 심실내전도장애는 다발갈래보다 말초의 광범위한 전도 장애에 의한다.

▭ : 차단된 장소

← 좌측 심전도는 54세, 남성. 대동맥판막 · 승모판막기능부족으로 2판막치환수술 실시 후의 증례. 심전도에서는 아래가쪽벽 심근경색증을 합병하고 있을 가능성이 있다.

핵심 포인트

비특이적 심실내전도장애는

① QRS군의 폭이 넓으나(2.5mm(0.10초) 이상)

② 어떤 다발갈래차단의 특징도 나타내지 않는다.

4 왼방실다발갈래앞가지차단〈좌각전지블록, left anterior hemiblock, LAH〉

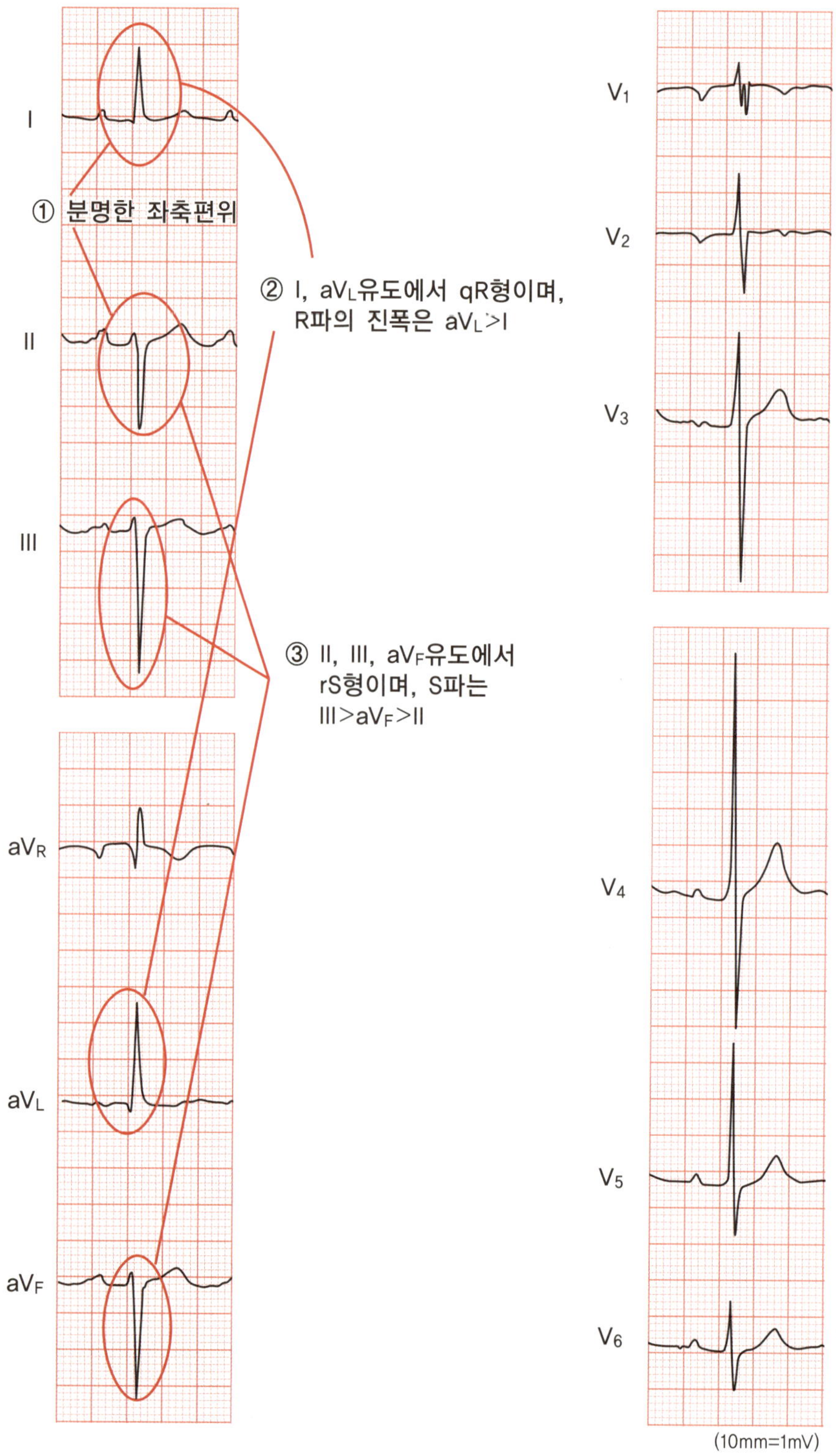

(본 예는 왼방실다발갈래차단 위에 1도 방실차단을 동반하고 있다.)

왼방실다발갈래앞가지차단과 뒤가지차단

심실 내 자극전도로의 왼방실다발갈래는 앞가지와 뒤가지로 나누어진다. 왼방실다발갈래앞가지는 왼심실 앞벽을 좌측 방향으로 향하며, 왼방실다발갈래뒤가지는 뒤가쪽벽을 아래 방향으로 향한다. 각각의 끝은 푸르킨예섬유로 결합하고 있다. **왼방실다발갈래앞가지에 전도 장애가 생긴 것을 왼방실다발갈래앞가지차단, 왼방실다발갈래뒤가지에 생긴 것을 왼방실다발갈래뒤가지차단, 합쳐서 섬유속차단(fascicular block)이라고 한다.** 뒤가지에 비해 앞가지는 길고 가늘며, 또 대동맥판막 가까이를 주행하고 있기 때문에 경화성 병변으로 잠입하기 쉬워 **앞가지가 장애되기 쉽다.** 더욱더 뒤가지가 왼심장동맥 휘돌이가지와 오른심장동맥에 의해 영양되고 있는 것에 내해, 앞가시는 오로시 왼심상동맥 앞내림가지만에서 혈행을 얻고 있다. 이상에 의해 **왼방실다발갈래앞가지차단은 비교적 자주 보이나 왼방실다발갈래뒤가지차단은 매우 드물다.**

왼방실다발갈래앞가지차단 심전도의 특징

왼방실다발갈래앞가지차단 때 흥분은 뒤가지를 내려와 그 후 앞가지를 역방향으로 좌측위에 전달한다. 이 때문에 QRS시간은 대부분 연장하지 않고 QRS벡터는 초기에는 아래쪽, 뒤부분에는 좌측위로 향하며, 평균벡터는 −30°~−80°의 분명한 좌축편위로 된다. Ⅱ, Ⅲ, aV_F유도에서는 초기의 아래쪽 벡터에 의해 r파가 형성되며, 뒤부분의 좌측위 벡터에 의해 깊은 S파가 만들어져 rS형을 이룬다. 이 벡터는 Ⅲ유도에서 가장 평행한 방향이기 때문에 $S_Ⅲ>SaV_F>S_Ⅱ$이다. 마찬가지로 Ⅰ, aV_L유도에서는 qR형으로 되며, 보통 $RaV_L>R_Ⅰ$이다.

정상 QRS군은 왼심실 및 오른심실의 전기적 흥분을 서로 제거한 후 평균 벡터의 궤적으로 형성되나 섬유속차단 때 왼심실은 뒤가지, 앞가지로 차례로 각각 흥분하기 때문에 QRS군의 진폭은 섬유속차단이 없을 때보다 커지는 것이 보통이다.

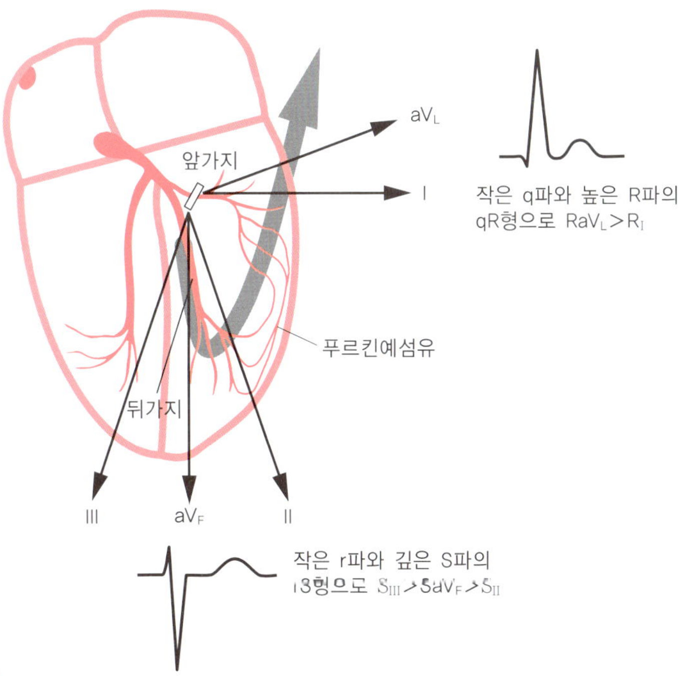

그림 4. LAH

□ : 차단된 장소

핵심 포인트

왼방실다발갈래앞가지차단은

① 분명한 좌축편위이며

② Ⅰ, aV_L유도에서 qR형(보통 $RaV_L>R_Ⅰ$)

③ Ⅱ, Ⅲ, aV_F유도에서 rS형($S_Ⅲ>SaV_F>S_Ⅱ$)을 충족시킨 것이다

5 왼방실다발갈래뒤가지차단〈좌각후지블록, left posterior hemiblock, LPH〉

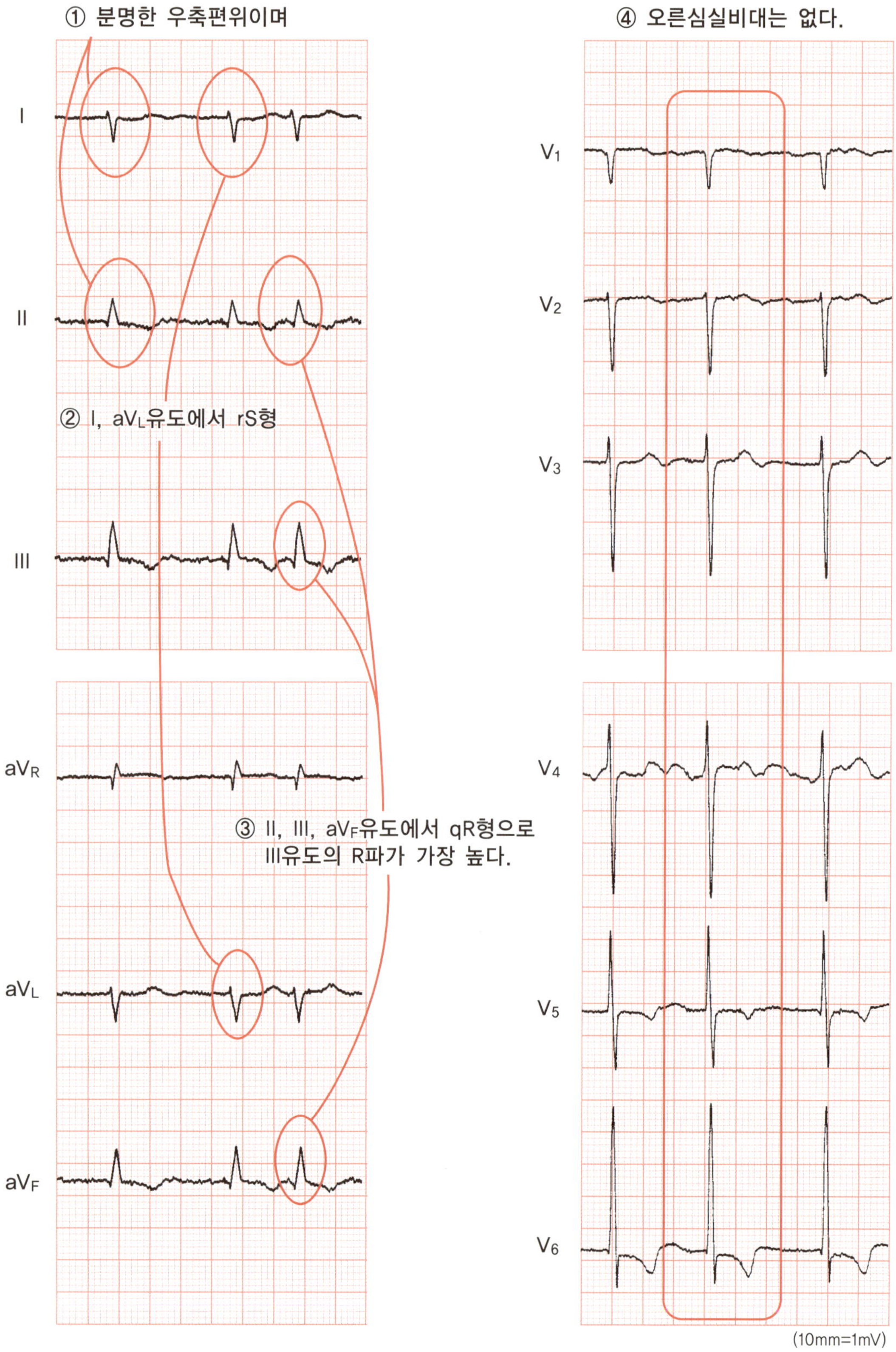

(본 예는 왼방실다발갈래뒤가지차단 외에 심방잔떨림, ST-T이상을 동반한다.)

왼방실다발갈래뒤가지차단의 기전

왼방실다발갈래뒤가지에 전도 장애가 생긴 것을 왼방실다발갈래뒤가지차단이라고 한다. 왼방실다발갈래뒤가지는 두꺼운 구조를 하고 있고 심실사이막에서 뒤꼭지근으로 향하며, 더욱더 왼심실 심장속막아래에 퍼진다. 혈액공급은 오른심장동맥 방실가지, 왼휘돌이가지, 뒤내림가지와 좌우 양측 심장동맥에 의해 받고 있다. 그러므로 왼방실다발갈래뒤가지차단은 앞가지차단보다 아주 드물다.

왼방실다발갈래뒤가지차단의 기전

왼방실다발갈래뒤가지차단 때 흥분은 앞가지를 좌측 방향으로 달리며, 그 후 뒤가지를 역방향으로 우측아래 방향으로 향한다. 이 때문에 QRS시간은 거의 연장되지 않고 QRS벡터는 초기에는 좌측 방향, 뒤부분에는 우측아래 방향으로 향하며, 평균벡터는 +110° 이상의 우축편위로 된다. Ⅱ, Ⅲ, aV_F유도에서는 초기의 좌측 방향 벡터 때문에 q파가 형성되고, 뒤부분의 우측아래 방향 벡터에 의해 높은 R파가 형성되어 qR형으로 되며, 이 R파 벡터는 Ⅲ유도와 보다 평행하기 때문에 $R_{Ⅲ}>RaV_F>R_{Ⅱ}$이다. 또 Ⅰ, aV_L유도에서는 rS형으로 되어 $SaV_L>S_Ⅰ$이다. 왼방실다발갈래뒤가지차단의 진단은 오른심실비대(RVH)가 제외된다(오른심실비대가 있을 때 LPH모양으로 보인다)

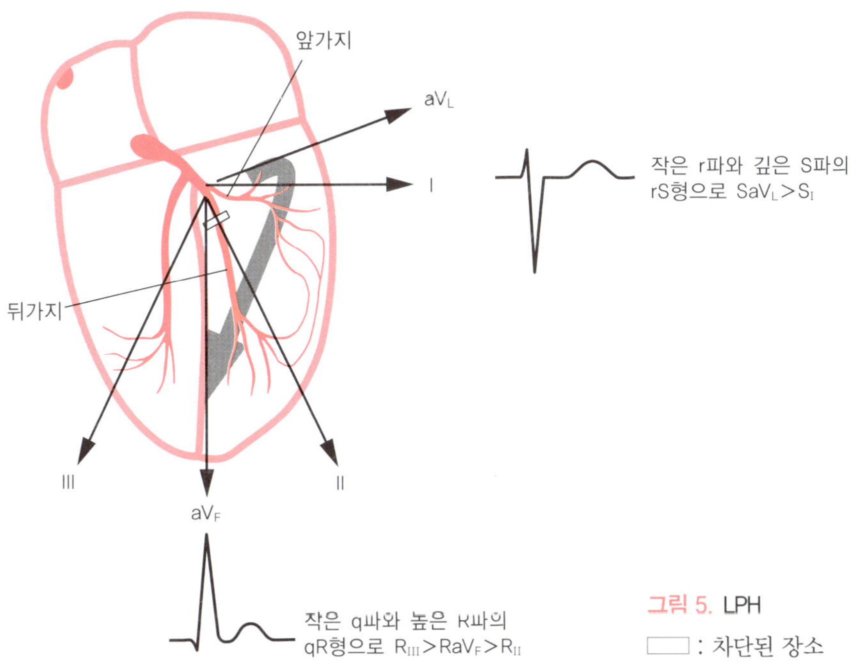

그림 5. LPH
▭ : 차단된 장소

핵심 포인트

왼방실다발갈래뒤가지차단은
① 전기축이 +110° 이상의 분명한 우축편위이며
② Ⅰ, aV_L유도에서 rS형(보통 $SaV_L>S_Ⅰ$)
③ Ⅱ, Ⅲ, aV_F유도에서 qR형($R_{Ⅲ}>RaV_F>R_{Ⅱ}$)이며
④ 오른심실비대(RVH)가 없는 것을 충족하는 것이다.

6 두다발차단〈2지블록, bifascicular block〉과 세다발차단〈3지블록, trifascicular block〉

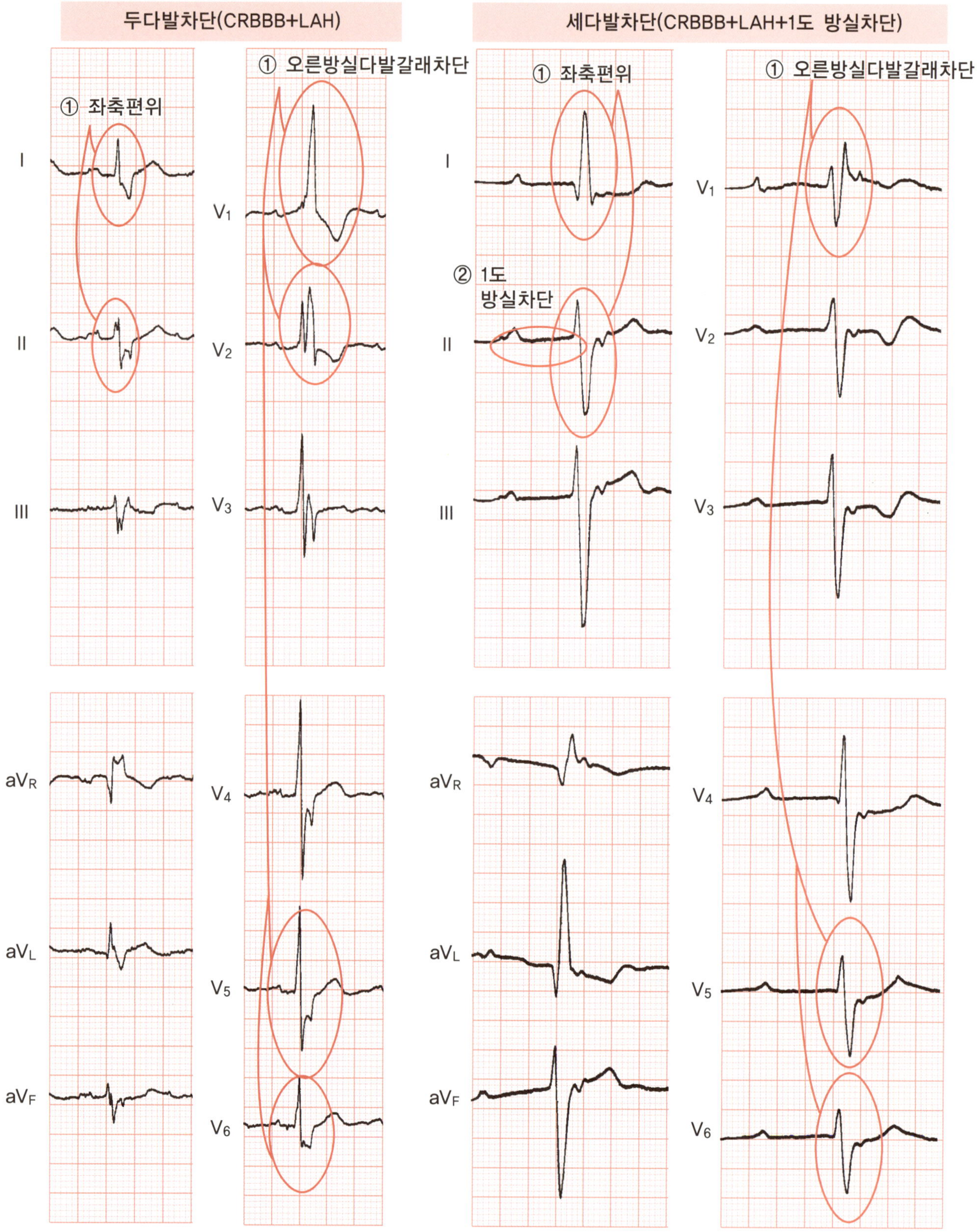

(10mm=1mV)

두다발차단과 세다발차단의 심전도

심실내의 자극전도로는 오른방실다발갈래, 왼방실다발갈래앞가지, 그리고 왼방실다발갈래뒤가지의 3가지에 의해 성립되나 이 중 2가지의 전도 장애가 합병하여 일어난 경우를 두다발차단, 3가지가 동시에 장애된 경우를 세다발차단이라고 한다.

두다발차단은

(1) CRBBB(완전오른방실다발갈래차단)+LAH(왼방실다발갈래앞가지차단)

(2) CRBBB+LPH(왼방실다발갈래뒤가지차단)

(3) LAH+LPH(→이 경우는 왼방실다발갈래차단과 구별할 수 없다)의 3종류이다.

또 세다발차단 중에는

(1) CRBBB+LAH+1도 혹은 2도 방실차단

(2) CRBBB+LPH+1도 혹은 2도 방실차단

(3) CLBBB(완전왼방실다발갈래차단)+LPH+1도 혹은 2도 방실차단(실제로는 방실차단 부위를 확인해야 한다)은 심전도에서 판독 가능하다.

실제로는 왼방실다발갈래뒤가지가 해부학적 이유로 가장 장애를 받기 어렵기 때문에 어느 것도 (1)의 경우가 대부분이다. 또 반대로 (2)의 경우, (1)의 경우에 비해 완전방실차단으로의 이행이 보다 비율이 높다고 생각된다.

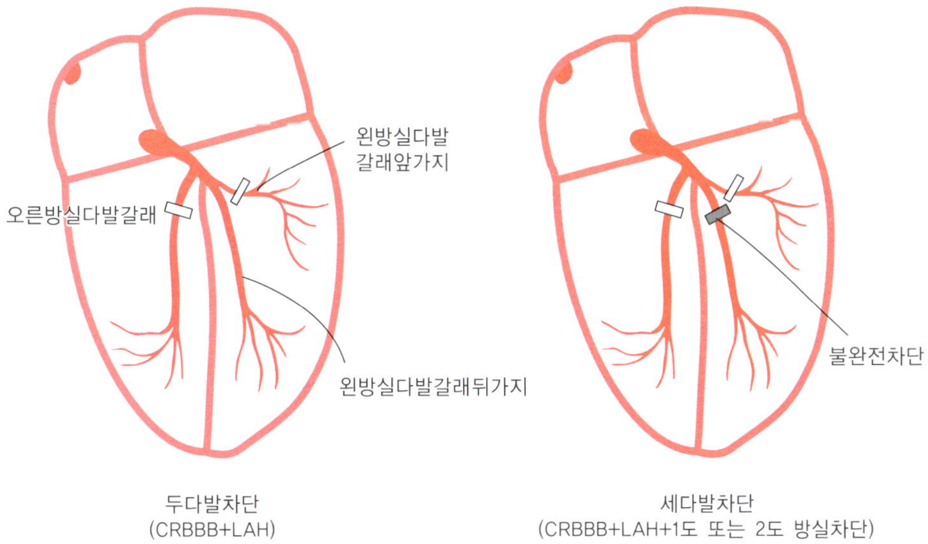

그림 6. 두다발차단과 세다발차단

▭ : 차단된 장소

핵심 포인트

두다발차단(CRBBB+LAH 또는 CRBBB+LPH), 세다발차단은

① CRBBB에 더하여 분명한 좌축편위(LAH) 또는 우축편위(LPH)를 동반하며

② 세다발차단은 이것에 더하여 더욱더 방실차단이 있다.

7 양측다발갈래차단〈양각블록, bilateral bundle branch block〉, 교대다발갈래차단〈교대성각블록, alternating bundle branch block〉

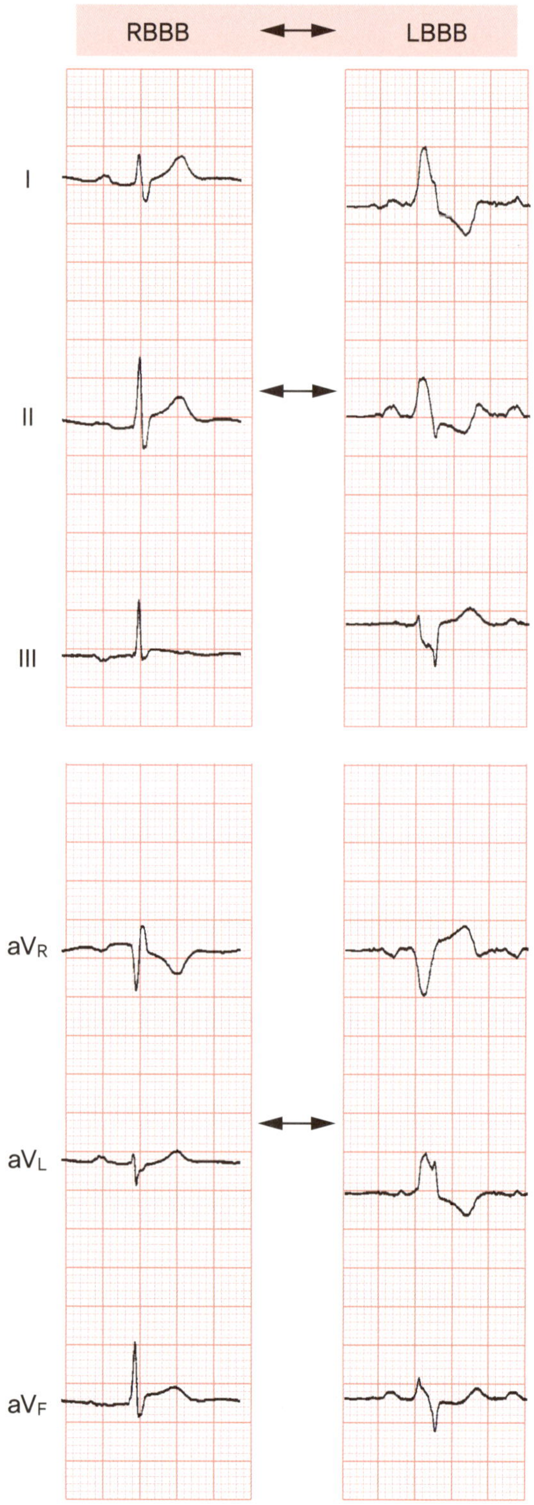

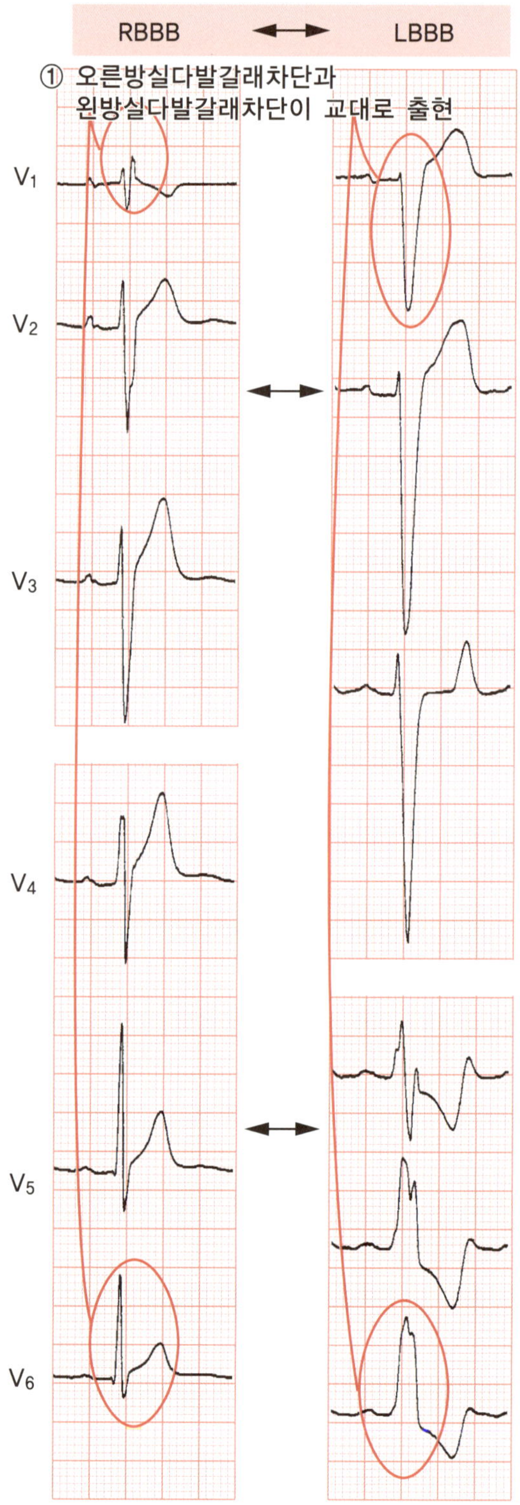

(10mm=1mV)

양측다발갈래차단과 교대다발갈래차단

양측다발갈래차단 혹은 교대다발갈래차단은 몇 분 혹은 며칠사이에 오른방실다발갈래차단과 왼방실다발갈래차단이 교대로 출현하는 현상으로 임상적으로는 드문 심실내전도장애이다. 이것은 좌우 양측다발갈래를 포함하는 광범위하고 불안정한 전도 장애를 의미하며, 약물중독 등의 가역적 인자에 의한 경우를 제외하고 **대부분이 고도방실차단으로 이행한다. 예후불량의 전조이며, 항구적 심장박동조율기 시술의 적응**이 된다.

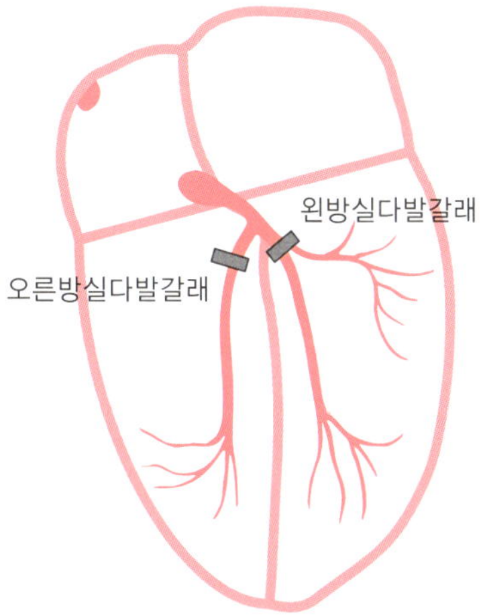

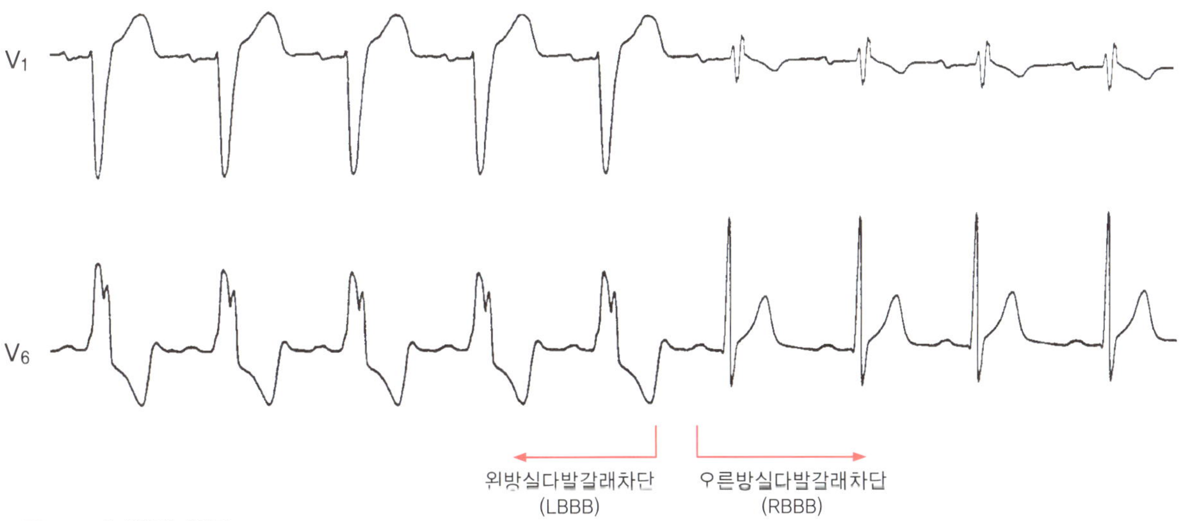

그림 7. 교대다발갈래차단

핵심 포인트

양측다발갈래차단 또는 교대다발갈래차단은
① 오른방실다발갈래차단과 왼방실다발갈래차단이 교대로 출현하는 것이다.

정리해 봅시다

「QRS군의 폭이 넓고(QRS시간의 연장), QRS 평균 전기축이 이상」한 심전도를 읽는 방법

본 장에서는 기본적인 리듬이 심실위리듬(히스다발보다 상위)의 심전도를 읽는 방법을 다루었다. 따라서 기본적인 리듬이 심실위리듬이 없는 경우는 굴실리듬, 심실리듬, 가속심실고유리듬(참조 ➡ chapter2-4, 5)을, 또 굴리듬이나 PQ시간이 짧은 WPW증후군 등은 PQ시간이 짧고 길다(참조 ➡ chapter4-1)를 참조하기 바란다.

《QRS군의 폭이 넓을 때》

우선 심실위리듬인 것을 확인. 심방잔떨림이나 심실위빠른맥에도 관계가 없다.

1 심실위리듬이 없는 경우는 심실리듬, 가속심실고유리듬, 굴실리듬(참조 ➡ chapter2-4, 5 p54, 56)을 감별.

2 굴리듬에서 PQ시간이 짧고 혹은 델타파가 있는 경우는 WPW증후군(참조 ➡ chapter4-1, p80)

3 QRS시간을 계측하여 파형을 V_1과 V_5유도에서 점검.

(1) V_1유도에서 QRS군은 rsR'이며, T파 음성, V_5유도에서 **S파가 넓고,** T파가 양성→RBBB(오른방실다발갈래차단)

(2) V_1유도에서 r파는 작고, **S파는 폭이 넓고 깊다.** T파는 양성으로 진폭의 증가. V_5유도에서 **R파는 폭이 넓고 분열, septal q파가 결여**(QRS시간의 연장을 동반하는 왼심실비대와 감별)→LBBB(왼방실다발갈래차단)

(3) QRS군의 폭은 넓으나 어떤 파형에도 적합하지 않다.→nonspecific IVCD(비특이적 심실내전도장애)

《QRS 평균 전기축이 이상할 때》

4 QRS 평균 전기축을 Ⅰ, Ⅱ, aV_R유도에서 본다.

(1) 이상 Q파가 있으면 심근경색증 등의 이상 Q파를 감별한다(참조 ➡ chapter7-1, p130).

(2) **좌축편위**가 있으면 **전기축을 정확**하게 결정하여 Ⅰ, aV_L유도에서 qR형, Ⅱ, Ⅲ, aV_F유도에서 rS형이라면 →LAH(왼방실다발갈래앞가지차단).

(3) **우축편위**가 있고, Ⅰ, aV_L유도에서 rS형, Ⅱ, Ⅲ, aV_F유도에서 qR형이며, **오른심실비대를 제외할 수 있으면** →LPH(**왼방실다발갈래뒤가지차단).**

(4) (1)~(3)이 아닐 때 RVH, LVH에 의한 축편위 등을 감별

5 위의 조합에 의해 두다발차단, 세다발차단 혹은 양측다발갈래차단을 판단한다.

Let's try

Question 1

29세, 여성. 현기증을 주요호소증상으로 내원하였다. 9세 때 심장수술의 기왕이 있었다. 심전도 소견은 무엇인가?

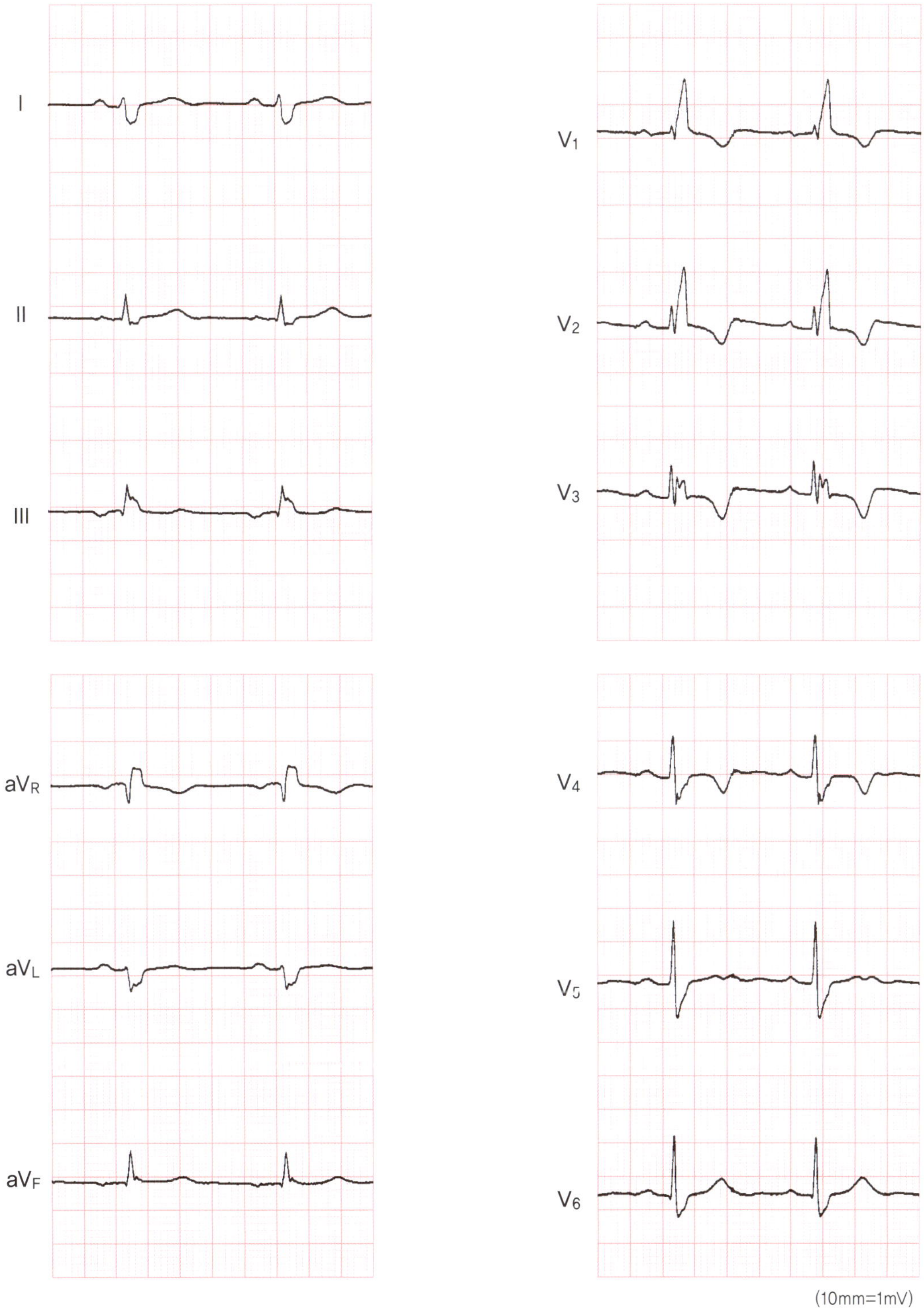

Let's try

Answer 1 두다발차단(CRBBB+LPH)

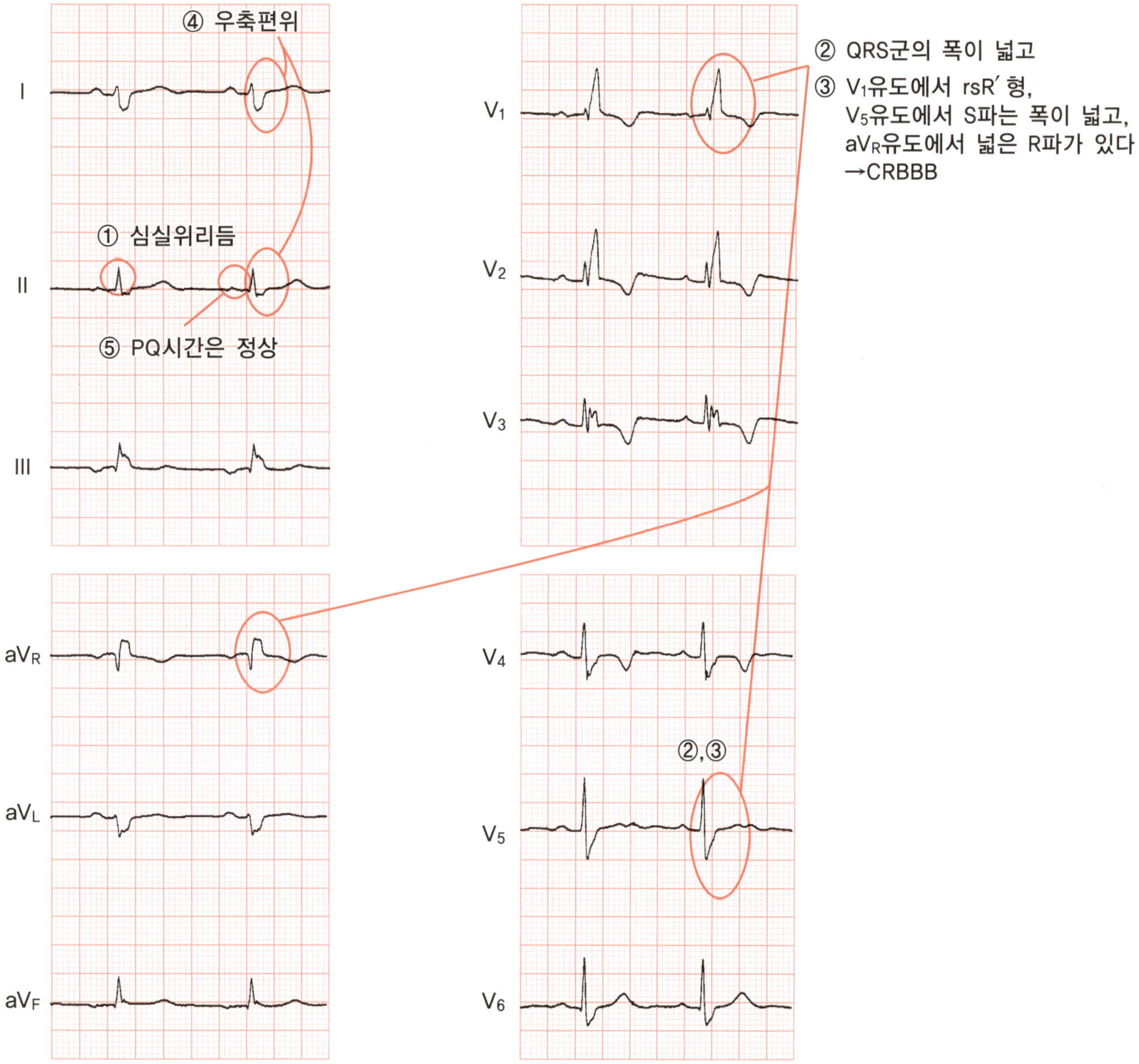

① 심실위리듬이다.

② QRS군의 폭이 넓다.

③ V_1유도에서 QRS군은 분열하여 rsR'형이며, V_5유도에서 S파는 넓고, aV_R유도에서 폭이 넓은 R파가 있다→ CRBBB

④ 전기축이 +121°로 분명한 우축편위를 나타내며, Ⅰ, aV_L유도에서 rS형, Ⅱ, Ⅲ, aV_F유도에서 qR형을 나타낸다→LPH

⑤ PQ시간은 정상

더욱더 완전오른방실다발갈래차단에서 분명한 우축편위, 즉 왼방실다발갈래뒤가지차단을 합병한 것으로부터 진단된다.
왼방실다발갈래뒤가지차단은 드물며, 단독으로 보이는 일이 적고, 이 형태를 보는 일이 많다.
본 예는 심실사이막결손 수술 후이다.

Let's try

Question 2

60세, 남성. 호흡곤란을 주요호소증상으로 내원하였다. 고혈압이 있으며 심장판막증에 의한 병력이 있었다. 심전도 소견은 무엇인가?

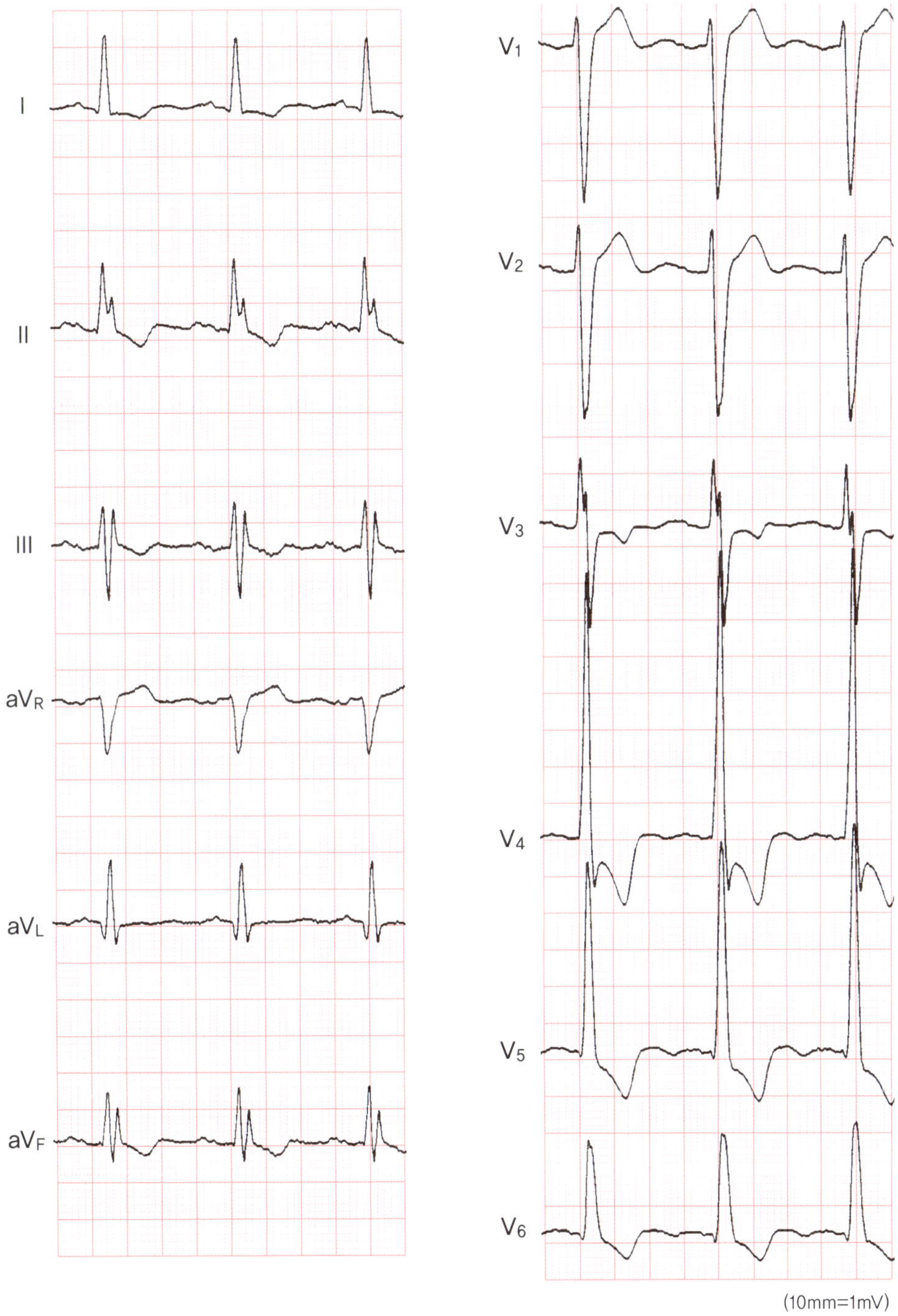

Let's try

Answer 2 QRS시간의 연장을 동반하는 왼심실비대

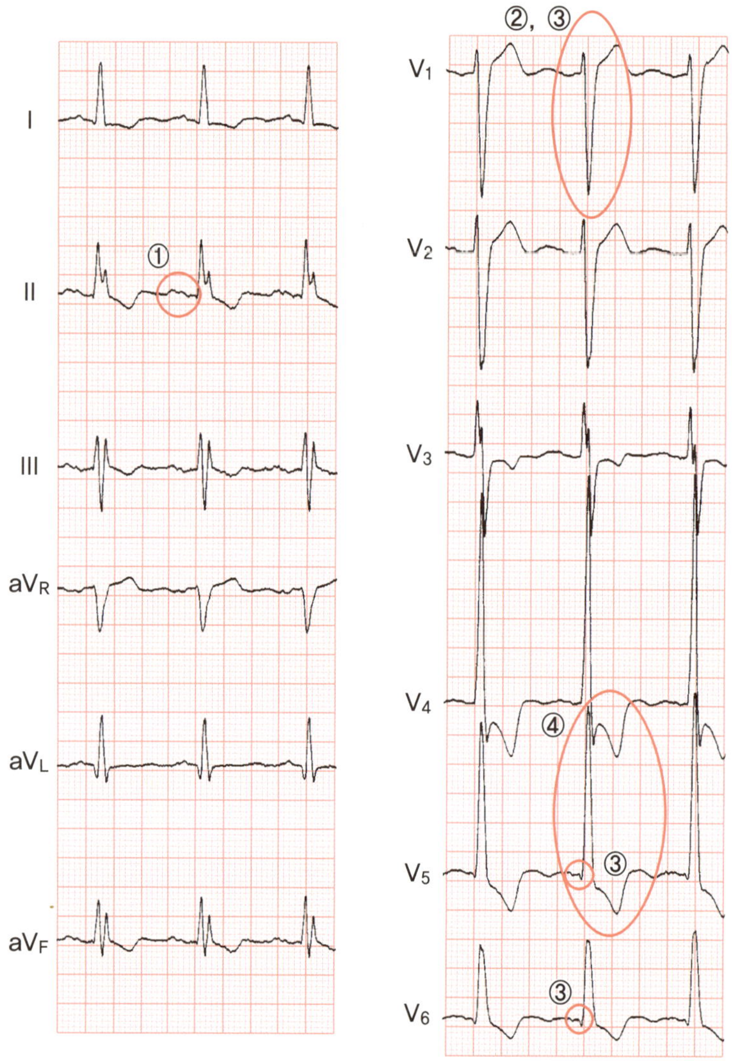

① 심실위리듬이다.

② QRS군의 폭이 넓다.

③ 어떤 다발갈래차단도 없다.

 왼방실다발갈래차단 파형과 유사하나 V_5, V_6유도에서 septal q파가 나타난다.

④ SV_1+RV_5는 5.5mV이며, Ⅰ, V_5, V_6유도에서 스트레인형의 ST-T변화를 볼 수 있다.

더욱더 QRS군의 폭의 연장(비특이적 심실내전도장애)을 동반하는 왼심실비대로 진단된다. V_5, V_6유도에서는 음성 U파도 보인다.

본 예는 대동맥판막협착겸기능부족증이다. 본 예와 같이 왼심실비대 소견에 비특이적 심실내전도장애를 동반하는 예는 왼심실비대나 심장근육장애가 강한 것이 많다.

✏ 한마디 메모 : 심장박동조율기 시술의 적응

일상진료에서는 ACC/AHA의 가이드라인에 따라서 적응을 결정하는 일이 많다. 본 장에 관련하는 부위를 발췌했다. 더욱 페이스메이커 시술 가이드라인(2002년 개정)을 시작으로 여러 가지 심장질환에 대해서 ACC/AHA의 가이드라인은 AHA홈페이지에서 얻을 수 있다.

Class Ⅰ (절대적응)	방실차단	1. 3도 및 고도의 2도 방실차단에서 다음의 어떤 것인가의 상태 ① 차단에 의한다고 생각되는 증상(심장기능상실을 포함)을 동반하는 느린맥 ② 증후성 느린맥에 빠지는 약물을 사용하는 것은 부득이하다. ③ 무증상이었으나 각성 시 3초 이상의 심장정지 또는 이탈박동의 심박동수가 40/분 미만 ④ 방실이음부 절단 후나 심장수술 후에 회복이 보이지 않는다. ⑤ 근육긴장성디스트로피 등의 신경근육질환을 동반하는 것 2. 장애 부위에 관계없이 증후성 느린맥을 동반하는 2도 방실차단
	두다발 또는 세다발차단	1. 간헐성 3도 방실차단 2. Mobitz Ⅱ형 2도 방실차단 3. 교대다발갈래차단
Class Ⅱa (상대적응)	방실차단	1. 각성 시 심박동수가 40/분 이상의 무증후성 3도 방실차단, 특히 심장확장 또는 왼심실 기능상실이 있는 경우 2. 폭이 좁은 QRS군을 동반하는 무증후성 Mobitz Ⅱ형 2도 방실차단 3. 전기생리학검사에서 발견된 히스다발 내 또는 히스다발아래의 무증후성 Wenckebach형 2도 방실차단 4. 페이스메이커증후군과 같은 증상이 있는 1도 또는 2도 방실차단
	두다발 또는 세다발차단	1. 방실차단이 원인으로 나타나지는 않으나 달리 생각되는 원인(심실빠른맥 등)이 제외된 경우의 실신 2. 무증후성 환자의 전기생리학검사에서 발견된 분명한 HV시간 연장(100ms 이상) 3. 전기생리학검사에서 발견된 비생리적 페이싱 유발성 히스다발아래 차단
Class Ⅱb (상대적응)	방실차단	1. 울혈성심장기능상실이 있는 왼심실기능상실 환자에서 0.3초 이상의 1도 방실차단으로 AV시간 단축에 의해 혈류역학의 개선이 보인다. 2. 근긴장성디스트로피 등의 신경근육질환에서 동반하는 방실차단(1도 방실차단 포함)
	두다발 또는 세다발차단	1. 근긴장성디스트로피 등의 신경근육질환에서 동반하는 것
Class Ⅲ (비적응)	방실차단	1. 무증후성 1도 방실차단 2. 히스다발 내 혹은 히스다발아래에 장애가 없는 무증후성 Wenckebach형 2도 방실차단 3. 쇠퇴하는 것이 예상되며, 재발하지 않는다고 생각되는(약물, 수면무호흡증후군에서 동반하는 저산소혈증 등) 방실차단
	두다발 또는 세다발차단	1. 방실차단이나 증상이 없는 다발차단 2. 증상이 없는 1도 방실차단을 동반하는 다발차단

왼심실 전위가 높거나 낮다.

1 왼심실 고전위〈좌심실 고전위, left ventricular high voltage〉

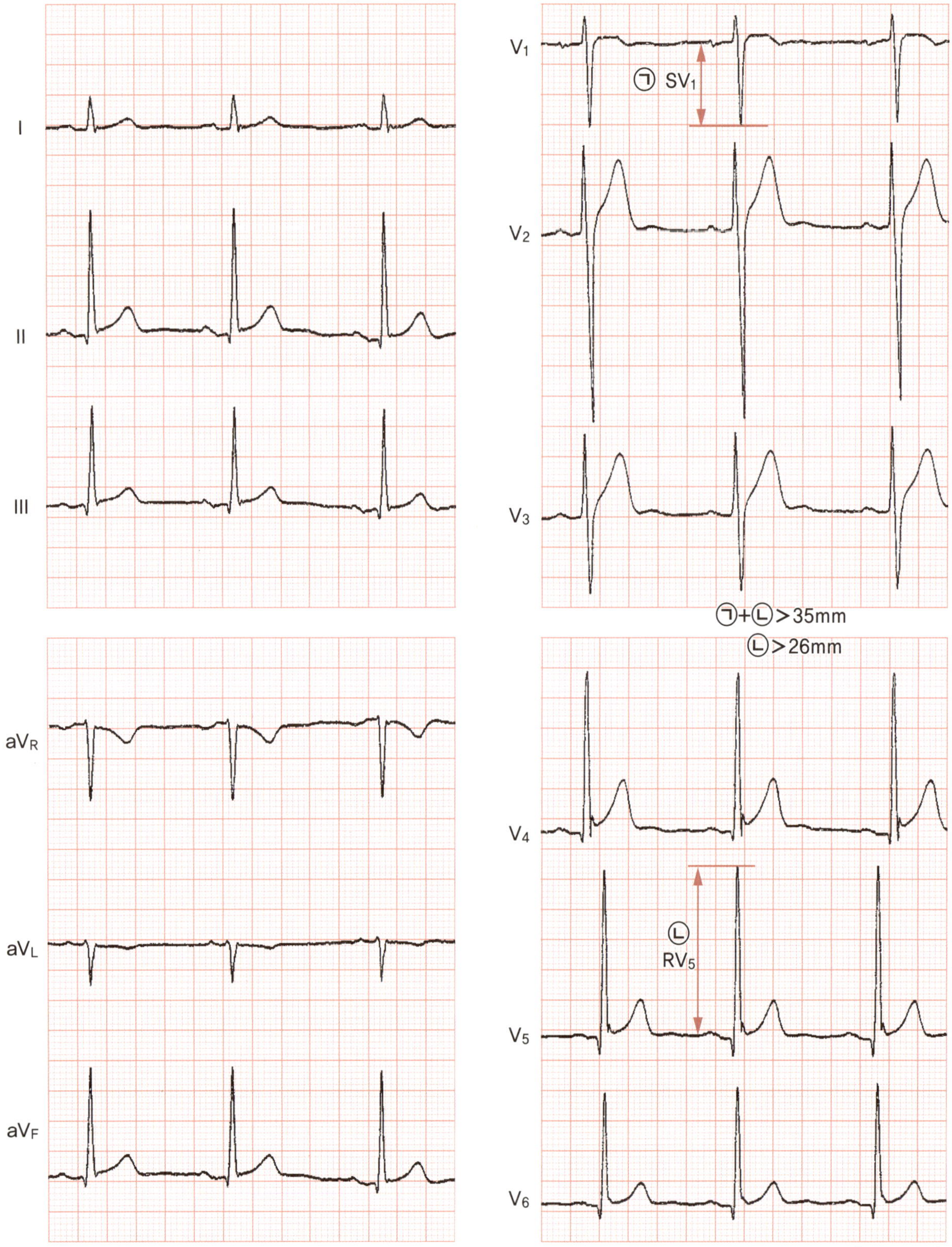

(10mm=1mV)

QRS군의 진폭

심전도에서 각 유도의 QRS군의 진폭은 유도하는 2점간의 전위차에 의해 생긴다. R파에 영향을 주는 인자는 심장 기전력의 크기, 유도 2점의 입체각의 차, 심장 주위 조직의 전기전도도 등이며, 인종, 성별, 연령, 체형 등에 의해서도 영향을 받는다. 특히 일본인은 구미인에 비해 흉벽이 얇기 때문에 R파가 높은 경향이 있다. 왼심실비대는 왼심실 고전위를 일으키는 대표적인 질환이나 다발갈래차단, 심실주기외수축에서도 R파가 높아지는 일이 있다.

왼심실 고전위는 왼심실 측의 유도(Ⅰ, aV_L, V_5, V_6)에서 R파의 진폭 증가를 말한다. 임상에서 많이 사용되는 진단기준인 미네소타 코드에서는 높은 R파의 기준을 **V_5, V_6유도에서 R>26mm** 또는 Ⅰ, Ⅱ, Ⅲ, aV_F유도에서 R>20mm 또는 aV_L유도에서 R>12mm, 또는 **SV_1+RV_5(V_6)>35mm**로 한다(젊은이는 SV_1+RV_5(V_6)>42mm를 기준으로 하는 일도 있다). 이러한 판정기준을 충족하는 경우를 왼심실 고전위라고 한다. 임상에서 많이 혼동되고 있으나 **왼심실 고전위가 왼심실비대라고 진단해서는 안된다.** 왼심실 고전위에 더하여 다음 항(**chapter6-2**)에서 설명하는 QRS시간의 연장, ST−T변화 등을 동반할 때 왼심실비대라고 한다.

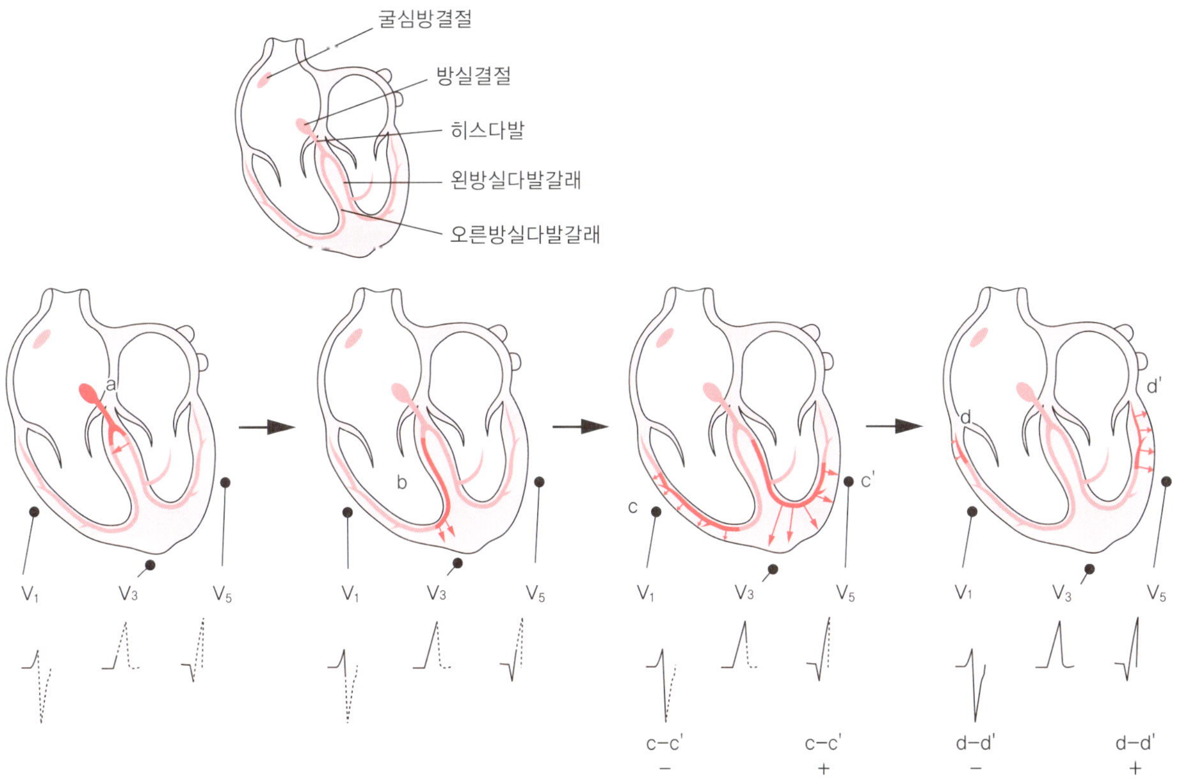

그림 1. **정상 심실의 흥분 과정**

정상 심실내에서의 흥분전달계는 히스다발에서 우·좌의 다발갈래를 개입하여 a→b→c−c'→d−d'의 순서로 심장근육의 탈분극이 진행한다. 심장근육의 퍼짐, 두께, 전도하기 쉬움에 의해 각각의 유도에서 QRS파형이 형성된다. c와 c', d와 d'는 동시에 진행하므로 서로 없애고 합쳐져 우세한 왼심실 측의 전위가 기록된다. **RV_1, qV_5, 6이 사이막을 나타내고, SV_1, RV_5가 왼심실의 흥분을 나타낸다.**

핵심 포인트

왼심실 고전위는

RV_5(V_6)(㉡)>26mm 또는 SV_1+RV_5(V_6)(㉠+㉡)>35mm

※ 왼심실 고전위만으로는 반드시 왼심실비대라고는 하지 않는다.

2 왼심실비대 〈좌심실비대, left ventricular hypertrophy, LVH〉

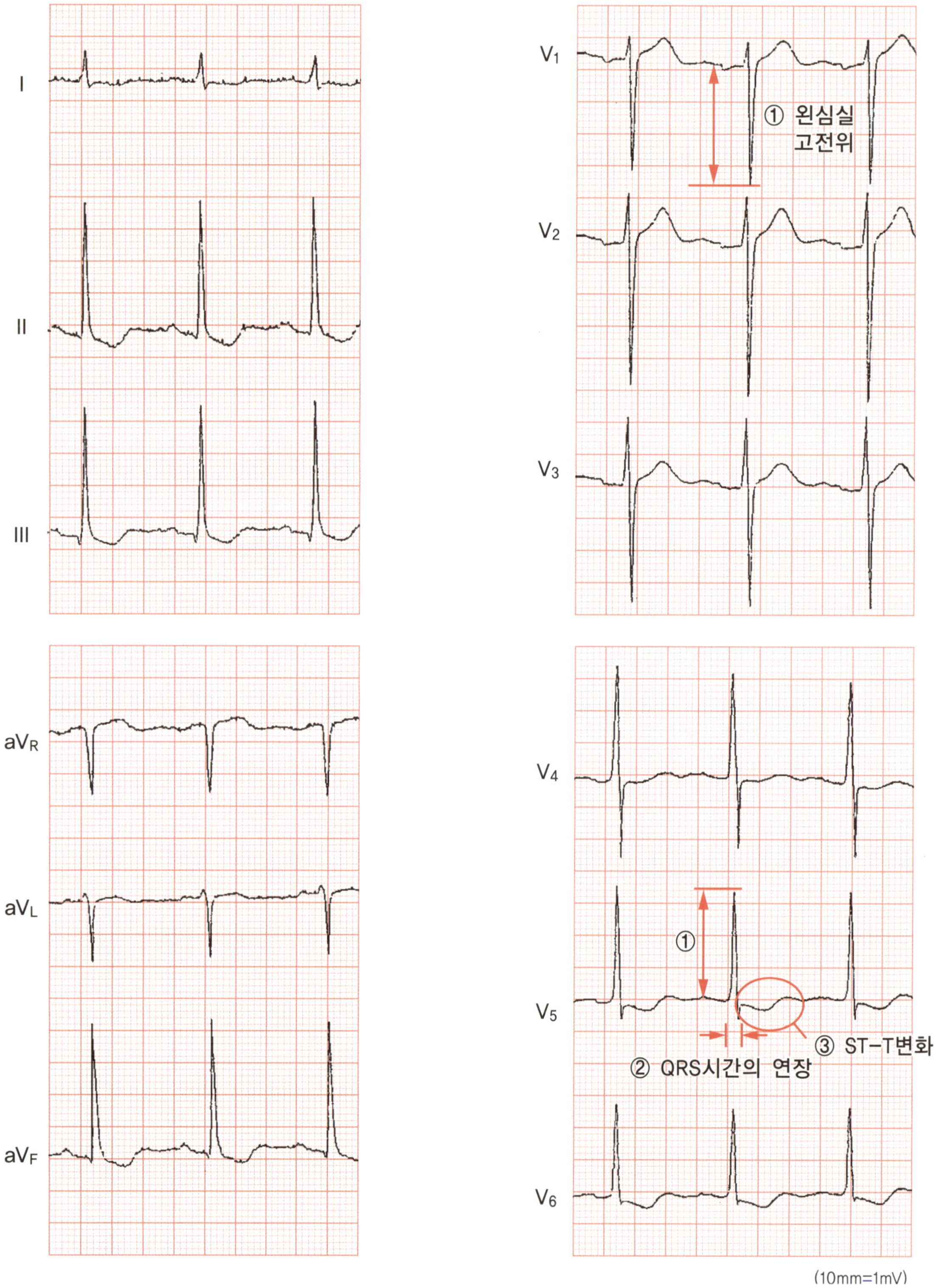

심장비대의 생성 원인

심장비대는 심장근육의 비대에 의한 심장 중량의 증가를 나타내나 해부학적으로는 심장의 각 심방, 심실의 벽비후나 중량(심장근육 이외의 성분에 의한 것으로 있어도)이 증가한 상태이다. 비대심장에서는 확장능의 저하가 보이며, 상대적 심장근육허혈이나 사이질의 섬유화를 동반하는 일이 많다. 만성 압력과부하에 대한 보상기능으로 생각되는 고전적인 심장비대뿐만 아니라 대사질환이나 비대심장근육병증 등 심장근육의 이상에 의한 비대나 심근경색증 후의 리모델링에 의한 심장비대 등도 있으며, 생성 원인은 여러 가지로 병태도 복잡하다.

보상성의 왼심실비대는 고혈압이나 대동맥판막협착증 등 심실내압의 상승(압력과부하)에 의한 구심성 비내(concentric hypertrophy)와 대동맥판막기능부족증이나 심실사이막결손 등의 심실용량 증대(용적과부하)에 의한 원심성 비대(eccentric hypertrophy)로 나누어진다.

심전도에서 심장비대의 특징

왼심실비대의 특징적인 심전도 소견으로는 ① **R파의 진폭 증가**, ② **QRS시간의 연장**, ③ **ST–T변화**의 3가지가 있다. ① 왼심실 측의 유도(Ⅰ, aV_L, V_5, V_6)에서 R파의 진폭 증가, 즉 **왼심실 고전위**인 것에서 왼심실비대의 진단 기준의 하나인 Sokolow–Lyon의 기준 **$RV_5(V_6)>26mm$, $RaV_L>11mm$, $SV_1+RV_5(V_6)>35mm$**를 이용하는 것이 많다. ② QRS시간은 0.10초 정도로 경도 연장하며, 특히 왼심실 측의 유도에서 **심실흥분시간(ventricular activation time, VAT)**(그림 2)이 0.04~0.06초로 지연된다. ③ 왼심실 측의 유도에서 ST하강과 T파의 평저화나 음성화 등의 ST–T변화도 중요하다. 정상 심실의 재분극 과정은 탈분극 과정과 반대로 심장바깥막 측에서 심장속막 측으로 향하는 것에 대해 **비대심장에서는 탈분극의 방향과 같은 방향으로 되는 것이 ST–T이상 원인**의 하나로 생각된다. 심장근육벽 두께의 증대, 상대적 모세혈관의 감소에 의한 허혈, 푸르킨예섬유와 심장근육세포 결합의 상대적 감소 등이 그 원인이다. LVH가 진행됨에 따라 **1) T파의 평저화, 2) ST하강, 3) T파의 음성화(스트레인형,** strain pattern)가 나타나며, **스트레인형 ST–T이상이 LVH의 전형적인 변화**이다. 스트레인형은 위로 볼록한 ST하강을 동반하며 앞부분이 완만하고, 뒤부분이 급격한 좌우비대칭의 음성 T파이다(그림 3). 보통 Ⅰ, aV_L, V_4~V_6유도에서 보이며, 곧게선자세심장에서는 Ⅰ, aV_L 대신 Ⅱ, Ⅲ, aV_F유도에서 보이는 것도 있다.

왼심실비대 소견으로는 ①~③ 이외에 QRS 전기축은 좌축편위를 얻는 것이 많으며, 왼심실 측의 유도에서 음성 U파나 왼심방부하 소견을 동반하는 것도 있다.

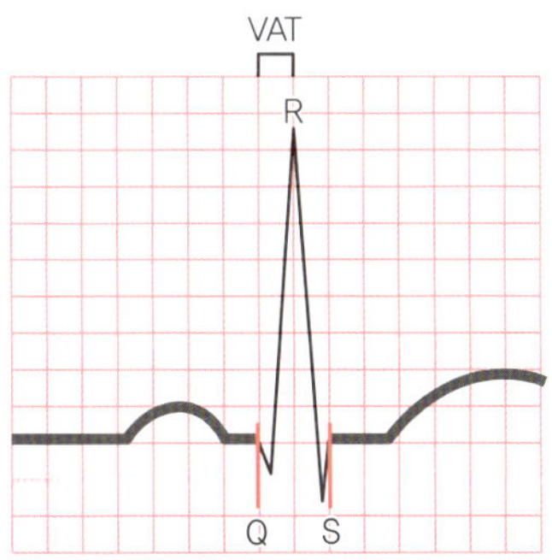

그림 2. 심실흥분시간(VAT)

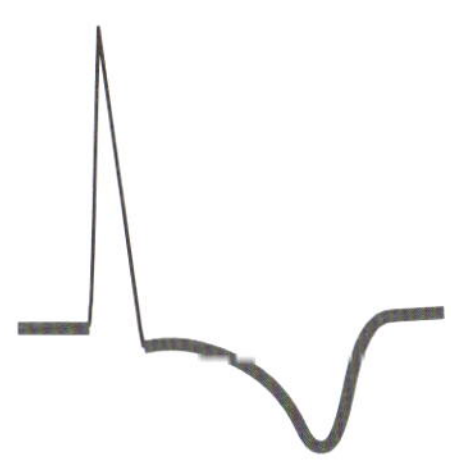
그림 3. 스트레인형 음성 T파

핵심 포인트

왼심실비대는
① 왼심실 고전위　　② QRS시간의 연장, 특히 VAT의 연장
③ ST–T변화(ST하강과 T파의 음성화)를 나타낸 것

3 왼심실 용적과부하 〈좌심실 용량부하, left ventricular volume overload〉

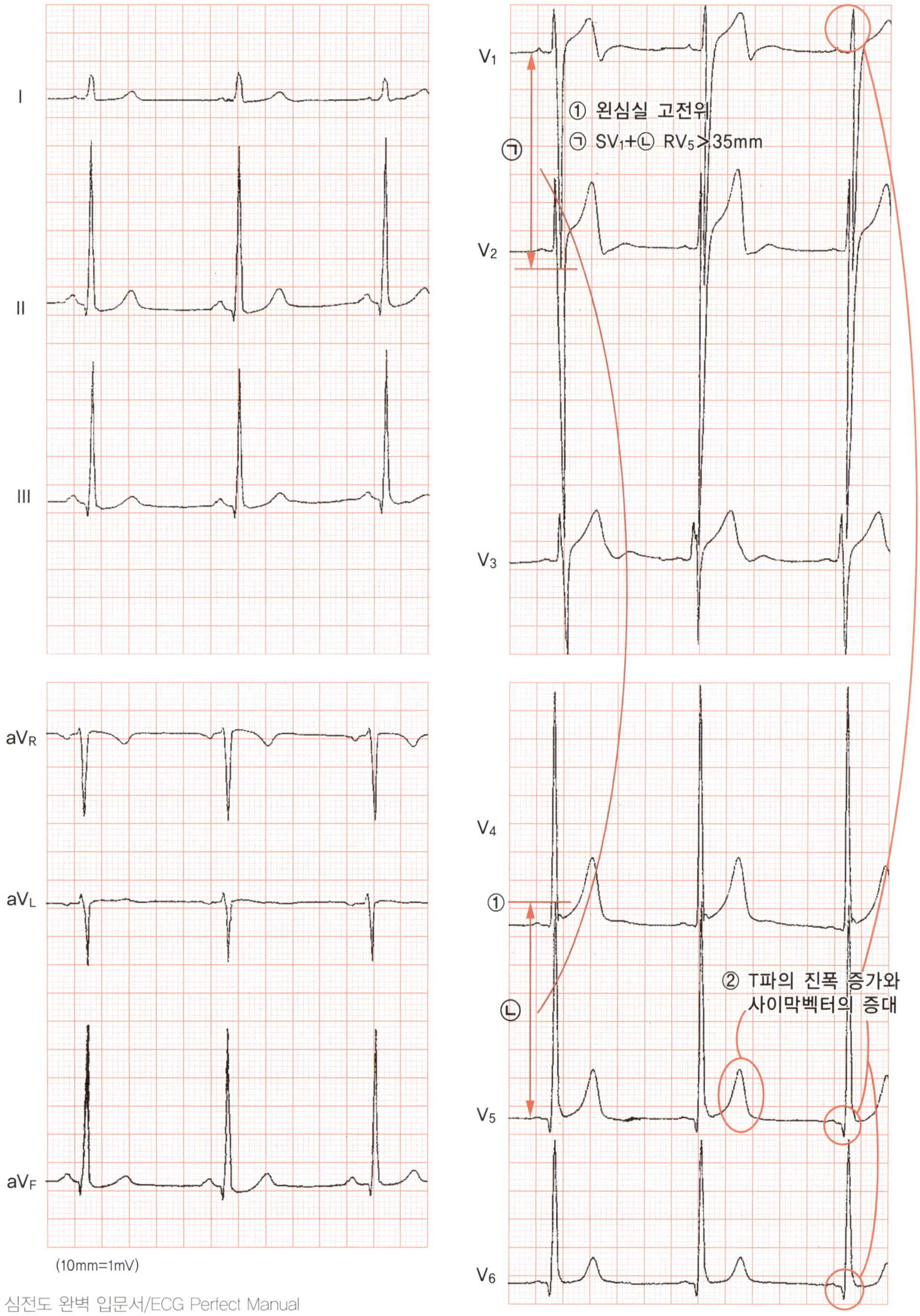

(10mm=1mV)

왼심실 용적과부하와 원심성 비대

왼심실 용적과부하가 심전도에 미치는 영향에 대해서는 **Brody효과**가 알려져 있다. Brody효과는 심실공간 내의 혈액량의 증가가 심실벽면에 대해서 방사상의 기전력을 증대시켜 접선 방향의 기전력을 감소시키는 효과로, 왼심실확장말기의 왼심실 내강 혈액량이 증가하면 왼심실벽 두께의 증가가 없어도 R파의 진폭이 증가한다는 이론이다. 그러나 심에코도나 왼심실조영 소견의 검토에서는 왼심실 내강의 혈액량과 R파 진폭의 상관은 낮다는 보고가 많다.

압력과부하와 용적과부하의 차이

압력과부하(pressure overload)에 의한 구심성 비대(concentric hypertrophy)와 용적과부하(volume overload)에 의한 원심성 비대(eccentric hypertrophy) 심전도에는 특징이 있다.

양측에 공통되는 것은 **왼심실 고전위**이나 R파의 차이로서 **압력과부하에서는 사이막벡터(V_1, V_2유도에서 r파, V_5, V_6유도에서 q파)의 감소나 소실**이 보이며, 용적과부하에서는 사이막벡터가 증대한다. **용적과부하의 사이막벡터의 증대로는 V_5, V_6유도에서 septal q wave가 2~4mm로 커지며(깊어지며), V_1, V_2유도에서는 r파도 증대하는 소견**으로 사이막 기초부분의 비대에 의한다고 말해진다. 또 ST-T변화에도 특징이 있다. 압력과부하에서는 ST하강과 T파의 음성, 즉 스트레인형이 특징이나 **용적과부하에서는 ST부분이 1~2mm 정도 상승하고 V_5, V_6유도에서 T파의 진폭은 증가**하며, 특히 좌우대칭인 T파로 되는 것이 특징적이다.

더욱더 VAT의 연장은 압력과부하에서 보이기 쉽고, 음성 U파는 용적과부하에서 보이기 쉽다(특히 대동맥판막기능부족증)고 한다.

그러나 임상적으로는 압력과부하나 용적과부하의 병태를 일으키는 질환은 질병기간이나 정도가 여러 가지이고, 압력과부하에 의한 왼심실비대가 경도이면 T파는 양성이며, 용적과부하에서도 심장근육장애가 진행되면 ST-T하강이 보인다. 또 심장근육허혈이나 장애, 치료에 이용하는 약제 등 ST-T에 영향을 미치는 요소가 많으며, 위에 설명한 것과 같은 전형적인 예는 적기 때문에 압력과부하와 용적과부하를 심전도만으로 진단하는 데는 한계가 있다.

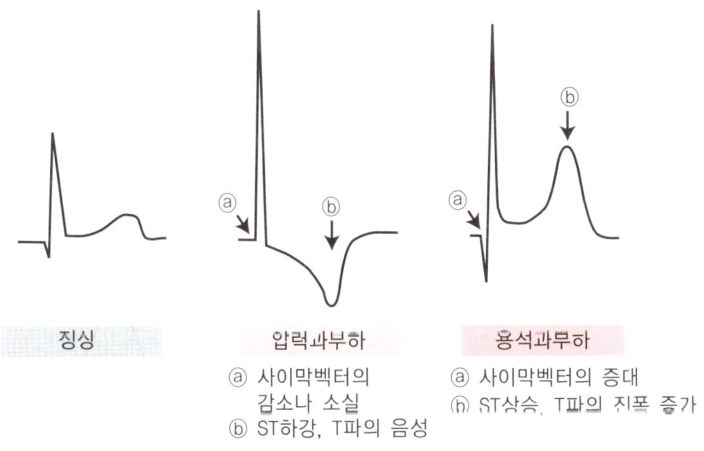

그림 4. V_5 유도에서 압력과부하와 용적과부하의 차이

핵심 포인트

왼심실 용적과부하는
① 왼심실 고전위
② V_5, V_6유도에서 T파의 진폭 증가, ST상승이나 사이막벡터(septal q wave)의 증대, 음성 U파(V_4, V_5유도)의 출현이 특징적

4 비대심장근육병증 〈비대형심근증, hypertrophic cardiomyopathy, HCM〉

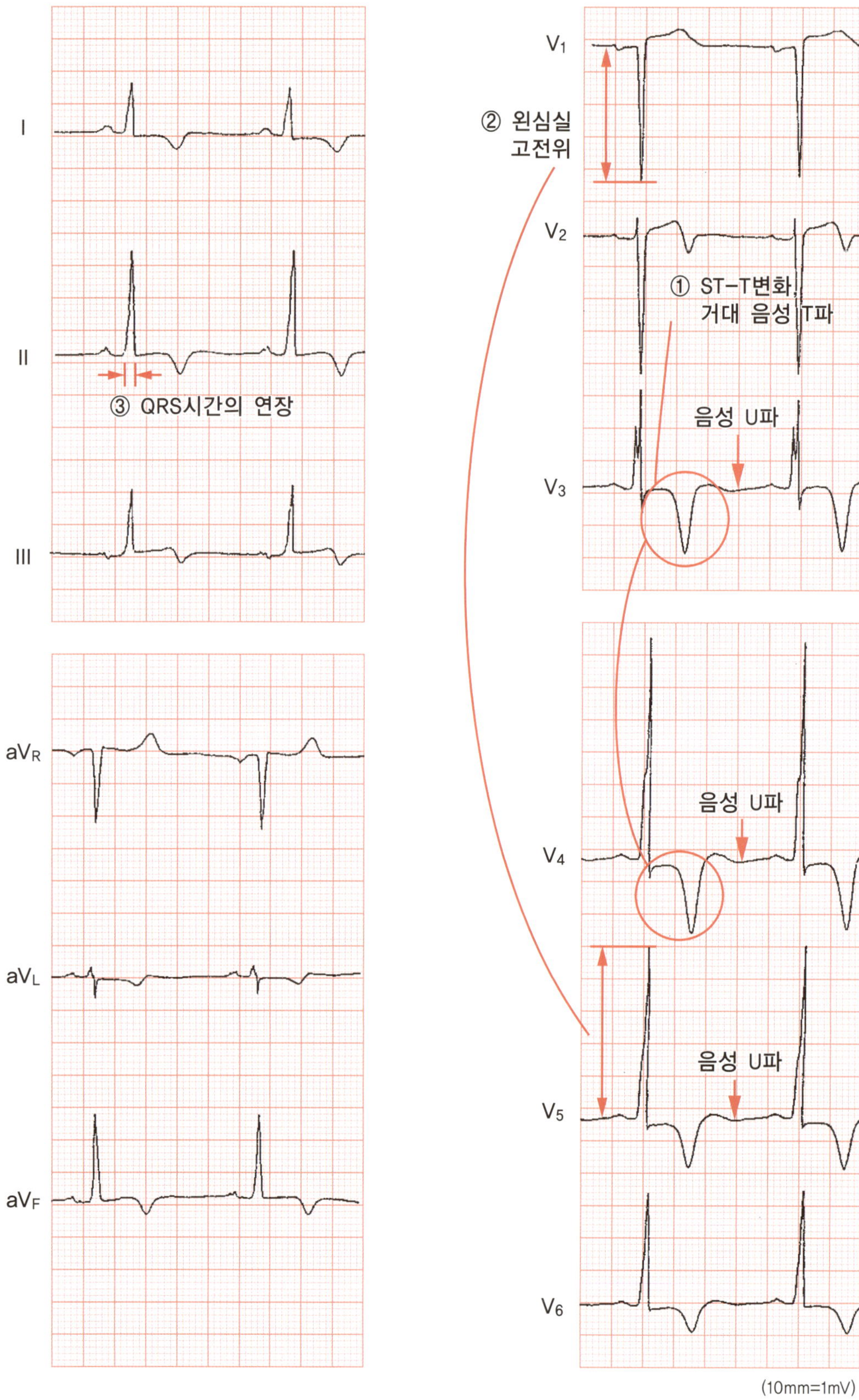

비대심장근육병증

비대심장근육병증(HCM)은 심장근육의 비대를 특징으로 하는 심장근육질환으로 왼심실유출로 협착이 있는 **폐쇄비대심장근육병증(폐쇄성비대형심근증, hypertrophic obstructive cardiomyopathy, HOCM)**과 협착이 없는 비폐쇄비대심장근육병증(비폐쇄성비대형심근증, hypertrophic nonobstructive cardiomyopathy, HNCM)으로 분류된다. 진단 시에는 심장근육의 비대를 일으키는 2차성심장근육병증(Friedreich실조증, 아밀로이드증 등)과의 감별이 필요하다.

심전도의 특징

심전도의 특징은 ST-T변화와 왼심실비대 등이 대부분이나 여러 가지 변화를 일으키며, 경과 중에 변화하는 증례도 있다. **가장 잘 보이는 심전도 소견은 ST-T변화이며, ST하강이나 T파의 음성화**가 보인다. 특히 **V_3~V_5유도에서 보이는 −10mm(1.0mV) 이상의 거대 음성 T파(giant negative T wave, GNT)**는 심장끝부분에 비대가 현저한 **심첨부비대심장근육병증(apical hypertrophy, APH)**에서 특징적이다. HCM에서는 달리 **왼심실 고전위, QRS시간의 연장, Q파 이상(이상 Q파** 혹은 q파의 소실), 심실주기외수축, 심실빠른맥, 심방잔떨림 등의 부정맥, 다발갈래차단, V_4, V_5유도를 중심으로 **음성 U파**를 보이는 일도 있다(좌측 심전도, V_3~V_5유도의 화살표).

HCM에서 출현하는 **이상 Q파**는 심실사이막의 비대를 반영하는 것이 많으며, Ⅰ, aV_L, V_4~V_6유도 또는 Ⅱ, Ⅲ, aV_F, V_4~V_6유도에서 출현한다. 이외에도 심장근육의 탈락, 섬유화에 의해 이상 Q파를 만드는 일도 있다. HCM의 경과 중에 이상 Q파나 R파의 변화가 출현하는 경우는 왼심실 내경의 확장, 벽의 부족함, 벽운동의 서하를 초래하는 **확장상비대심장근육병증(dilated phase of hypertrophic cardiomyopathy, d-HCM)**으로의 이행을 염두해 두고 정밀조사를 해야 한다.

한마디 메모 : 왼심실비대와 재분극 과정의 이상

정상 심장근육에서 탈분극은 심장속막 측에서 시작하나 활동전위지속시간은 심장바깥막 측보다 심장속막 측이 길기 때문에 재분극은 심장바깥막 측에서 시작한다. 이 전위차가 양성 T파를 형성한다. 어떤 원인으로 심장바깥막 측의 재분극이 심장속막 측보다 상대적으로 지연되면 전위차의 구배가 반대로 되어 음성 T파가 형성된다고 생각된다. 특히 심첨부비대심장근육병증(APH)에서는 비대가 심장끝부분에 국한하고 있기 때문에 재분극 때 전위차의 구배 방향이 심장바닥부분으로 향하게 되어 거대 음성 T파가 형성된다고 생각된다.

◆◆◆

HCM 형태에 의한 심전도의 특징을 아래에 모았다. 단 이것은 전형적인 예의 경우이다.

	QRS	ST-T
보통의 HCM (왼심실 둘레 전체의 비대)	SV_1, RV_5의 증대	V_4~V_6유도에서 스트레인형
APH (심첨부비대심장근육병증)	RV_3~V_5의 증대	V_4유도를 중심으로 거대 음성 T파
ASH (비대칭사이막비대)	Ⅰ, aV_L이나 Ⅱ, Ⅲ, aV_F유도 그리고 V_4~V_6유도에서 이상 Q파 V_1~V_3유도에서 R파의 진폭 증가	불규칙

ASH : asymmetric septal hypertrophy

핵심 포인트

비대심장근육병증은

① ST-T변화, 심첨부비대심장근육병증에서는 거대 음성 T파

② 왼심실 고전위　　③ QRS시간의 연장

④ Q파 이상(좌측 심전도에서는 q파가 소실)이 특징적이며,
비대의 양식이나 정도의 진단에는 심에코도 등을 해야 한다.

5 저전위차 〈low voltage〉

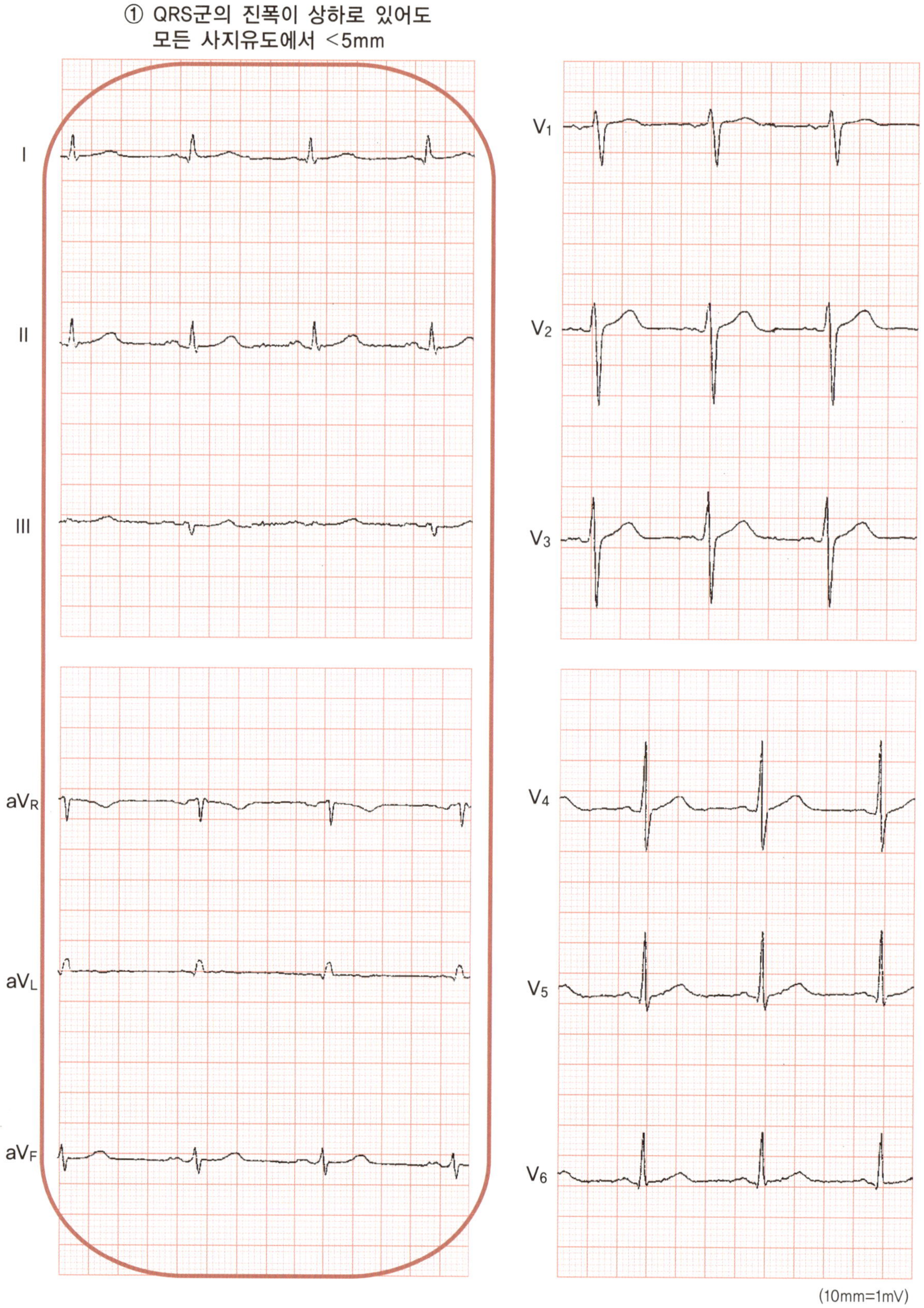

저전위차의 기준과 생성 원인

심전도에서 QRS군의 진폭이 이상하게 저하하는 것을 저전위차(low voltage)라고 한다.

판정기준은

- **QRS군 진폭의 상하의 합이 사지유도 모두에서 <5mm(0.5mV)일 때 사지유도의 저전위차,**
- **흉부유도 모두에서 <10mm(1.0mV)일 때 흉부유도의 저전위차**로 한다.

QRS군의 진폭을 규정하는 인자에는 심장 기전력의 크기, 주위 조직의 전기적 전도성, 유도 2점간의 입체각, 좌우 심실의 흥분전도 양식 등이 있다. QRS벡터 전후의 경사가 큰 경우(그림 5B), 사지유도에서 유도 2점간의 입체각의 차가 작아지기 때문에 사지유도의 저전위차로 된다. 이것은 **건강인** 예에서 보이는 일이 있으므로 병적이라고는 말하지 않으며, 이 경우 흉부유도에서 저전위차로는 되지 않는다.

저전위차를 초래하는 질환

병적인 상태에서 저전위차를 초래하는 주된 원인으로는 **심근경색증이나 심장근육염 등 심장근육의 기전력 저하, 점액부종, 심낭액, 콩팥증후군 등 심장근육의 사이질이나 심낭막의 부종이나 체액의 저류, 폐공기증, 카켁시아(cachexia), 비만 등 흉강이나 전신의 전기 전도도의 감소**가 있다. 심장근육 장애에 의한 저전위차에서는 사지유도뿐만 아니라 흉부유도에서도 저전위차로 된다. 전신의 부종에서는 사지유도에서만 저전위차로 되는 일이 많다.

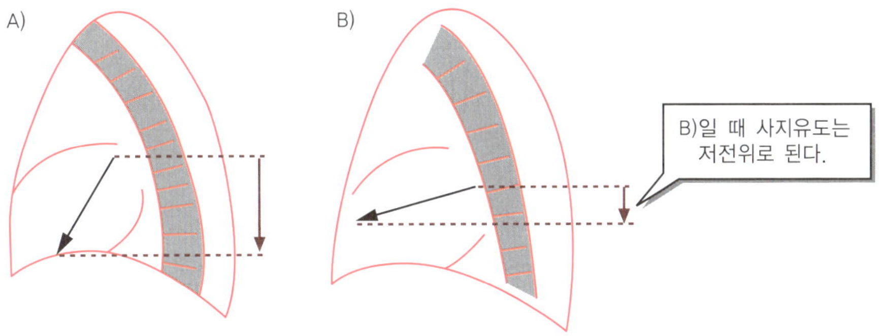

그림 5. **체격에 의한 저전위차**

핵심 포인트

저전위차는

① QRS군 진폭의 상하의 합이 사지유도 모두에서 <5mm(0.5mV)일 때 사지유도의 저전위차

② QRS군 진폭의 상하의 합이 흉부유도 모두에서 <10mm(1.0mV)일 때 흉부유도의 저전위차

정리해 봅시다

「왼심실 전위가 높거나 낮음」을 나타낸 심전도를 읽는 방법

1 R파에 영향을 주는 인자는 심장 기전력의 크기, 유도 2점의 입체각의 차, 심장 주위 조직의 전기 전도도가 있으며, 인종, 성별, 연령, 체형 등에서도 변화가 생긴다.

2 왼심실 고전위의 판정은 **$RV_5(V_6)$>26mm, 또는 $SV_1+RV_5(V_6)$>35mm**이다〔젊은이는 $SV_1+RV_5(V_6)$>42mm를 기준으로 하는 일도 있다〕.

3 저전위차의 판정은 **QRS군이 사지유도 모두에서 <5mm(0.5mV) 또는 흉부유도 모두에서 <10mm(1.0mV)**이다.

4 왼심실비대의 심전도 기준은 다음의 3개이다. 즉

① 위에서 설명한 **왼심실 고전위**를 보는 것

② QRS시간이 경도 연장(0.10초 정도)하며, 특히 왼심실 측의 유도에서 **VAT가 0.04~0.06초**로 연장하는 것

③ **ST하강과 T파의 음성화**, 특히 **스트레인형(strain pattern)의 ST-T하강**이다.

5 비대심장근육병증도 심장비대를 일으키는 중요한 질환이며, 심전도의 특징은 **ST-T변화와 왼심실비대**이다. 특히 V_3~V_5유도에서 보이는 −10mm(1.0mV) 이상의 **거대 음성 T파**는 심장끝부분에서 비대가 현저하며, **심첨부비대심장근육병증(apical hypertrophy, APH)**에서 특징적이다. 심장근육병증의 심전도는 비대심장근육병증뿐만 아니라 확장심장근육병증이나 특정 심장근육질환 등에서도 여러 가지 변화를 일으키며, 경과 중에 변화를 나타내는 경우가 많다.

6 또 QRS 전기축은 **좌축편위**를 얻는 것이 많고, 왼심실 측의 유도에서 음성 U파가 보이는 일도 있으며, **왼심방부하** 소견을 동반하는 것도 있다.

7 압력과부하에서는 **왼심실 고전위, 사이막벡터(V_1, V_2유도의 r파, V_5, V_6유도의 q파)의 감소와 스트레인형의 ST-T 변화**가 특징적이며, 용적과부하에서는 **왼심실 고전위, 사이막벡터의 증대와 T파의 진폭 증가**가 특징적이다.

Let's try

Question 1 63세, 남성. 56세 때 심장잡음이 지적되어 심장판막증으로 진단받은 후 치료를 받고 있었다. 심전도 소견으로 생각되는 진단명은?

심전도 A

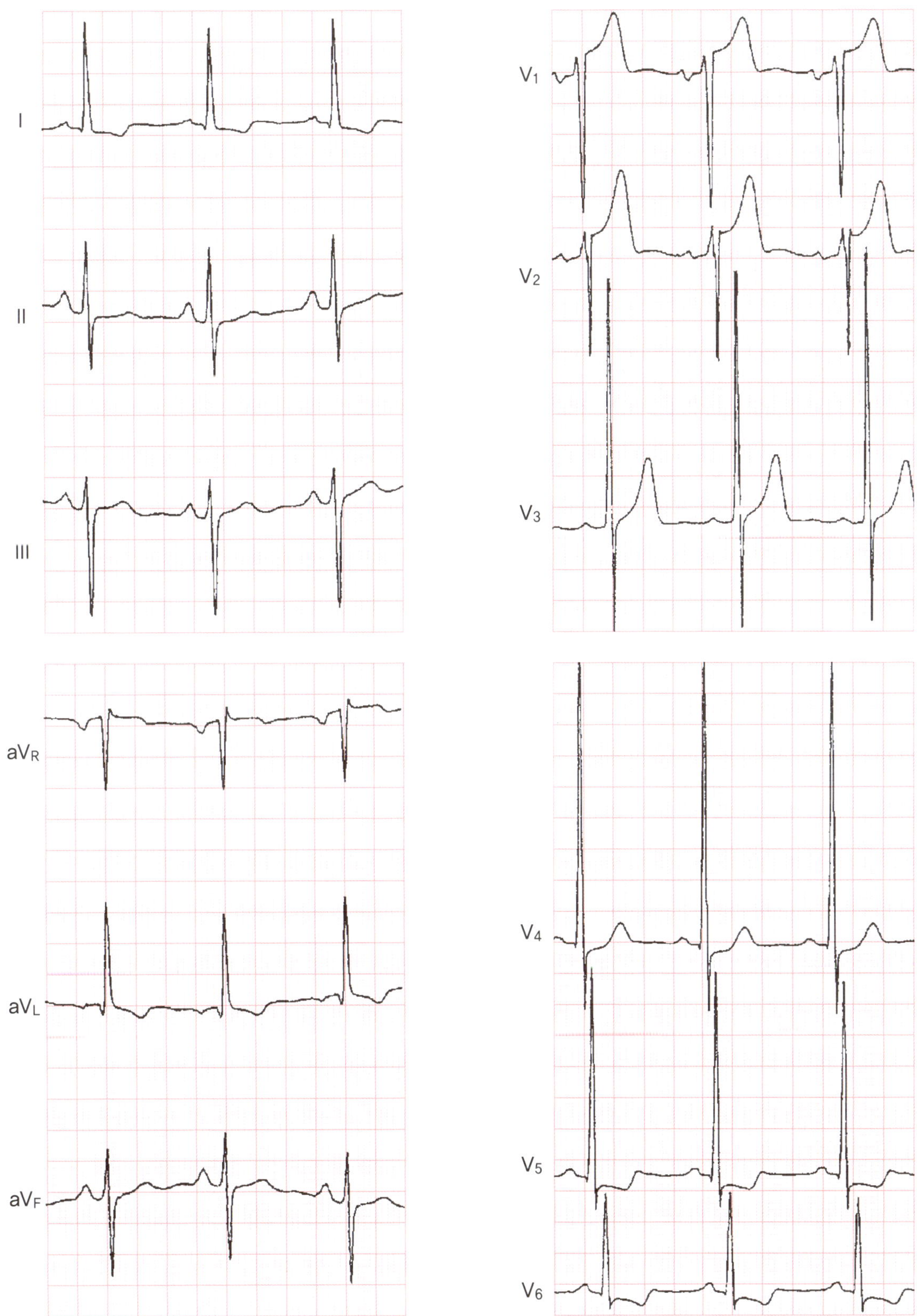

(10mm=1mV)

Let's try

Answer 1 압력과부하에 의한 왼심실비대, 대동맥판막협착증

심전도 A

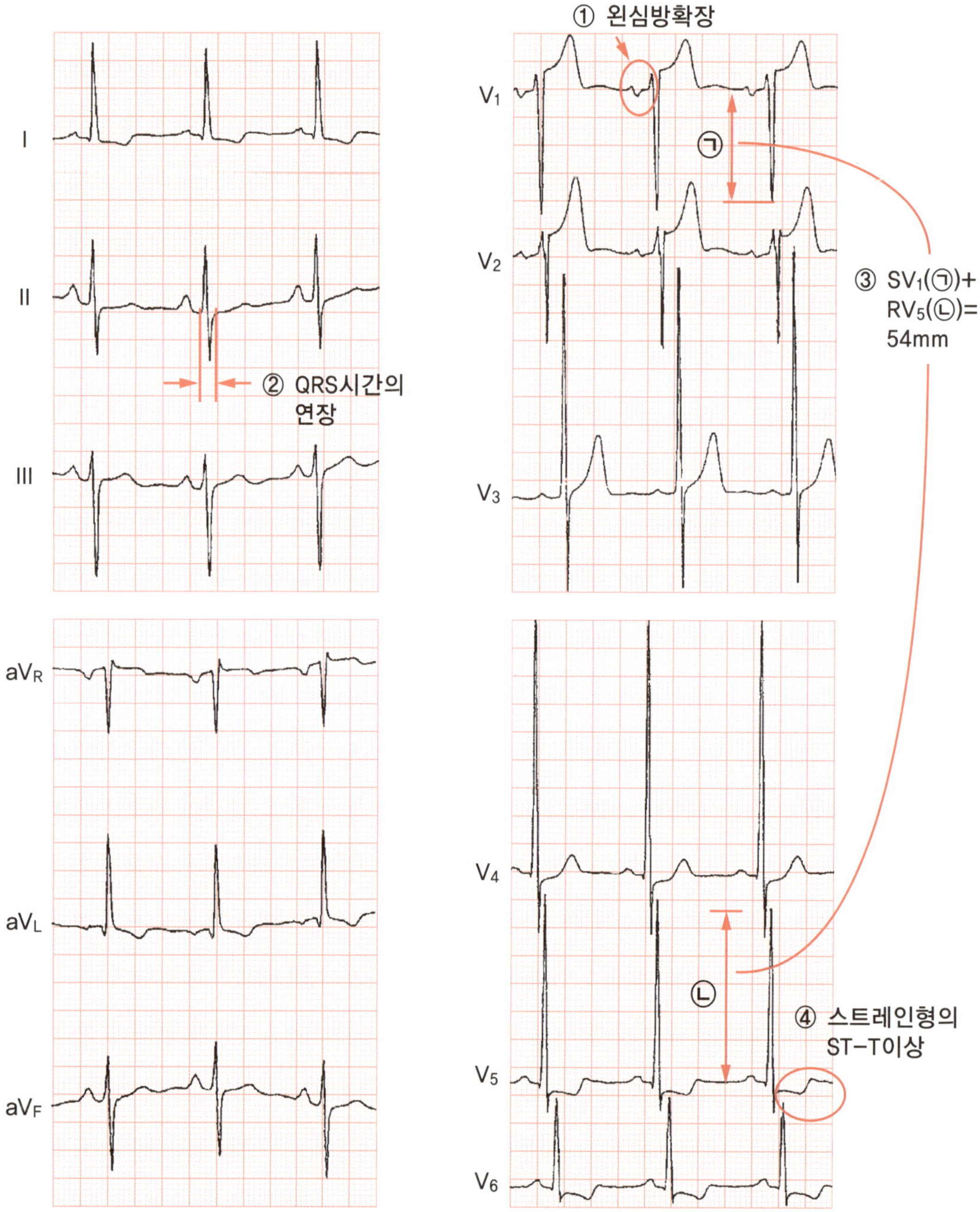

◎ 심전도 A는 ① 왼심방확장, ② QRS시간이 0.10초로 연장, ③ 왼심실 고전위 SV_1+RV_5=54mm(5.4mV)와 ④ 스트레인형의 ST-T변화가 보이며 왼심실비대, 특히 압력과부하의 심전도 소견이다. 따라서 판막증은 대동맥판막협착증으로 생각된다. 심에코도 및 심장카테터검사에서 중등도의 왼심실비대와 대동맥판막 압교차 100mmHg로 진단되어, 대동맥판막치환수술을 받았다.

심전도 B 〈수술 후 2년〉

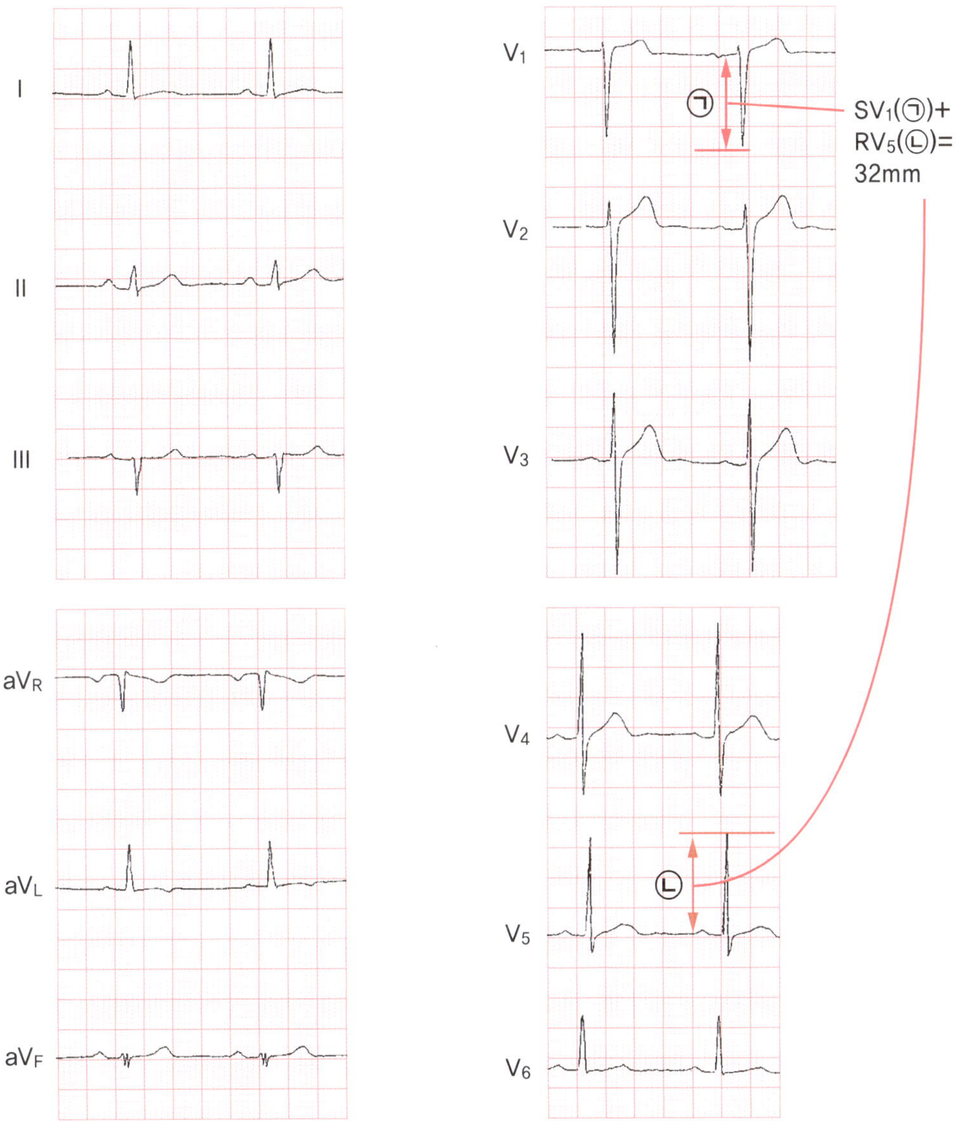

◎ 심전도 B는 수술 후 2년의 심전도로 왼심방확장을 보이지 않고 SV_1+RV_5=32mm(3.2mV)와 R파의 진폭은 감소하며, ST-T변화도 보이지 않았다. 심에코도에서 왼심실벽 두께는 15mm로 심에코에서 왼심실비대는 볼 수 있으나 심전도에서 왼심실비대 소견은 볼 수 없었다.

Let's try

Question 2

38세, 남성. 심전도의 이상 때문에 내원하였다. 증상은 없고 당뇨병, 고혈압, 고지혈증의 기왕도 없었다. 어머니와 어머니쪽의 자매 3명에서 심장질환이 있으며, 그 중 1명은 돌연사 하였다. 생각되는 진단명은?

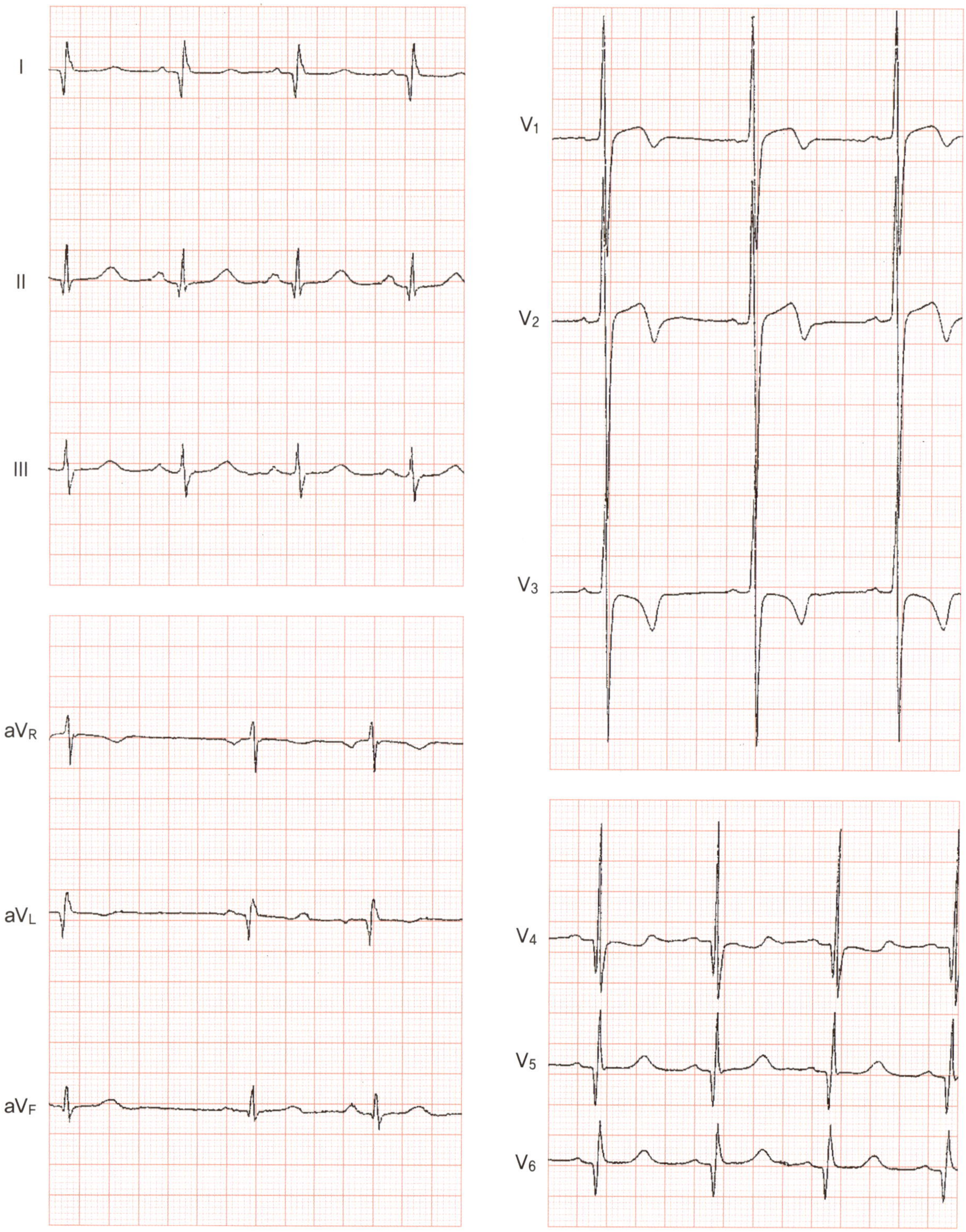

(10mm=1mV)

Answer 2 비대심장근육병증, 특히 비대칭사이막비대(ASH)

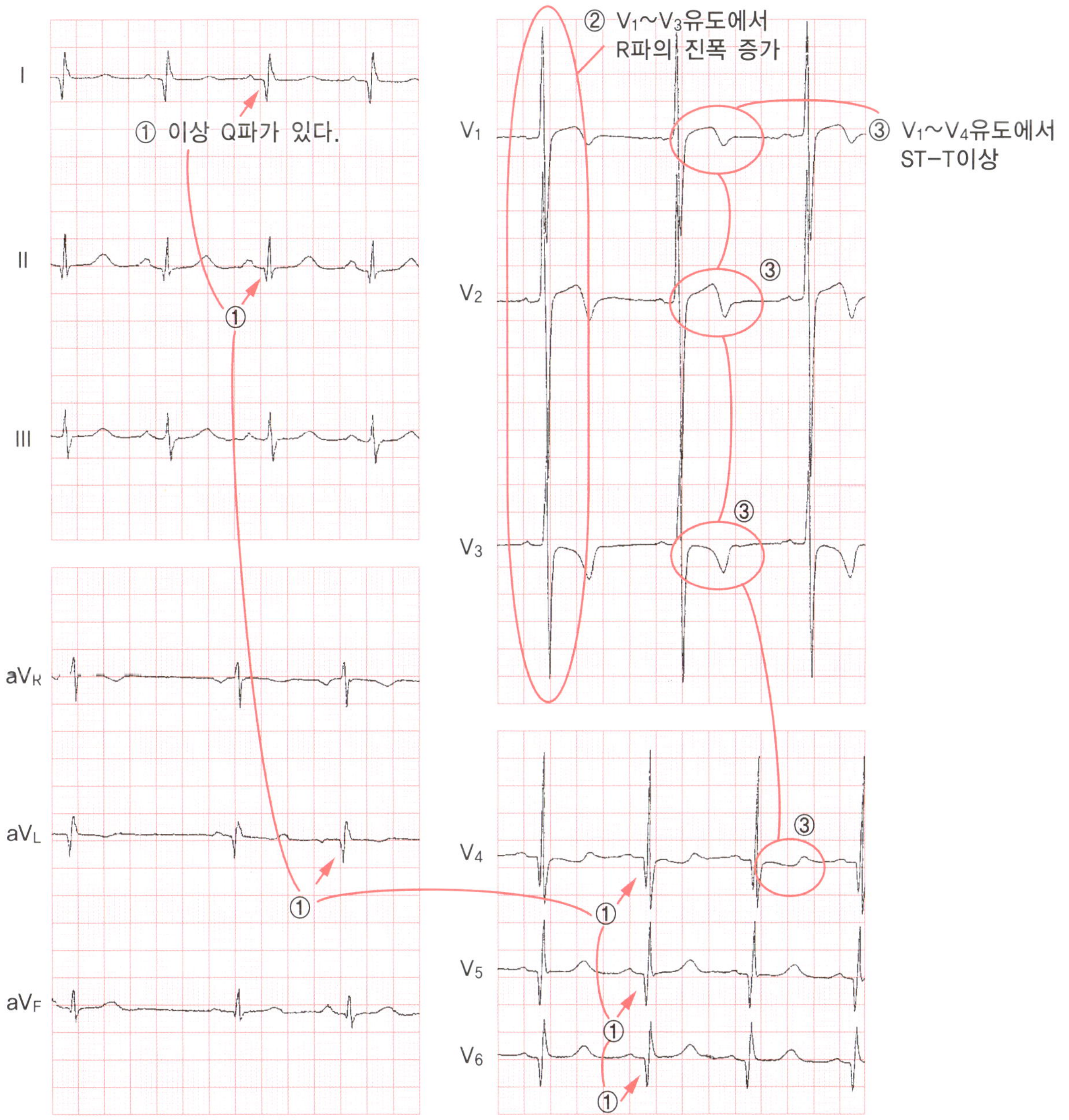

본 예의 심전도 특징은 다음의 3가지이다.

① Ⅰ, Ⅱ, aVL, V4~V6유도에서 이상 Q파, ② V1~V3유도에서 R파의 고전위, ③ V1~V4유도에서 ST-T변화

◎ 이상 Q파는 빈도적으로 심근경색증을 나타내는 일이 많으며, 본 예도 가쪽벽경색증을 부정될 수 없다. 또 V1~V3유도에서 R파의 진폭 증가는 뒤벽경색증의 합병도 생각되며, 뒤가쪽벽경색증으로 심전도를 진단할 수 있다. 그러나 일반적으로 뒤벽경색증에서 V1~V3유도에서 T파는 음성이 아니라 진폭이 증가된 T파로 될 것이다. 또 Ⅰ, Ⅱ, aVL, V4~V6유도와 같이 이상 Q파가 있는 유도에서는 음성 T파(관성 T파)를 동반할 것이며, 뒤가쪽벽경색증과 불일치하는 점이 많다.

◎ 비대칭사이막비대(asymmetric septal hypertrophy, ASH)에서 심전도의 특징은 사이막벡터의 증대, 즉

1) **Ⅰ, aVL 또는 Ⅱ, Ⅲ, aVF유도에서 이상 Q파,** 2) **V4~V6유도에서 이상 Q파,** 3) **V1~V3유도에서 R파의 진폭 증가**이다. 본 예는 이것에 일치한다. 또 본 예에서는 왼심실 기전력을 나타내는 V1유도에서 S파, V5, V6유도에서 R파는 크지 않고, 왼심실 자유벽의 비대는 없으며, 사이막의 비대 우세로 있다고 생각된다.

◎ 심에코도에서는 왼심실확장말기직경이 50mm, 왼심실내경단축률이 40%로 심장기능은 양호하며, 심실사이막 두께 20mm, 심실뒤벽 두께 10mm의 ASH를 보였다. 심장동맥조영에서 심장동맥에 유의한 협착은 보이지 않아 비대심장근육병증으로 진단되었다. 비대심장근육병증은 유전 경향을 나타내나 본 증례의 모친도 정밀조사에 의해 비대심장근육병증으로 진단되었다.

한마디 메모 : 확장심장근육병증(dilated cardiomyopathy, DCM)

확장심장근육병증은 원인불명의 심장근육질환으로 심실확장과 심장 기능저하를 초래한다. 진단은 제외진단이 중요하나 현재의 경우 바이러스성심장근육염, 알코올성심장근육병증, 산욕성심장근육병증 등의 종말상을 제외할 수 없는 증후군적인 질환 개념으로 되어 있다. 저심박출량증후군이나 울혈성심장기능상실, 다양한 부정맥을 일으키며 예후는 불량하다.

심전도 소견으로는 심장근육장애에 의한 **ST-T변화, 심실주기외수축, P파의 이상, 이상 Q파, 저전위차, 왼심실 고전위**, 그 외에 **QRS시간의 연장, 다빌갈래차단, 심방잔떨림, 심실빠른맥, 방실차단** 등이 있다.

〔증례 1〕 51세, 여성. 심전도 소견은 비특이적인 ST-T변화(V_5, V_6유도에서 평저 T파, Ⅱ, Ⅲ, aV_F유도에서 음성 T파)와 왼심실 고전위이다. 심에코도 소견은 왼심실

[증례 1] 심전도 1

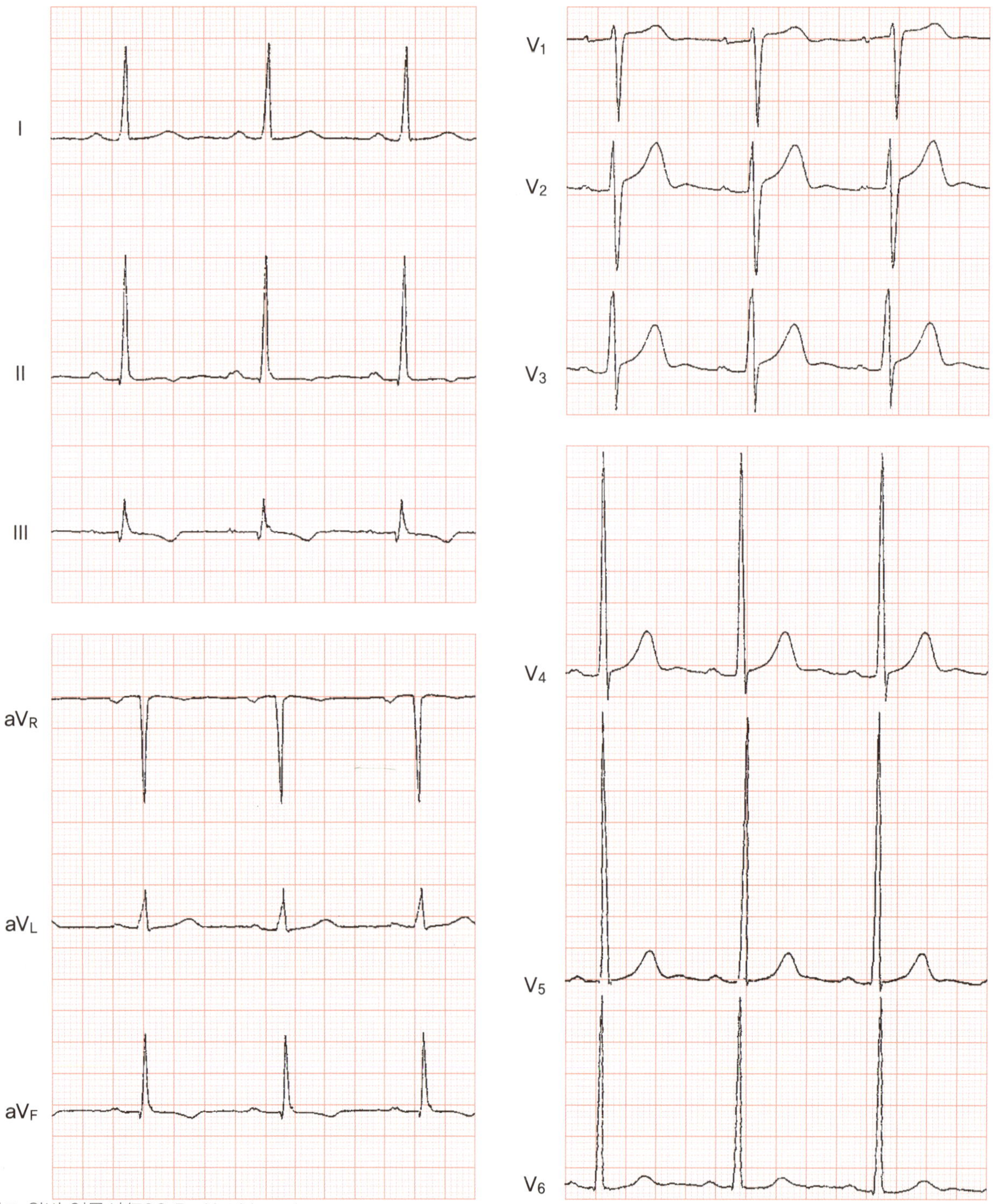

확장말기직경이 57mm로 확장하고, 왼심실내경단축률 21%와 왼심실의 전반적인 수축력 저하를 일으키며 심장카테터검사, 심근생검 등에서 확장심장근육병증으로 진단되었다. 경과 중 심장확장 · 심장 기능저하가 진행되었으나 β차단제 치료의 시작에 의해 효과를 보였다.

〔증례 2〕 47세, 남성의 심전도로 왼방실다발갈래차단 패턴의 심실내전도장애이며, QRS시간이 연장하고 있다. 12년 전에 울혈성심장기능상실로 증상이 나타나 확장심장근육병증으로 진단되어 치료를 받고 있었다. 심에코도 소견은 왼심실확장말기직경이 95mm로 분명하게 확장하고, 왼심실내경단축률 8%로 심장기능이 분명하게 저하하고 있었다. 이 심전도 검사 후 약 1개월 후에 심장기능상실이 더욱 나빠져 사망하였다.

사용 약제 등에서도 영향을 받으나 확장심장근육병증에서도 경과 중에 심전도 변화가 보인다. 증례 2의 진단 시 심전도는 증례 1의 심전도와 비슷한 소견으로 QRS시간의 연장도 없고, ST–T변화는 경도였으나 시간 경과에 따라 심전도가 변화하였다.

[증례 2] 심전도 2

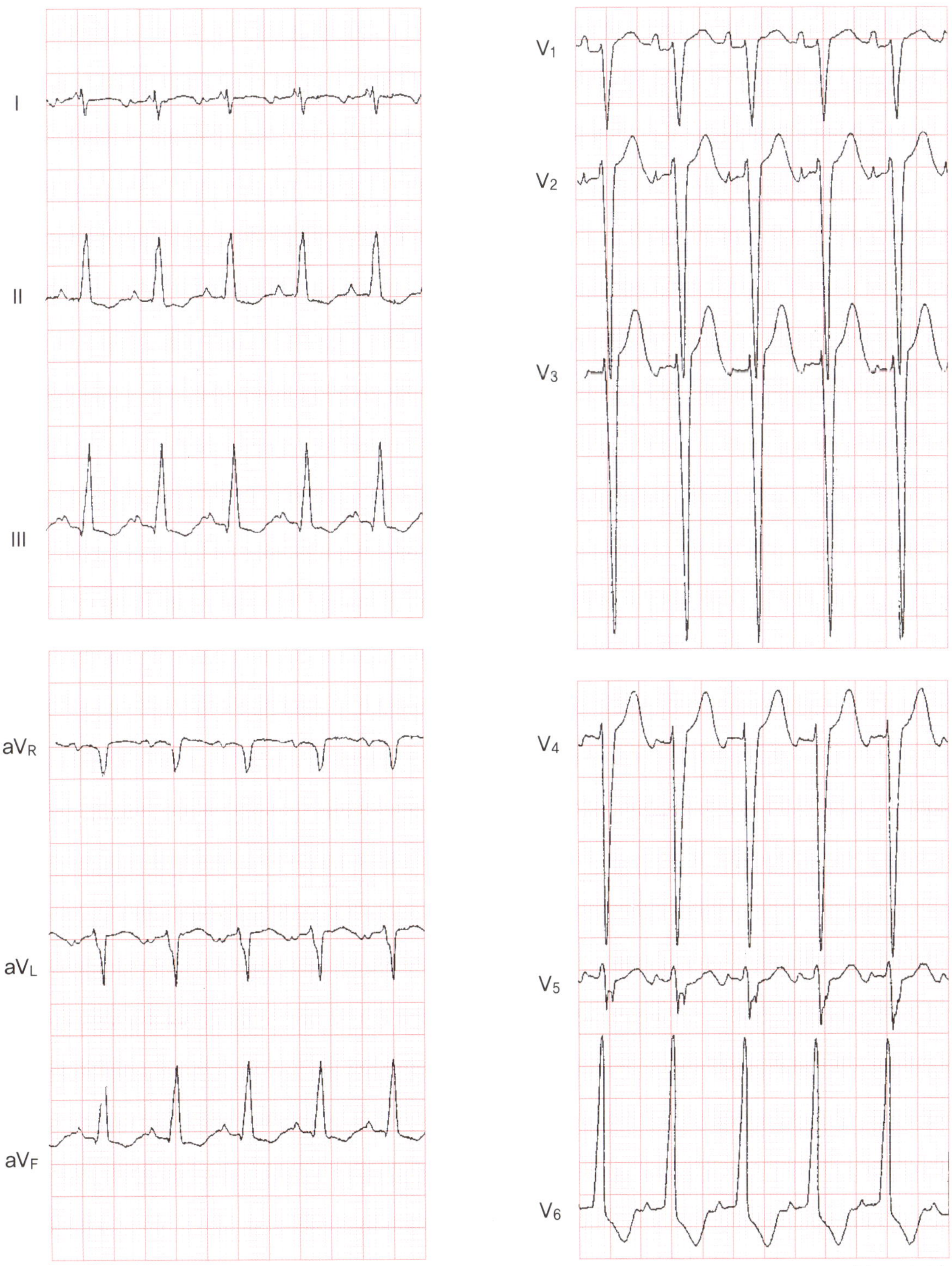

(10mm=1mV)

1 심근경색증 〈myocardial infarction, MI〉

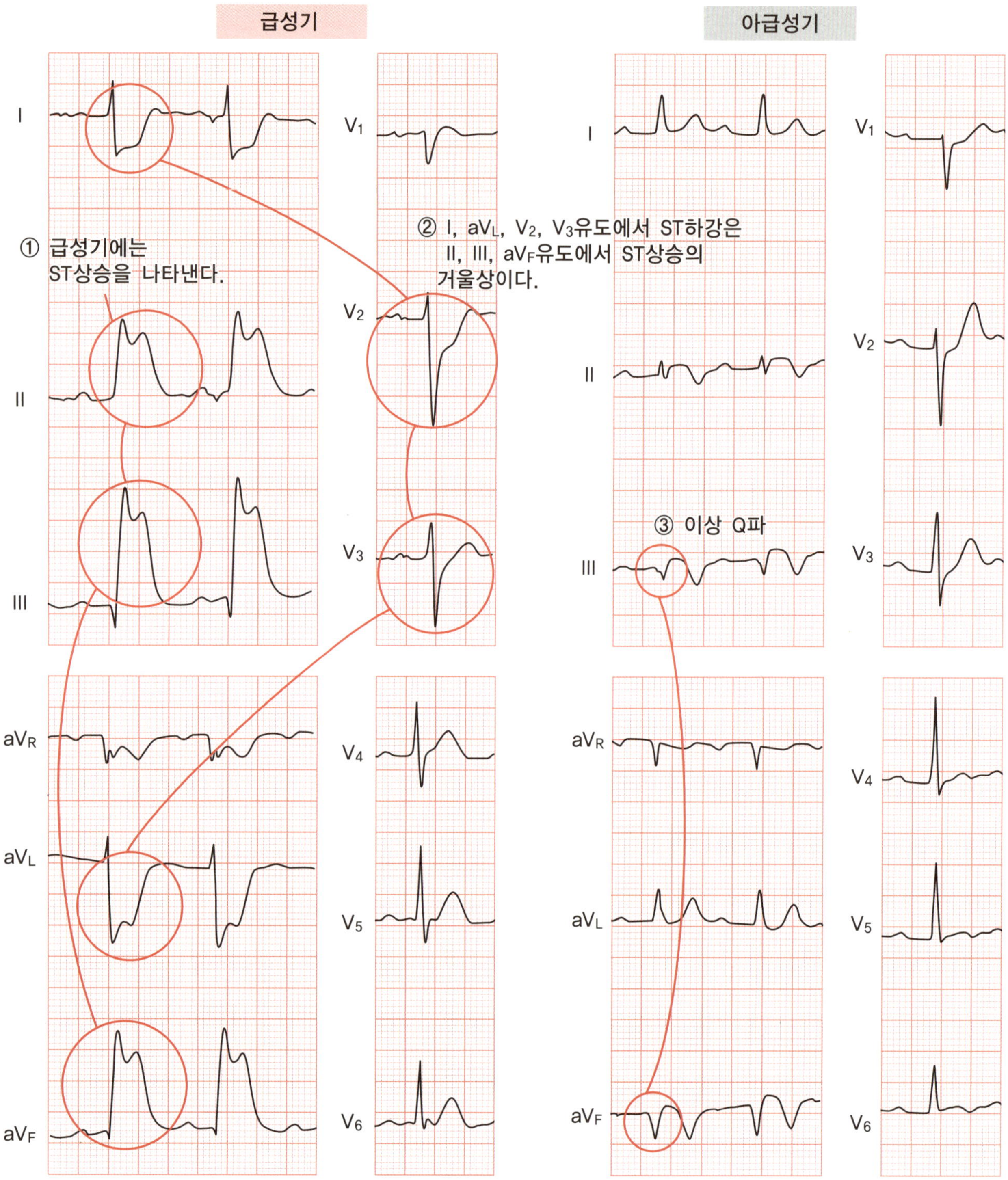

(10mm=1mV)

이상 Q파와 발생 기전

유도에 의해서는 건강인에서도 작은 q파가 보인다.

이상 Q 파는 **폭이 0.04초(=1mm) 이상, 깊이가 그 유도 R파 진폭의 25% 이상의 절대값을 가지는 것**이다.

심장근육에 광범위하게 고도의 기질적 변화, 특히 괴사나 상해가 가해진 때에 QRS군의 진폭은 감소한다. 심근경색증이나 심장근육조직이 섬유조직에 옮겨진 심장근육병증 등은 이 이유에 의한다.

벽경유의 심근경색증이 발생하면 몇 시간 이내에 이상 Q파가 출현하게 된다. 비벽경유에서도 벽두께의 2/3에 경색이 미치면 50%에서 이상 Q파가 보인다고 한다.

이상 Q파의 발생 기전은 괴사에 빠진 심장근육의 기전력의 소실에 의한다. 괴사에 빠진 영역에서는 심기전력이 없게 될 뿐만 아니라 그 영역과 반대측 심실벽의 기전력이 우세하게 되며, 괴사에 빠진 영역에 접한 유도에서 기전력은 종합하여 멀어지는 방향으로 향하기 때문에 하향의 전위, 즉 이상 Q파가 나타난다(window theory). 그러므로 12유도 심전도에서 이상 Q파가 검출되는 위치에 경색 괴사부가 존재하게 된다.

그러나 비벽경유의 심장내막밑경색증이나 벽경유여도 뒤벽경색증에서는 12유도 심전도에서 이상 Q파는 보이지 않는다(표 1 참조).

이상 Q파의 소실

경색에 기인하여 이상 Q파는 장기간 남아 있으나 때로는 소실하는 것도 있다. 그 기전으로는 경색 부위의 축소화, 새로운 경색의 발생이나 다발갈래차단에 의한 Q파의 취소효과로 생각된다.

최근에는 조기 재관류요법이 실시되는 것이 보통이며, 심근경색증의 시간적 변화의 모양도 변해 오고 있다. 그 하나가 조기 이상 Q파의 소실이다. Q파는 장기간에 걸쳐 남는다고 앞에서 설명하였으나 급성심근경색증이 나타난 후에 출현한 이상 Q파가 재관류 후 몇 시간에서 며칠사이에 소실하는 예가 있다. 이것은 이상 Q파가 심장근육세포의 괴사는 없고 일과성으로 가역적인 전기적 휴지상태(electorical stunning)로 되었기 때문에 출현한다고 생각된다.

기타 심전도의 특징

심근경색증의 진단에서 이상 Q파 이외에 판단의 기준이 되는 것에는 흉부유도에서 r파의 진동이 있다. **r파가 V_1유도에서 V_2, V_3유도로 차츰 작아질 때(reversed r progression)** (p143)는 **심근경색증이 의심된다.** 그러나 이 소견은 왼심실비대, 폐공기증, 확장심장근육병증(참조 ➡ chapter6-4, p118)에서도 보이므로 심에코 등의 다른 소견을 참고하여 판단해야 한다.

표 1. 심근경색 부위와 이상 Q파가 보이는 유도

경색 부위\유도	I	II	III	aVR	aVL	aVF	V_1	V_2	V_3	V_4	V_5	V_6
앞벽									○	○		
앞벽사이막							○	○	○	▲		
앞벽가쪽벽	○				○				▲	○	○	○
광범위앞벽	○				○		○	○	○	○	○	▲
고위가쪽벽	○				○							
가쪽벽	○				○						○	○
아래벽가쪽벽	○	○	○		○	○					○	○
아래벽		○	○			○						
뒤벽							☆	☆				

○ : 이상 Q파가 출현하는 유도
▲ : 이상 Q파가 보이는 것도 있는 유도
☆ : 이상 Q파는 없으나 경색의 거울상으로서 R파의 진폭 증가가 보인다.

핵심 포인트

이상 Q파는

폭이 1mm(0.04초) 이상, 깊이가 R파의 1/4 이상의 Q파이다(③).

심근경색증에서 증상이 나타난 후 몇 시간 내에 출현하는 이상 Q파는 심장근육의 괴사를 나타내는 소견이 있으나 심근경색증 이외의 질환에서도 보인다.

2 좌우 전극을 잘못 부착

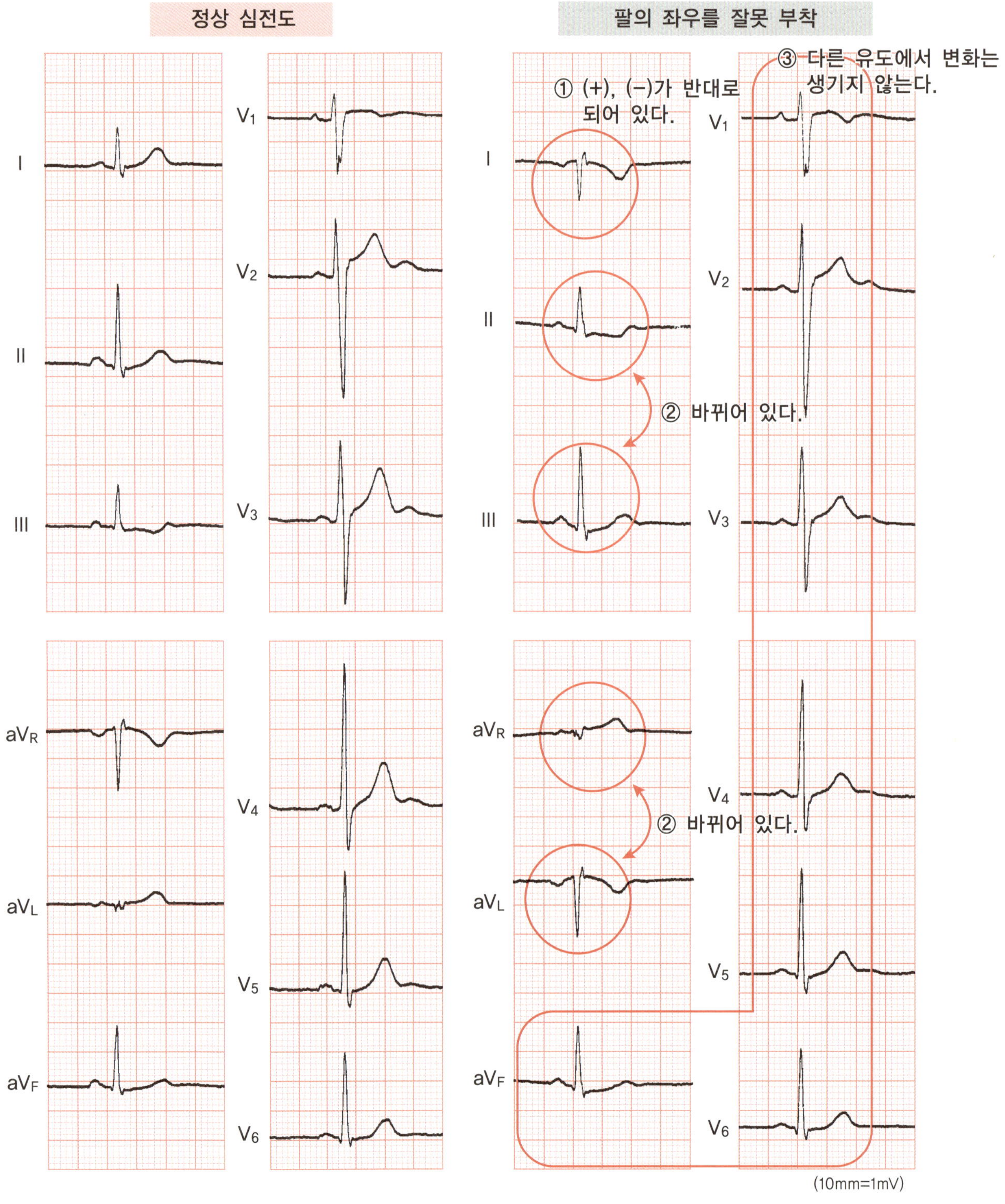
정상 심전도
팔의 좌우를 잘못 부착
I
II
III
aVR
aVL
aVF
V1
V2
V3
V4
V5
V6
① (+), (−)가 반대로 되어 있다.
② 바뀌어 있다.
② 바뀌어 있다.
③ 다른 유도에서 변화는 생기지 않는다.
(10mm=1mV)

좌우 전극을 잘못 부착한 때의 심전도 특징

전극을 잘못 부착, 특히 좌우팔의 전극을 바꿔 부착하는 심전도를 보는 일이 가끔 있다. 좌우팔의 전극이 바뀌면 쌍극유도인 Ⅰ, Ⅱ, Ⅲ유도에서 Ⅰ유도는 (+), (−)가 반대로 되며, Ⅱ, Ⅲ유도는 서로 뒤바뀌어 나타난다(그림 1).

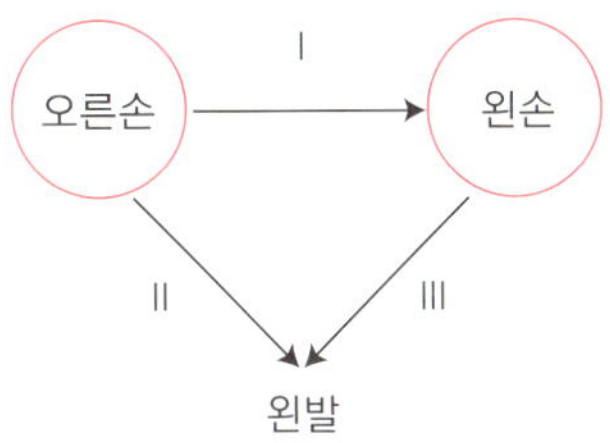

그림 1. 심전도에서 Ⅰ, Ⅱ, Ⅲ유도

그림은 정상 심전도에서 Ⅰ, Ⅱ, Ⅲ유도를 나타내고 있다. 오른손과 왼손의 전극이 바뀌면 Ⅰ유도는 (+), (−)가 반대로 되며, Ⅱ유도는 Ⅲ유도로, Ⅲ유도는 Ⅱ유도의 형태로 되는 것을 이해할 수 있다.

Ⅰ유도에서는 QRS군이나 T파가 하향으로 될 뿐만 아니라 P파까지 음성으로 되기 때문에 무언가 기록에서 이상한 것을 알 수 있다.

단극유도인 aV_R, aV_L, aV_F, V_1~V_6유도에서는 Wilson의 불관전극에 대해 각각 오른팔, 왼팔, 왼다리, V_1~V_6유도에서의 전위이다. Wilson의 불관전극은 좌우팔과 왼다리의 전극 저항을 매개로 1개로 모은 것이기 때문에 좌우팔의 전극을 바꾸어도 변화는 생기지 않는다. 따라서 aV_F와 V_1~V_6유도의 파형은 좌우팔의 전극이 바뀌어도 변화하지 않는다. 한편 aV_R과 aV_L유도는 서로 바뀌어 지게 된다.

더욱더 좌우다리의 전극을 바꿔 부착할 때에는 Ⅰ유도 이외의 모든 유도에서 변화를 받으나 변화가 작기 때문에 알 수 있다.

핵심 포인트

좌우팔 전극의 잘못 부착은

① Ⅰ유도에서는 P파를 포함하여 (+), (−)가 반대로 되며

② Ⅱ와 Ⅲ유도, aV_R과 aV_L유도는 각각 바꾸어지며

③ 다른 유도의 파형에서 변화는 없다.

3 우심증〈우흉심, dextrocardia〉

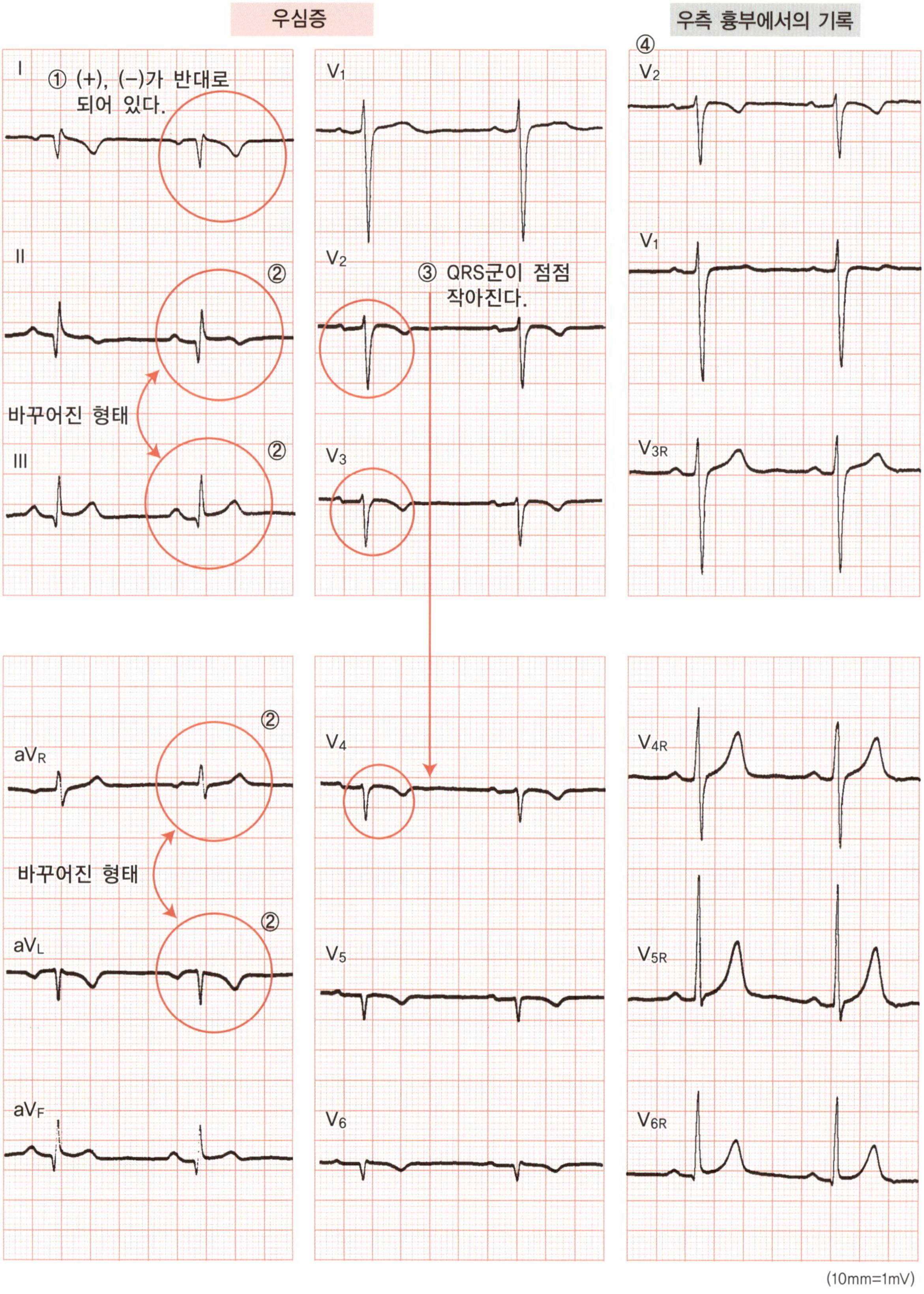

심장이 주로 우측 흉곽내에 있는 것을 우심증이라고 한다.

Ⅰ형 우심증, Ⅱ형 우심증

Ⅰ형 우심증은 내장의 전체 반대 위치를 동반하는 우심증으로 심장은 우측에 있으며, 전체 장기가 반대 위치로 되어 있다. 발현 빈도는 가장 많다(앞쪽 항 심전도). Ⅱ형 우심증은 내장의 반대 위치는 동반하지 않는 우심증. 빈도는 적으나 선천성심장기형인 것이 많다. Ⅰ 및 Ⅱ형 우심증에서는 심장이 정상으로 있는 것에 대해 좌우대칭으로 바뀌어져 있다. 따라서 심전도는 정상인 사람에서 좌우팔 및 다리의 전극을 바꾸어, V_1~V_6유도를 좌우 반대로 부착한 형태에 해당한다.

■ 심전도 소견

① Ⅰ유도 : P파, QRS군, T파가 모두 하향

② Ⅱ와 Ⅲ유도, aV_R과 aV_L유도, V_1과 V_2유도는 각각 바꾸어진 형태

③ 흉부유도는 보통의 유도 부위에서는 V_1에서 V_6유도로 향함에 따라 QRS파형이 작아진다.

④ 우측 흉부유도(V_2, V_1, V_{3R}~V_{6R})에서의 기록이 정상인의 좌측 흉부유도와 같은 형태로 된다(그림 2).

Ⅲ형 우심증

우회전심장이라고도 하며, 심장은 우측에 있으나 좌측 심장과 우측 심장의 위치는 역전되어 있지 않다. 중증심장기형을 합병하는 것이 많다.

■ 심전도 소견

① Ⅰ유도 : P파, QRS군, T파의 역전은 없다.

② Ⅱ와 Ⅲ유도에서 깊은 Q파가 보이는 일이 있다.

③ 흉부유도에서는 V_3에서 V_6유도로 향하여 저전위로 된다.

④ 이행대는 V_{3R} 또는 V_{4R}유도

⑤ V_{5R} 및 V_{6R}유도는 rS패턴

우위심

선천적으로 심장이 우측에 편위한 것으로 우폐절제수술 후 등에서 볼 수 있다. 특징적인 소견은 없다.

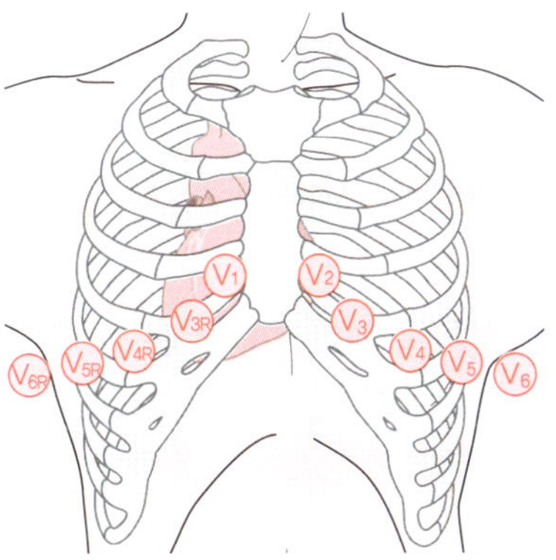

그림 2. 우심증과 흉부유도
우심증에서는 V_2, V_1, V_{3R}→V_{6R}유도 순서로 정상의 V_1~V_6유도 형태로 된다.

핵심 포인트

우심증은

① Ⅰ유도에서는 P파를 포함하여 (+), (−)가 반대로 된다.

② Ⅱ와 Ⅲ유도, aV_R과 aV_L유도가 각각 바뀌어지고

③ V_1에서 V_6유도로 향함에 따라 QRS군의 파형이 작아지며

④ 우측 흉부에서의 기록이 정상인의 좌측 흉부유도와 같은 형태로 된다.

Chapter 7 정리해 봅시다

「이상 Q파」가 있는 심전도를 읽는 방법

폭이 1mm 이상, 깊이가 R파의 1/4 이상의 Q파를 이상 Q파라고 한다.

1 우선 Ⅲ, aVL유도 또는 V1유도에서 단독 Q파는 병적 의의가 없는 점에 유의한다(참조 ➡ chapter1-2, p32).

2 다음에 심근경색증을 감별하고자 한다. 급성기에 있으면 ST상승을 동반하고 있을지도 모른다. 또 진구기(오래된)에 있으면 관성 T파를 가질지도 모른다.

3 더욱더 비대심장근육병증, 확장심장근육병증(참조 ➡ chapter6-4, p118)을 감별해야 한다. 또 아밀로이드증을 시작으로 하는 2차성심장근육병증에서도 이상 Q파를 자주 본다. 왼심실비대(참조 ➡ chapter6-2, p114)에서도 V1~V3유도의 r파는 매우 작아지며(poor r progression), 때로는 QS패턴으로 되는 것이 있다.

4 이외에 이상 Q파를 일으킬 수 있는 것으로는

- 왼방실다발갈래차단(참조 ➡ chapter5-2, p94)
- WPW증후군(참조 ➡ chapter4-1, p80)
- 급성폐심장증(참조 ➡ chapter9-5, p160)
- 폐공기증
- 우심증(참조 ➡ chapter7-3, p134)
- 좌우 전극을 잘못 부착(참조 ➡ chapter7-2, p132)
- 오른심실비대(참조 ➡ chapter9-3, p156)

등이 있다.

Let's try

Question 1

58세, 남성. 이른 아침에 흉통을 호소하여 내원하였다. 심전도에서 이상을 지적하시오.

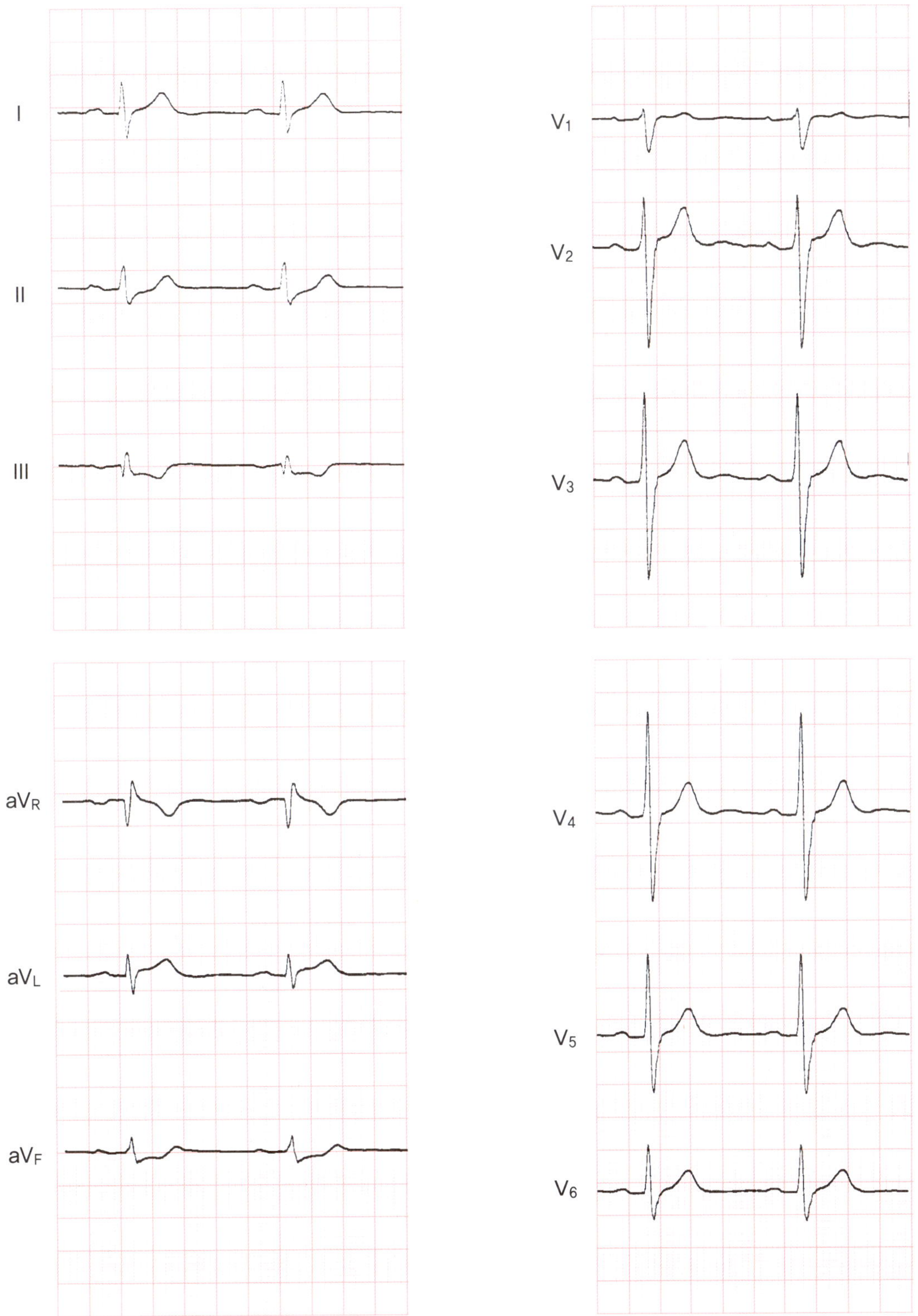

(10mm=1mV)

Let's try

Answer 1 뒤가쪽벽의 급성심근경색증(본 증례는 휘돌이가지 #12의 폐쇄)

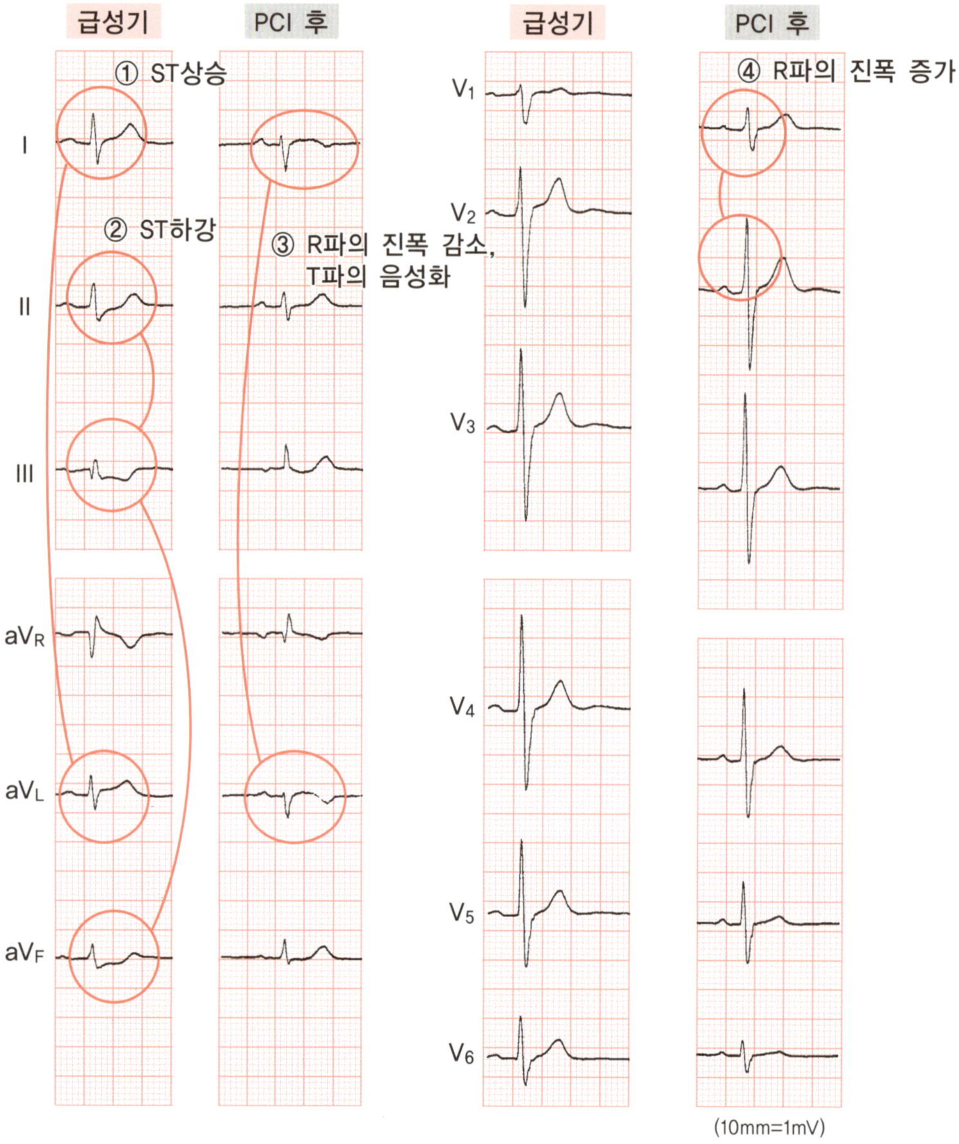

◎ 급성기는 Ⅰ, aVL유도에서 ① ST상승과 ② Ⅱ, Ⅲ, aVF유도에서 ST하강은 이상이다. ST상승은 약간 있으나 ST하강을 동반하지 않고, 또 흉통이 있기 때문에 가쪽벽경색증으로 생각된다.

◎ 가쪽벽경색증의 경우 심전도에 변화가 없는 것이 있으며, 특히 aVL유도에서의 변화는 못보고 빠뜨리기 쉽다.

◎ direct PCI(percutaneous coronary intervention)(+STENT) 후의 심전도를 우측에 제시하였다. Ⅰ, aVL유도에서 R파의 진폭 감소(그림 중의 ③), T파의 음성화 및 V_1, V_2유도에서 R파의 진폭이 증가하는 것을 특징적인 소견으로(그림 중의 ④), 뒤가쪽벽경색증으로 진단할 수 있다. R파의 변화는 이상 Q파의 출현과 동등한 의의가 있다.

◎ 뒤벽경색증은 아래벽경색이나 가쪽벽경색증에 합병하는 것이 많고 뒤벽만의 경색은 드물다.

한마디 메모 : 비Q파 경색

심장근육탓 효소의 상승이 있으면서 심전도에 이상 Q파가 출현하지 않는 심근경색증을 비Q파 심근경색증이라고 하며, 경색 부위에 일치한 유도에서 ST 부분의 상승 혹은 하강, T파의 음성화가 보인다. 임상적 특징은 단시간의 엉긴 혈액에 의해 심장내막밑경색증으로 있거나 경색전 가슴조임증이나 심근경색증의 기왕이 있는 예가 많으며, 급성기의 심장동맥조영에서 혈전을 보는 비율이 낮고, 여러다발 병변이나 곁순환로가 발달하는 예가 많다. 심장근육의 preconditioning이나 곁순환에 의해 심장근육의 상해가 적고 끝난 것으로 생각되며, 증상이 나타난 조기의 예후는 양호하나 가슴조임증이나 경색의 재발률이 높고, 장기적인 예후는 Q파가 있는 경색증 예(Q파 경색)와 마찬가지로 오히려 나쁘다고 생각된다(참조 p202).

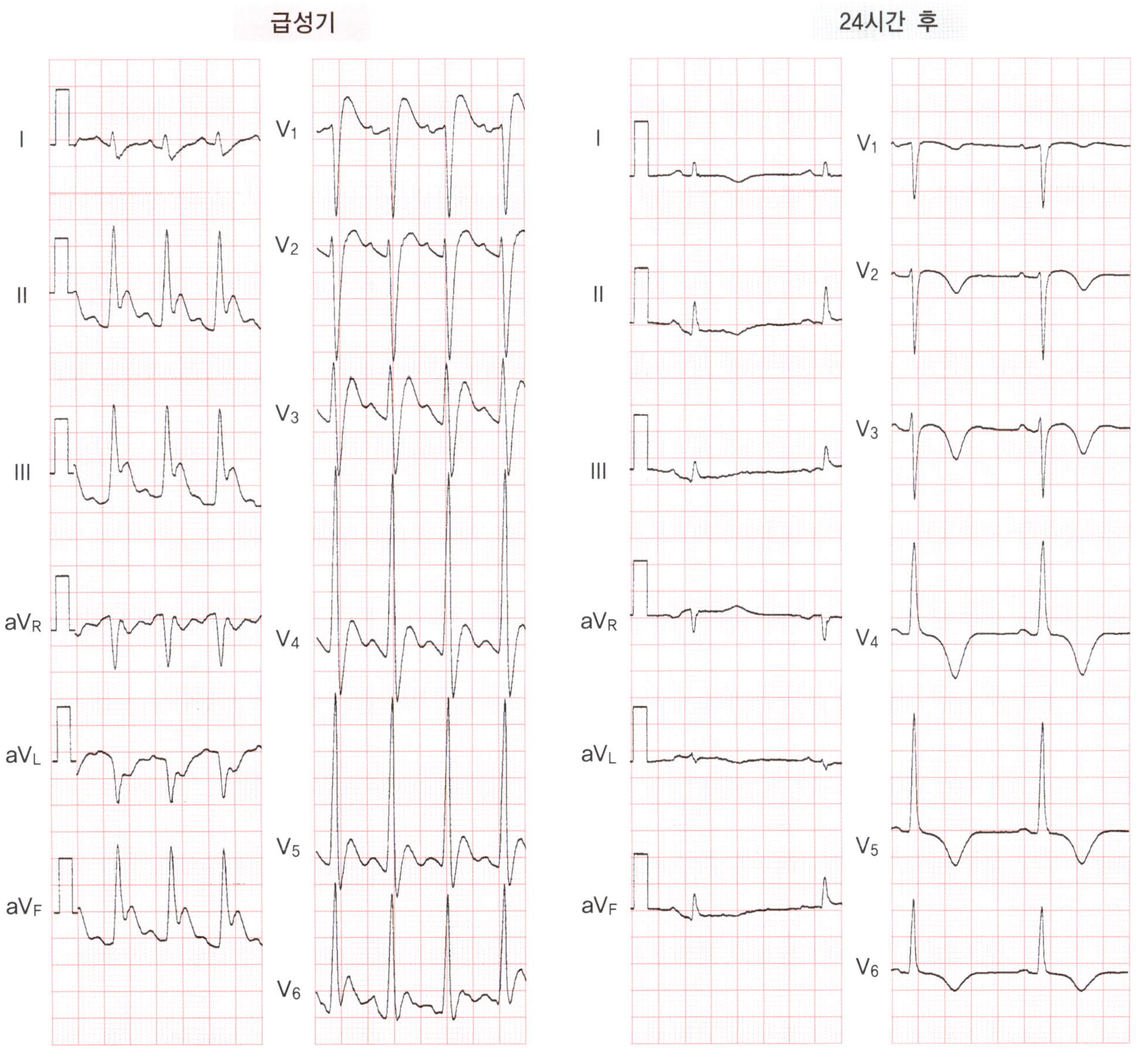

64세, 남성. 속목동맥 내막박리수술 후에 흉통을 호소하였고, 30분 후에 흉통은 소실하였다. CPK는 2,000IU까지 상승하였으나 심장동맥조영에서는 유의한 협착을 보이지 않고, 심장동맥 연축에 동반하는 심근경색증으로 진단하였다. 심전도에서는 광범위한 유도에서 급성기에는 ST상승을 그리고 24시간 후에는 T파의 음성화를 보이나 이상 Q파는 보이지 않는다.

흉부유도에서 R파 진폭의 증가 불량

1 R파 진폭의 증가 불량〈poor r progression〉

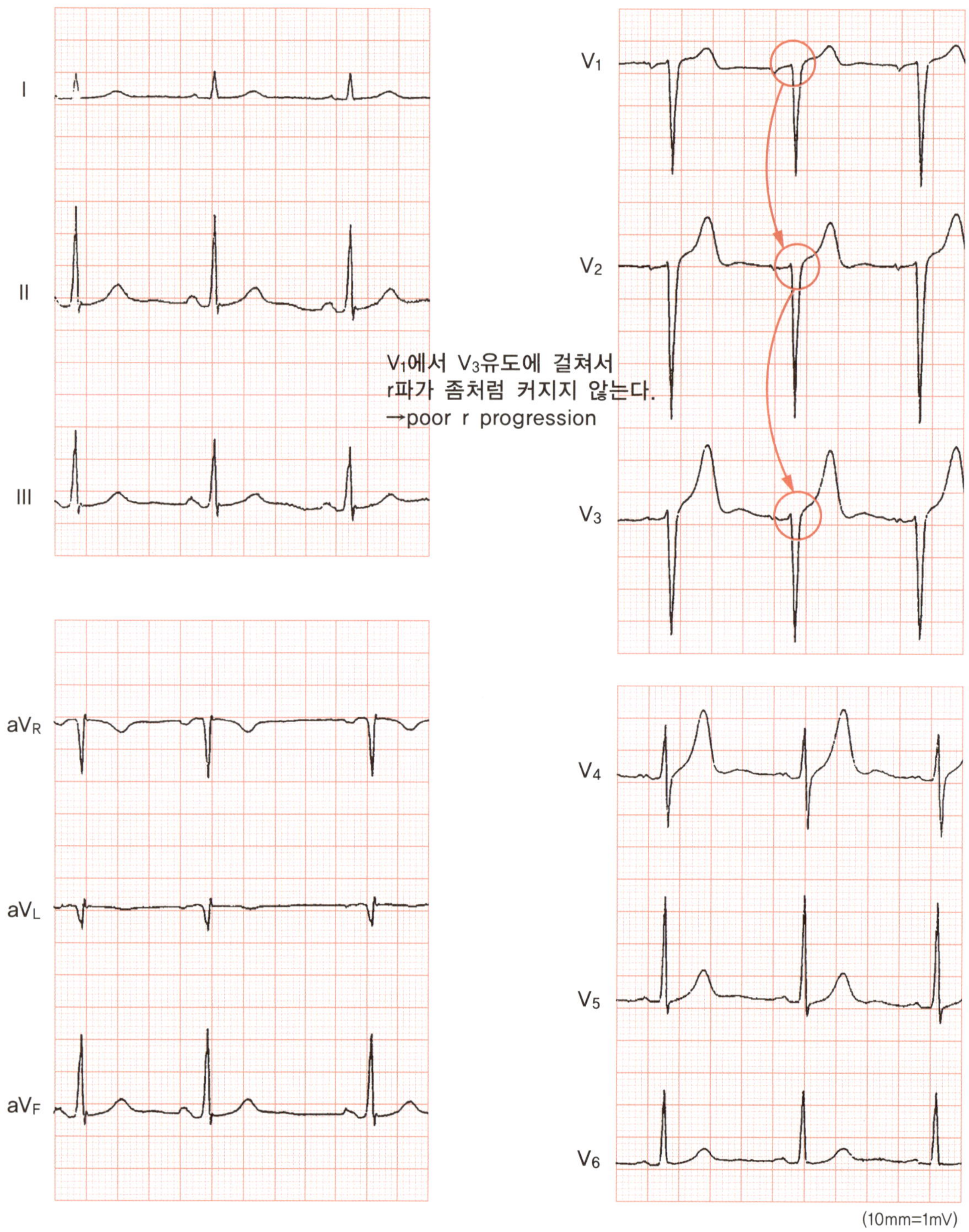

R파 진폭의 감소 의의

심전도 파형은 심장근육의 전기적인 활동의 종합에 의해서 형성된다. 심실의 특정 부위의 심장근육이 없어지면 그 부위에 대응하는 심전도 유도로 향하는 기전력의 저하를 초래하여 **R파의 진폭이 감소한다**(그림 1B). 더욱더 그 부위의 심장근육이 벽경유로 없어지면 그 부위에 대응하는 심전도 유도에서 그 방향으로 향하는 기전력의 상실에 의해 반대 방향으로 향하는 기전력이 우세하여 **이상 Q파를 만든다** (window theory)(그림 1C).

이상과 같이 **R파의 진폭 감소는 이상 Q파의 출현과 동등한 의의를 가지며,** 해당 부위의 심장근육의 상실(탈락, 괴사)을 나타낸다고 생각된다. 그러나 실제로 R파의 진폭 감소는 심장근육의 상실 외에 심낭액 저류 등 심장 주위의 전기전도성, 축, 기타 많은 인자의 변화에 의해 생길 수 있기 때문에 1장의 심전도에서 R파의 진폭 감소를 지적할 수는 없다. 그러나 1장의 심전도에서 본래 더욱 높아진 R파의 진폭이 감소하고 있을지 모른다고 판단할 수 있는 지표가 있다. 그것이 흉부유도에서 R파의 진폭 증가(R progression)이다. Chapter1에서 설명한 것과 같이 정상 심전도에서는 V_1~V_3유도로 진행함에 따라 r파의 진폭이 서서히 증가하여 rS형에서 RS형으로 되며 R/S비가 차츰 증대하게 된다. **이 R파의 증대가 보이지 않고 V_1에서 V_3유도에 걸쳐서 r파의 진폭이 계속 V_1유도와 거의 변화하지 않는 것이 R파 진폭의 증가 불량(poor r progression)이며, V_2, V_3유도에서 본래 있어야 할 r파의 진폭이 감소하고 있을 가능성이 있으므로 앞벽사이막 심근경색증이 의심되는 것으로 판단된다.**

단, R파 진폭의 증가 불량은 정상인에서도 자주 보이는 정상 아형(normal variant)이 있으며, 이것만으로는 정상인 것이 많다. 또 **왼심실비대, 만성폐쇄성폐질환**(물심장막증에서는 시계방향회전이 증가하기 때문에), **급성폐심장증**(오른심실의 확장에 의해서 심실사이막, 왼심실이 시계방향회전하기 때문에), **심장근육병증, 2차성심장근육병증, 흉곽변형**도 다른 소견과 함께 보이는 소견이다.

이상에 의해 R파 진폭의 증가 불량은 **이것만으로는 정상인 것이 많으나 때로는 앞벽사이막경색증이 숨어있는 것**도 있다고 이해하고, 또 **다른 이상도 존재할 때 앞에서 설명한 여러 질환도 감별**하는 것이 좋다.

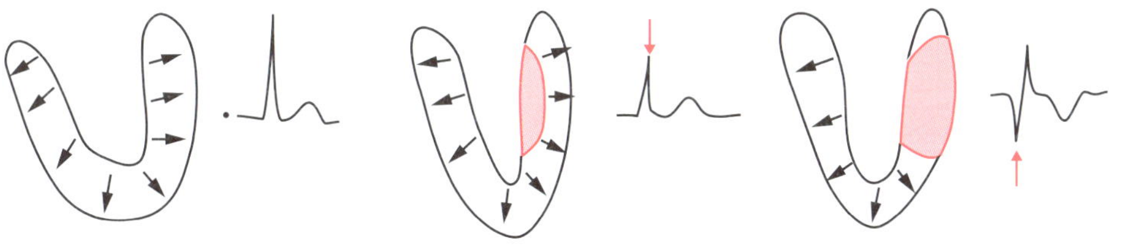

그림 1. **R파의 진폭 감소는 이상 Q파와 동등한 의의를 가진다.**

심전도 파형은 심장근육의 전기적인 활동의 종합에 의해서 형성된다(A). 심실의 특정 부위의 심장근육이 없어지면 그 부위에 대응하는 심전도 유도로 향하는 기전력의 저하를 초래한다(B). 즉 R파의 진폭이 감소한다. 더욱더 그 부위의 심장근육이 벽경유로 없어지면 그 부위에 대응하는 심전도 유도에서 그 방향으로 향하는 기전력의 상실에 의해 반대 방향으로 향하는 기전력이 우세하여 이상 Q파를 만든다(window theory)(C).

핵심 포인트

poor r progression은

V_1에서 V_3유도에 걸쳐서 r파의 진폭이 V_1유도와 비교 시 거의 변화하지 않는 것이며,
V_2, V_3유도에서 본래 있어야 할 r파의 진폭이 감소하고 있을지 모른다고 생각되어
앞벽사이막경색증이 의심되는 것으로 판단된다.
단 이것만으로는 정상인 것이 많고 왼심실비대, 만성폐쇄성폐질환, 급성폐심장증, 심장근육병증, 2차성심장근육병증, 흉곽변형에서도 보이는 소견이다.

2 reversed r progression

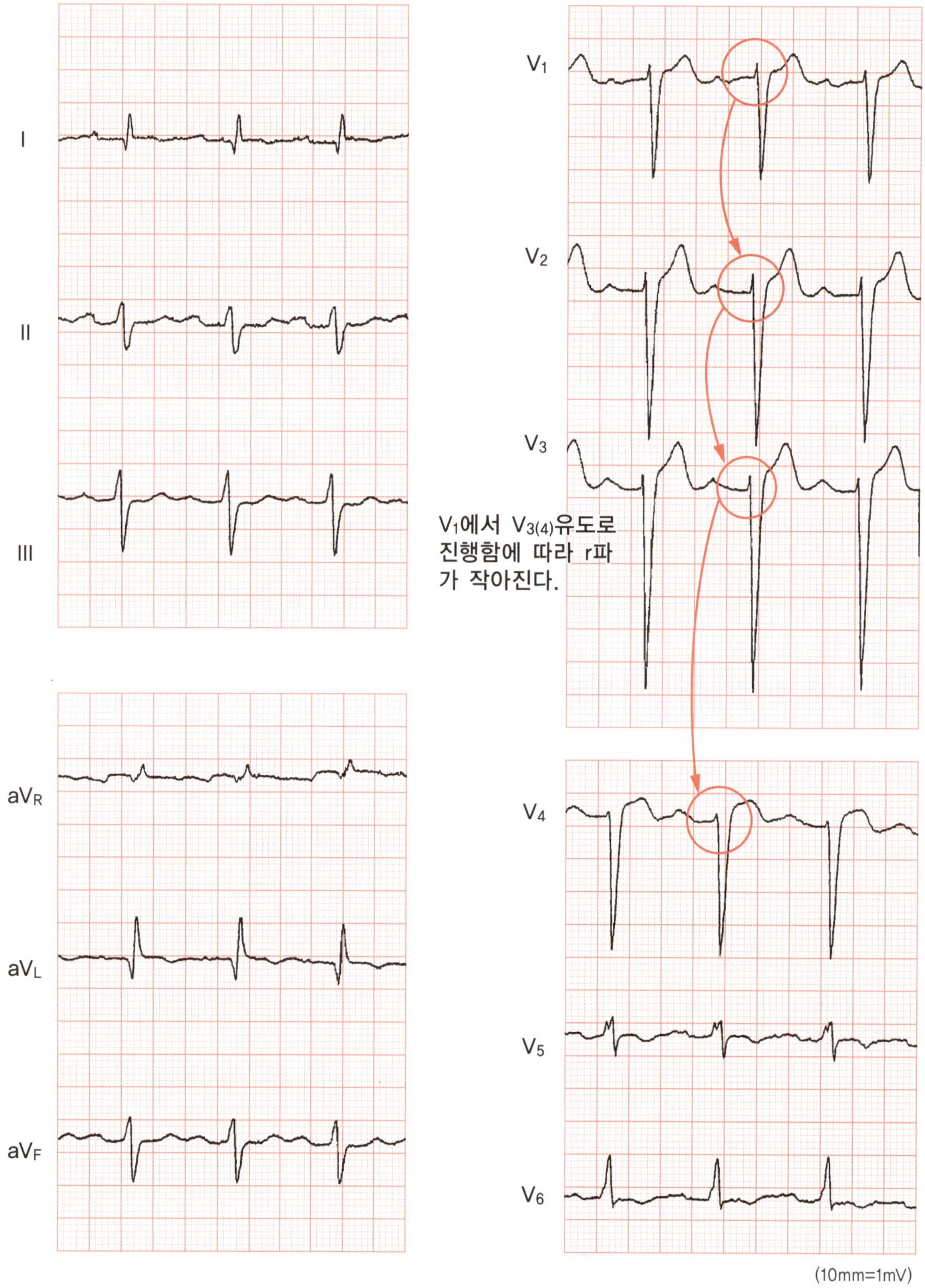

reversed r progression

poor r progression이 V_1에서 V_3유도에 걸쳐서 r파가 거의 증대하지 않는 소견인 것에 대해 reversed r progression은 **V_1, V_2, V_3유도로 진행함에 따라 r파가 정상과는 반대로 작아지는 소견이다**(그림 2).

reversed r progression에서는 $V_1 \rightarrow V_2 \rightarrow V_3$유도로 차츰 r파가 작아지는 것이나 $V_1 \rightarrow V_2$유도로 일단 커진 r파가 $V_3 \rightarrow V_4$유도로 반대로 작아지는 것 등이 있다.

poor r progression이 정상 예에서도 자주 볼 수 있는 소견인 것에 대해 reversed r progression은 이론적으로는 정상에서는 생기지 않고, 사실 이 소견은 80%의 확률로 **앞벽사이막의 심근경색증, 확장심장근육병증 · 확장상비대심장근육병증 등 심장근육세포의 상실을 동반하는 병태**를 나타내고 있다.

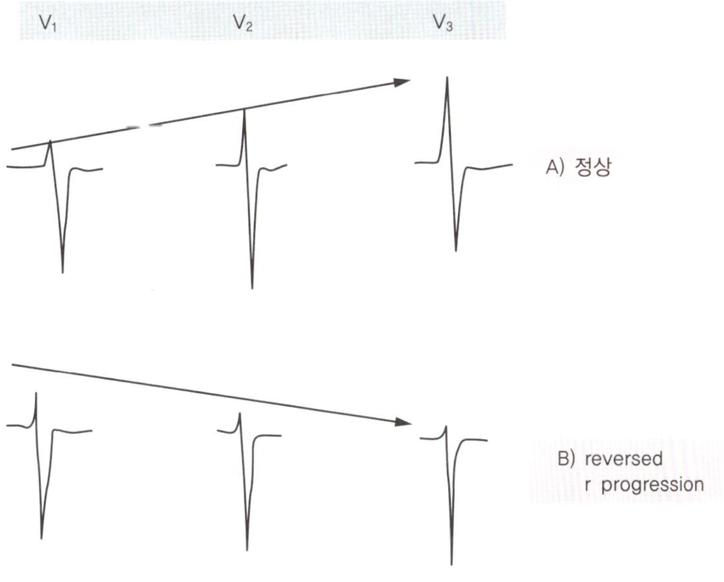

그림 2. 정상 r wave progression(A)과 reversed r progression(B)

핵심 포인트

reversed r progression은

V_1, V_2, V_3유도로 진행함에 따라 r파가 정상과는 반대로 작아지는 소견이다.

이 소견은 80%의 확률에서 앞벽사이막의 심근경색증, 확장심장근육병증 · 확장상비대심장 근육병증 등 심장근육세포의 상실을 동반하는 병태를 나타내고 있다.

3 시계방향회전 〈clockwise rotation of the heart〉

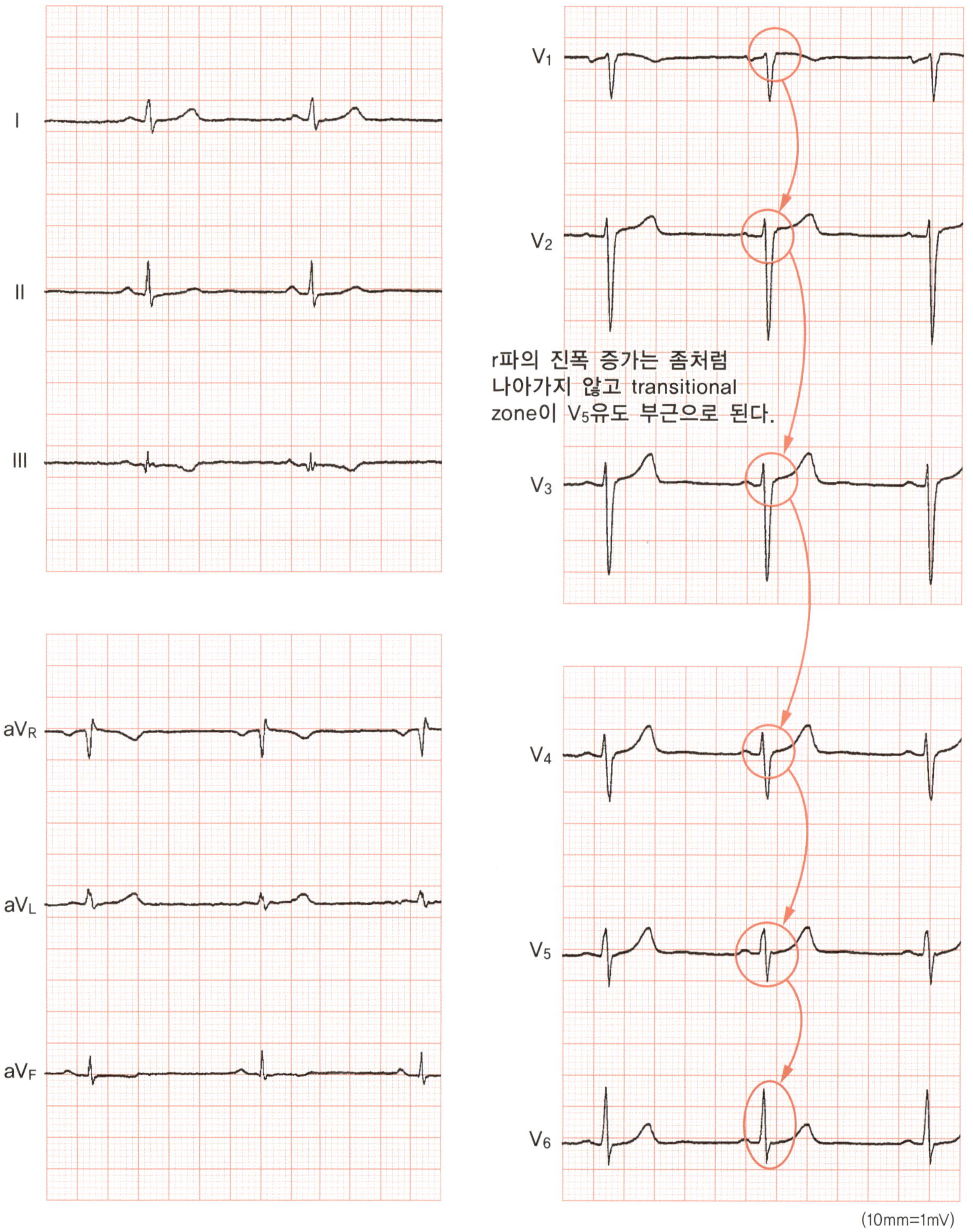

시계방향회전

흉부유도에서 r파의 진폭 증가는 V_1에서 V_2, V_3유도로 진행함에 따라 차츰 r파가 커지며, R/S비가 <1에서 >1로 V_3 또는 V_4유도 부근에서 역전(transitional zone)하는 것을 정상으로 한다. **이 R파의 진폭 증가가 좀처럼 나아가지 않고 transitional zone이 V_5유도 부근에 있는 것**은 심장을 다리 방향에서 올려다 볼 때 시계 방향으로 회전하고 있다고 생각되기 때문에 **심장의 시계방향회전**이라고 한다(그림 3).

시계방향회전은 몸의 가로면에서 심장 전기축의 변화를 나타내고 있으며, 흉부유도의 소견에 관한 표현이다. 따라서 시계방향회전이 있어도 보통 사지유도로 표현되는 이마면의 전기축(우축편위, 좌축편위 등)에서 변화는 생기지 않는다. 또 시계방향회전 혹은 시계반대방향회전은 전기축의 개념이며, 반드시 실제로 심장이 그 방향으로 회전하는 것은 아니다.

시계방향회전이 보일 때 그것을 만드는 **만성폐쇄성폐질환**(물심장막증에서는 시계방향회전이 증가하기 때문에) 및 급성폐심장증(오른심실의 확장에 의해서 심실사이막, 왼심실이 시계방향회전하기 때문에)을 우선 감별해야 한다. 또 poor r progression이나 reversed r progression을 만드는 앞벽사이막의 심근경색증, 확장심장근육병증 · 확장상비대심장근육병증, 2차성심장근육병증, 흉곽변형을 감별한다. 그러한 어떤 소견도 보이지 않으면 진단명은 시계방향회전이며, 정상 아형(normal variant)이다.

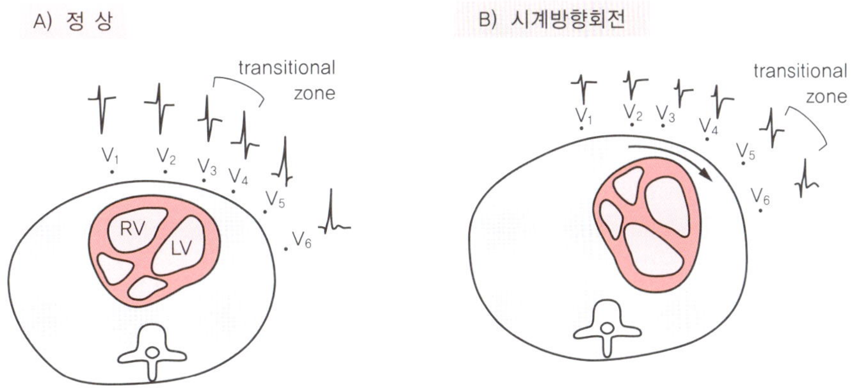

그림 3. 정상 transitional zone(A)과 시계방향회전에서의 transitional zone(B)

핵심 포인트

시계방향회전은

흉부유도에서 R파의 진폭 증가가 좀처럼 나아가지 않고 transitional zone이 V_5유도 부근에 있는 상태를 말한다.

시계방향회전이 보일 때는 그것을 만드는 질환을 감별하여 그러한 것이 보여도 정상이다.

정리해 봅시다

「흉부유도에서 R파 진폭의 증가 불량」이 있는 심전도」를 읽는 방법

1 poor r progression

- 이것만으로는 **정상**인 경우가 많으나 **앞벽사이막경색증**이 숨어있는 것도 있다.
- 또 $SV_1+RV_5>35mm(3.5mV)$로 V_4에서 V_6유도의 왼심실 유도에서 스트레인 패턴이 보일 때는 **왼심실비대**나 **비대심장근육병증**에 의한 poor r progression이다.
- poor r파와 함께 V_5나 V_6유도에서 전위가 작아지고 있을 때는 **만성폐쇄성폐질환**일 가능성이 있다. 특히 우축편위, 오른심방부하, $SV_{5,\ 6}$의 증대 등까지 동반하고 있으면 그것에 의한 폐심장증으로 의심할 수 있다.
- 더욱더 중요한 질환이 **급성폐심장증**, 즉 **급성폐혈전색전증**이다. 이 질환은 증상이 나타난 때에 진단하여 적절하게 치료를 하지 않으면 죽음에 이르는 것도 많아 매우 중요하다. 본 증례에서는 급격한 오른심실확장이 왼심실을 시계방향회전시키므로 poor r progression, 시계방향회전을 만들고 급격한 오른심실부하에 의해 V_1에서 V_3유도에서 T파가 음성화하여 $S_I Q_{III} T_{III}$패턴을 얻는 것도 많다.
- 위 외에도 심장근육병증, 2차성심장근육병증에서도 poor r progression을 만들 수 있으나 이러한 경우에는 ST−T이상을 동반하는 일이 많다.
- 마지막에 **흉곽변형**에 의한 것을 염두에 둔다.

2 reversed r progression

- reversed r progression은 이론적으로는 정상에서 생기지 않는 중요한 소견이다. 우선 R/S비에서도 reversed r파인 것인지를 재확인한다. reversed r파라면 우선 **앞벽사이막의 심근경색증**을 감별해야 한다.
- 이외에 **확장심장근육병증**, **확장상비대심장근육병증** 등 심장근육세포의 상실을 동반하는 병태를 감별해야 하나 1장의 심전도에서 그러한 것까지 진단하는 것은 무리한 것도 많으므로 심에코도 등을 실시하여 감별해야 한다.

3 시계방향회전

- 시계방향회전에서는 역시 **만성폐쇄성폐질환** 및 **급성폐심장증**을 우선 감별해야 한다.
- 또 poor r progression이나 reversed r progression을 만드는 앞벽사이막의 **심근경색증**, **확장심장근육병증**, **확장상비대심장근육병증**, **2차성심장근육병증**, **흉곽변형**을 감별한다.
- 그러한 어떤 소견도 보이지 않으면 진단명은 시계방향회전이며, **정상 아형**이다.

Let's try

Question 1

56세, 남성. 몇 년 전에 한번 흉통을 자각한 일이 있었다. 이번 건강진단에서 심전도 이상이 지적되어 정밀검사를 위해 진료를 받았다. 생각되는 진단은 무엇인가?

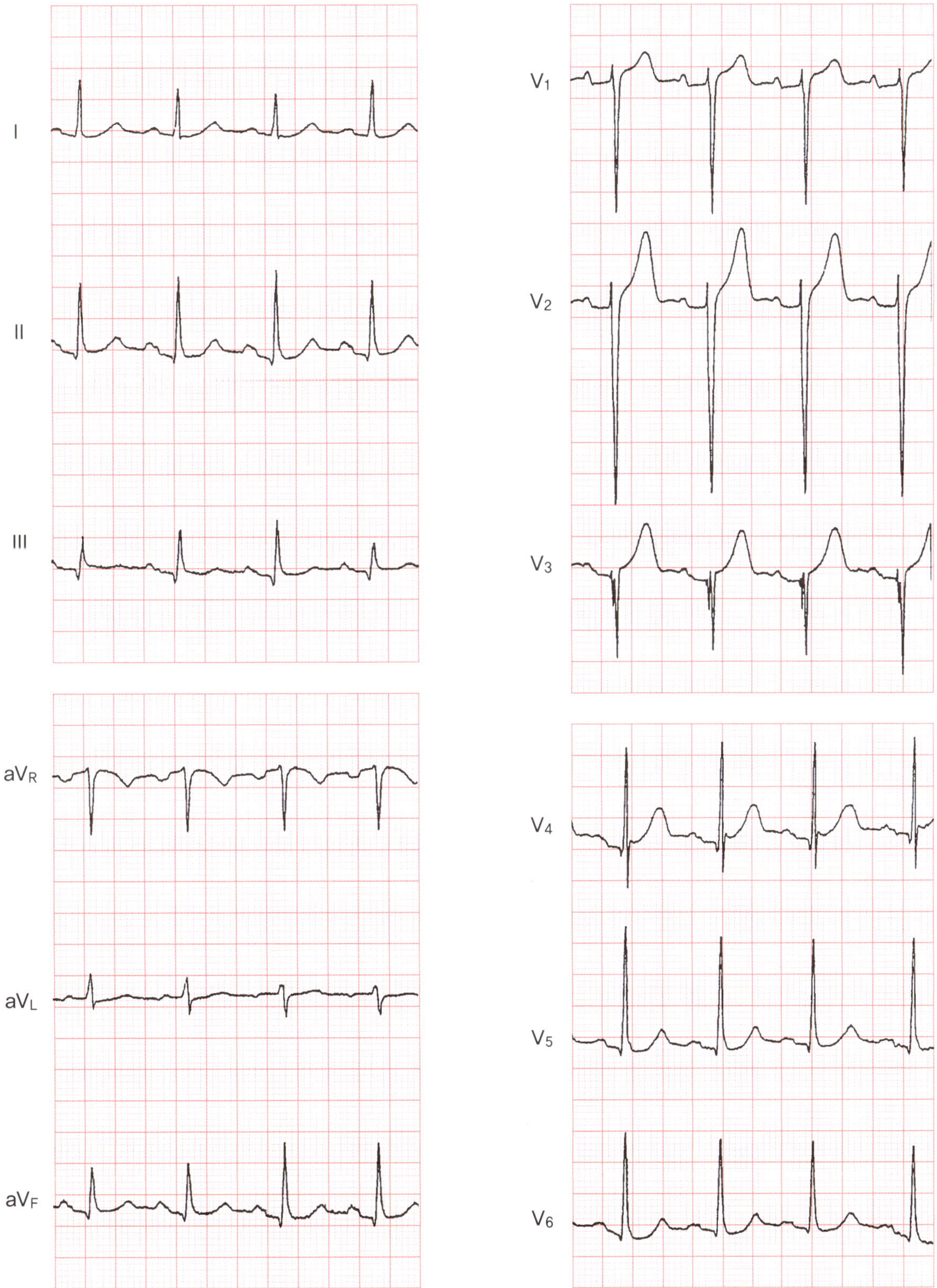

(10mm=1mV)

Let's try

Answer 1 (오래된)앞벽심근경색증의 의심이 크다.

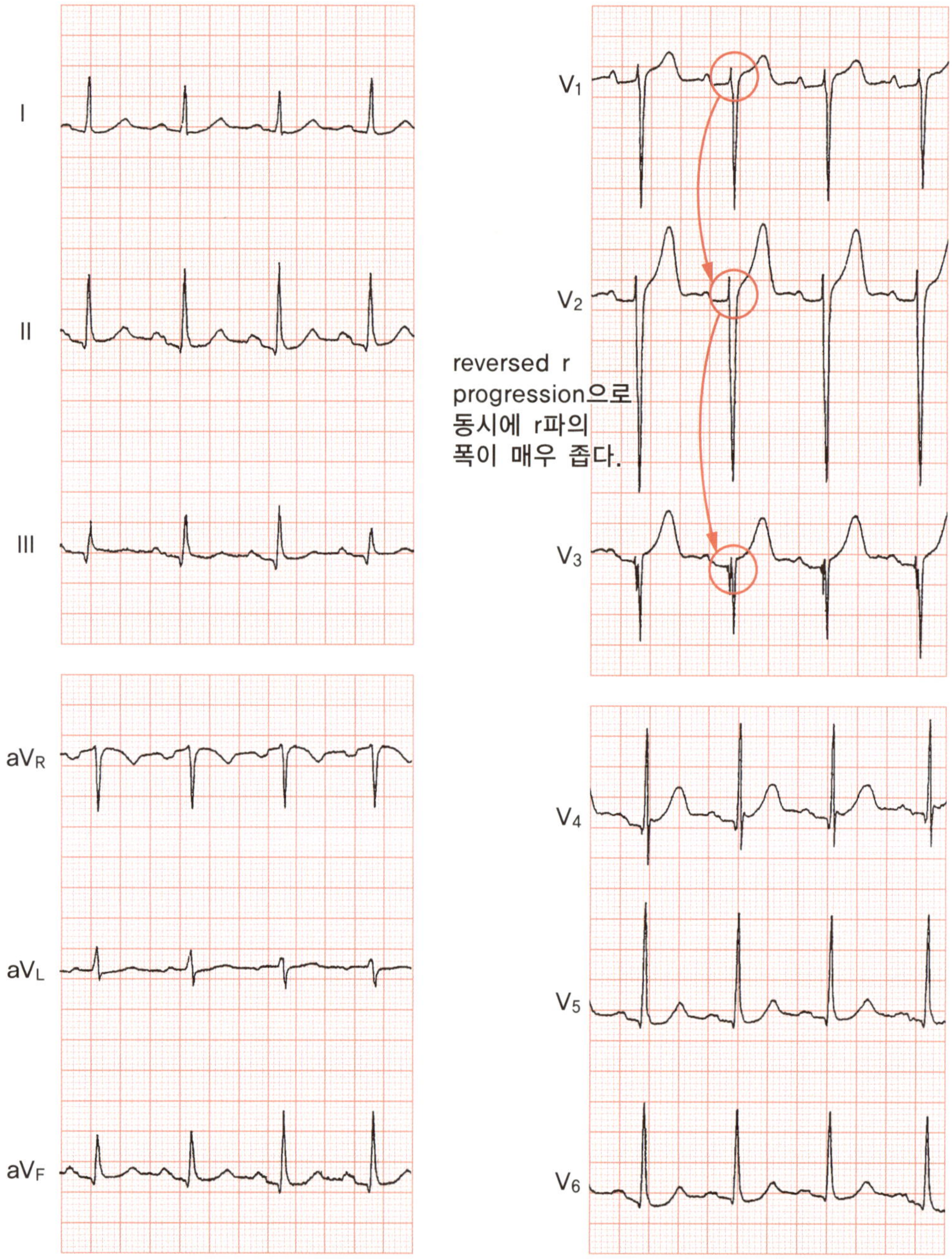

① V2, V3유도에서 r파의 progression이 반대이며, reversed progression of r의 소견이다.

② V4유도에서는 약간 큰 q파도 있는 (오래된)앞벽심근경색증이 강하게 의심된다. 심근경색증은 없고 심장근육염이나 심장근육병증의 가능성도 있으나 정상에서 없는 것은 확실하다. **reversed r progression 때에는 r파의 진폭도 그렇긴 하나 폭이 매우 작아지는 것도 일반적이며,** 본 예에서도 V1에서 V3유도의 r파의 폭이 매우 좁다.

Let's try

Question 2

65세, 여성. 20년 동안 고혈압증이 있었다. 심전도 이상이 지적되어 내원하였다. 심전도 진단은?

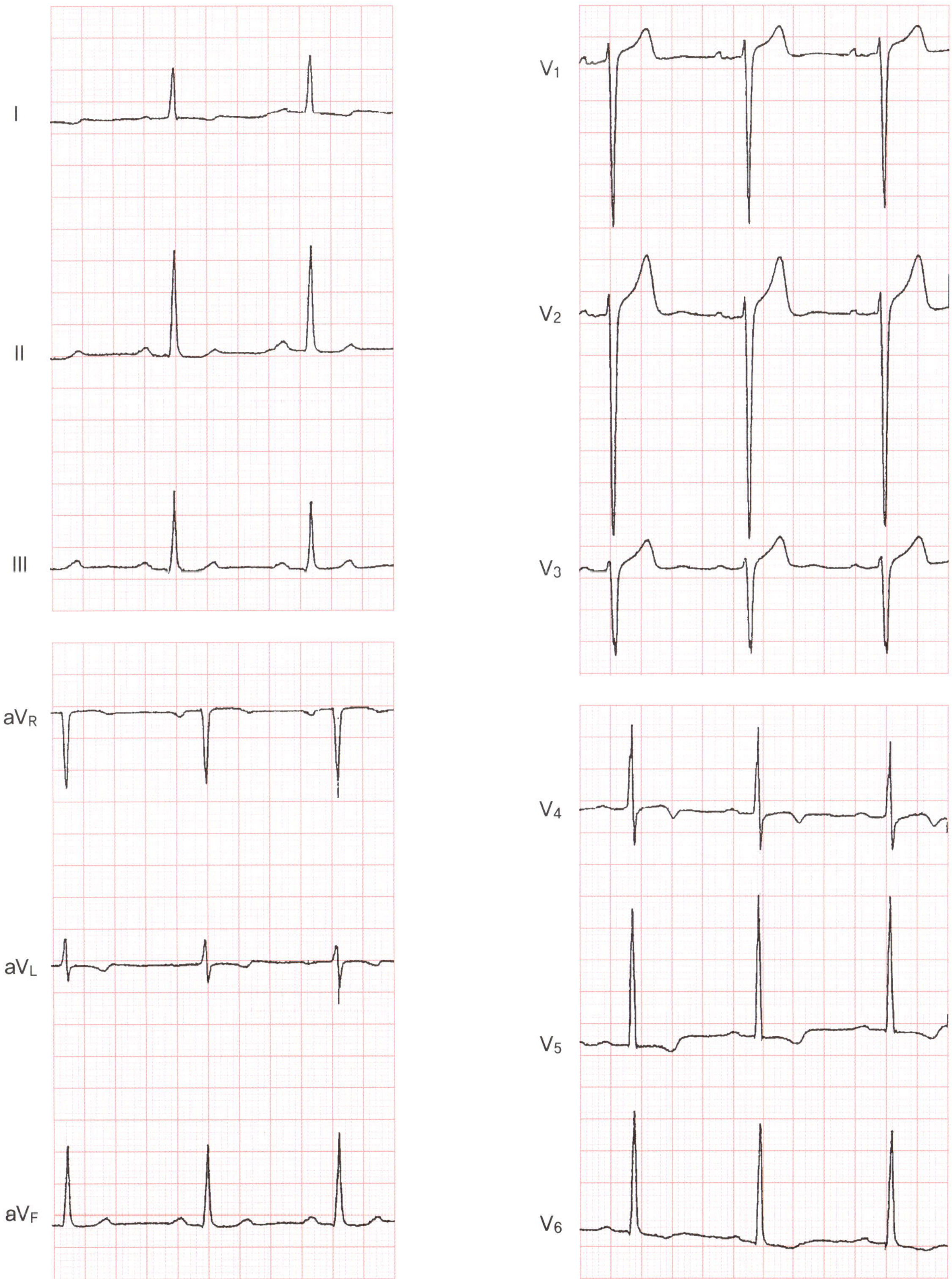

(10mm=1mV)

Let's try

Answer 2 ST-T이상을 동반하는 왼심실비대

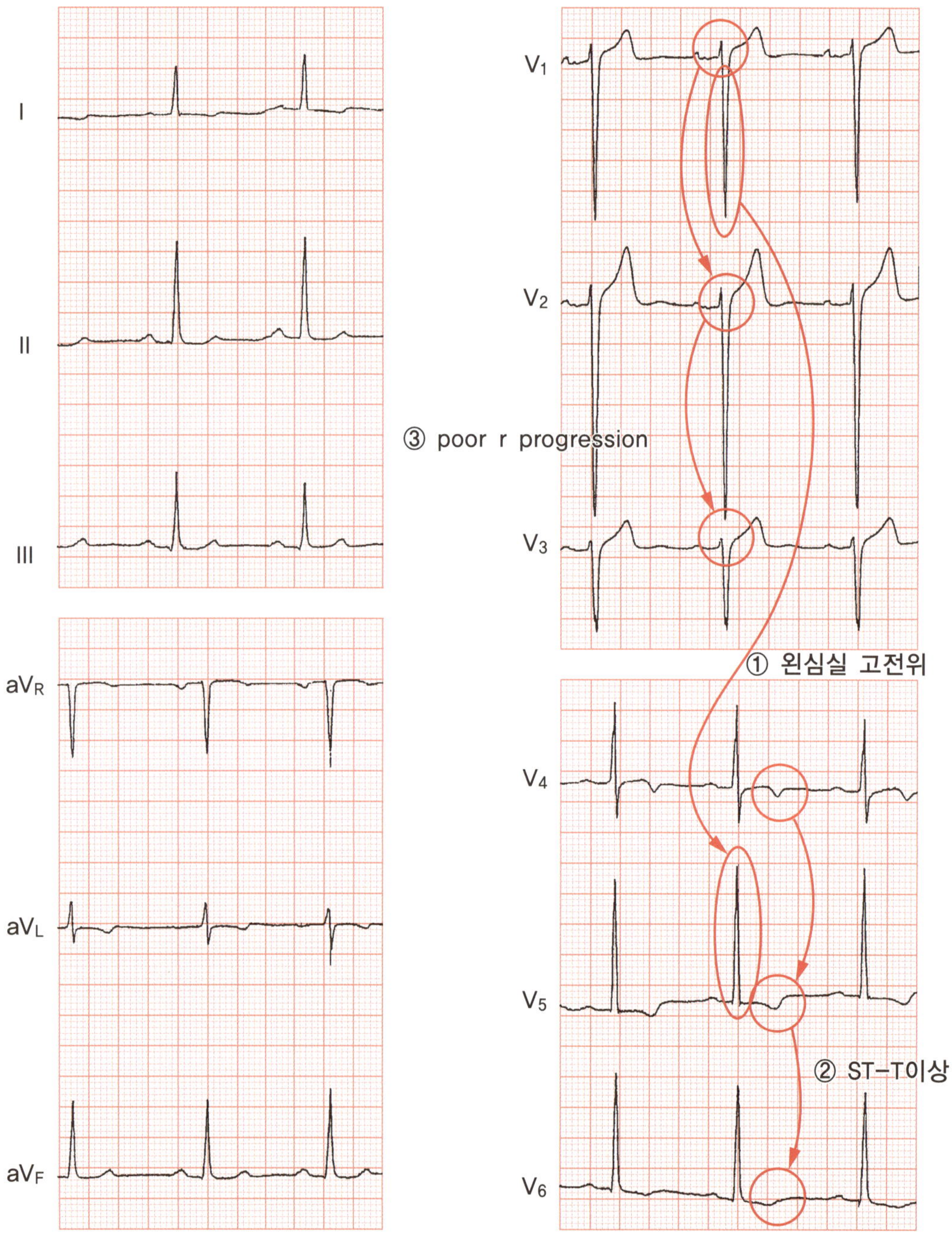

굴리듬의 심전도이나 ① SV_1+RV_5=2.6+2.2=4.8mV로 high voltage이며, ② Ⅰ, aV_L, V_4~V_6유도에서는 스트레인 패턴의 ST-T이상을 동반한다. 이외에 ③ V_1~V_3유도에서 poor r progression을 볼 수 있다. ①, ②에 의해 왼심실비대로 진단된다. ③은 왼심실비대에 의한 소견으로 생각된다. 왼심실비대 때 V_1~V_3유도에서는 S파가 깊어지기 때문에 r파를 잡아끌어 낮아지는 것이 일반적이며, ①, ②, ③의 조합은 왼심실비대에서 많이 있는 패턴이다(본 증례에서는 r파가 V_2>V_3이나 reversed r progression이라고는 말하지 않는다→다음 항 참조).

한마디 메모 : reversed r progression 판정의 주의

본 장 **chapter8-2**에서 설명한 것과 같이 reversed r progression은 V_1, V_2, V_3유도로 진행함에 따라 r파가 정상과는 반대로 작아져 가는 소견으로, 높은 확률로 앞벽사이막의 심근경색증, 확장심장근육병증 · 확장상비대심장근육병증 등 심장근육세포의 상실을 동반하는 병적상태를 나타내는 중요한 소견이다.

여기에서 주의해야 하는 것이 reversed r progression은 V_1, V_2, V_3유도로 진행함에 따라 r파가 정상과는 반대로 작아져 가는 소견의 해석이다. 여기에 나타낸 심전도는 확실하게 $V_2 \rightarrow V_3$간에서 r파가 정상과는 반대로 작아지고 있으나 R/S비율은 차츰 커진다. 이것은 r파의 progression은 정상이나 V_1, V_2에서 V_3유도로 진행함에 따라서 흉부유도의 전극 위치가 심장에서 멀어져가기 때문에 QRS군의 진폭이 작아져버리며, r파의 진폭이 감소하는 것과 같이 보이기 때문이다. 이와 같은 심전도는 정상으로 판단된다. 즉 **reversed r progression은 reversed progression of R/S ratio**인 것이다(앞항의 예도 마찬가지)

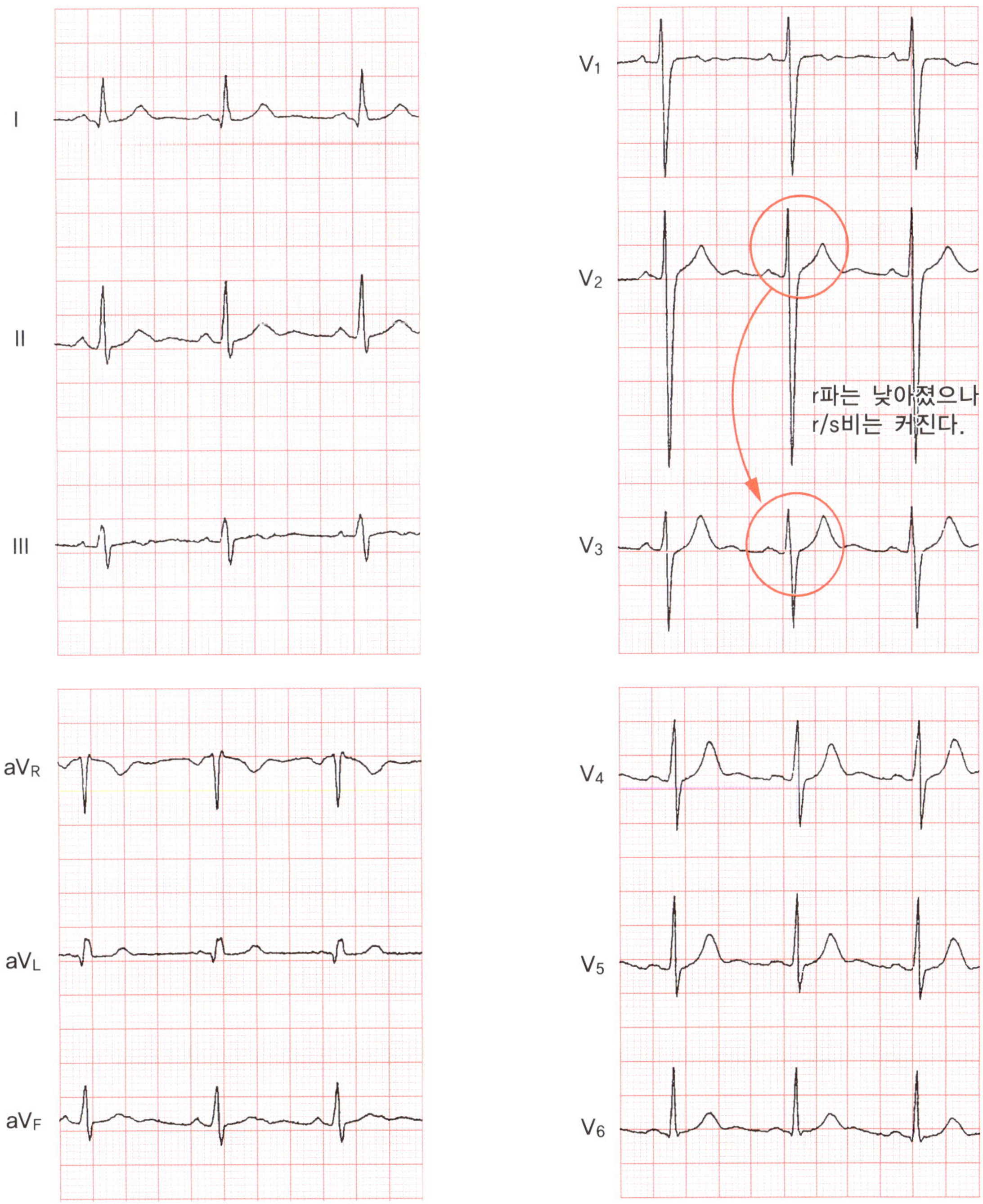

우측 흉부유도에서 R파의 진폭 증가 또는 I 이나 좌측 흉부유도에서 S파가 깊다.

1 시계반대방향회전〈counterclockwise rotation〉

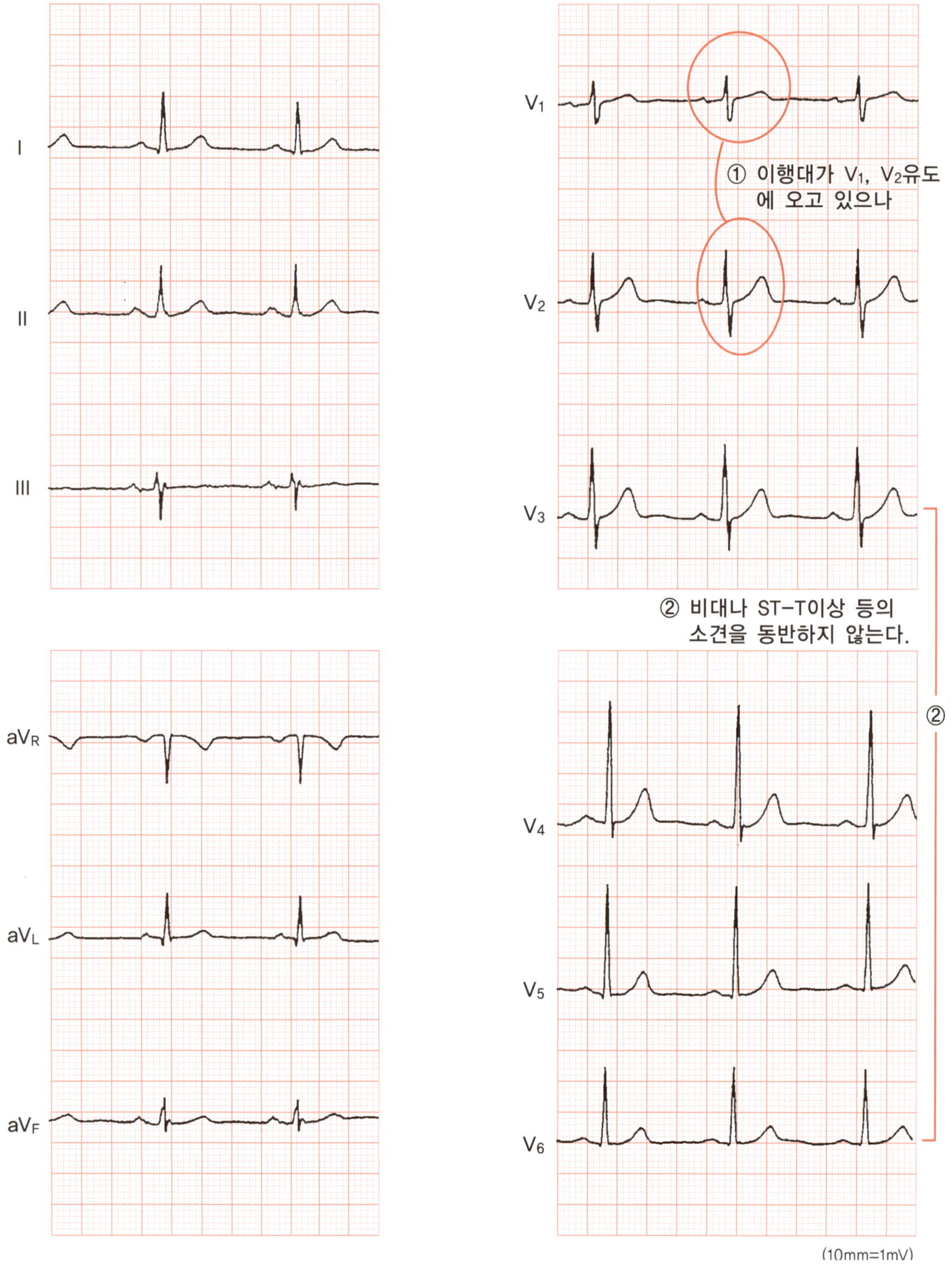

시계반대방향회전

흉부유도 V_1에서는 심실 흥분의 처음 단계인 심실사이막의 흥분에 의해 작은 r파가 형성되며(그림 1A), 뒤부분에는 강한 왼심실의 흥분 벡터에 의해 깊은 S파가 형성되어(그림 1B) rS형을 나타낸다. 이것을 V_6유도에서 보면 qR형으로 된다(그림 1A,B). 즉 흉부유도는 V_1에서 V_6유도로 향하여 rS형이 되고 V_3, V_4유도 주변(이행대)에서는 RS형으로 되며, V_5, V_6유도에서는 qR형으로 된다. 이 이행대(transitional zone)는 보통 V_3 또는 V_4유도에 있다. 이 이행대가 V_2유도 방향으로 어긋난 것을 **early transition**이라고 한다.

early transition은 심장을 아래에서 볼 때 좌회전한 형태에 대응하므로 **시계반대방향회전**(counterclockwise rotation)이라고 하며, 보통 V_4유도에 있는 흉부유도의 이행대가 V_1, V_2유도에 온다. 즉 QRS벡터는 앞면을 향하여 우측 흉부유도 V_1, V_2에서는 R파가 S파의 깊이보다 많아져 높아진다. 또 시계반대방향회전에서는 V_2~V_4유도에서 ST부분은 상승하여 보이는 것도 있다.

반대로 이행대가 V_5, V_6유도 방향으로 편위한 것을 **delayed transition 또는 시계방향회전(clockwise rotation)**이라고 한다. 어느 것이나 심장이 전기축 상태로 회전하고 있을 뿐이며 반드시 **해부학적으로 회전하는 것은 아닌 것**에 주의해야 한다. 원칙적으로 다른 심실비대나 ST-T변화 등의 소견을 동반하지 않는다.

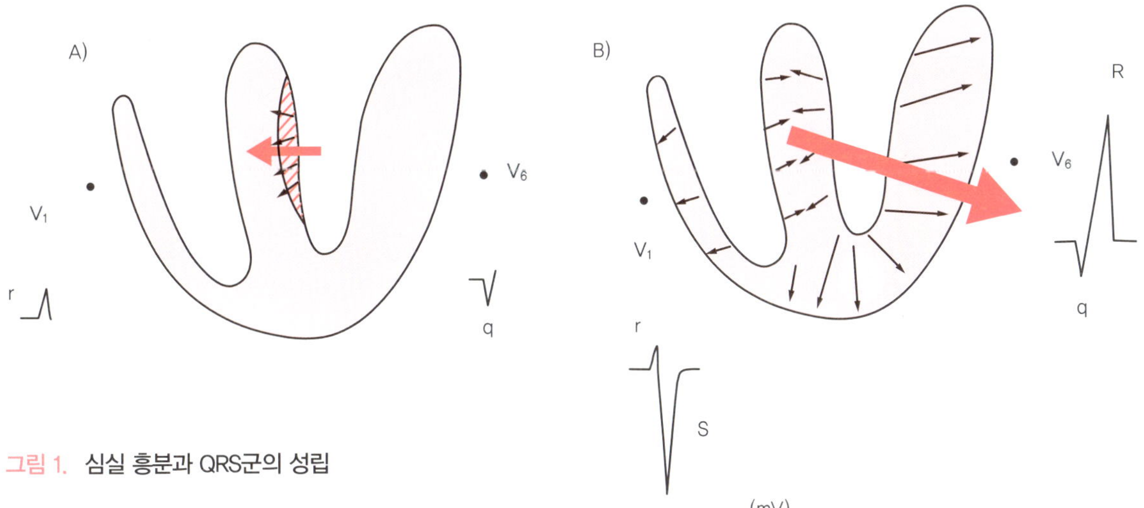

그림 1. 심실 흥분과 QRS군의 성립

ONE POINT

심실흥분시간(VAT)은 전기적 흥분이 심장근육의 내막에서 외막까지 전해지는 시간이며, 심전도에서는 QRS군의 시작에서 정점에 이를 때까지의 시간으로 평가할 수 있다(그림). R-peak time이라고도 한다. 보통은 V_1, V_2유도에서 0.02~0.03초이다.

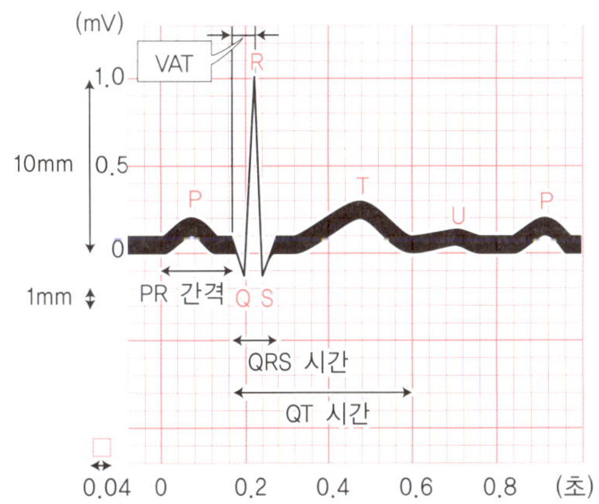

핵심 포인트

시계반대방향회전에서는

① 흉부유도의 이행대가 V_1, V_2유도에 오고 R/S>1로 되며

② 심실흥분시간(VAT)은 0.03초 이하로 비대나 ST-T이상 등의 소견을 동반하지 않는다.

2 뒤벽경색증〈후벽경색, posterior infarction〉

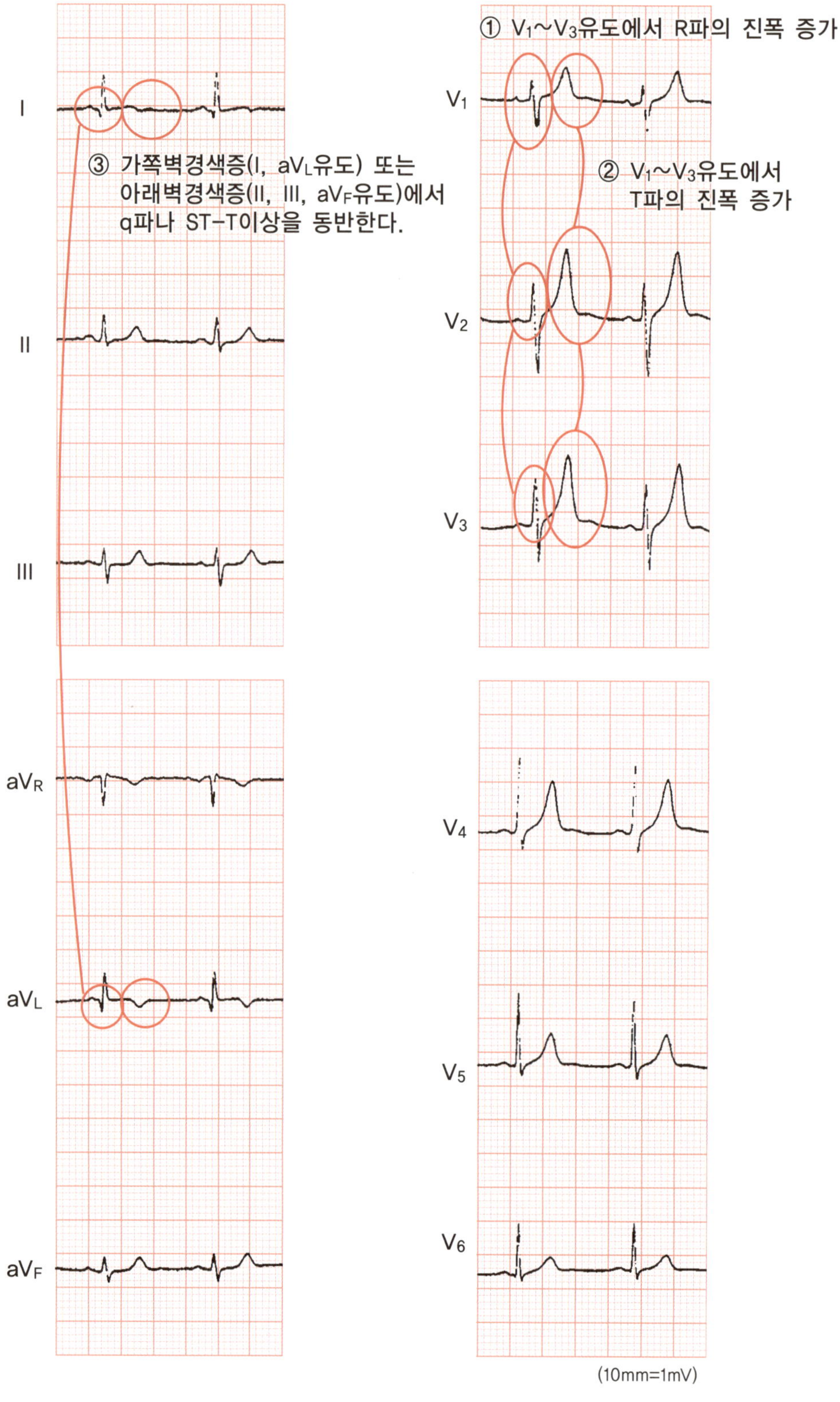

뒤벽경색증 심전도의 특징

보통 체표 심전도에서는 뒤벽경색증에 대응하는 Q파를 관찰할 수 있는 유도가 없고, 거울상 변화로서 V_1~V_3유도에서 R파의 진폭이 증가된다. 처음에는 ST부분이 하강하며, 나중에는 좌우대칭으로 T파의 진폭이 증가하는 것도 같은 이유(거울상 변화)에 의한다(그림 2). 순수한 뒤벽경색증은 드물고 대부분은 아래벽이나 가쪽벽경색증과 동시에 일어나는 것이 많으므로 Ⅱ, Ⅲ, aV_F나 Ⅰ, aV_L, V_5, V_6유도에서 이상 Q파가 나타난 소견에서 뒤벽경색증을 놓치지 않기 위해 주의하는 것이 중요하다(좌측의 심전도에서는 Ⅰ, aV_L유도 소견에서 가쪽벽경색증과의 합병이 의심된다). 오른심실비대와는 다르고 심실흥분시간(VAT)은 0.03초 이하이며, V_5, V_6유도에서 S파가 깊어지는 일은 없다.

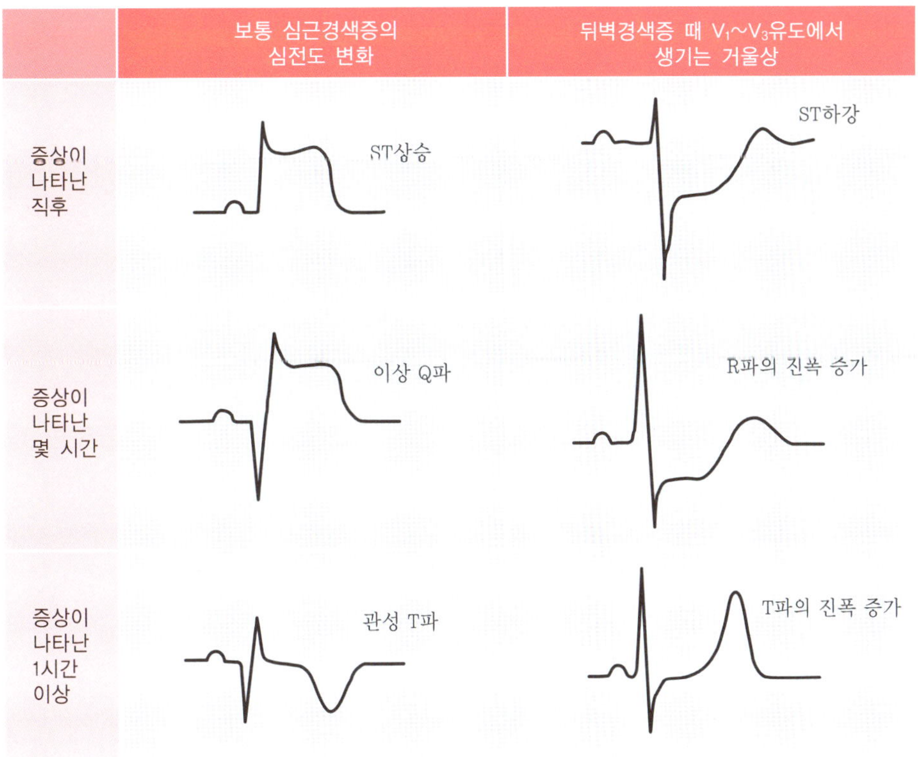

그림 2. 정상 r wave progression(A)과 reversed r progression(B)

핵심 포인트

뒤벽경색증에서는

① V_1~V_3유도에서 R파의 진폭 증가(대부분은 R/S > 1)가 보인다.

② 처음에는 ST하강 나중에는 T파의 진폭 증가를 동반한다.

③ 가쪽벽(Ⅰ, aV_L, V_5, V_6)유도나 아래벽(Ⅱ, Ⅲ, aV_F)유도에서 q파나 ST이상을 동반한다.

④ 심실흥분시간(VAT)은 보통 0.03초 이하이다.

3 오른심실비대〈우심실비대, right ventricular hypertrophy, RVH〉

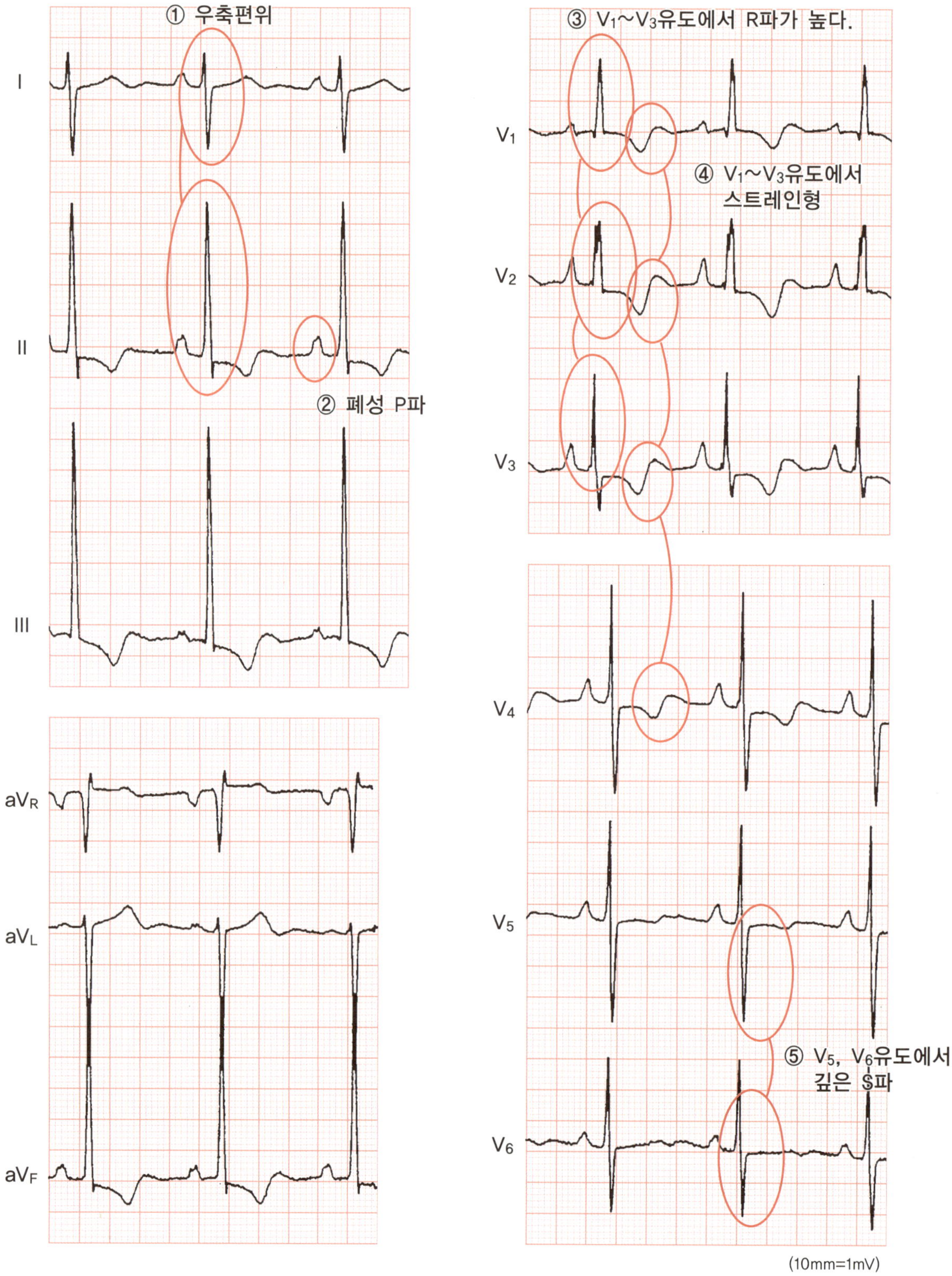

어떤 질환에서 보이는가?

오른심실비대는 오른심실의 만성적인 압력과부하에 의해 생기며, **원발성 폐고혈압증**이나 **2차성 폐고혈압증을 초래하는 승모판막협착증**이나 **만성폐혈전색전증** 등 그 외에 **팔로의 사징후(Fallot 4징증)**나 **폐동맥판막협착증** 등에서 관찰된다. 만성폐쇄성폐질환(만성폐심장증)에 동반하여 출현하는 일도 있으나 심전도에 의한 초기 진단이라는 점에서는 앞의 것이 중요하다. 예후는 오른심실비대 심전도 소견의 정도보다 분명한 기초질환에 대한 치료에 의해서 정해진다.

오른심실비대 심전도의 특징

오른심실비대에서는 우측 흉부유도(V_1, V_2유도 등이 많으나 Ⅱ, Ⅲ, aV_F 유도에서도 가능)에서 높은 R파(R/S비 >1)와 스트레인형이 관찰된다. 좌측 흉부유도에서는 반대로 깊은 S파가 형성된다. 이러한 것은 후기 흥분 벡터가 우측으로 향하기 때문이다.

대부분의 경우 오른심방부하를 동반하는 P파는 뾰족하다(진폭>2.5mm). 축편위는 없어도 좋으나 110° 이상의 우축편위가 있으며, 그것이 심실내전도장애 때문으로 되면 오른심실비대를 강하게 시사하는 소견으로서 주목할 가치가 있다. 단 Ⅱ, Ⅲ, aV_F유도의 스트레인형만으로는 수직위치의 심장에서 왼심실비대의 경우가 있으므로 주의한다.

표 1. 오른심실비대에서 보이는 소견

i) 우축편위
ii) 폐성 P파(P파의 진폭>2.5mm)
iii) V_1~V_3유도에서 R파의 진폭 증가, VAT 0.03~0.05초
iv) V_1~V_3유도에서 스트레인형
v) Ⅰ, aV_L, V_5, V_6유도에서 깊은 S파
vi) (불완전)오른방실다발갈래차단

이러한 여러 가지 조합에서 생긴다.

핵심 포인트

오른심실비대에서는

① 우축편위

② 폐성 P파

③ V_1~V_3유도에서 R파가 높고, 심실흥분시간(VAT)은 보통 0.03~0.05초

④ V_1~V_3유도에서 스트레인형

⑤ Ⅰ, aV_L, V_5, V_6유도에서 깊은 S파

어느 것이거나 몇 개 이상 있으면 지지할 수 있다.

4 오른방실다발갈래차단 〈우각블록, right bundle branch block, RBBB〉

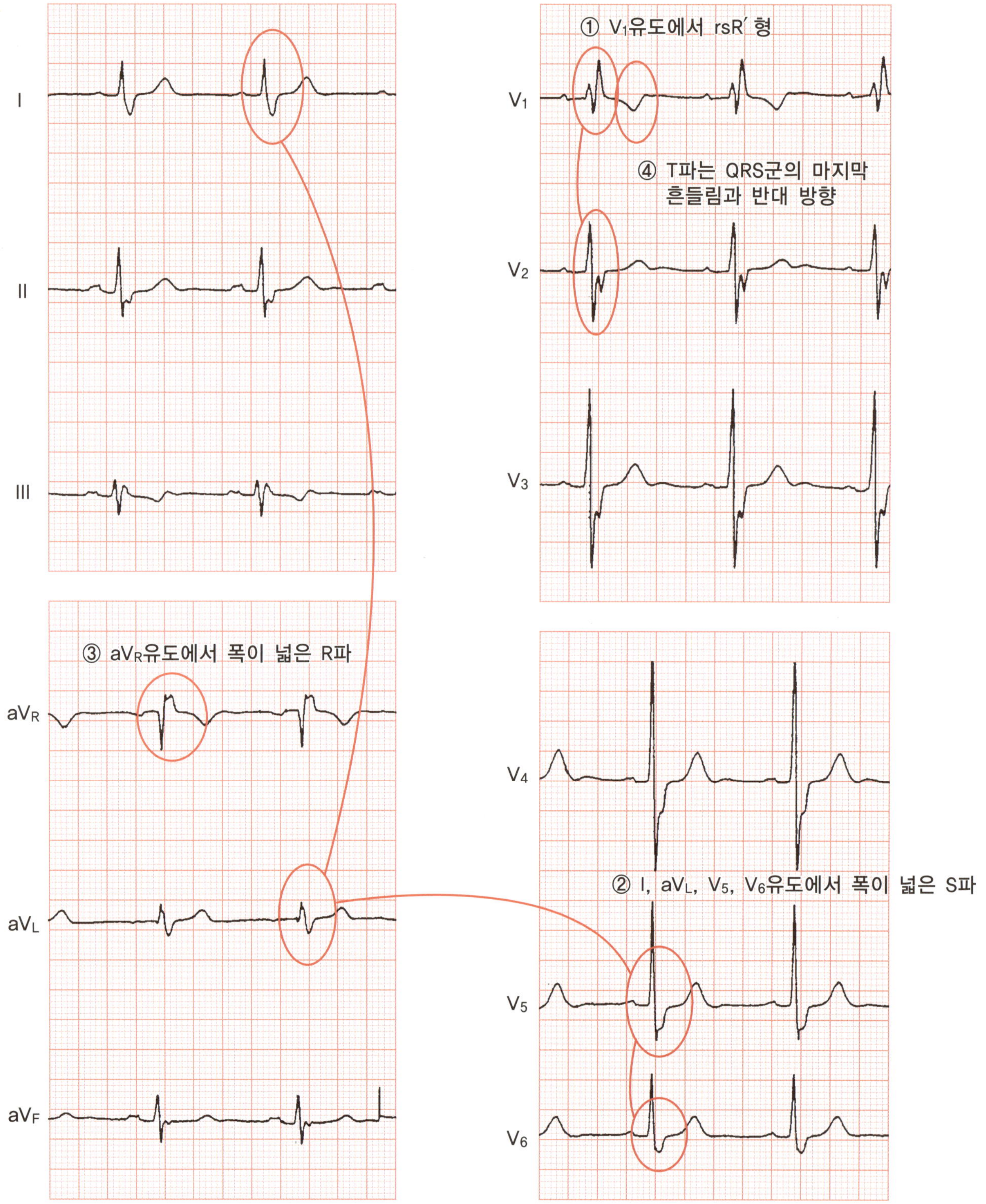

(10mm=1mV)

오른방실다발갈래차단 심전도의 특징

심장내의 전도계 중 히스다발보다 말초의 오른방실다발갈래 부분에 전도 장애가 있을 때에 심전도는 특이한 패턴을 나타낸다. 굴심방결절에서 방실결절 더욱더 히스다발까지의 흥분은 정상이다. 오른방실다발갈래가지에 전도 장애가 있기 때문에 사이막의 흥분은 처음에 우측앞으로 향하며(그림 3❶), 계속하여 약간 좌측(그림 3❷), 마지막에는 우측으로 향하여 느리게 퍼지는 벡터를 가진다(그림 3❸). 이 변화는 V_1유도에서 관찰하기 쉽다. 우선 처음에 작은 r파가 형성되며, 계속하여 흥분은 주로 왼방실다발갈래가지에서 왼심실의 심장근육으로 가기 때문에 S파로 된다. 계속하여 흥분은 오른방실다발갈래가지의 주변으로 향하면서 오른심실에 이른다. 이때 약간 넓은 R'파가 형성된다. 보통 ST부분은 하강하여 T파는 음성화된다. QRS군 마지막의 오른심실 심장근육에 이르는 느린 흥분은 Ⅰ, aV_L이나 V_4~V_6유도에서 폭이 넓은 S파를 만든다. aV_R유도에서 보면 Q파 뒤에 폭이 넓은 R파를 만든다. 또 V_2, V_3유도에서도 R'파를 형성한다. 완전오른방실다발갈래차단에서 QRS군은 0.12초 이상으로 된다.

다발갈래차단에서는 심실 흥분의 마지막 부분(RBBB에서는 오른심실)은 정상의 심장흥분전도계통을 통하지 않기 때문에 재분극은 탈분극과 같은 방향으로 진행한다. 따라서 T파는 QRS군의 마지막 흔들림과 반대 방향으로 되는 것에 주의한다.

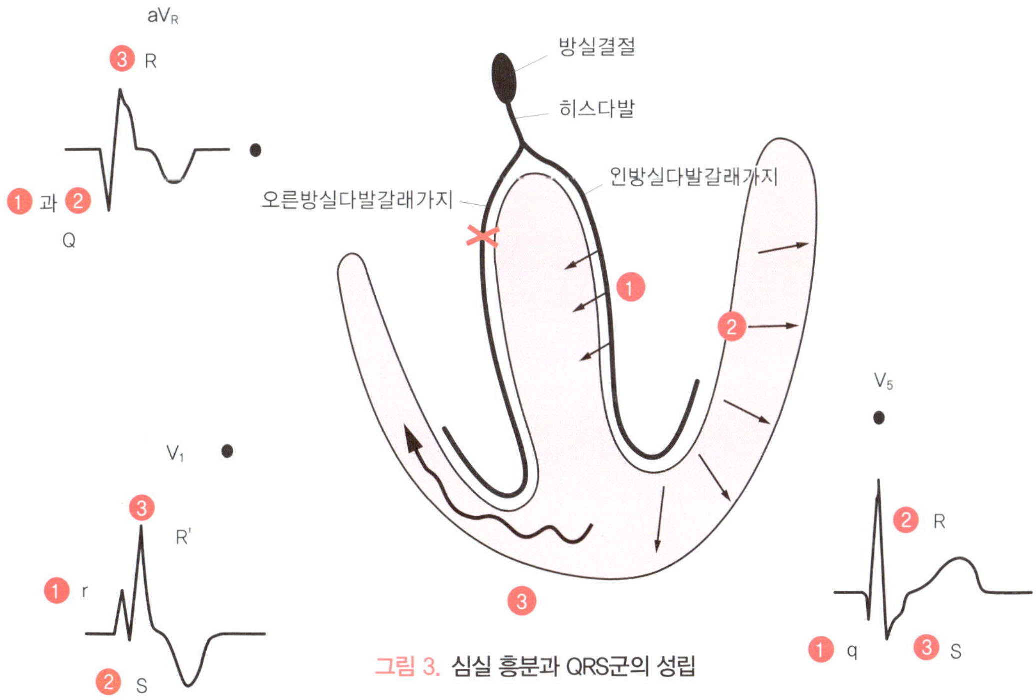

그림 3. 심실 흥분과 QRS군의 성립

핵심 포인트

오른방실다발갈래차단은

① V_1, V_2유도에서 rsR'형으로 QRS시간은 완전차단에서는 0.12초(3.0mm) 이상이고, 불완전차단에서는 0.10초(2.5mm)를 넘으며

② Ⅰ, aV_L, V_5, V_6유도에서 깊지는 않으나 폭이 넓은 S파를 형성한다.

③ aV_R유도에서 폭이 넓은 R파가 있으며

④ T파는 QRS군의 마지막 흔들림과 반대 방향으로 되며

⑤ 심실흥분시간(VAT)은 0.06초 이상이다.

5 급성폐심장증 〈급성폐성심, acute corpulmonale〉

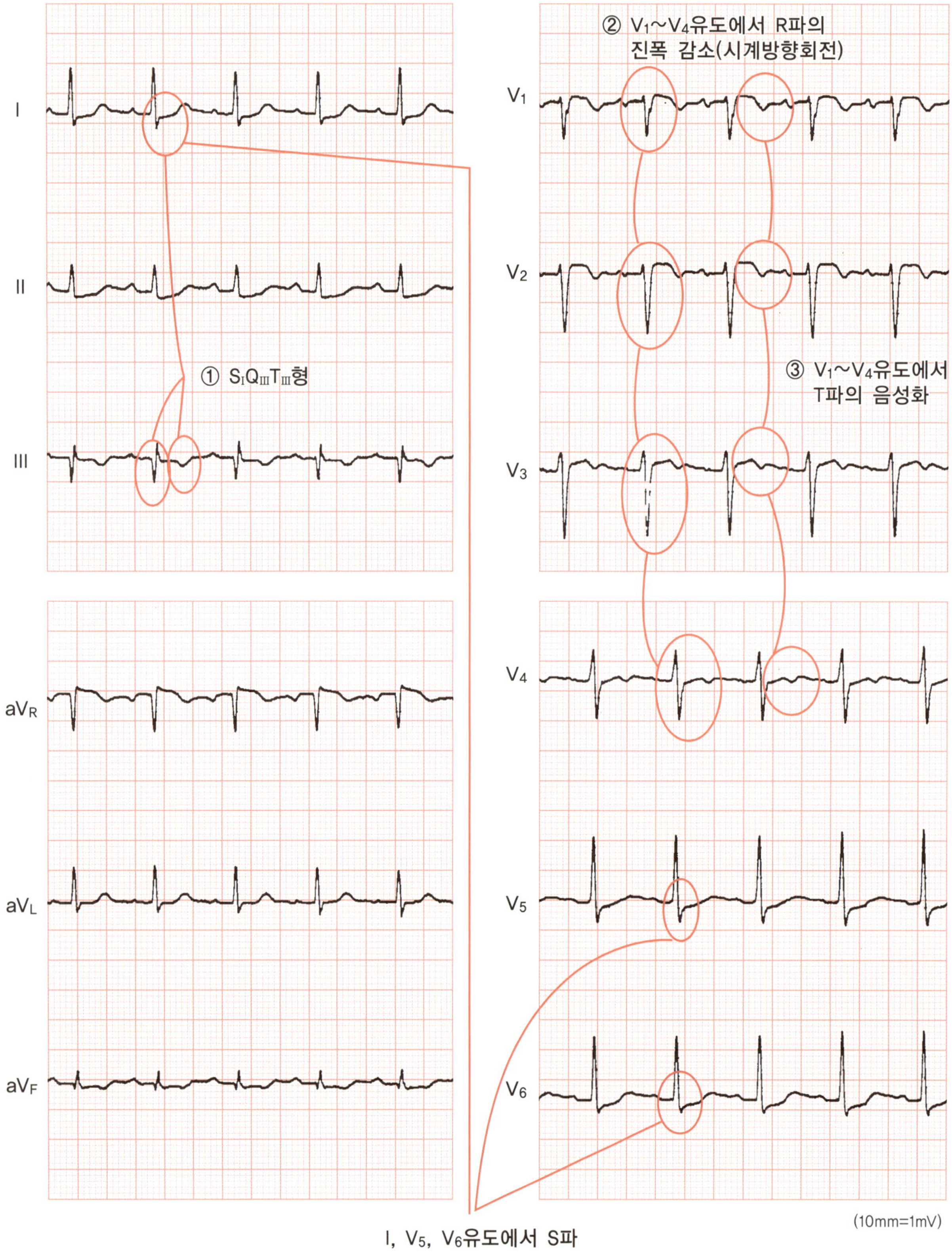

급성폐심장증 심전도의 특징

급성폐심장증에서는 폐혈관 저항이 급격하게 상승하고 오른심실의 후부하가 증가한다. 대표적인 질환은 **급성폐혈전색전증**이다. 심전도의 변화로는 굴빠른맥(때로는 심방잔떨림·된떨림)과 함께 $S_{I}Q_{III}T_{III}$형이 잘 알려져 있다. 즉 전형적인 예에서는 Ⅰ유도에서 분명한 S파, Ⅲ유도에서 분명한 Q파와 음성 T파가 관찰된다. 더욱더 오른심실의 스트레인형으로서 V_1~V_4유도에서 음성 T파가 보이는 일이 많다. 그러나 경우에 따라서는(이것도 오른심실 부하 소견의 하나이나) 오른방실다발갈래차단 패턴에서 대신 얻어지는 일이 많다.

순수하게 새로운 증상이 나타난 급성폐혈전색전증에서는 오른심실비대 소견(V_1의 R/S비>1)은 없다. 오히려 반대로 급격하게 오른심실이 확장하므로 확장한 오른심실에서 보다 심장은 아래에서 보았을 때 시계방향으로 회전하며, V_1~V_4유도에서 R파의 진폭이 감소한다(이행대가 좌측으로 어긋난다). 이것은 만성으로 경과한 폐혈전색전증이 오른심실비대를 일으키며 V_1~V_3유도에서 R파의 진폭이 증가하는 것과 대조적이다.

한편 기초질환으로서 만성폐혈전색전증이나 만성폐질환을 가지고 있는 경우는 오른심실부하 소견(**Chapter9-3, p157**) 또는 V_1~V_4유도에서 R파의 진전불량이나 사지유도의 저전위 등이 눈에 띄는 전형적인 $S_{I}Q_{III}T_{III}$형을 자주 일으키지 않는다. 이 경우는 발작 전후 심전도의 비교가 필요하다.

Sreeram 등은 급성폐색전증 환자 49예의 심전도를 해석하여 표 2에 나타낸 7개의 소견 중 3개 이상을 가지는 경우에 급성폐색전증의 진단적 가치가 있다고 보고하고 있다(Am. J. Cardiol., 73 : 298-303, 1994).

표 2. 급성폐심장증에서 보이는 소견

1. 불완전 또는 완전오른방실다발갈래차단으로, V_1유도에서 ST상승이나 양성 T파를 동반한다.
2. Ⅰ, aV_F유도에서 S파(1.5mm 이상)
3. 앞흉부유도에서 이행대가 V_5유도에서 좌측으로 이동한다.
4. Ⅲ, aV_F유도에서 Q파, 단 Ⅱ유도에서는 보이지 않는다.
5. 90° 이상의 우축편위
6. 사지유도에서 5mm 이하의 저전위
7. Ⅲ, aV_F유도 또는 V_1~V_4유도에서 음성 T파

핵심 포인트

급성폐심장증에서는

① 빠른맥과 $S_{I}Q_{III}T_{III}$형이 전형적인 외에

② 시계방향회전에 의해 V_1~V_4유도에서 R파의 진폭이 감소한다.

③ V_1~V_3유도에서 T파가 음성화된다.

그러나 이러한 변화는 오른방실다발갈래차단에서 대신 얻어지는 일도 있다.

또 기초질환에 만성폐고혈압이나 만성폐쇄성폐질환 등이 있으며, 이 경우는 오른심실비대나 만성폐심장증의 소견이 앞쪽에 나온다.

Chapter 9 정리해 봅시다

「우측 흉부유도에서 R파의 진폭 증가 또는 I 이나 좌측 흉부유도에서 S파가 깊은」 심전도를 읽는 방법

본 장에서는 V_1, V_2유도에서 R/S>1 또는 I, V_5, V_6유도에서 S파가 깊은 심전도를 읽는 방법을 다루었다. 이야기의 전개에서 뒤벽경색증, 오른방실다발갈래차단을 포함하나 각각의 chapter도 참조하여 주길 바란다. 또 만성폐쇄성폐질환에서 일부는 오른심실비대나 오른방실다발갈래차단을 일으키나 저전위차(참조 ➡ chapter6-5, p120)나 R파 진폭의 증가 불량(참조 ➡ chapter8, p140~) 등의 여러 가지 변화를 일으키므로 주의하길 바란다.

1 우선 V_1, V_2유도에서 R/S>1과 V_5, V_6유도에서 깊은 S파를 본다.
앞의 것만 일 때 **2**에, 함께 있는 경우 **3**, **4**에, 뒤의 것만 일 때 **5**에

2 QRS시간≦0.10초, VAT≦0.03초이면 이상 q파나 ST-T변화를 본다.
이상 Q파나 ST-T변화가 전혀 없으면 시계반대방향회전을 생각한다.
이상 Q파나 ST-T변화가 있으면 뒤벽경색증의 가능성을 생각한다.

3 QRS시간>0.10초, VAT≧0.06초이면 우선 다발갈래차단을 생각한다.
V_1, V_2유도에서 rsR'형, I, V_5, V_6유도에서 폭이 넓은 S파가 있으면 오른방실다발갈래차단, 없으면 다른 차단의 가능성을 넓게 생각한다(참조 ➡ chapter5, p92).

4 QRS시간≦0.10초, VAT=0.03~0.05초이면 전체 유도를 멀리 넓게 보는 우축편위, 폐성 P파, V_1~V_3유도에서 스트레인형 어느 것인가를 찾아내면 오른심실비대

5 $S_{I}Q_{III}T_{III}$형이면 급성폐심장증을 의심한다.

6 어느 것에도 적합하지 않을 때는 가능성이 있는 심전도 진단을 나열하고 다른 검사법을 이용하여 감별한다.

표 3. 우측 흉부유도에서 R파의 진폭 증가 또는 I 이나 좌측 흉부유도에서 S파가 깊은 심전도를 읽는 방법의 일람표

	R/S>1	I, V_5, V_6유도에서 깊은 S파	VAT	기타 소견
1) 시계반대방향회전	○		0.03초 이하	없음
2) 뒤벽경색증	○		0.03초 이하	이상 q파나 ST-T변화
3) 오른심실비대	○	○	0.03~0.05초	우축편위, 폐성 P파, 스트레인형
4) 오른방실다발갈래차단	○	○(폭이 넓다)	0.06초 이상	rsR'형, QRS>0.10초
5) 급성폐심장증		○	0.03초 이하	$S_{I}Q_{III}T_{III}$형

Let's try

Question 1

72세, 여성. 1개월 전에 밤새도록 가슴이 아팠던 일을 주요호소증상으로 내원하였다. 심전도 진단은 무엇인가?

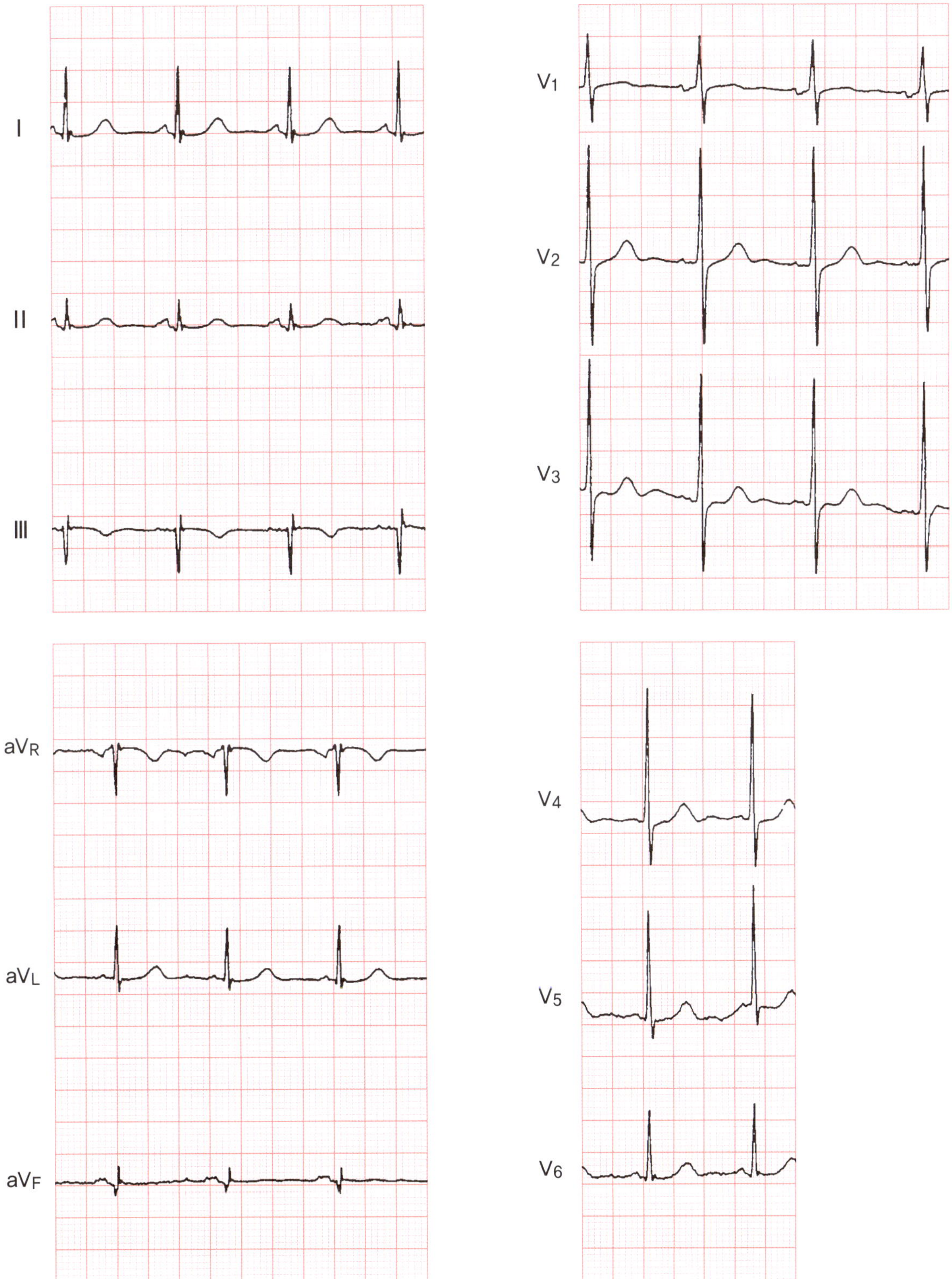

(10mm=1mV)

Let's try

Answer 1 뒤아래벽경색증

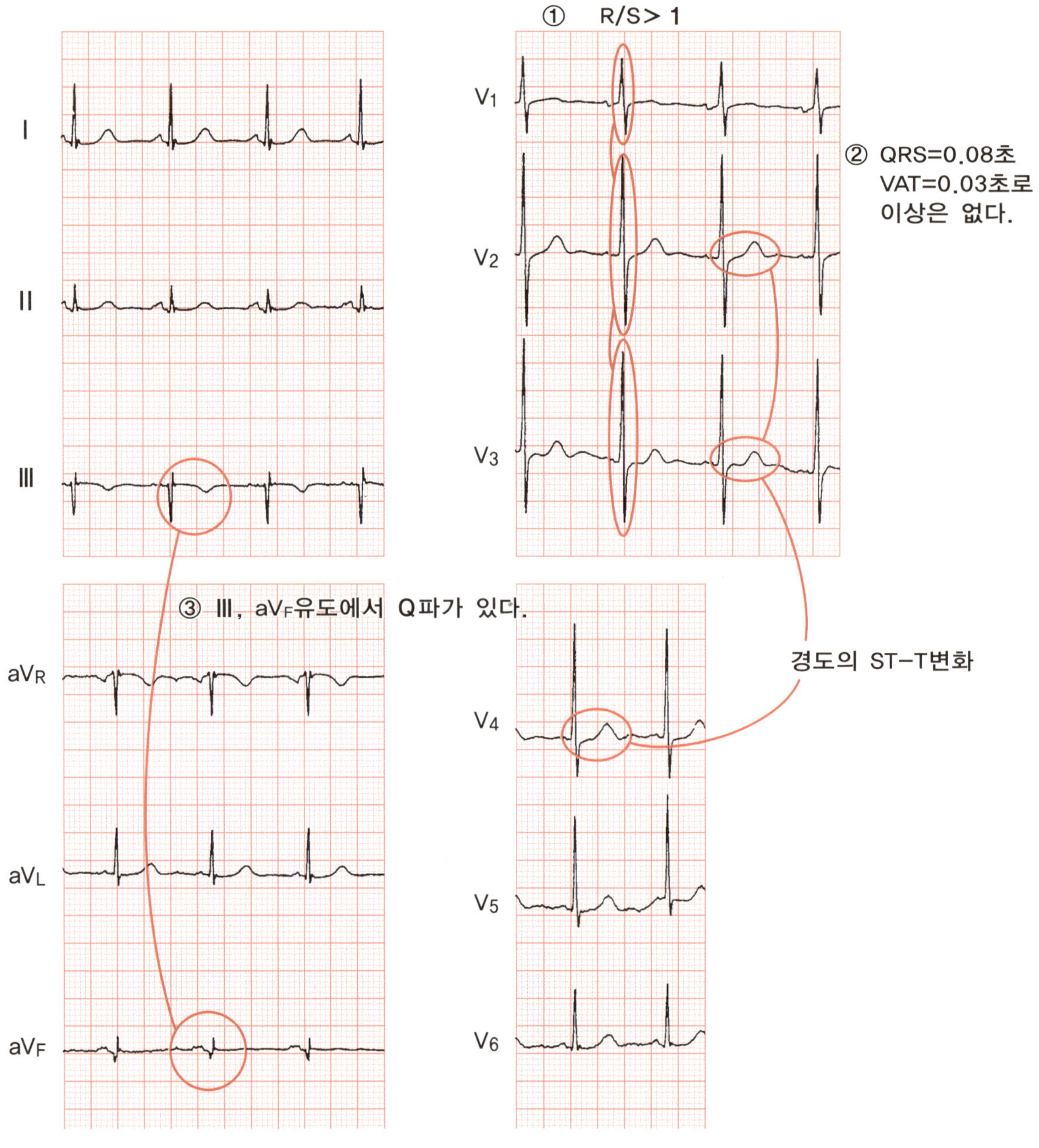

① R/S>1이다.

② QRS=0.08초, VAT=0.03초이다.

③ III, aVF유도에서 아래벽경색증을 시사하는 소견이 있다.

뒤아래벽경색증 의심으로 진단된다. V2~V4 유도에서 경도의 ST-T변화가 있는 것도 놓치지 않는다.
물론 시계반대방향회전을 완전하게 부정하는 것은 얻을 수 없으나 심장동맥질환을 적극적으로 의심해야 할 증례이다.

Let's try

Question 2

36세, 여성. 노동 시 숨이 차는 것을 주요호소증상으로 내원하였다. 심전도 진단은 무엇인가?

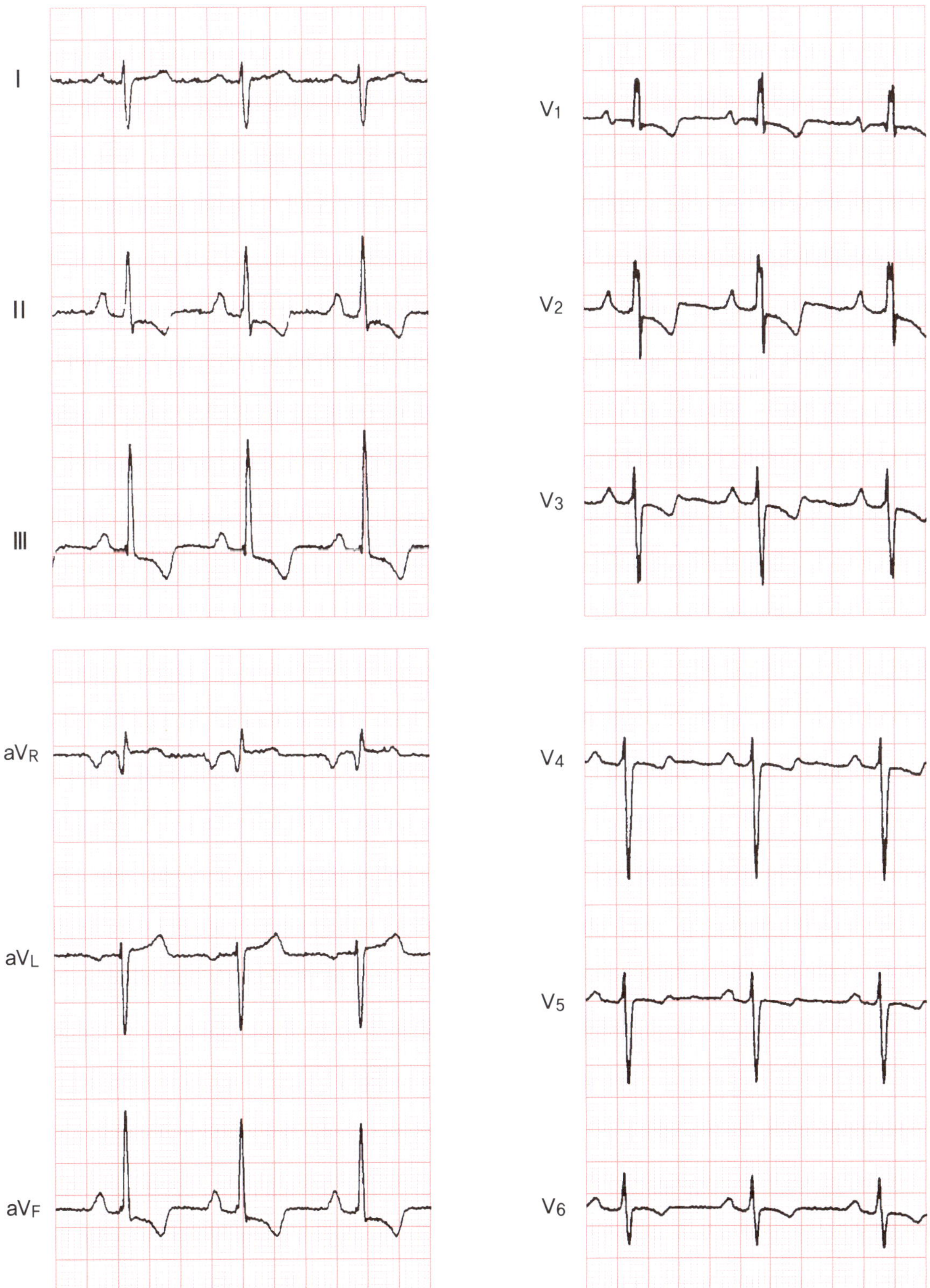

(10mm=1mV)

Let's try

Answer 2 오른심실비대

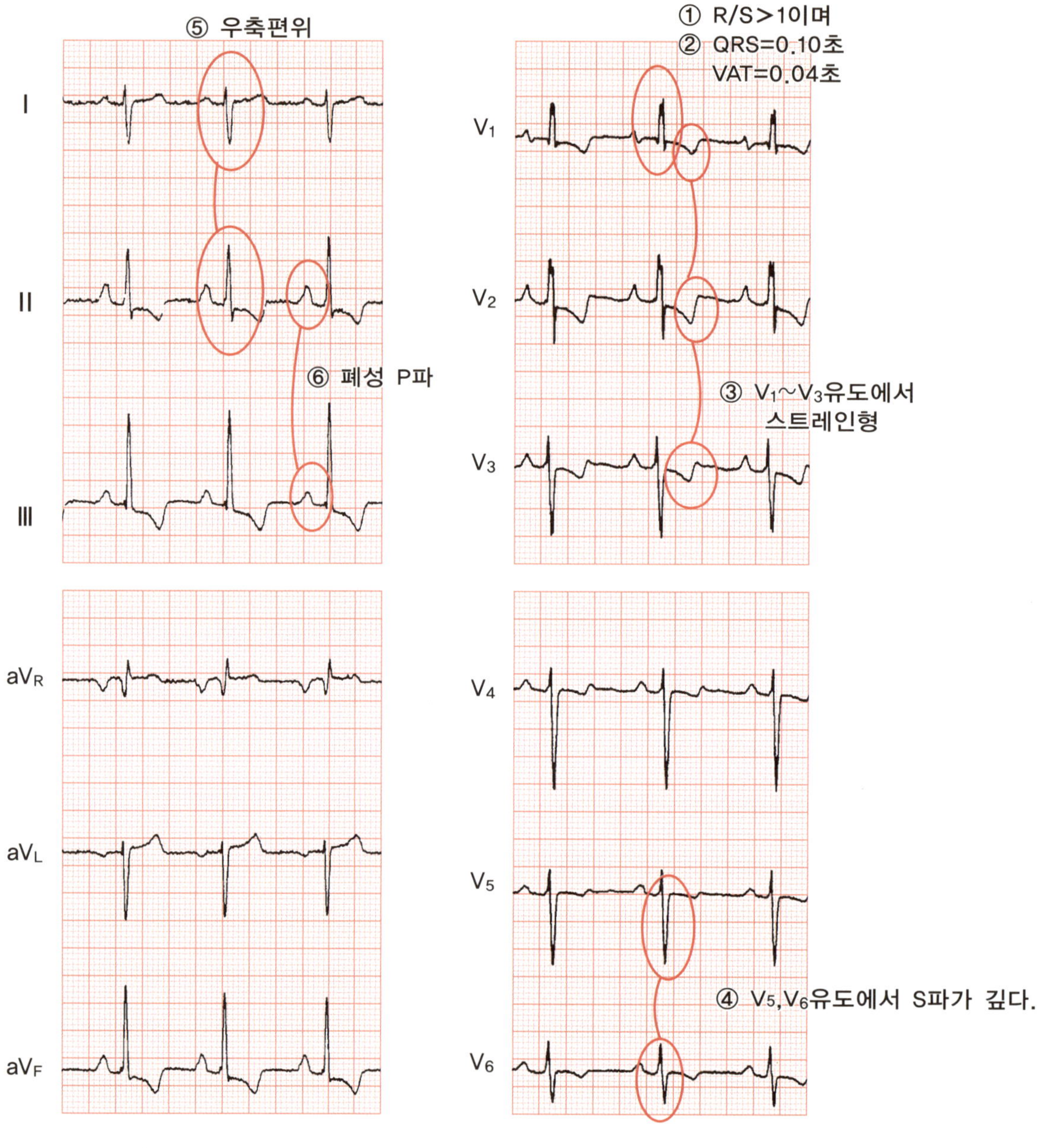

① V_1유도에서 R/S>1이다.

② QRS=0.10초, VAT=0.04초이다.

③ V_1~V_3유도에서 T파가 음성(스트레인형)이 된다(II, III, aV_F유도에도 있다).

④ V_5, V_6유도에서 S파가 깊다.

⑤ 우축편위(120°)가 있다.

⑥ 폐성 P파(>2.5mm)가 있다.

이것으로부터 오른심방부하, 우축편위, 왼심실비대로 진단되는 원발성 폐고혈압증의 증례이다.

한마디 메모 : 폐혈전색전증에서 심전도 해독의 역할

급성폐혈전색전증은 자주 치명적인 질환이다. 병원 내 부검 증례에서 본 빈도는 약 6%로 적지 않으나(Dismuke, SE., Wagner, EH., JAMA., 255 : 2039-2042, 1986) 임상적으로 진단이 어려운 질환의 하나이다. 전형적인 증상으로는 갑자기 흉통, 호흡곤란, 청색증(cyanosis) 등이 알려져 있으나 급격한 쇼크로부터 돌연사에 이르는 것도 있다. 확정 진단에 이르는 과정에는 심에코도법, 폐혈류섬광조영술(신티그래피, scintigraphy), 조영CT나 폐혈관조영법 등이 있다. 그러나 심에코도법을 제외하면 검사 때문에 환자를 이송하는 위험이나 검사에서의 침습 등이 있어서 쇼크 환자에게 이용하는 것은 쉽지 않다. 심전도는 이와 같은 경우에 진단 · 치료를 진행할 단서를 더해 주는 중요한 검사의 하나이다. 만약 심전도에서 폐혈전색전증이 의심되면 위 검사의 몇 개를 적극적으로 선택하여 진단을 확인, 항응고요법, 혈전용해요법, 혈전절제술 등의 강력한 치료법을 실시하여 환자를 구할 수 있는 방법이 있다.

1 급성심근경색증〈acute myocardial infarction, AMI〉

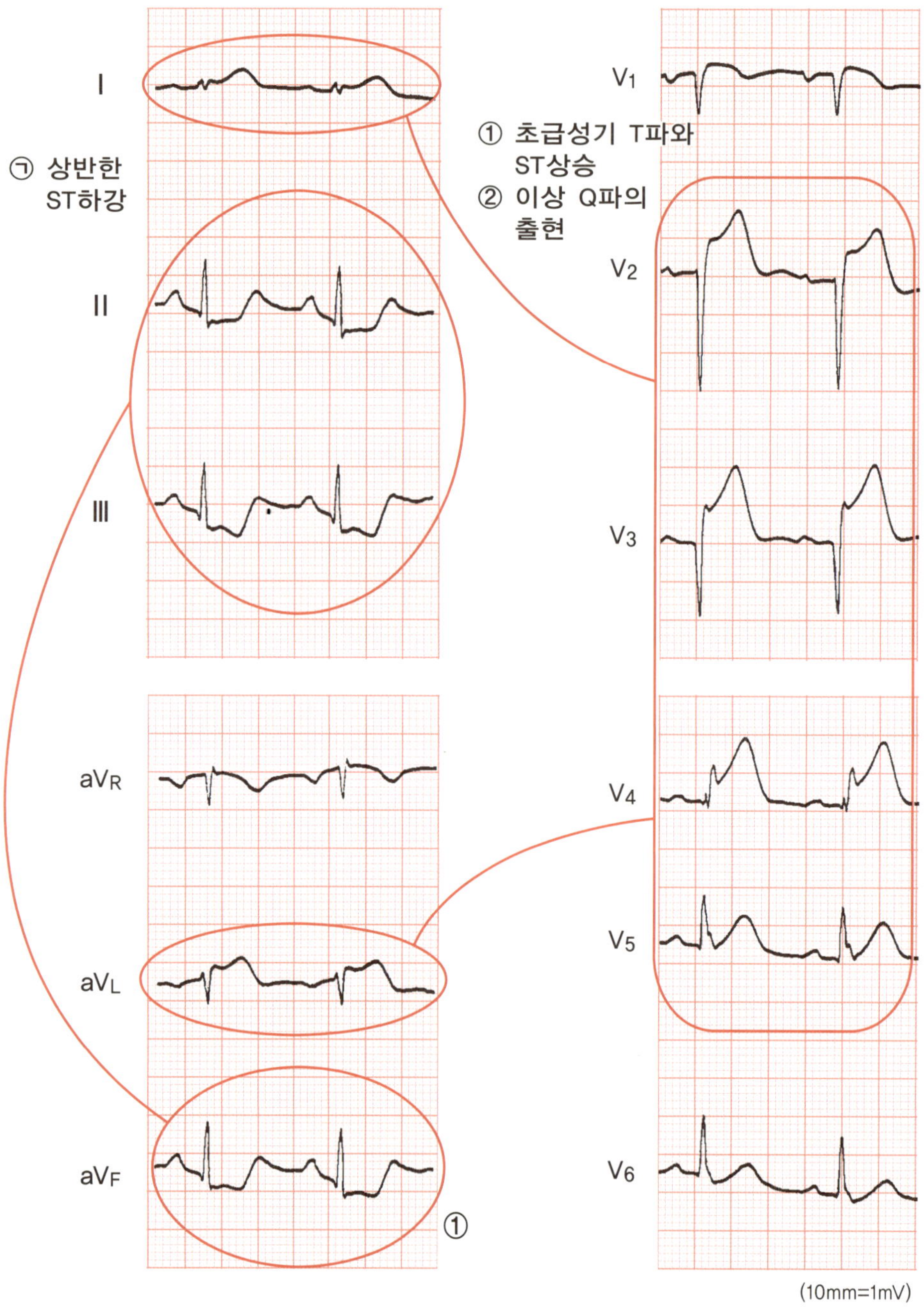

급성심근경색증 심전도의 변화

심장근육허혈에서 ST상승은 전체 층의 허혈을 나타내며, 이것은 변이가슴조임증 등의 ST상승형 가슴조임증에서도 마찬가지이다. ST상승이 지속되면 곧 심장근육일탈효소가 상승하여 급성심근경색증으로 이행한다. 급성심근경색증에서 시간 경과에 따른 변화(그림 1)는

① 우선 초급성기(hyperacute phase)에는 T파가 뾰족하며(**초급성기 T파, hyperacute T wave**), ST부분은 비특이적인 상승을 보인다. 계속하여 급성기에 특이적으로 위쪽으로 볼록한 **ST상승**과 반대측 유도에서 상반한 ST하강이 보인다(초급성기, 증상이 나타난 직후~몇 시간).

② 그 후 R파의 진폭이 감소하여 **이상 Q파**가 출현(급성기, 몇 시간~12시간).

③ 곧 ST상승은 진폭이 감소하여 T파는 음성화하며, **관성 T파(coronary T)**가 출현한다. 관성 T파는 좌우대칭인 음성 T파이다. 이때 자주 **QT간격의 연장**을 동반한다(아급성기, 24시간~1주간). 전체 층의 허혈에서 ST상승은 반대측 유도에서 상반한 ST하강을 보이는 일이 많으며, 급성심근경색증에서는 반드시 이것을 확인해야 한다. 위의 심전도 변화가 출현하는 유도와 경색 부위, 책임 심장동맥과의 대응은 표 1대로 이다.

심전도의 진단

Q파가 출현한 심근경색증을 **Q파 경색(Q wave infarction)**이라고 하며, 대부분은 **전층경색증(transmural infarction)**에 대응한다. 이것에 대해 Q파가 출현하지 않는 심근경색을 **비Q파 경색(non-Q wave infarction)**이라고 하며, **비전층경색증(non-transmural infarction)**, **심장내막밑경색증(subendocardial infarction)**(참조 ➡ chapter12-2, p202)에 대응한다. 그러나 이 대응은 반드시 1:1로 대응할 수 없으므로 심전도 진단에서는 Q파 경색, 비Q파 경색으로 표현하는 것이 좋다.

심근경색증 후의 만성기에 관성 T파가 양성이 되는 일이 있다. 이것은 경색 영역에서 괴사를 피한 생존 심장근육이 존재할 때 많으며, 반대로 이상 Q파와 함께 관성 T파가 오래 계속되는 예에서는 벽경유의 섬유화를 동반하는 일이 많다. 또 드물게 생긴 이상 Q파도 만성기에 소실하는 일이 있다. 이것도 생존 심장근육의 존재를 나타내며, 폐쇄 심장동맥의 재관류나 양호한 곁순환에 의한 것이 많다. 반대로 이상 Q파와 함께 몇 주간 이상 **ST상승이 지속하는 예**는 벽운동 이상에서 고도로 자주 **심실자루**의 형성을 나타낸다.

최근 **재관류요법**의 보급에 의해 재관류 때에 일과성으로 ST부분이 더욱더 상승하는 일이 있다(그림 2). 이 재관류 때의 일과성 ST상승의 임상적 의의는 아직 분명하지 않으며, 미세혈관에서 재관류 장애를 의미하는 것인지 어떤지는 분명하지 않다.

심근경색증에서 놓치기 쉬운 것으로는 뒤벽경색증이 있다. **뒤벽경색증**에서는 왼심실 뒤벽은 앞흉부에서 보면 뒤쪽에 이르기 때문에 급성기에 V_1, V_2유도에서 ST하강, 만성기에 T파의 진폭 증가를 인정, 이러한 것은 각각 ST상승, 관성 T파의 **거울상(mirror image)**에 이른다(그림 3). 만성기에는 V_1, V_2유도에서 이상 Q파 대신 R파의 진폭 증가를 알 수 있다. 또 뒤아래벽경색증에서는 다음 항에 나타낸 **오른심실경색**의 합병 유무를 **반드시 확인**해야 한다.

핵심 포인트

급성심근경색증의 심전도는
① 초급성기(직후~몇 시간) : 초급성기 T파, 위쪽으로 볼록한 ST상승(심장막염에서는 위쪽으로 오목한 ST상승)
② 급성기(몇 시간~12시간) : R파의 진폭 감소, 이상 Q파
③ 아급성기(24시간~1주간) : 관성 T파를 나타낸다.
기타
㉠ 급성기에는 상반한 ST하강을 동반하는 일이 많다.
㉡ ST상승을 나타내기 전의 초급성기(hyperacute phase) T파가 뾰족한 것을 놓치지 말 것
㉢ 뒤벽경색증에서는 거울상(mirror image)을 놓치지 않을 것
㉣ 뒤아래벽경색증에서는 반드시 V_{3R}, V_{4R}유도를 얻어 오른심실경색의 합병을 확인할 것

표 1. 급성심근경색증의 심전도 변화와 국재 부위와의 관련

	I	II	III	aVR	aVL	aVF	V1	V2	V3	V4	V5	V6	V3R, V4R	책임심장동맥
앞벽경색								+	+	+				LAD
앞벽사이막경색							+	+	+	+				LAD
광범위앞벽경색	+				+		+	+	+	+	+	+		LAD
가쪽벽경색	+				+						+	+		LCX(LAD)
아래벽경색		+	+			+								RCA(LCX)
뒤벽경색								*	*					LCX
오른심실경색		(+)	(+)			(+)	+						+ +	RCA
심장끝경색		+	+			+				+	+	+		LAD

+ : 12유도 심전도에서 ST상승, 이상 Q파, 관성 T파가 보이는 유도
(이상 Q파)=40ms(1mm) 이상의 Q파, Q/R>1/3, QS파도 포함
(관성 T파)=하행각과 상행각이 대칭형으로 뾰족하고 깊은 T파
* : R파의 진폭 증가

LAD : 왼앞내림가지
LCX : 왼휘돌이가지
RCA : 오른심장동맥

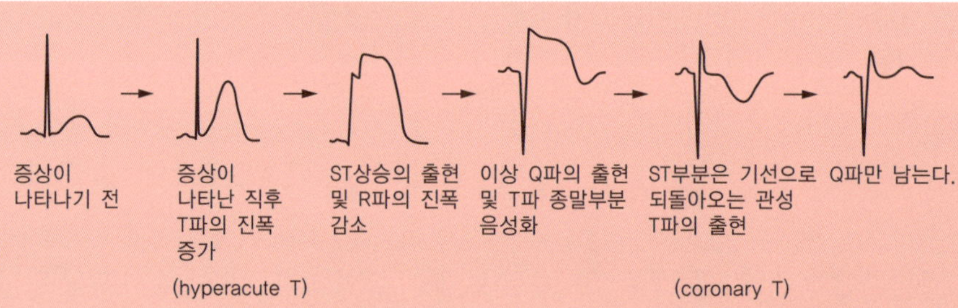

그림 1. 급성전층심근경색증 심전도의 시간 경과에 따른 변화

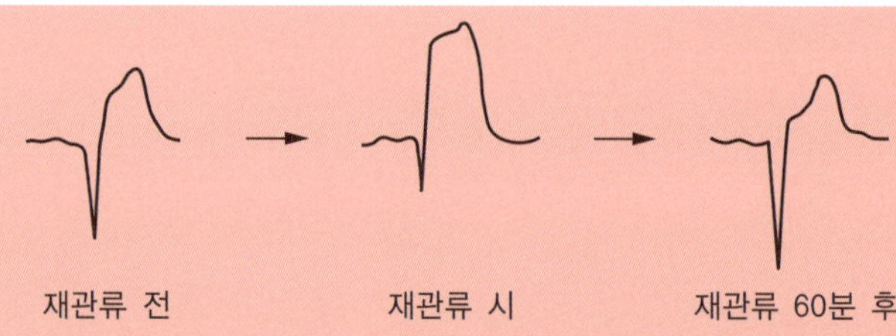

그림 2. 재관류시의 일과성 ST 재상승

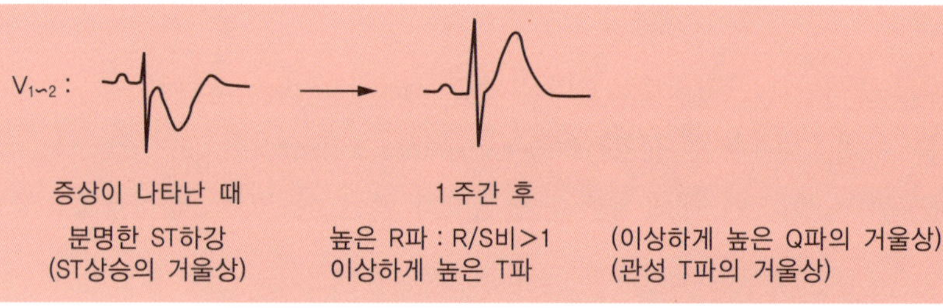

그림 3. 뒤벽경색증의 심전도 : 거울상(mirror image)에 대해서

그림 4. 허혈 심장근육의 활동전위

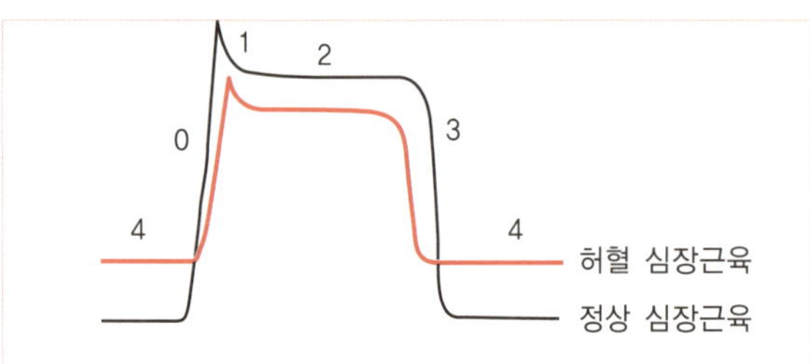

심장근육허혈 시 ST편위의 기전

허혈 심장근육에서는 정지막전위의 상승, 활동전위 0상 시작속도의 저하, 2상 전위의 저하, 활동전위지속시간의 단축이 생긴다(그림 4). 즉 세포 내에서 허혈 심장근육은 정상 심장근육에 비해 확장기에는 보다 (+)이며, 수축기에는 보다 (−)이다. 반대로 세포 외에서 허혈 심장근육은 정상 심장근육에 비해 확장기에는 보다 (−)이며, 수축기에는 보다 (+)로 된다.

세포 외측이 확장기에 허혈 측이 보다 (−)인 것에 의해 **확장기 상해전류**는 허혈 측에서 정상 측에 향하여 확장기 심전도의 기선을 허혈 측에서 보면 밀어 내리고, 정상 측에서 보면 밀어 올린다(그림 5A). 심전도는 상대적 전위차를 보고 있으므로 기선의 변화는 ST편위로서 나타나며, 허혈 측에서 보면 ST상승, 정상 측에서 보면 ST하강이 출현하는 것처럼 보인다.

수축기에는 허혈 측이 보다 (+)이기 때문에 **수축기 상해전류**는 정상 측에서 허혈 측에 향하여 ST부분을 허혈 측에서 보면 밀어 올리고, 정상 측에서 보면 밀어 내린다(그림 5B).

실제로는 앞에서 설명한 것과 같이 확장기 및 수축기 상해전류의 종합으로서 ST편위가 생긴다. 즉 허혈 측에서 보면 확장기 상해전류에 의한 기선의 하강과 수축기 상해전류에 의한 ST-T의 상승이 함께 ST-T를 저하시킨다. 이상의 것은 ST부분에서는 허혈 측을 (+), 정상 측을 (−)로 하는 **등가 전기이중층**이 생긴다고 표현되는 것도 있다(그림 5C).

이상의 기전에 의해 심전도에서 허혈을 반대 측에서 보고 있는 **심장내막밑허혈**(그림 5D-ⅰ), 즉 가슴조임증 발작에서 ST부분은 하강하며, 벽경유 허혈인 **급성심근경색증**(그림 5D-ⅱ)에서 ST부분은 상승한다.

그림 5. 심장근육허혈에 의한 ST편위의 기전

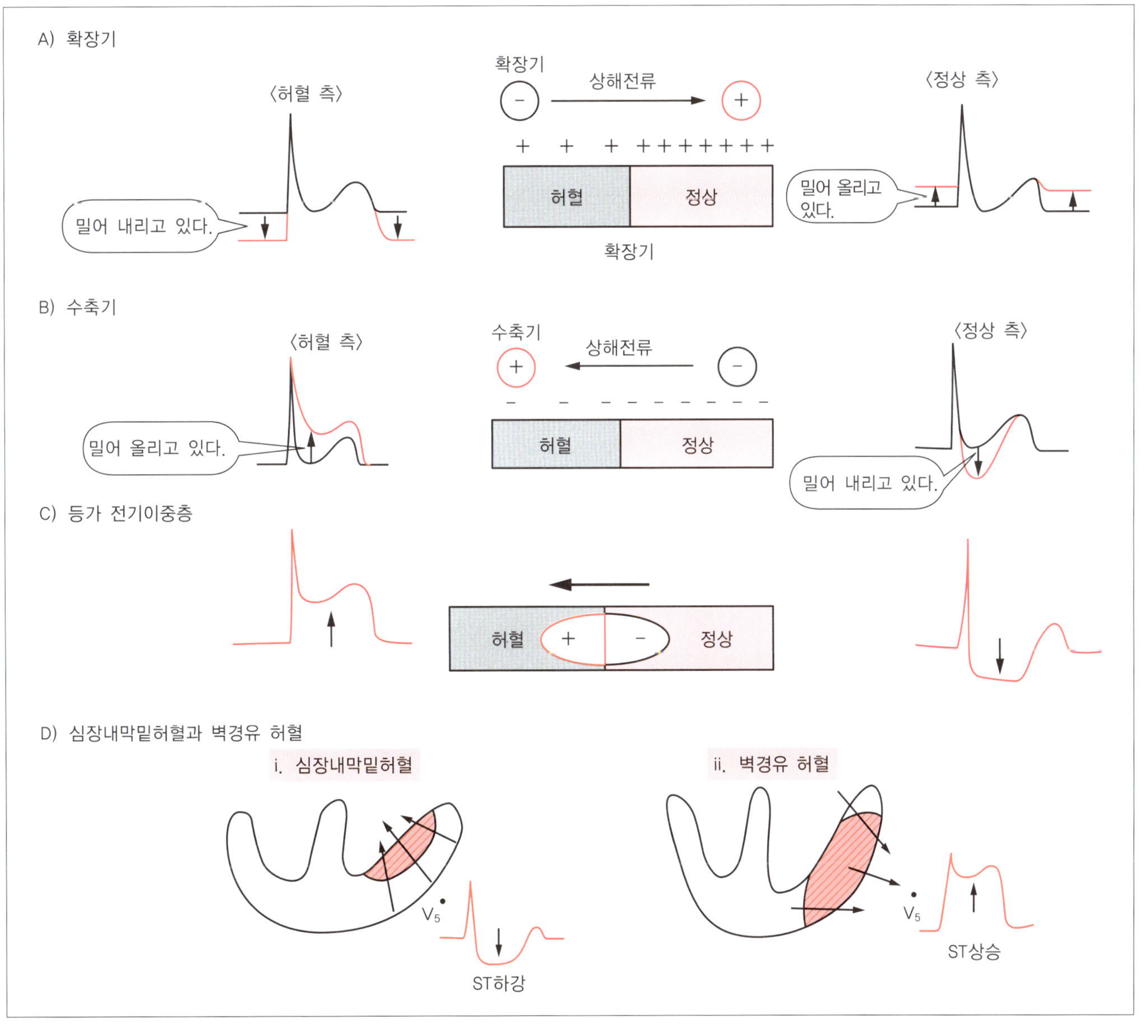

Chapter 10 ST상승

2 오른심실경색〈우심실경색, right ventricular infarction, RV infarction〉

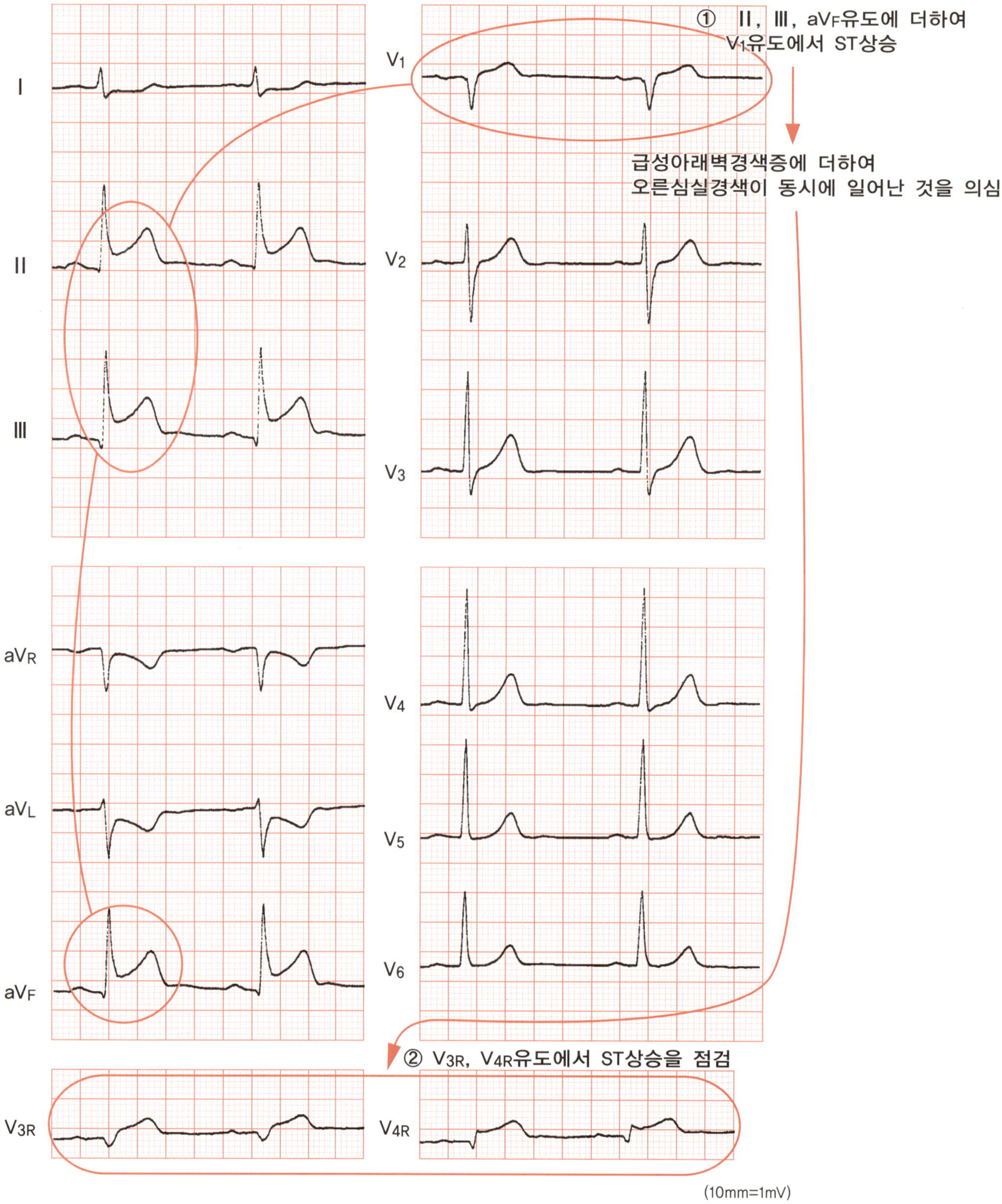

심전도의 특징

뒤아래벽경색증의 약 30%의 빈도에서 합병한다. **V_1유도와 우측 흉부유도, V_{3R}~V_{6R}유도에서 ST상승**이 보이며, 특히 V_{4R}유도에서 ST상승(1mm 이상)이 유용하다. **급성뒤아래벽경색증의 경우는 반드시 우측 흉부유도(V_{3R}, V_{4R})를 기록해야 한다.** 또 Ⅱ, Ⅲ, aV_F유도에 더하여 V_1유도에서 ST상승을 나타내면 오른가쪽벽경색증의 합병을 의심한다. 단 약 절반의 증례에서 증상이 나타난 후 10시간 이내에서 ST상승이 정상화되므로 ST상승이 없기 때문이며, 오른심실경색을 부정할 수는 없다.

오른심실경색에 합병하는 심전도

오른심실경색에서는 **느린맥**이나 **완전방실차단**의 합병을 보이는 일이 많다. 오른심실경색의 약 절반에서 **2도 이상의 방실차단**이 출현하며, 20~30%의 증례에서 임시 심장박동조율기의 시술이 필요하다. 굴느린맥, 동방차단, 굴정지, 심방된 · 잔떨림의 빈도가 오른심실경색 합병 예에서 높은 것은 심방경색의 합병이 관련한다는 보고가 있다.

혈류역학의 기전

오른심실경색은 혈류역학으로는 **오른심방압이 상승**하여 **심박출계수가 저하**한다. 좌심계에 혈액을 보내기 어렵기 때문에 심박출량이 저하하여 혈압을 유지하기 어렵고, **폐모세혈관압은 상승하지 않는다.** 그러므로 오른심실경색만으로는 흉부 단순 X선 사진에서 폐울혈을 볼 수 없는 것이 특징이나 합병하는 왼심실경색이 크면 좌측 심장기능상실(폐울혈)을 동반한다.

표 2. 오른심실경색의 진단 기준(일본국립순환기센터 CCU)

오른심실경색의 진단 기준
A. 부검
B. 대기준
1) V_{4R}유도에서 ST상승(1mm 이상)
2) UCG : 오른심실의 akinesis 또는 dyskinesis
3) 평균 오른심방압(mRA)≧10mmHg, (mPCWP−mRA)≦5mmHg
4) RA압파형의 noncompliant pattern※ (grade 1 이상, 용적과부하 후에도 가능)
5) PA교대맥 또는 PA압 조기 시작
C. 소기준
1) 아래벽경색증
2) UCG : 오른심실의 확장
3) mRA압≧6mmHg(안정 시)
4) Kussmaul징후(안정 시)
5) ^{99m}Tc−PYP의 오른심실으로의 집적
진단
1. 부검진단 : 부검에서 오른심실경색의 존재가 확인된 것.
2. 임상진단
〈definite〉
1) 대기준의 2항목 이상
2) 대기준의 1항목과 소기준의 2항목 이상(단 B−2와 C−2 및 B−3과 C−3은 각각 중복해서는 안된다).
3) 소기준의 4항목 이상
〈probable〉
1) 대기준의 1항목
2) 소기준의 3항목
제외 항목
1) 수축성심장막염 또는 오른심실부하질환이 존재할 때 B−3, 4, 5 및 C−2, 3, 4의 데이터는 선택하지 않는다.
2) 심장눌림증(cardiac tamponade)이 존재할 때 B−3, 5 및 C−3의 데이터는 선택하지 않는다.

※ noncompliant pattern

오른심실의 컴플라이언스 저하나 심장막의 확장 제한이 있으면 오른심방압은 깊고 급격한 y계곡을 나타낸다. 오른심방압을 다음의 그림과 같이 grade 0~3으로 분류하여 grade 1~3을 noncompliant pattern으로 진단한다.

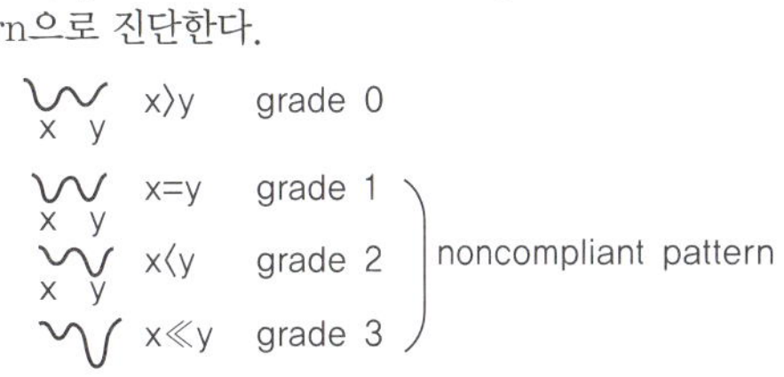

핵심 포인트

오른심실경색은

① Ⅱ, Ⅲ, aV_F유도에 더하여 V_1유도에서 ST상승이 보이는 경우 그 존재를 의심한다. 급성뒤아래벽경색증에서는 우측 흉부유도(V_{3R}, V_{4R})를 확인할 것.

② V_1, V_{3R}~V_{6R}유도에서 ST상승이 보인다. 특히 V_{4R}유도에서 ST상승이 유용하다.

③ 느린맥이나 완전방실차단을 합병하는 일이 많다

3 변이가슴조임증〈이형협심증, variant angina pectoris, VAP〉

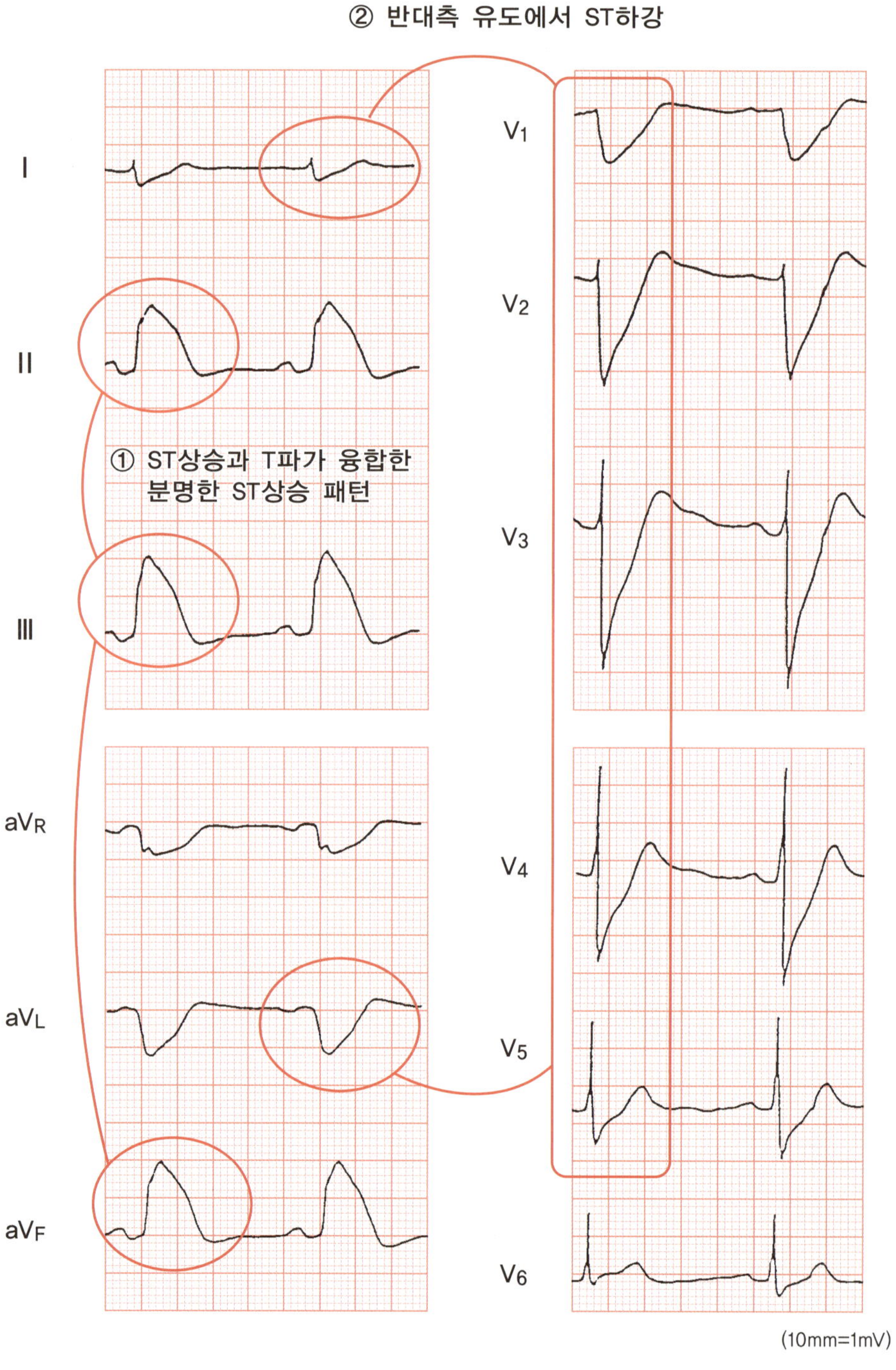

심전도의 특징

변이가슴조임증은 발작이 **주로 안정 시에 출현**하며, **심장동맥의 연축**에 의한 고도의 협착에 의해서 벽경유 허혈이 생기고, 심전도에서는 **ST상승을 동반하는 가슴조임증**을 말한다.

일반적으로 ST상승 부위는 허혈 부위를 반영하며, 상반변화(reciprocal change)를 동반한다. 발작시의 심전도는 전형적으로 ST상승 부분과 T파가 융합하여 **단상곡선형 ST상승** (ST-T가 융합한 형태)을 나타낸다. 더구나 ST상승은 R파의 정점 부근에서 상승하는 것이 많으며, QRS군의 진폭이 증대하는 것처럼 보인다. 고도의 허혈 때문에 **심실부정맥의 합병도 많다.**

전형적인 예에서는 해뜰 무렵의 발작이 많고, 일반적으로 변이가슴조임증을 포함하는 심장동맥연축성가슴조임증은 구미에 비해 일본에서 빈도가 높다. 변이가슴조임증은 **불안정가슴조임증**으로 분류되며, 정확한 판단과 빠른 대응을 해야 한다.

병태 및 진단 · 치료

심장동맥 연축의 본태는 심장동맥 평활근의 과잉 수축이나 그 원인은 분명하지 않다. 야간부터 이른 아침에 걸쳐서 부교감신경 항진 시, 특히 교감신경과 부교감신경의 활동이 심하게 교체될 때에 많다고 생각된다. 유발인자로는 흡연, 정신적 스트레스, 음주나 운동이 있다. 음주에서는 음주 직후보다 오히려 깨는 과정에서 발작이 많다. 운동 유발성의 경우는 일내변동이 있으며 이른 아침부터 오전 중에 많고, 운동 시작 시에 흉통과 ST변화가 나타나며, 운동을 계속하면 이러한 것이 소실하는 일이 있다. 그러나 운동 유발성의 경우는 여러다발 연축이 많고 치사부정맥을 만들기 쉬워 돌연사의 위험이 높다는 보고도 있다. 또 변이가슴조임증의 약 50%가 심장동맥조영에서 기질에 협착을 보인다는 보고도 있으며, 심장동맥 연축만이 원인이 아닐 가능성이 있다. 일반적으로 심장연축성가슴조임증은 발작시의 심전도를 얻는 것이 곤란하며, 진단에는 **홀터 심전도**가 유용하다(그림 6).

심장동맥 연축의 진단은 **과다환기(hyperventilation)부하**에 의해 호흡성알칼리증을 초래하는 것에 의해 유발시키거나 심장기대디검사에서 **이세틸콜린**이나 **에르고노빈**을 심장동맥 내에 주입하는 것에서 확인한다.

치료는 심장동맥 확장작용이 강한 **칼슘대항제**를 주체로 하여 발작을 일으키기 쉬운 시간에 합해서 증량하거나 **질산약**을 추가한다. 발작 시에는 **니트로글리세린의 혀밑투여**가 유효하다.

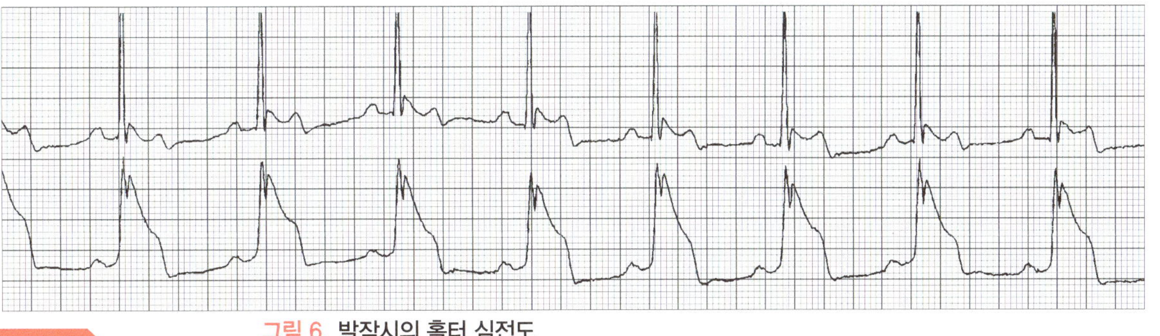

그림 6. 발작시의 홀터 심전도

핵심 포인트

변이가슴조임증의 발작 시 심전도는 ST상승이다. 특히 전형적인 예에서는

① ST상승 부분과 T파가 융합한 단상곡선형 ST상승(ST T가 융합한 형)을 나타낸다.
ST상승은 R파의 정점 가까이에서 시작하며, QRS군의 진폭이 증대하여 보인다.

② 반대측 유도에서 상반한 ST하강을 나타낸다.

③ 홀터 심전도가 진단에 유용하다.

4 심실자루〈심실류, ventricular aneurysm〉

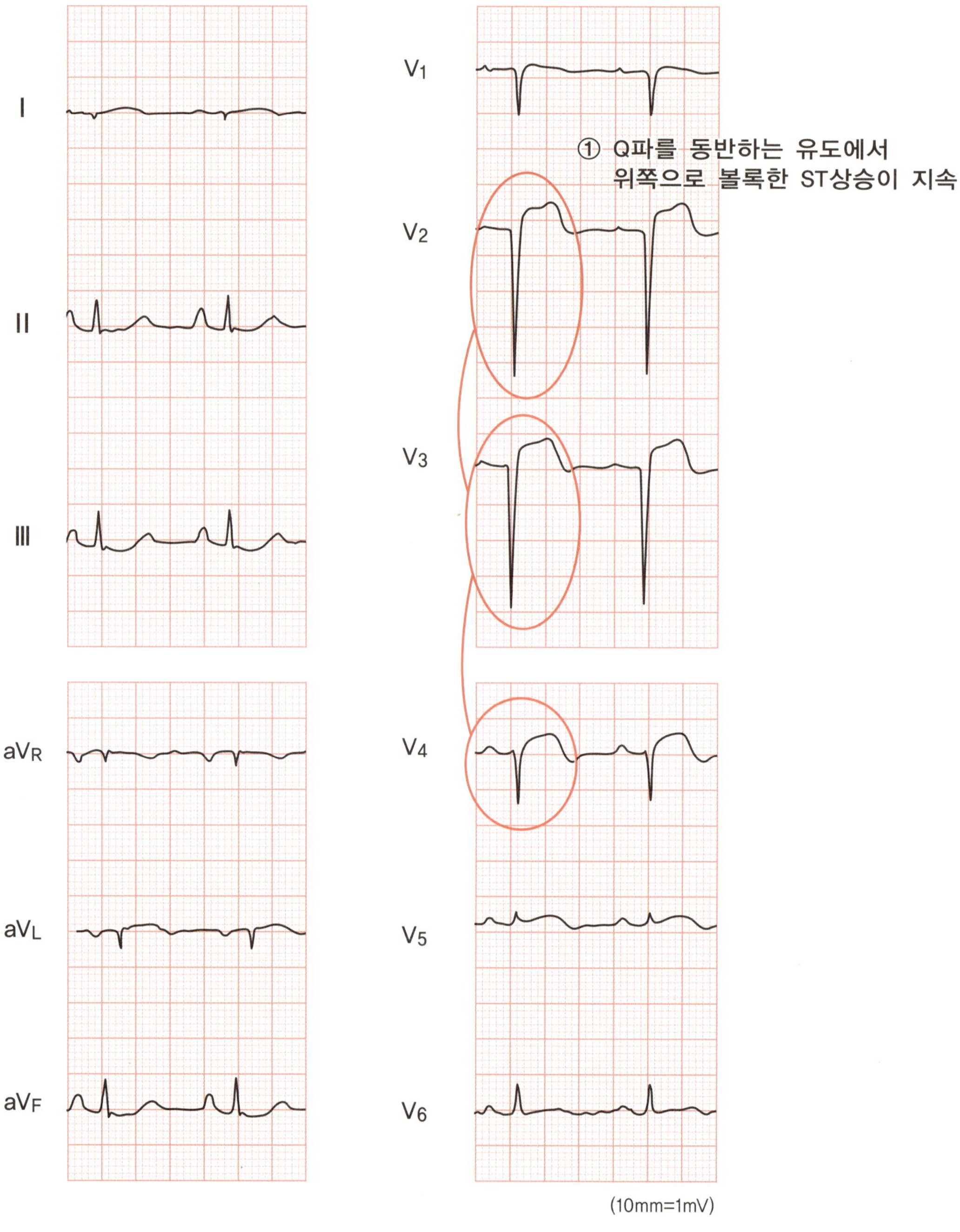

심실자루와 심장파열

급성심근경색증이 나타난 후에 이상 Q파를 가지는 유도에서 ST상승이 지속될 때 같은 부위의 현저한 벽운동이상(akinesis 또는 dyskinesis)이 생긴다고 생각되며, 자주 심실자루가 형성된다. 이 지속하는 ST상승은 일반적으로 위쪽으로 볼록한 형태를 얻는다. 심실자루를 가질 때 급성기에는 **심장파열**의 위험성에 유의해야 한다.

심실자루에는 **진성 심실자루**(broad neck을 가진다)와 **가성 심실자루**(narrow neck을 나타내는 심장근육조직이 결여)가 있다(그림 7). 급성기의 심실자루는 여러 번 심에코를 확인하여 신중하게 경과를 관찰한다. 진성 심실자루는 모든 급성심근경색증 환자의 5~10%에서 보인다. 특히 앞벽의 전층경색증이 많으며, 왼앞내림가지(LAD)의 완전 폐쇄로 곁순환로가 적은 경우에 많다. 벽은 부족하며, 섬유성 조직과 괴사 심장근육이 혼재한다. 발생 부위는 심장끝부분이나 앞벽사이막이 뒤아래벽에 비해 약 4배 많다. 심실자루의 외측에 있는 심장바깥막이 유착하여 몇 년 후에는 석회화를 만드는 일이 있다.

진성 심실자루는 증상이 나타난 때에 파열하는 일이 있으나 만성기에 파열하는 일은 없다. 그러나 심실자루를 focus로 한 빠른맥 심실부정맥을 만드는 일이 있으며, 심실자루를 가지는 예에서는 돌연사의 가능성이 높다. 또 심장벽 혈전이 형성되어 혈전색전증이 나타나는 일도 있다. 이것에 대해 가성 심실자루는 파열의 위험성이 높아 긴급 수술의 적응이 된다.

심장파열의 분류와 위험인자

심장파열에는 **돌연 파열형**(blow-out type)과 **삼출형**(oozing type)이 있다.

심장파열의 위험인자는 첫번경색증, 앞벽전층경색증, 비재관류 예, 곁순환로가 없으며, 연령, 여성, 고혈압의 기왕, 경색 초기에 ST상승이 지속 혹은 음성화 시작 도중에 T파가 재상승, 심장막마찰음의 출현, 분명한 허혈이 없는 것에서 지속 혹은 반복하는 흉통 등이 알려져 있다.

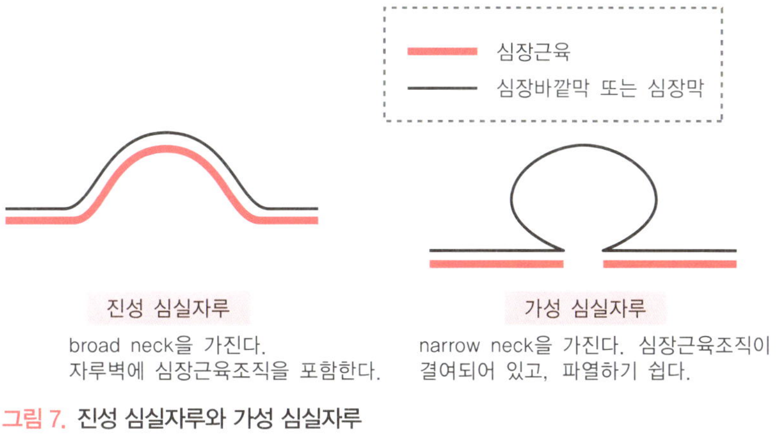

그림 7. 진성 심실자루와 가성 심실자루

핵심 포인트

심실자루는
Q파를 동반하는 유도(경색 부위)에서 위쪽으로 볼록한 ST상승이 나타난 후 몇 주간 이상 지속하는 것으로부터 의심된다.

5 심장막염〈심막염, pericarditis〉

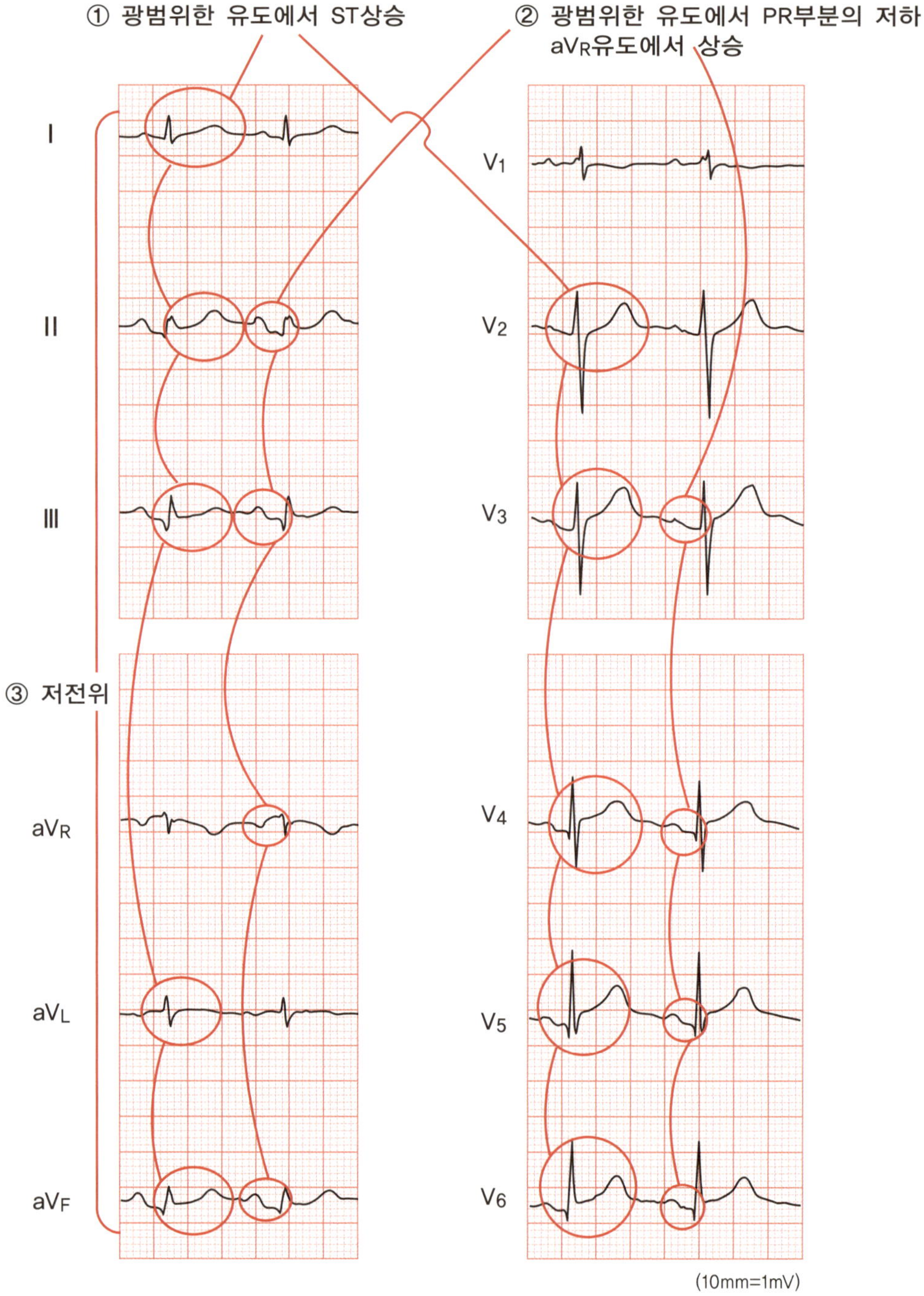

심장막염

심장막염은 심장막, 심장바깥막, 심장바깥막밑층 심장근육의 염증성 변화를 말하며, 심장막염과 심장근육염이 동시에 일어나는 일도 많다. 심전도 변화는 60~80% 증례에서 보인다. 병변이 심장근육을 강하게 장애된 경우에는 심장근육염으로 진단된다. 급성심장막염의 원인의 대부분은 특발성이거나 바이러스를 시초로 하는 감염증이며, 특발성의 대부분도 바이러스성으로 생각되고 있다.

심전도의 특징

급성기의 심전도에서는 **광범위한 유도에서 위쪽으로 오목(upward concave)한 ST상승**을 나타낸다. 또 심장 내강을 반영하는 **aVR유도에서 ST부분은 저하**하며, ST벡터의 방향이 +30°이기 때문에 Ⅲ유도의 ST부분은 기선으로 된다(equiphasic). 심장은 항상 박동하고 있기 때문에 병원체가 직접 심장막공간 내의 전체로 퍼진다. 그 때문에 급성심장막염의 대부분은 비만성으로 심전도 소견도 광범위하며, 국재성이 없고 **상반변화(reciprocal change)를 보이지 않는 것**이 특징이다. 즉 **ST상승의 거울상으로서 ST하강은 aVR과 V1유도 이외에는 생기지 않는다.** 드물게 염증이 일부분에 국한한 경우는 ST상승이 일부 유도에 국한하며, 동시에 상반변화를 만드는 일도 있다. 심장막 그 자체의 기전력은 미약하기 때문에 심전도에 거의 반영되지 않는다. 따라서 급성심장막염의 ST-T변화는 심장바깥막 바로 아래의 심장근육장애에 의한다고 생각된다. 심장근육의 장애가 깊어지면 급성심근경색증과 감별이 곤란한 것과 T파의 음성화나 Q파가 남는 일이 있다.

또 대부분의 경우 심방근육에도 염증이 미치며, 심방을 반영하는 **aVR유도의 약 80%의 증례에서 PR부분이 상승**한다. 또 이 **거울상에 의해 aVR 이외의 유도에서는 PR부분이 저하**한다. 이 PR부분의 변화는 급성심장막염에서 **특징적인 소견**이며, 특히 급성심장막염의 **유일한 심전도 소견**인 것도 있다. 더욱더 심장막액 저류가 많은 경우는 **저전위**를 나타낸다.

조기 재분극(early repolarization)에서도 많은 유도에서 위쪽으로 오목한 형태의 ST상승을 나타내기 때문에 급성심장막염의 초기 심전도와 감별이 곤란한 것이 있다.

■ 급성심장막염의 심전도의 경과

1기는 ST상승, PR부분이 저하하는 것도 있다.
2기는 ST부분의 기선으로의 복귀와 PR부분의 저하
3기는 PR부분의 저하와 T파의 평저화
4기는 정상 심전도로의 복귀

급성심장막염의 진단

대부분의 급성심장막염 환자는 흉통을 호소한다. 흉통은 갑자기 시작하며 몇 시간에 안정되는 것부터 몇 주간 지속하는 것까지 있다. 통증은 날카롭고 복장뼈 뒷면에서 왼앞흉부에 걸쳐서 생기는 것이 많다. 통증은 바로 누운 자세에서 증강하며, 앉은 자세에서 경감한다. 호흡의 영향을 받으며 들숨에서 증강한다. 호흡으로 통증이 증강하기 때문에 자주 얕은 호흡이나 빠른호흡이 보인다. 발열은 38℃ 전후가 많으나 세균성인 경우는 고열이나 오한을 동반하는 일도 있다. 또 빠른맥을 동반하는 일이 있다.

이학적 소견으로는 심장막마찰음, 심장둔탁음의 확대, 심첨꼭대기박동의 감약, 목정맥 긴장, Kussmaul징후, 모순맥박(기이맥박, paradoxic pulse), 간비대, 부종 등이 보인다. 심에코에서 좌측 심장기능은 정상이며, 심장막액의 저류와 심장막의 비후를 확인한다.

급성심장막염의 원인의 대부분은 특발성(원인 불명) 또는 바이러스성으로 보통은 자연히 없어지나 염증 증상이나 소견이 강한 경우는 소염진통제나 때로는 스테로이드제가 사용된다. 일반적으로 예후는 양호하다.

급성심장막염의 특징은 지속적인 통증, 발열, 심장막마찰음, 광범위한 ST상승, 흉부 단순X선 사진에서 심장 흉곽비의 확대 등이다.

핵심 포인트

심장막염의 심전도는
① 광범위한 유도(V1, aVR유도 이외의 모든 유도)에서 위쪽으로 오목(아래쪽으로 볼록)한 ST상승을 나타낸다.
- 상반된 ST하강은 보이지 않는다.
- 심근경색증과 다른 T파의 진폭 증가는 동반하지 않고, 음성 T파는 ST부분이 기선으로 되돌아가기 때문에 출현한다.
- 염증의 회복과 함께 심전도는 정상화한다.

② PR부분의 저하를 보이며, aVR유도에서 PR부분은 상승한다.
③ 심장막액 저류가 많은 경우에는 저전위를 나타낸다.

6 뇌혈관질환〈뇌혈관장애, cerebrovascular disease〉-거미막밑출혈〈subarachnoidal hemorrhage, SAH〉

급성심근경색증을 의심시키는 것과 같은
T파의 진폭 증가와 ST상승

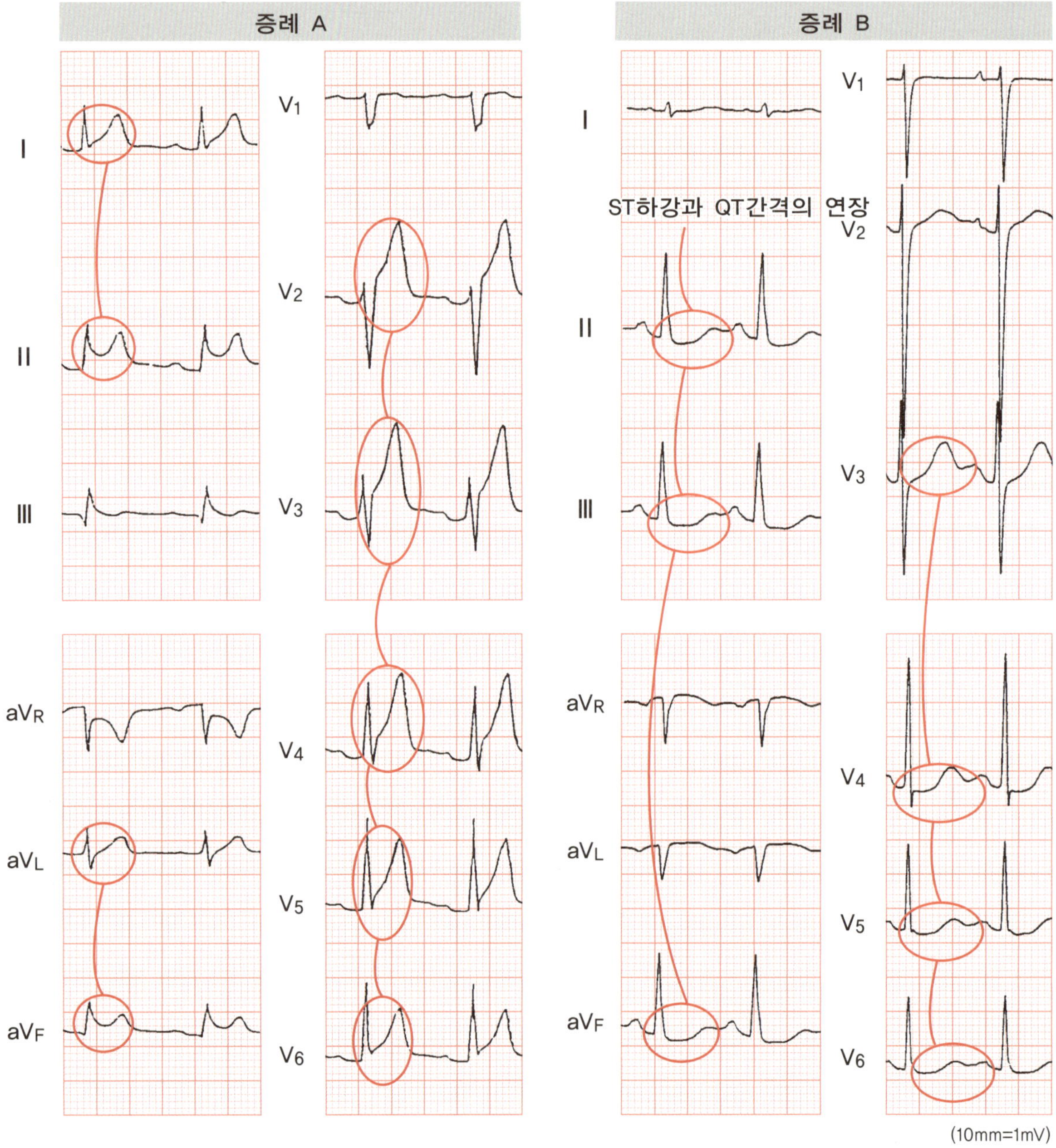

뇌혈관질환 급성기의 심전도 변화

거미막밑출혈 등 뇌혈관질환 급성기의 50~100%에서 심전도 이상을 볼 수 있다(그림 8).

주된 변화는 ST상승, ST하강, 큰 양성 T파, 음성 T파, QT간격의 연장, U파의 출현, 부정맥 등이다. 특히 **ST변화, T파의 변화를 동반하는 QT간격의 연장이 특징적**이다. 부정맥의 합병도 많고 굴빠른맥, 굴느린맥, 심방잔떨림, 방실차단, 심실주기외수축, 심실빠른맥, 심실잔떨림 등 다양하다.

왼심실 벽운동 장애의 합병과 병태

심전도 변화에 동반하여 **일과성으로 왼심실 벽운동이상**을 볼 수 있는 일이 있으며, 왼심실 벽운동 장애를 보인 예에서 강한 CPK의 상승은 동반하지 않는 것이 병리학적으로 왼심실 심장근육의 수축띠 괴사를 보인다는 보고가 있다. 그 원인으로는 **카테콜아민**에 의한 심장근육장애 혹은 심장동맥 말초에서 미소 순환장애가 추측되고 있고, **카테콜아민 심장근육병증**과 유사한 병태를 나타낸다. 급성뇌혈관질환 시 심전도의 변화 원인은 교감신경 활성의 관여가 지적되고 있고, 교감신경 말단에서 카테콜아민의 과잉방출 외에, 자율신경계의 기능 이상, 심장동맥 연축의 관여 등도 추정되고 있다.

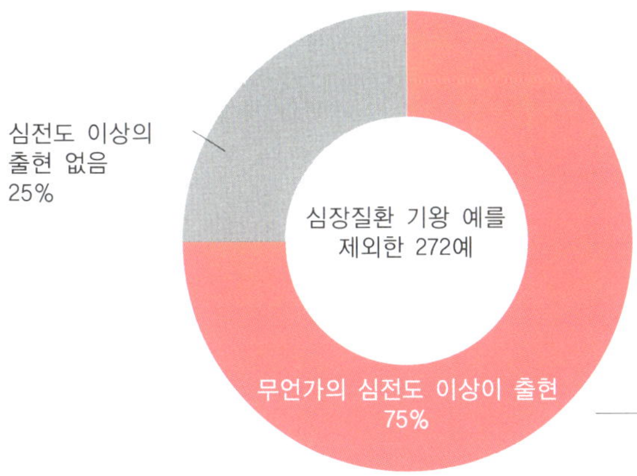

● 심전도 이상의 내용

심전도 이상의 내용	
QT간격의 연장	38%
T파의 평저화	37%
ST하강	35%
ST상승	31%
T파의 음성화	19%
비특이적 T파 이상	19%
비특이적 ST변화	8%
방실다발갈래차단	5%
T파의 진폭 증가	4%
Q파의 출현	2%

그림 8. **거미막밑출혈 예의 심전도 변화**
Cerebrovasc Dis, 14:67–76, 2002년 인용 개정

핵심 포인트

뇌혈관질환, 거미막밑출혈에서는
증상이 나타난 조기에 다양한 심전도 변화를 나타내며, 더구나 심전도 기록 시점에서 소견이 변화하는 주된 소견은 ST상승, ST하강, T파의 진폭 증가, T파의 음성화, QT간격의 연장이다.

- 증례 A에서는 급성심근경색증을 의심시키는 것과 같은 T파의 진폭 증가와 ST상승이 광범위한 유도에서 보인다.
- 증례 B에서는 QT시간의 연장과 ST하강이 보인다.

7 타코츠보형심장근육병증〈타코츠보형심근증, Takotsubo(ampulla) cardiomyopathy〉

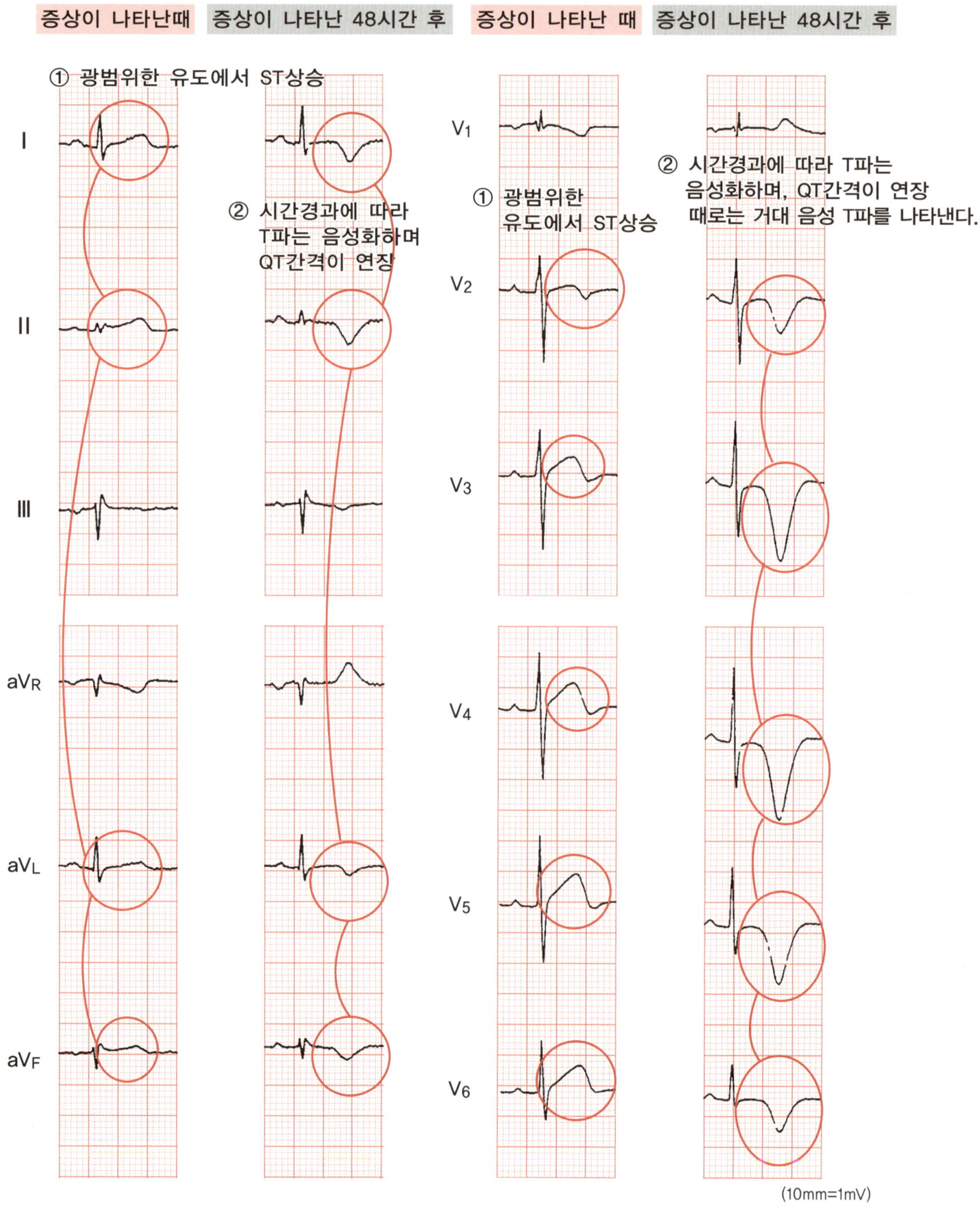

타코츠보형심장근육병증

타코츠보형심장근육병증은 **급성심근경색증에 유사한 흉통과 심전도 변화**를 가지면서, 그것에 동반한 왼심실의 벽운동이상이 1개의 심장동맥의 지배영역을 넘어 넓게 존재하며, 동시에 **심장동맥에서는 유의한 협착을 보이지 않는 것**이 특징이다. 왼심실조영에서는 **심장끝부분을 중심으로 한 광범위한 수축 저하와 그것을 대상으로 하는 심장바닥부분의 과수축**을 나타내고, 수축말기의 왼심실 형태가 마치 **타코츠보**(문어나 낙지를 잡는 항아리, 그림 9)를 생각하게 하는 형태를 나타내어 이 이름이 유래되었다. 이 벽운동이상은 며칠부터 몇 주간 후에 정상화하는 것이 많으며, 이상 Q파의 출현이나 CPK의 상승은 없거나 있어도 경도에서 멈춘다.

심전도의 특징

타코츠보형심장근육병증 심전도의 특징은 다음과 같다.

ⅰ) 급성기에 급성심근경색증을 생각하게 하는 ST상승을 나타낸다. ST상승은 V_1~V_3유도보다 V_4~V_6유도에서 강하다.

ⅱ) 반대측 유도의 ST하강이 적다.

ⅲ) 시간 경과에 따라 T파가 음성화하고, 때때로 거대 음성 T파가 되며, QT간격의 연장을 나타낸다.

ⅳ) 이상 Q파의 출현은 적고, 심전도 소견도 회복하는 것이 많다.

병태의 기전

일반적으로 심장동맥이 폐쇄한 경우 심장근육의 수축력은 저하한다. 일과성의 고도의 심장근육허혈 후에 허혈이 해제되면 심장근육의 괴사는 생기지 않고 심장 수축력은 일시적으로 저하하며, 심장기능 회복에는 시간이 필요하다. 이 병태를 **절단심장근육(stunned myocardium)**이라고 한다. 타코츠보형심장근육병증은 고도의 심장근육허혈에 빠지는 심장동맥의 여러다발연축에 의한 절단심장근육이 그 병태라는 설이 있으나 증상이 나타나는 기전은 아직 분명하지 않다. 이외에 카테콜아민의 과잉분비나 교감신경의 과잉 흥분에 의한 등의 설도 있다. 기미막밑출혈 등의 급성뇌혈관질환 시나 크롬친화세포종 또 급성심장근육염에서도 타코츠보형의 왼심실 벽운동이상을 만드는 일이 있다.

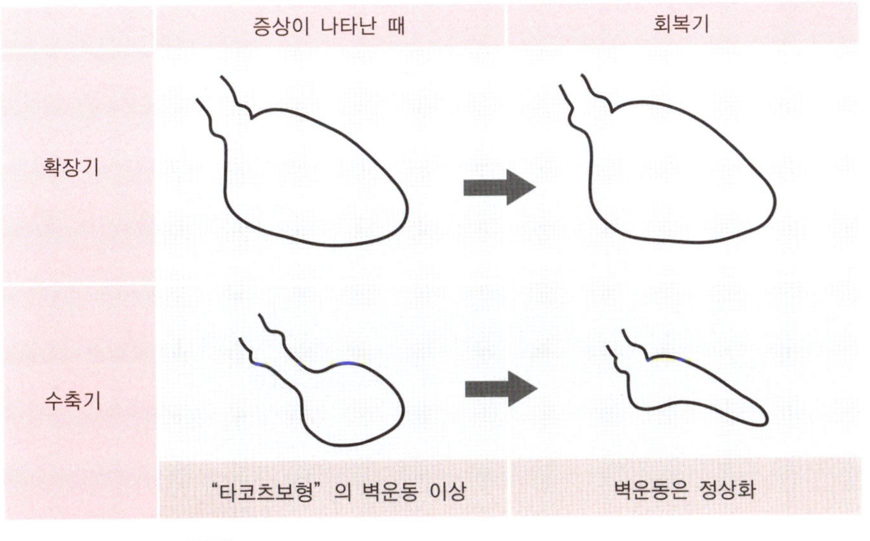

그림 9. **타코츠보형심장근육병증의 왼심실조영 소견(오른쪽앞 경사 위치 30°)**

핵심 포인트

타코츠보형심장근육병증의 심전도는

① 광범위한 유도에서 ST상승을 나타내며

② 시간 경과에 따라 T파가 음성화하며 QT간격이 연장, 때때로 거대 음성 T파를 나타낸다.

③ 이상 Q파의 출현은 적고, 심전도 소견은 회복하는 것이 많다.

8 Brugada증후군〈Brugada syndrome〉

① 오른방실다발갈래차단 패턴 (V_1, V_2유도에서 J파)과
② V_1~V_3유도에서 ST상승을 나타낸다.

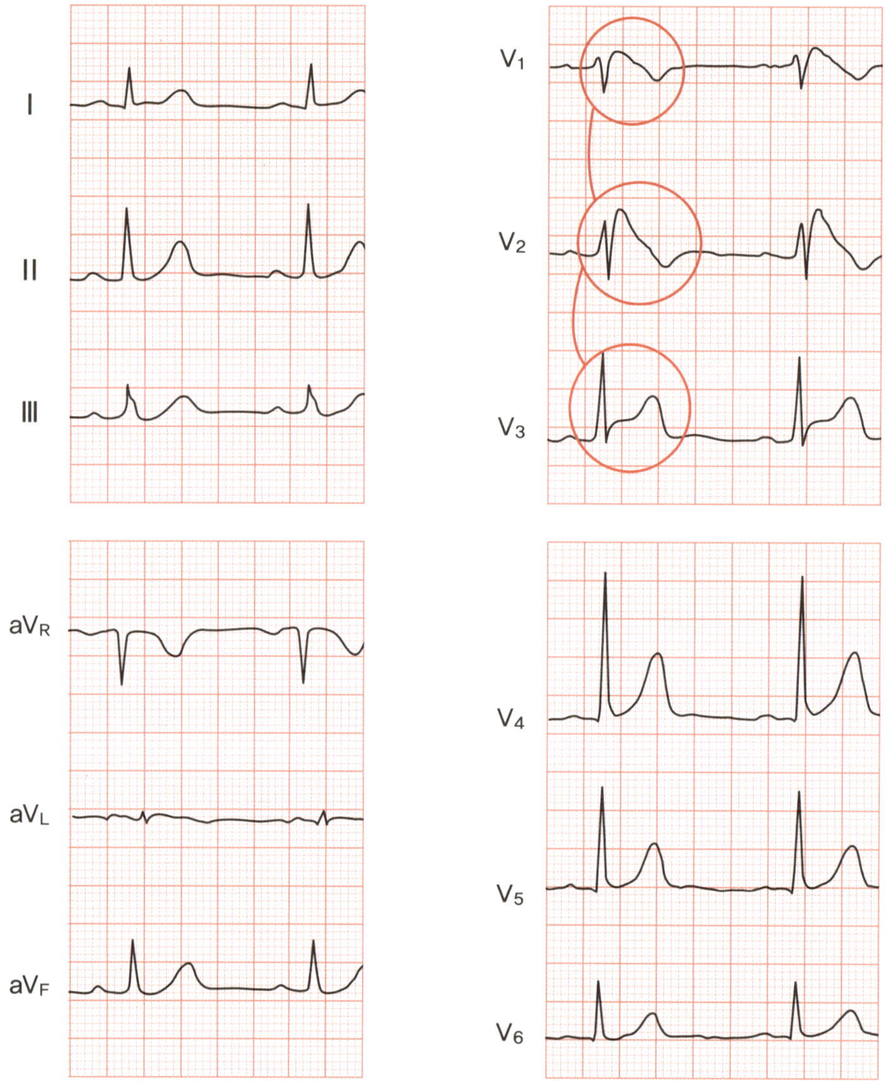

(10mm=1mV)

Brugada증후군

1992년 Brugada 등은 굴리듬 때에 오른방실다발갈래차단모양의 QRS파형과 V_1~V_3유도에서 ST상승을 나타내며, 심실잔떨림(VF)을 초래하는 기질질환을 가지지 않는 8예를 보고하였다. 전구증상을 동반하지 않는 실신발작을 처음 나타나는 증상으로 다형성 심실빠른맥, 심실잔떨림을 반복하여 일으키며 방치하면 돌연사할 가능성이 높은 예이다.

심전도의 특징

비발작 시 심전도의 특징으로는 1) **완전 혹은 불완전오른방실다발갈래차단모양의 QRS파형**, 즉 V_1~V_3유도에서 J파를 가지며, 2) **우측 흉부유도(V_1~V_3)에서 ST상승**이 있다. 증례의 대부분은 30~50대의 남성이며, 특발성 심실잔떨림을 가져오는 증후군의 하나로서 주목되고 있다. 비발작 시에는 무증상이나 발작 시에는 돌연사를 초래할 가능성이 있으며, VF가 자연 정지한 증례에서는 실신의 기왕을 나타낸다. 비발작시의 ST상승은 **coved형** 혹은 **saddle back형**(그림 10)을 나타내며, 이 2개의 패턴을 반복하고 또 정상화하는 것도 있다. J파의 진폭 2mm 이상에서 coved형 ST상승과 음성 T파를 나타내는 소견이 가장 진단적 가치가 높다. V_1~V_3유도를 **보통의 갈비사이보다 1 갈비사이 위에서 기록하면** 전형적인 소견이 얻어지는 것도 있다. 또 V_5유도에서는 QRS군 직후에 notch(r'파)를 보이며, 시간 경과에 따라 변화한다. VF 발작 직후에 r'파의 증강과 ST상승을 보인다.

대부분의 예에서 ST상승이 시간 경과에 따라 변화하며, 심실잔떨림 직전이나 직후에 ST상승이 더욱더 분명하기 때문에 자율신경의 관여가 시사되고 있고, 또 홀터 심전도를 이용한 심박동 변동의 해석에서 발작 직전에 부교감신경 긴장의 급격한 항진이 관찰되고 있다.

치료

치료는 **삽입형잔떨림제거기(ICD)**가 가장 먼저 선택되며, ICD 삽입 후의 예후는 양호하다. 실신을 계기로 내원한 증례에서 오른방실다발갈래차단모양의 QRS파형과 V_1~V_3유도에서 ST상승을 보인 경우 굴리듬이 있어도 정밀조사가 필요하다.

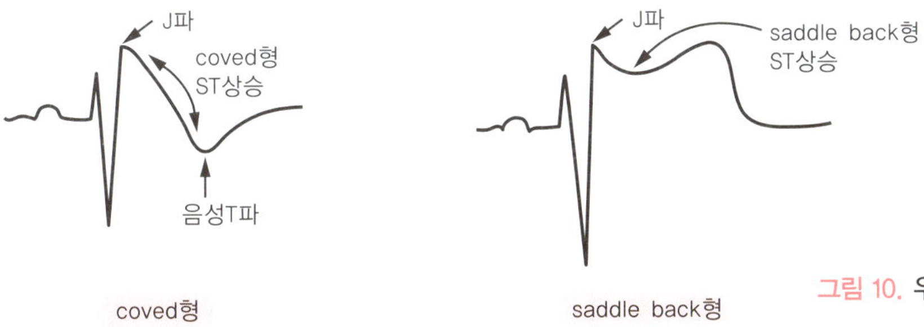

그림 10. 우측 흉부유도(V_1, V_2)에서 ST상승 패턴

핵심 포인트

Brugada증후군은

① 완전 또는 불완전오른방실다발갈래차단모양의 QRS파형(즉 V_1~V_3유도에서 J파)과

② V_1~$V_{2(3)}$유도에서 ST상승이 보이며, coved형 혹은 saddle back형을 나타내는 이외에

- V_5유도에서 QRS군 직후에 r'파를 보이며
- QT간격은 정상
- ST상승과 r'파에서 일내변동이나 일차변동이 있으며, VF 발작이나 실신 직전, 직후에 이러한 것은 더욱 나빠진다.
- 분명한 기질적 심장질환이 없는 등의 특징을 가진다.

9 체온저하〈저체온, hypothermia〉

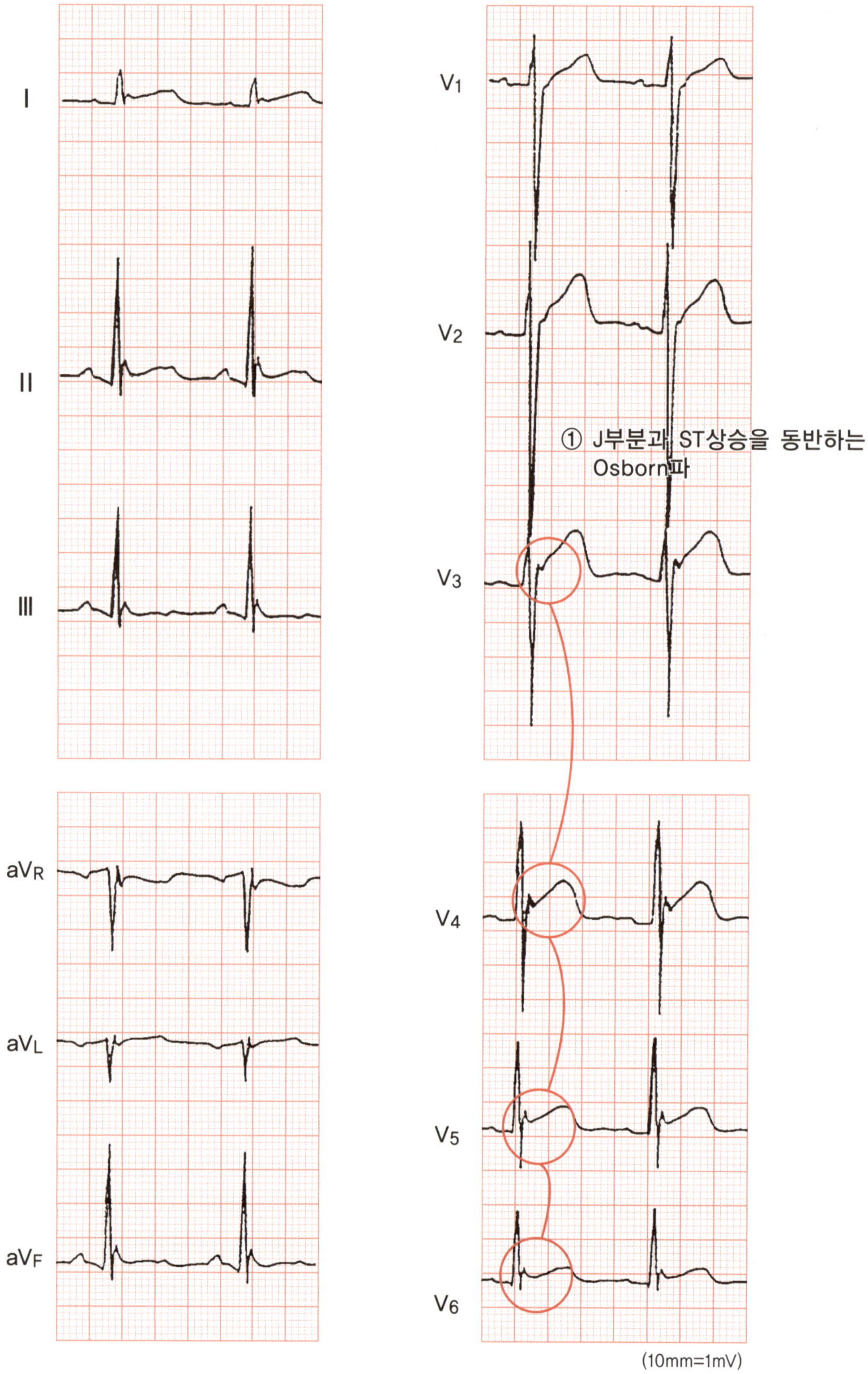

Osborn파

수술에서 전신의 체온저하 또는 심장냉각법을 이용하는 일이 있다. 전신의 분명한 체온저하 때(특히 32℃ 이하)에는 심실내의 전도 지연이 발생하며, QRS종말부분에 분명한 결절과 J부분의 상승 J파에서 ST상승을 동반하는 파형(Osborn파, hypothermic hump)이 보인다. 이 특징적인 J부분의 상승은 허혈성 ST상승이나 Brugada증후군의 ST상승과 유사한 것이 있다. J파는 QRS군과 ST부분의 접합부에서 위로 볼록한 파형을 나타내며, 체온저하에서는 특히 V_3, V_4유도에서 현저하게 보인다. J파의 진폭은 체온저하의 정도와 상관된다.

그 외에 체온저하 때에는 분명한 굴느린맥, 방실이음부리듬, PR 및 QT시간의 연장, 음성 T파, 중증 부정맥을 나타내는 일이 있다. 직장 온도가 28℃ 이하로 저하하면 심실잔떨림을 만들 수 있다. 또 한냉에 동반하는 근육의 떨림이 인공산물을 만드는 일이 있다.

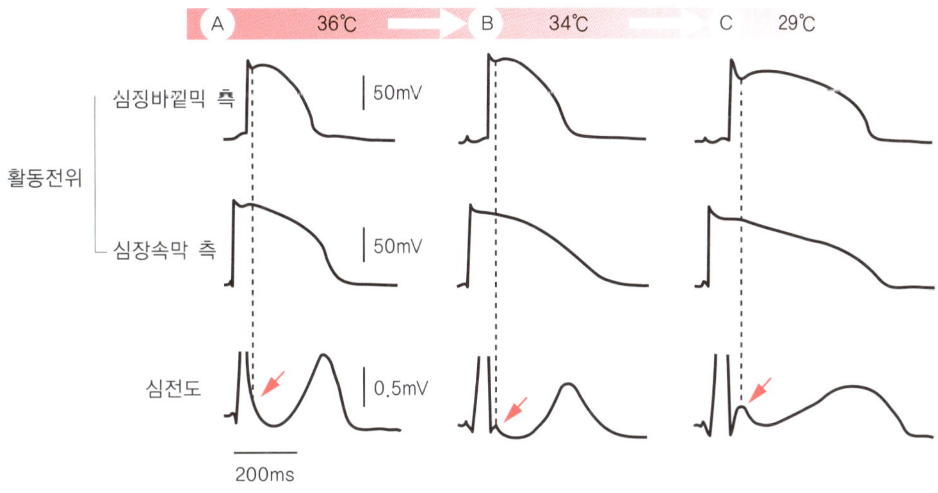

그림 11. 체온저하에 의한 심장근육의 활동전위와 심전도의 변화(J파의 생성 원인에 대해서)

J파(Osborn파) : 체온저하 때에 심장바깥막 측 활동전위의 notch가 QRS종말부분(→ : R-ST junction)에서 보인다.

A) : 체온 36℃에서 이 notch는 심전도에서 나타나지 않는다.

C) : 29℃의 체온저하로 되면 심장바깥막 측 활동전위의 notch전위와 진폭은 증가한다. 그러나 심장속막 측 활동전위는 변화하지 않기 때문에 심전도에서 J파가 출현한다. 체온을 다시 상승시키면 심장바깥막 측 활동전위의 notch 전위와 진폭은 감소한다.

(Circulation, 93 : 372-376, 1996년 인용 개정)

핵심 포인트

체온저하의 심전도는

① J파(Osborn파, hypothermic hump)가 특징적이며

② 굴느린맥, 방실이음부리듬, PR 및 QT시간의 연장을 동반하는 일이 많다.

정리해 봅시다

ST상승의 감별 진단

1 **정상 아형** : 조기 재분극(early repolarization)(그림 12)은 위로 오목한 ST상승이며, QRS군 뒤부분 성분에 notch(J파)를 동반한다. 또 ST상승 유도에서는 T파도 진폭이 증가한다. 젊은이의 약 2%에서 보이며 남성, 청소년에서 많다. J파와 ST상승은 느린맥 때에 현저하며, 운동 시에 감소하는 일이 많다.

2 **허혈성심장질환** : 급성전층심장근육허혈(변이가슴조임증을 포함), 급성 및 오래된심근경색증(참조 ➡ chapter10-1, p168)

3 **심실 벽운동이상, 심실자루** : 지속적인 ST상승, 특히 심박동수의 상승 때에 분명(참조 ➡ chapter10-4, p176)

4 **급성심장막염, 급성심장근육염**(참조 ➡ chapter10-5, p178)

5 **왼방실다발갈래차단, 왼심실비대** : 우측 흉부유도에서 보인다.

6 **Brugada증후군**(참조 ➡ chapter10-8, p184)

7 **그 외** : 고칼륨혈증, 급성폐심장증(폐혈전색전증 등), 전기적심장율동전환(전기적제세동) 후, 급성뇌혈관질환(참조 ➡ chapter10-6, p180), 머리외상, 체온저하(참조 ➡ chapter10-9, p186), 심장종양, 심장사르코이드증, Echinococcus 심낭포 등

8 **인공적 원인** : 기선의 동요, 심전도 모니터에서의 변화 등

전기적심장율동전환(전기적제세동, DC) 후에 ST상승을 보고 깜짝 놀라는 일이 있으나 DC 후의 ST상승은 일과성으로 비경색성이며, 몇 분 후에는 개선된다. 이 기전은 분명하지 않으나 심장근육섬유의 국소적인 탈분극과 관련하여 상해전류를 만들기 때문으로 생각된다.

심전도 모니터에서의 ST상승은 체위와 유도가 바뀌어 있지 않은지를 확인하여 의심스러울 때에는 반드시 표준 12유도에서 확인한다.

모음 우선은 ST상승 원인이 긴급 대응을 필요로 하는지 어떤지를 끝까지 볼 것. 의심스러우면 전문의의 상담이나 긴급한 입원을 주저하지 말 것.

조기 재분극(early repolarization)

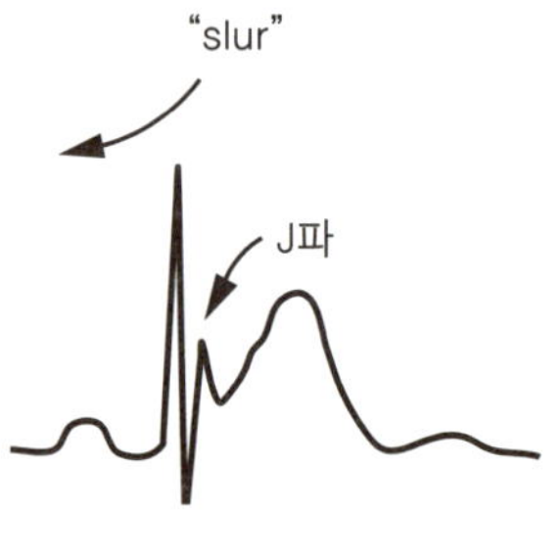

그림 12. **조기 재분극(early repolarization)**

조기 재분극에서는 위쪽으로 오목한 ST상승과 ST접합부에 notch(J파)를 나타낸다. 이 J파는 체온저하에서 보이는 J파와 유사하다. 또 이러한 ST상승과 J파는 운동부하에서 소실하는 것이 많다. Ⅱ, Ⅲ, aVF, V_1~V_3유도에서 많이 보인다. 이외에 정상 아형은 J점에서 연속한 slur로서 ST상승을 나타내는 것이 많다. 혹은 V_1, V_2유도에서는 분상의 위쪽으로 오목한 ST상승을 보이는 일이 있다.

Let's try

Question 1

74세, 남성. 고혈압, 고지혈증으로 통원 중이다. 저녁식사 후 갑자기 명치 부위(심와부) 불쾌감, 메스꺼움, 구토가 나타났으나 가라앉지 않아서 2시간 후에 내원하였다. 심전도 진단은 무엇인가?

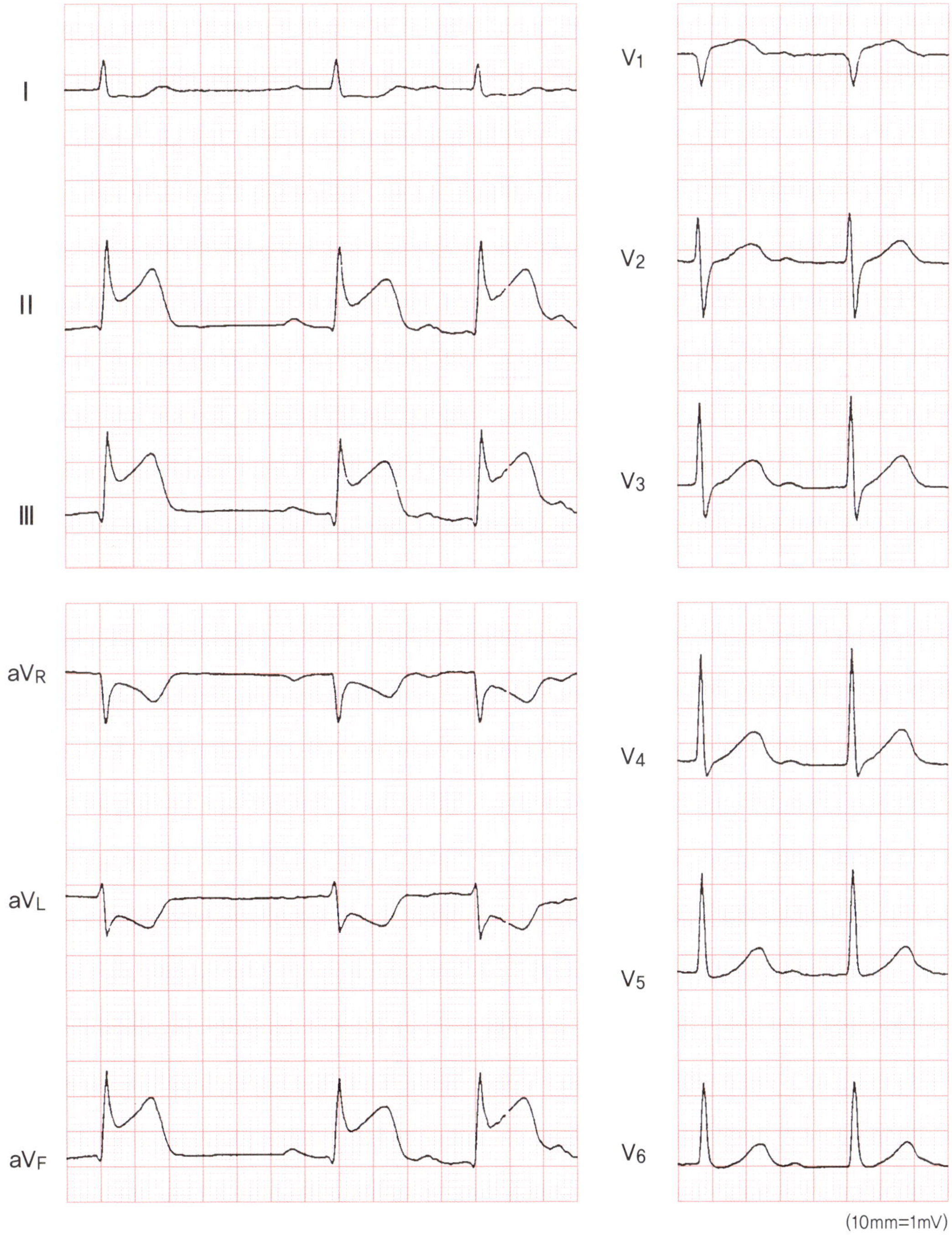

(10mm=1mV)

Let's try

Answer 1 방실차단을 동반하며 오른심실경색의 합병이 의심되는 급성아래벽심근경색증

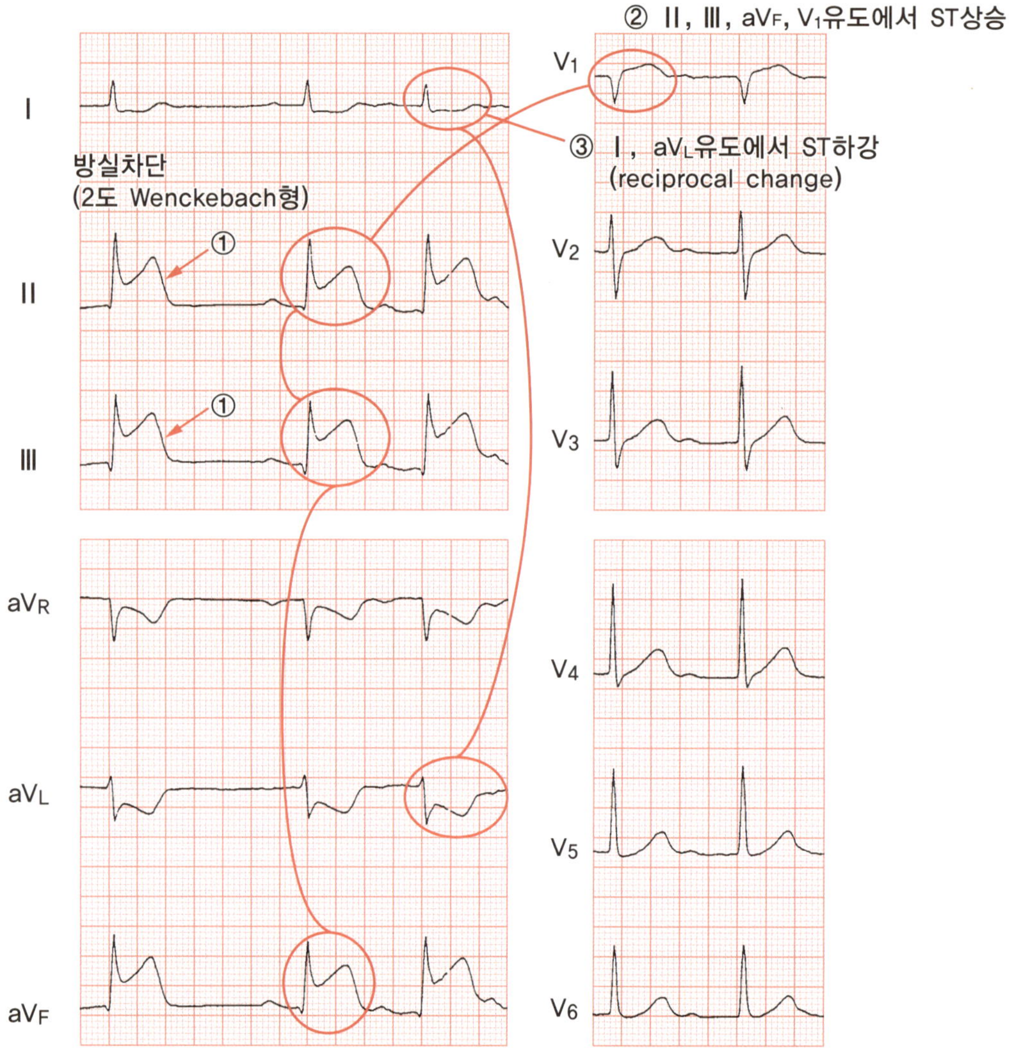

① 방실차단(2도 Wenckebach형)(↙에 P파가 숨어 있다.)
② II, III, aVF, V1유도에서 ST상승
③ I, aVL유도에서 ST하강(reciprocal change)
으로부터 2도 방실차단을 동반하는 급성아래벽심근경색증으로 더욱더 오른심실경색의 합병이 의심된다.

◎ 긴급 심장카테터검사 결과 오른심실 가지의 분지보다 가까운 쪽에서 오른심장동맥의 폐쇄를 볼 수 있었다.

◎ 아래벽경색증은 명치 부위 불쾌감, 메스꺼움, 구토 등을 주요호소증상으로 하므로 소화기질환으로 실수하는 일이 있다. 아래벽경색증 이외에도 급성심근경색증이나 가슴조임증의 증상은 흉통이 없는 것도 있고, 특히 고령자나 당뇨병 환자에서는 증상이 비전형적이거나 통증이 없는 것도 있다. 일반적으로 미주신경 수용체는 아래벽에 많으므로 아래벽경색증에서는 미주신경이 과긴장하며(Bezold-Jalish반사), 구토 등의 소화기 증상을 만들기 쉽다. 또 아래벽경색증에서 방실차단이 많은 것은 방실가지의 허혈 이외에 미주신경의 과긴장이 영향을 주고 있다. 오른심장동맥의 폐쇄에서는 고도의 느린맥이나 방실차단의 합병이 많으며, 더욱더 오른심실경색 합병의 예에서는 혈압을 유지하기 어려우므로 메스꺼움, 구토 증상의 출현은 더욱더 많아진다.

Let's try

Question 2

52세, 남성. 3개월 전에 앞벽사이막에 급성심근경색증이 생겨 긴급 PCI(percutaneous coronary intervention)를 받고 퇴원하였다. 이후 흉부 증상은 없었다. 외래에서의 운동부하시험 심전도를 나타냈다. 심전도 진단은 무엇인가?

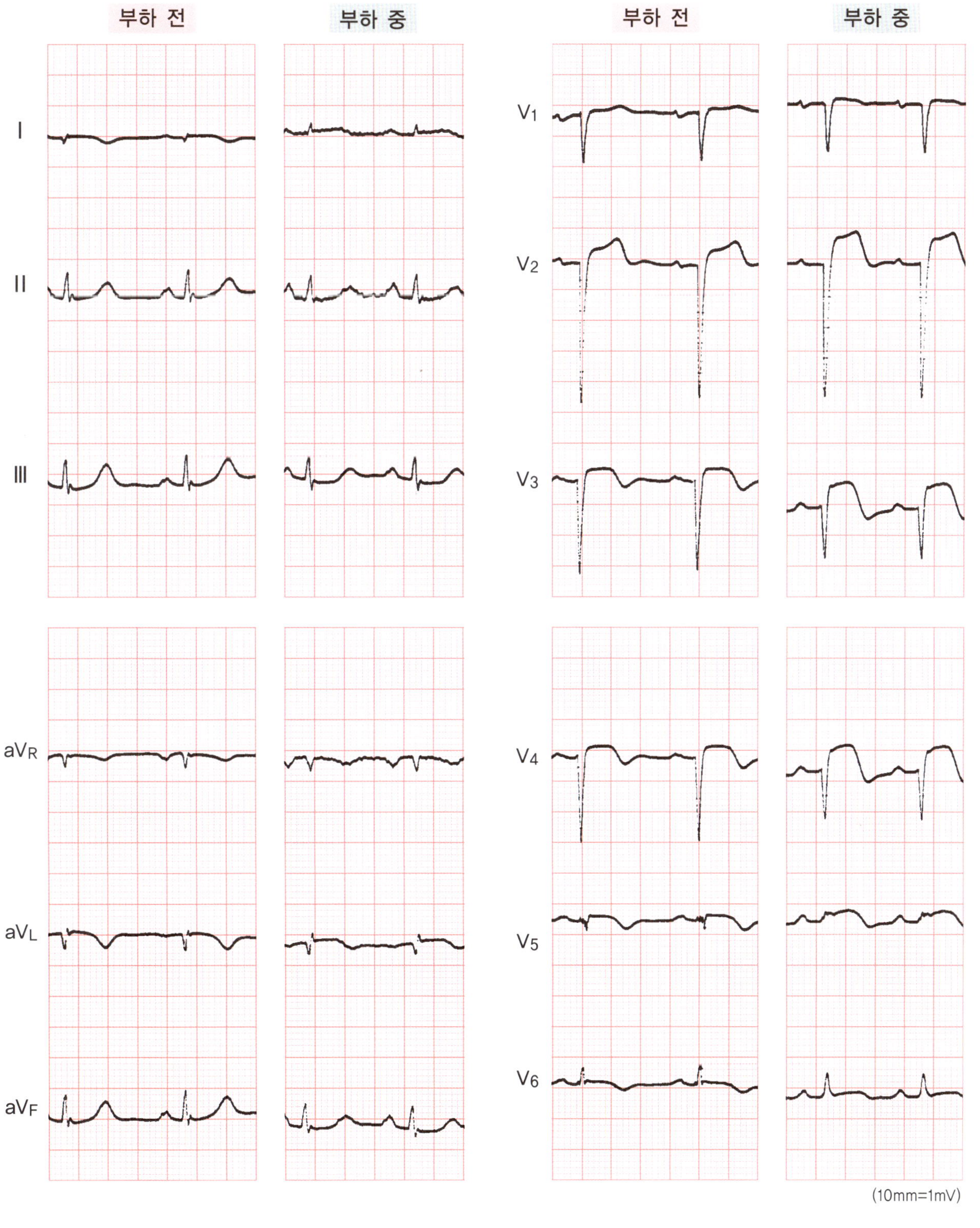

Let's try

Answer 2 심근경색 부위의 벽운동이상

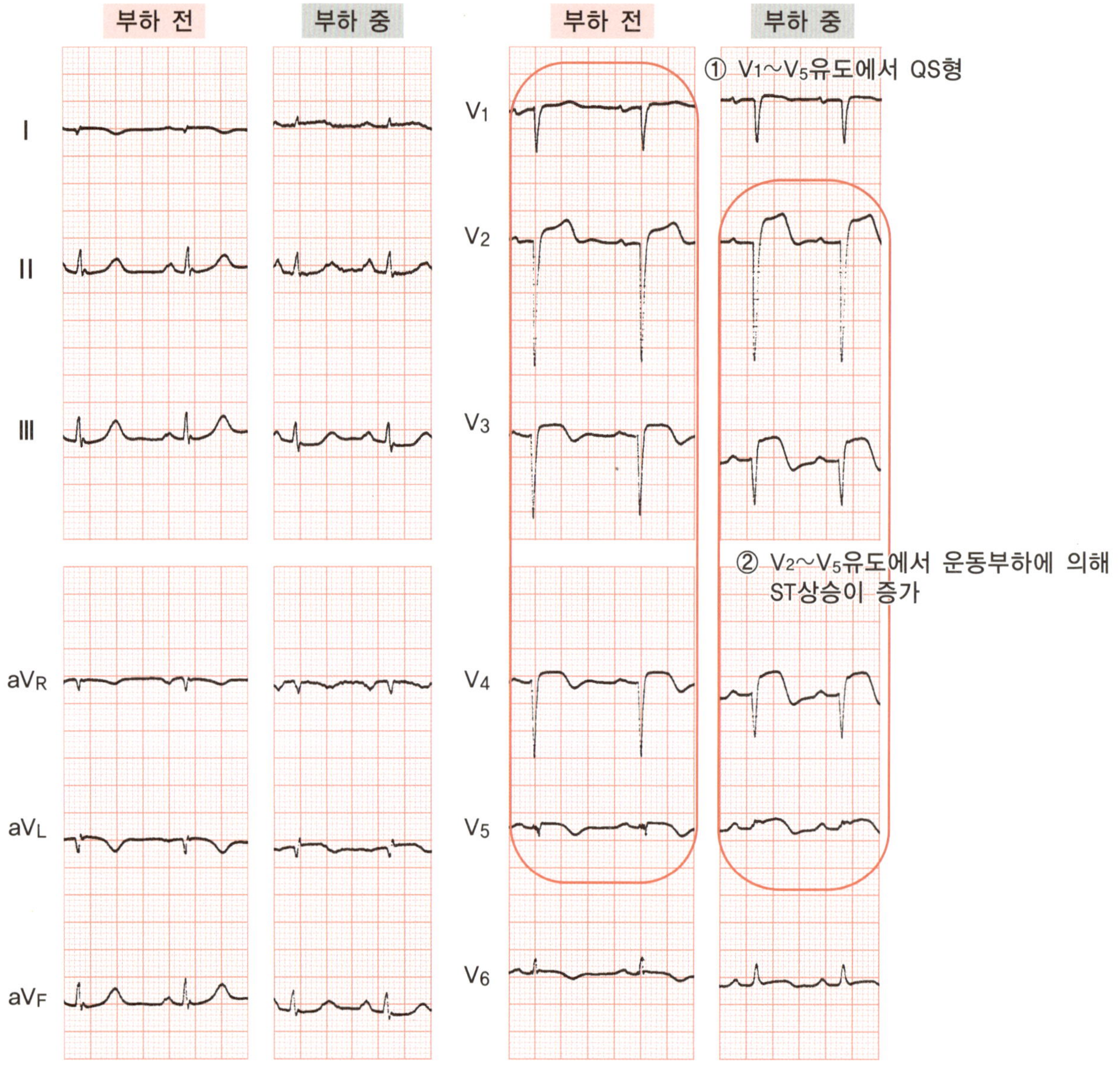

① V_1~V_5유도에서 QS형
② V_2~V_5유도에서 운동부하에 의해 ST상승이 증가
③ 상반변화(reciprocal change)에서 ST하강은 분명하지 않다.
로부터 경색 부위의 벽운동이상으로 생각된다.

◎ 운동부하에서 ST상승을 나타내는 경우 기본은 중증 허혈을 놓치지 않아야 한다. 운동부하를 중지한 후에도 ST상승과 흉통이 지속된다면 급성심장동맥 폐쇄가 의심된다. ST-T변화 외에도 운동부하에서 심하게 혈압이 저하되거나 완전왼방실다발갈래차단, wide QRS군의 출현이 허혈 신호인 것도 있다. 또 ST-T변화가 없더라도 음성 U파가 출현하는 경우는 허혈이 의심된다. 불안정가슴조임증에서 운동부하시험은 금기인 것을 잊어서는 안된다. **운동부하시험은 가슴조임증**

의 안정을 반드시 확인한 후 실시해야 한다.

◎ 오래된심근경색증의 경우 운동부하시험에서 ST상승을 보이는 일이 있으며, 대부분은 왼심실의 벽운동이상을 반영하고 있다. 이 경우는 이상 Q파가 있는 유도에서 ST상승을 보인다.

◎ 심장동맥조영에서 여러다발 병변이나 좌주간부 병변과 같은 중증 허혈에서 ST편위가 상실되는 경우가 있으므로 주의해야 한다. 왼방실다발갈래차단에서 운동부하시험 판정을 할 수 없는 예에서도 마찬가지로 발작시의 심전도에서 주의해야 한다. 혹은 운동부하에서 wide QRS군으로 되거나 왼방실다발갈래차단이 출현하는 경우도 중증 허혈의 가능성이 있다. 여러다발 병변이나 왼심장동맥 주간부 병변 등 중증의 예에서는 ST-T변화가 상실되거나 운동부하시 혈압의 저하나 QRS군의 폭의 증대(CLBBB의 출현 등), 방실차단의 출현, 음성 U파의 출현 등이 유일한 중증 허혈 신호인 것이 있다.

◎ 안정 시에 생리적 ST상승을 보이는 경우 운동부하에서 ST상승은 정상화하는 일이 많다.

◎ 스포츠 심장의 경우도 안정 시 심전도에서 ST상승을 보이는 일이 있으며, 이것은 트레이닝에 의한 미주신경항진 상태에 의해 early repolarization의 출현이나 운동의 시작에 의해 심박동수가 증가함과 함께 정상화한다.

◎ 운동유발성 심장동맥 연축의 경우 운동 시작 시에 ST변화가 보여도 운동을 계속하면 소실하는 일이 있으며, walk-through phenomenon이라고 한다.

한마디 메모 : AMI에서 특징적인 부정맥 합병증

급성심근경색증(AMI)이 나타난 조기에는 부정맥의 발생 빈도가 높고, 그 중에서도 심실잔떨림(VF)은 가장 위독한 합병증이다. CCU 수용까지에 사망하는 급성심근경색증 환자 중 VF에 의한 사망이 60%를 차지한다.

또 급성기 심실주기외수축(PVC)의 발생은 60~100%에서 보인다. 최근에는 재관류요법이 보급되어 재관류 후에 출현하는 부정맥을 재관류부정맥(reperfusion arrhythmia)이라고 한다. 이 경우 PVC가 전체 예에서 심실빠른맥(VT)이나 가속심실고유리듬(accelerated idioventricular rhythm, AIVR)이 약 90%의 증례에서 관찰된다.

방실차단의 대부분은 아래벽경색증에 합병하여 발생하나 며칠에서 2주간 정도에 개선되는 것이 많다. 앞벽경색증 때에 히스다발아래에서 고도의 기질적 장애를 만드는 경우에는 **2도 Mobitz II형** 이상의 차단을 초래하며, 심장정지나 심장기능상실, 쇼크를 일으키기 쉽다. AMI에 동반하는 심방잔떨림(AF)의 빈도는 6~26%이나 AMI가 나타난 후 72시간 이내에 AF를 만드는 경우 예후불량이라는 보고도 있다.

T파의 진폭 증가

1 고칼륨혈증 〈hyperkalemia〉

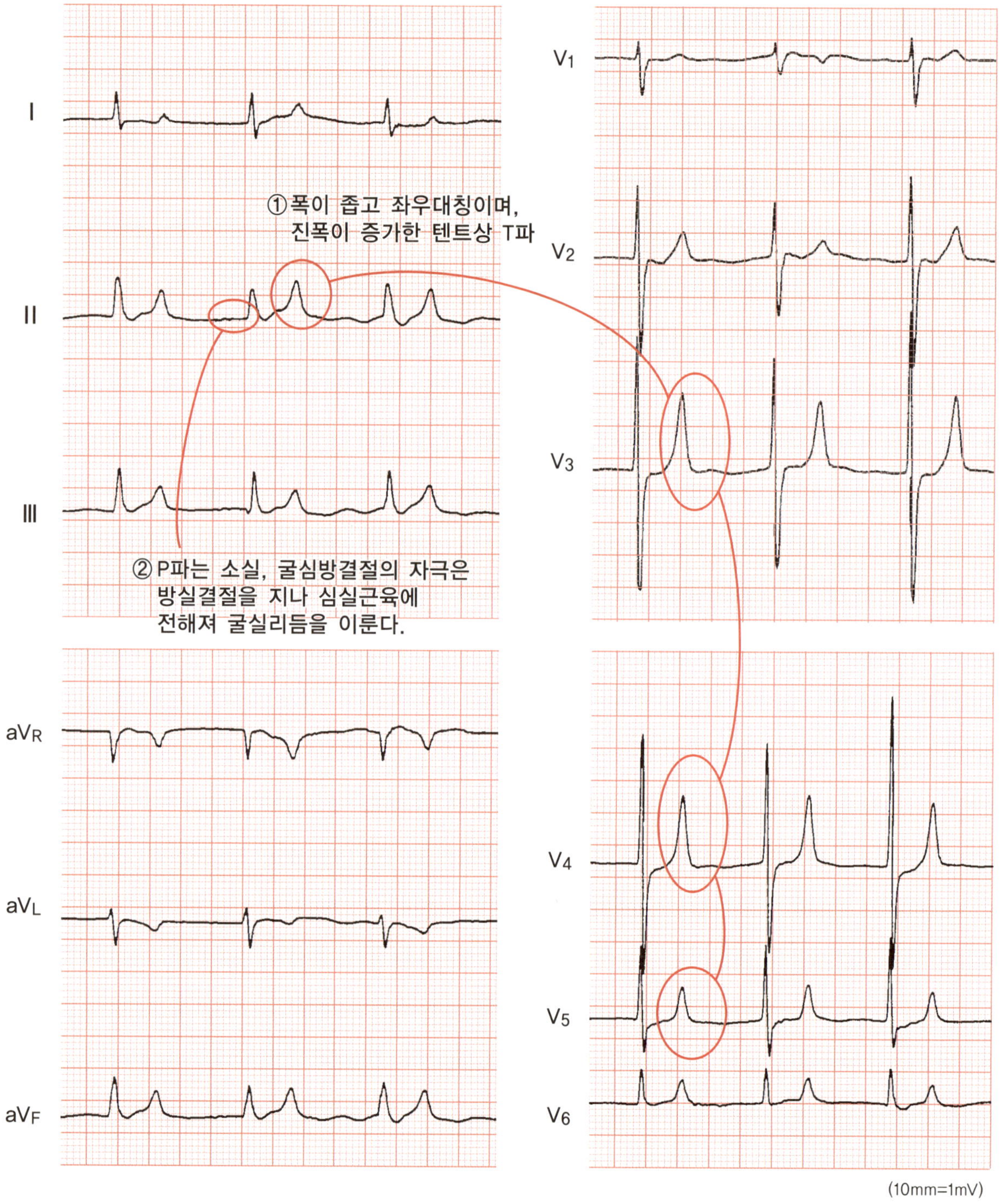

고칼륨혈증의 심전도

고칼륨혈증에서는 다음의 심전도 변화를 보인다.

초기 변화 : ① **텐트상 T파**, QT시간의 단축

고도 변화 : ② P파의 진폭 감소, 소실, **굴실리듬**,
③ PQ시간의 연장, 방실차단, 심실내전도장애(**QRS시간의 연장**)

말기 변화 : ④ 심실내전도장애의 진행+T파의 진폭 증가 소실 : **정현곡선모양, 심실잔떨림, 심장정지**

① T파의 진폭 증가에 대한 명확한 정의는 없으나 정상의 예에서는 T파가 1.0mV(또는 1.2mV)를 넘는 것은 적고, QRS군 진폭의 1/2인 것이 많다고 보고되고 있다. 고칼륨혈증에서는 **폭이 좁고 좌우대칭의 뾰족한 T파가 출현한다**. 이것을 **텐트상 T파**라고 하며, 고칼륨혈증에서 특징적인 소견이다.

② 고칼륨혈증에서는 자동능이 억제되어 심방근육 및 심실근육의 전도속도가 저하한다. 심방근육의 이상 흥분은 심전도에서 P파 이상으로 반영되어 P파의 진폭 감소, 소실이 보인다. P파의 소실은 심방근육 흥분의 소실을 의미하나 굴심방결절의 자동능과 심실의 전도는 유지되기 때문에 굴심방결절의 자극이 직접 방실결절, 심실근육에 전도된다. 이것을 **동실전도(sinoventricular conduction)**라고 하며, P파 소실+narrow QRS 리듬으로 된다. 이것을 **굴실리듬(sinoventricular rhythm)**이라고 한다. P파 소실과 함께 굴심방결절에서의 자극도 전도되지 않으면 방실이음부리듬, 심실리듬으로 된다.

③ 전도속도의 저하는 방실전도, 심실내의 전도에서도 생기며, PQ시간의 연장, 방실차단과 **QRS시간의 연장**을 만든다.

④ 고칼륨혈증이 고도로 되면 QRS군은 더욱더 폭이 넓어지며 **정현곡선모양(sine curve모양)**의 파형을 나타낸다. 더욱더 고도의 고칼륨혈증에서는 자극전도가 소실하여 **심장정지**로 된다. 또 심실내의 전도 지연에 의해 마이크로 · 리엔트리(micro-reentry)가 심실내의 각 장소에서 생겨 **심실잔떨림**으로 된다.

여전히 고칼륨혈증에서 ST상승을 나타내는 것도 있다.

〔좌측의 심전도 소견〕

좌측은 혈청 칼륨치 6.4mEq/ℓ의 심전도이다. P파가 소실하고 narrow QRS 리듬을 일으키며 **굴실리듬**이다. Ⅱ, aVF유도에서는 QRS군의 진폭과 T파의 진폭이 거의 같으며, V3, V4유도에서는 폭이 좁고 끝이 뾰족한 **텐트상 T파**가 보인다. 급성고칼륨혈증에서는 급격하게 심전도 변화가 진행하여 심실잔떨림, 심장정지가 나타나는 것이 있기 때문에 심전도 감시에서 원래 질환에 대한 치료를 실시한다(참조 chapter2-5, p56).

핵심 포인트

고칼륨혈증에서는
초기에는 ① 텐트상 T파가 보이며
진행하면 ② P파의 진폭 감소, 소실, 굴실리듬
③ QRS시간의 연장을 초래하며
④ 심실잔떨림, 심장정지로 돌연사에 이를 위험성이 있다.

Chapter 11 정리해 봅시다

「T파의 진폭 증가」를 나타낸 심전도를 읽는 방법

심전도에서 QRS군은 심실 탈분극 과정의 지표, ST-T-U파는 심실 재분극 과정의 지표로 간주되고 있다. T파는 심실 재분극 과정의 하나의 지표이기 때문에 T파의 진폭 증가가 정상인가, 병적인가의 진단에는 ST부분 및 U파의 진단도 필요하다. 더욱더 T파의 이상이 심실의 재분극 이상에 동반하는 1차성 변화인가, 심실의 탈분극 이상(다발갈래차단, Wolff- Parkinson-White(WPW)증후군 등)에 동반하는 2차성 변화인가를 감별하기 위해서는 QRS군의 이상 유무도 진단한다.

〔T파의 진폭 증가가 의심된다면〕

1 치료에 긴급성을 필요로 하는 급성심근경색증 초급성기(참조 ➡ **chapter10-1**, p168), 고칼륨혈증을 우선 감별한다.

〈급성심근경색증 초급성기〉 상행각이 위로 볼록한 T파

〈고칼륨혈증〉 텐트상 T파

2 QRS군의 이상 유무를 확인한다.

다발갈래차단(참조 ➡ **chapter5**, p92), 현성 WPW증후군(참조 ➡ **chapter4-1**, p80), 심실 페이싱 등, QRS시간이 연장하는 증례에서는 심실의 탈분극 이상에서 동반되는 2차성 ST-T변화가 출현한다. 2차성 ST-T변화에서는 원칙적으로 동일 유도의 QRS군과 T파가 반대 방향을 나타낸다.

QRS시간 연장+QRS군과 T파가 반대 방향→심실의 탈분극 이상에서 동반되는 2차성 ST-T변화

뒤벽심근경색증(참조 ➡ **chapter9-2**, p154)에서는 V_1유도에서 Rsr형을 나타내며, 오른방실다발갈래차단(참조 ➡ **chapter5-1**, p92)과 감별해야 하는 증례가 있다.

V_1유도 rsR'형+음성 T파→오른방실다발갈래 전도 장애

Rsr'형+양성 T파→뒤벽심근경색증

rsR'형+coved형 또는 saddle back형 ST상승→Brugada증후군(참조 ➡ **chapter10-8**, p184)

3 조기 재분극, 왼심실 고전위, 왼심실 용적과부하(참조 ➡ **chapter6**, p112, 116)를 감별한다.

ST상승에 이어서 상행각이 위로 오목한 T파와 QRS종말부분의 J파→조기재분극증후군(젊은 남성, 앞흉부유도에서 출현하는 일이 많다)(→p44 참조)

그 외에 T파의 진폭이 증가하는 질환으로는 승모판막협착증, 뇌혈관질환 급성기, 급성심막혈종이 보고되고 있다.

▶ 주의 : T파는 정상 예에서도 체위, 운동, 과호흡 등에 의해 비특이적으로 변화한다. 1회의 심전도 검사에서 진단이 곤란한 증례에서는 심전도 변화를 추적하는 것이 중요하다.

Let's try

Question 1

만성콩팥기능상실에 대해서 혈액투석유지요법 중인 76세, 남성이다. 자택에서 실신발작을 반복하여 구급외래에 수송되어졌다. 심전도 소견에서 실신의 원인을 진단하여 검사계획, 치료방침을 세우시오.

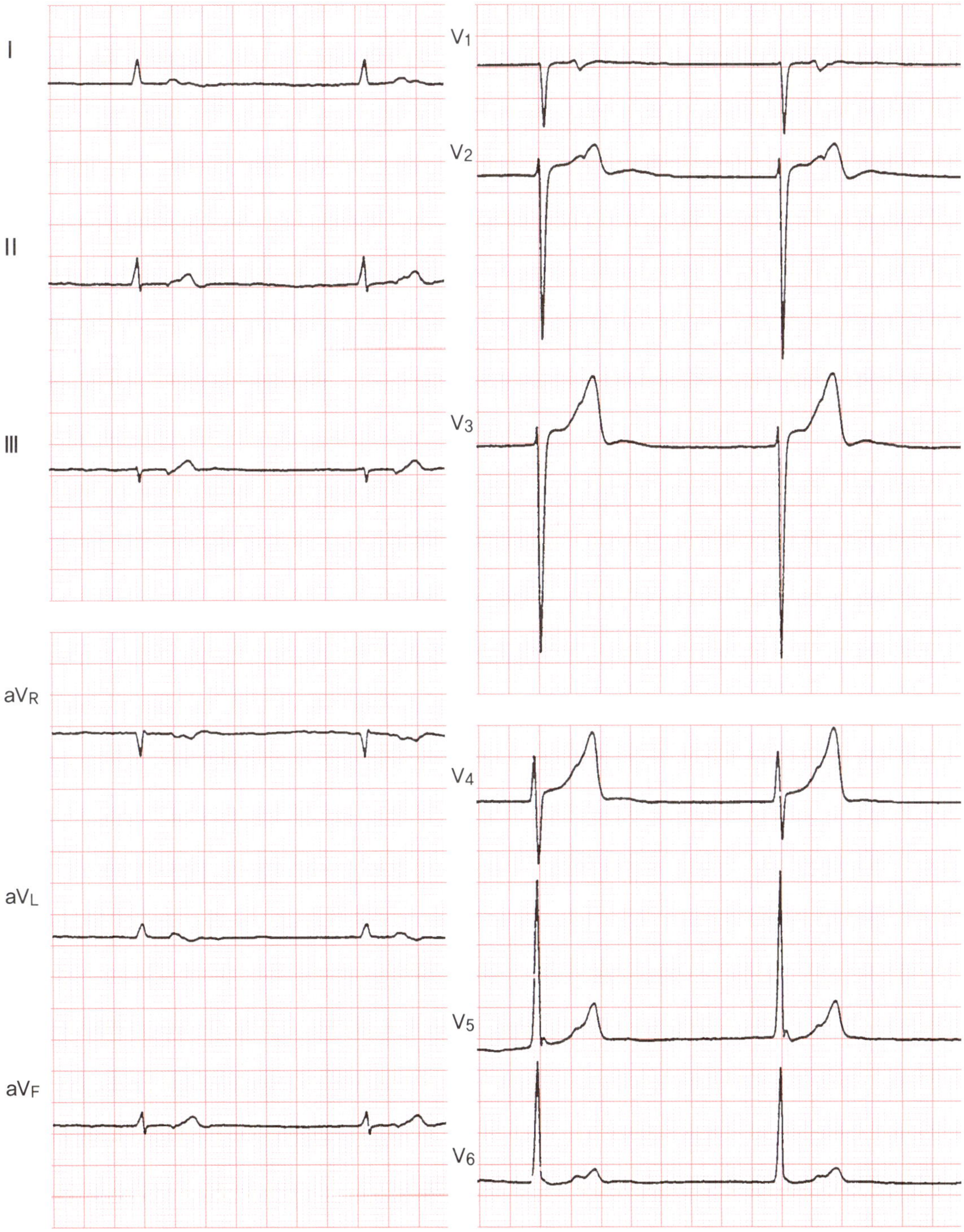

(10mm=1mV)

Let's try

Answer 1 진단 : 느린맥에 의한 Adams–Stokes발작
검사계획 : 고칼륨혈증이 의심되어 혈청 칼륨치를 측정한다(7.4mEq/ℓ).
치료방침 : 느린맥에 대해서 체외 심장박동조율기를 시술하고, 고칼륨혈증에 대해서는 혈액투석을 실시한다.

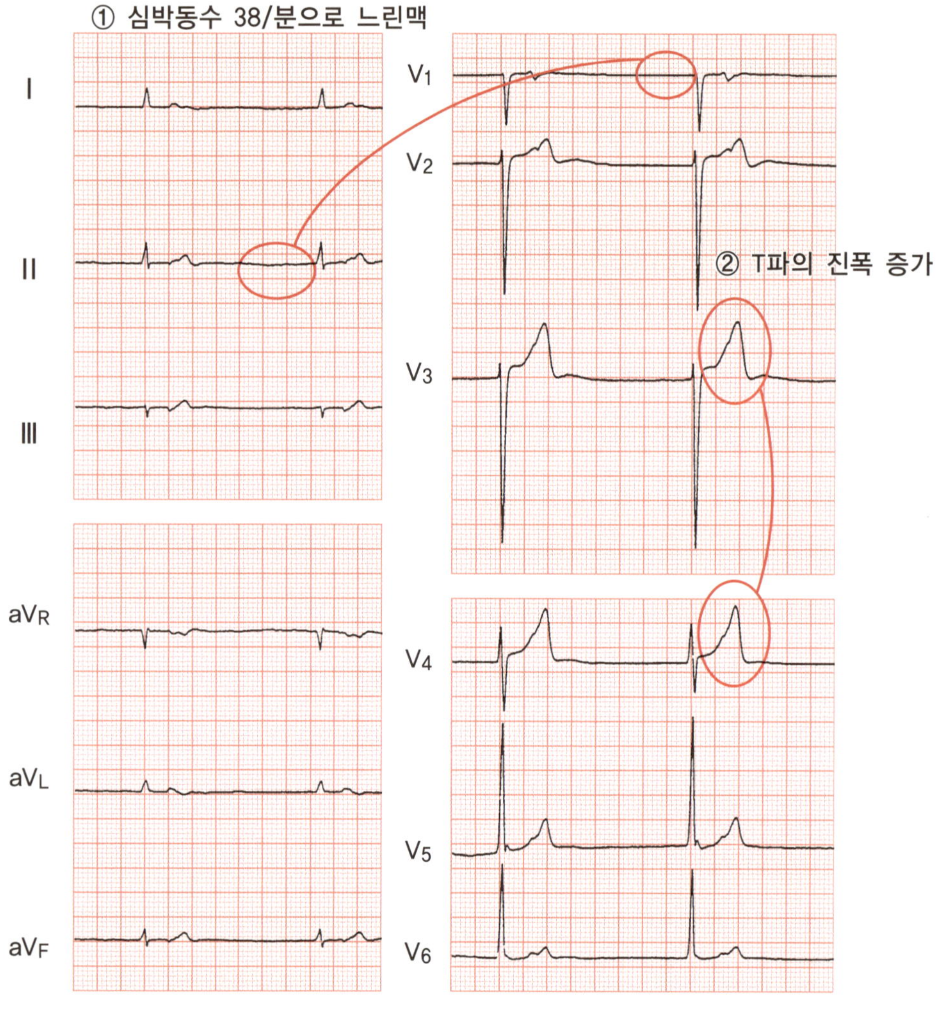

① P파의 진폭이 감소(혹은 소실)하며(II, V_1유도에서 확인), 심박동수 38/분으로 분명한 느린맥
② V_3, V_4유도에서 T파의 진폭 증가(1.2mV)

또 콩팥기능상실의 기왕, 혈청 칼륨 7.4mEq/ℓ 보다 고칼륨혈증에 의한 느린맥에서 기인하는 Adams–Stokes 발작으로 진단되었다. 본 증례에서는 혈액투석에 의한 혈청 칼륨 정상화와 함께 정상 굴리듬, 정상 방실전도가 회복되어 체외 심장박동조율기에서 이탈하였다.

한마디 메모 : 삽입형잔떨림제거기(ICD)

허혈성심장질환에 대한 치료는 허혈에 대한 치료(약물요법, 피부경유혈관경유심장동맥성형술, 심장동맥우회술 등), 심장기능상실에 대한 치료, 부정맥에 의한 돌연사 예방, 심장동맥 위험인자에 대한 치료(고혈압, 당뇨병, 고지혈증의 조절, 금연 등)로 크게 나누어진다. 돌연사 예방에 대해서 가장 유효한 치료법은 삽입형잔떨림제거기(implantable cardioverter defibrillator, ICD)의 삽입이다. 항부정맥제는 I 군 항부정맥제 투여군에서는 비투여군에 비해 사망률이 오히려 증가한다.

ICD는 빠른부정맥에 대한 심장율동전환(제세동) 기능을 가지는 항구적 심장박동조율기이다. 당초 ICD는 치사 부정맥을 정지시켜 구명하기 위한 대증요법(symptomatic therapy)으로 생각되어 왔다. 그러나 구미에서 대규모의 임상시험에 의해 ICD 삽입군은 항부정맥요법군에 비해 심장성 돌연사에 대한 1차 예방, 2차 예방 효과 모두 우수한 것이 분명하다.

1 심장근육허혈〈심근허혈, myocardial ischemia〉

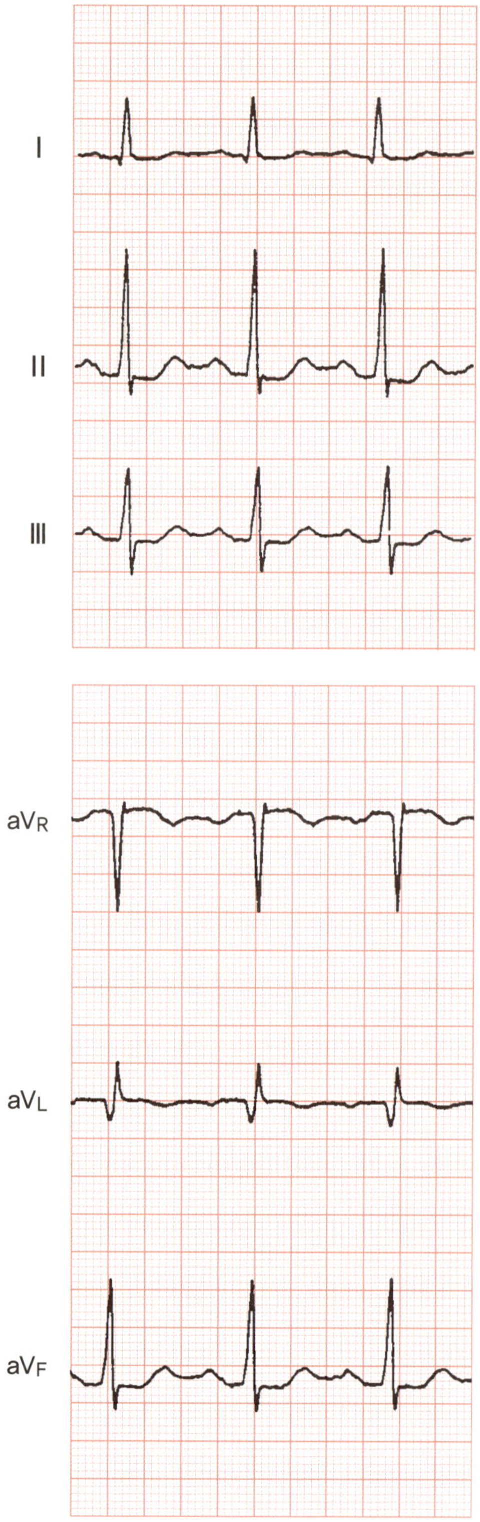

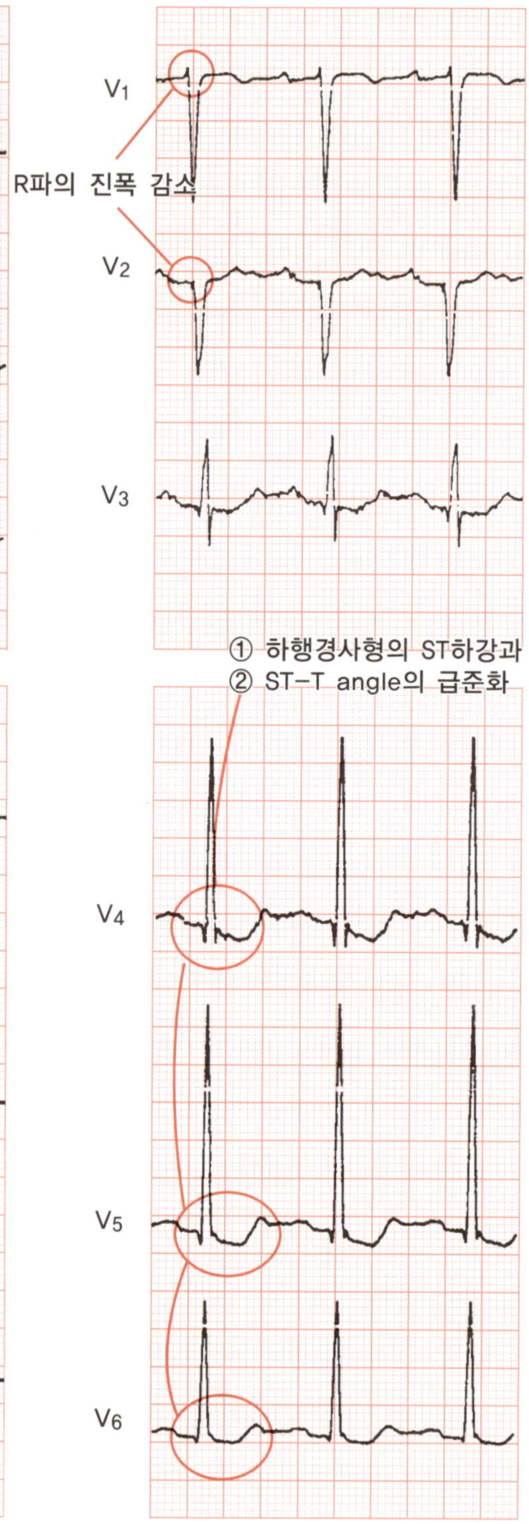

심장근육허혈에 의한 ST−T변화

심장근육허혈에 의한 ST변화의 기전에 대해서는(참조 chapter10-1, p170) 자세하게 설명하였다.

ST하강, T파의 진폭 감소, 음성 T파는 대부분의 심장질환에서 생길 수 있으므로 이러한 소견만으로 심전도 진단을 내리는 것은 곤란하다. 그러나 **ST하강이 짧은 시간에 변화할 때, 특히 부하 유발성으로 출현하거나 흉부증상에 동반하여 출현하는 경우에는 심장근육허혈에 의한 것이 많다**(표 1). ST하강이 심장근육허혈에 의해 출현하고 있을 때 심장내막밑 허혈이 시사된다. ST하강 중 심장근육허혈에서 특징적인 것은 하행경사형(down−sloping type)과 수평형(horizontal type)이다(참조 chapter12 한나니 메모, ST하강의 분류와 운동부하시험의 진단 기준, p219 참조). 정상 T파는 좌우 대칭이 아니라 완만하게 올라갔다 내려가는 형을 하고 있다(그림 1). 이것에 대해서 하행경사형 혹은 수평형 ST하강을 만들면 ST와 T파의 상행각과 각도는 급준하게 된다. 이 소견을 sharp angle of ST−T 또는 prolongation of ST segment라고 한다. sharp angle of ST−T는 심장근육허혈에서 특징적인 소견이다.

ST상승의 거울상으로서 ST하강이 출현하는 일이 있으나 ST하강의 거울상으로서 ST상승이 생기는 일은 없다. 단 aV_R유도와 드물게 aV_L유도에서는 강한 ST하강에 동반하여 ST상승이 출현하는 일이 있다.

급성심근경색증에서 ST상승을 나타내는 유도에서 경색 영역과 책임 심장동맥을 진단하는 것은 가능하나 ST하강 유도에 의해 그러한 것을 추정하는 것은 어렵다. 즉 왼앞내림가지, 왼휘돌이가지, 오른심장동맥, 어떠한 심장동맥 협착이어도 ST부분은 V_4~V_6유도를 중심으로 자주 Ⅱ, Ⅲ, aV_F유도와 함께 하강하기 때문이다.

표 1. 심장근육허혈의 분류

	허혈 부위	발작 시 심전도 변화	임상 경과	임상 진단
심장근육허혈 가역성	심장속막 측 허혈	ST하강 →	회복	운동가슴조임증, 심장연축성가슴조임증
	벽경유 허혈	ST상승 →	회복	변이가슴조임증, 매우 고도의 협착 병변에서 동반하는 심장근육허혈
심장근육허혈 비가역성	심장속막 측 허혈	ST하강 →	ST−T변화 지속 음성 T파(관성 T파)	비Q파 심근경색증
	벽경유 허혈	T파의 진폭 증가 ST상승 → (심장근육상해)	이상 Q파 → 관성 T파 (심근경색)	Q파 심근경색증

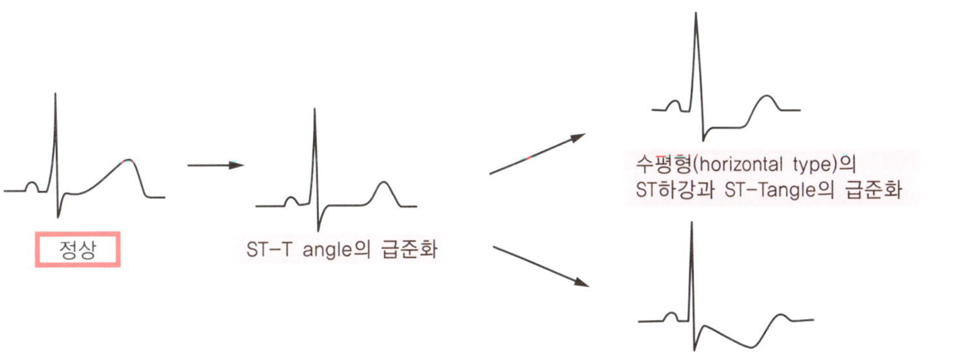

그림 1. 심장근육허혈에 동반하는 ST−T변화

핵심 포인트

심장근육허혈에 동반하는 ST−T변화는
① 하행경사형(down−sloping type) 또는 수평형(horizontal type) ST하강이 많으며
② ST−T angle이 급준하다.

2 심장내막밑경색증〈심내막밑경색, subendocardial infarction〉 (혹은 비Q파 심근경색증)

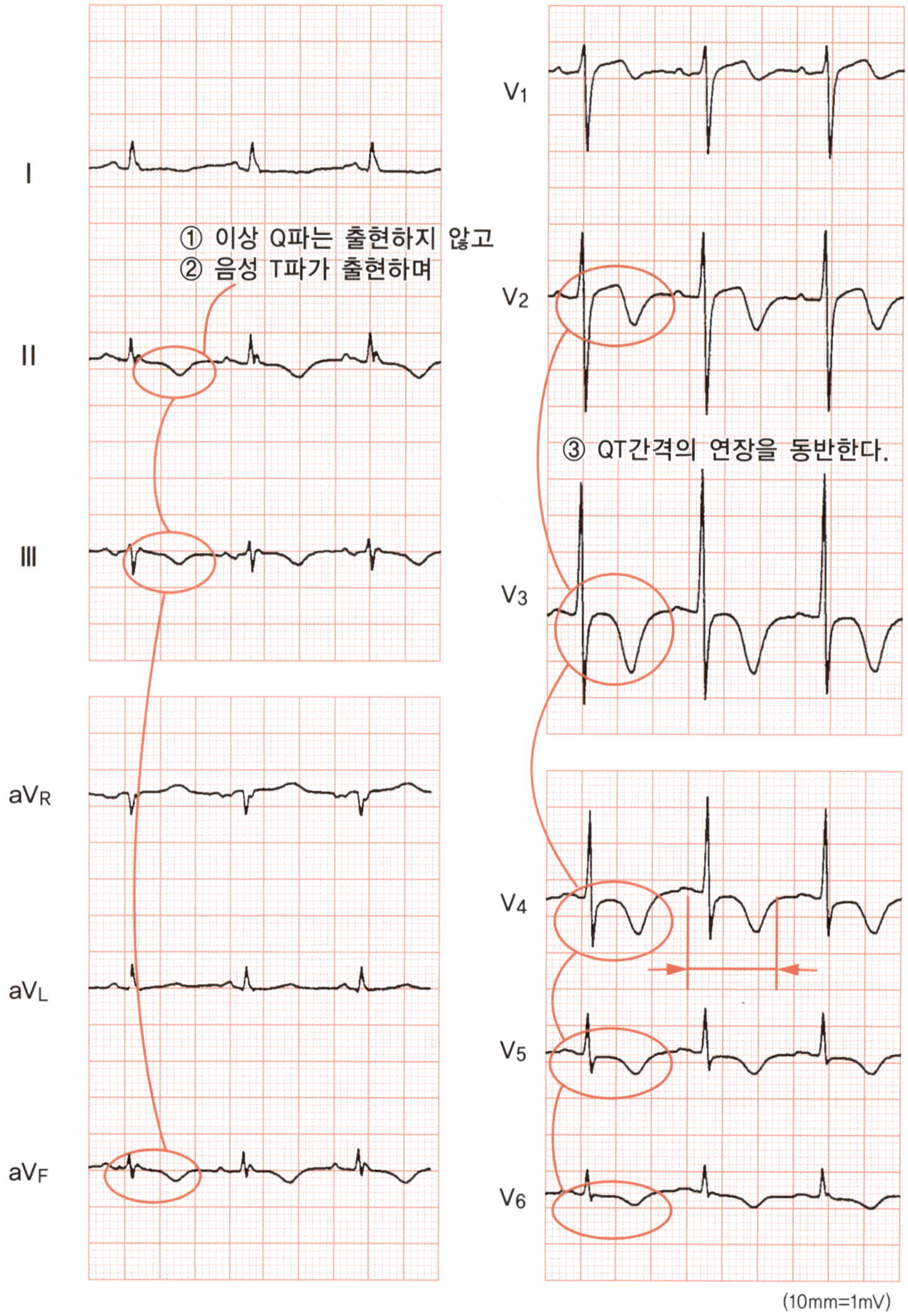

심장내막밑경색증에 동반하는 T파 (혹은 비Q파 심근경색증에서 음성 T파)

심장내막밑의 심장근육허혈에 의해 ST부분은 하강하며, 이 상태가 가벼워져 몇 십분 이상 지속하면 심장내막밑의 심장근육이 괴사에 빠진다. 이것이 전형적인 심장내막밑경색증이다.

ST하강(드물게는 ST상승) 상태에서 심장내막밑경색증을 만들면 이상 Q파의 출현을 동반하지 않고 음성 T파가 출현한다. 이 음성 T파는 매우 깊고 거대 음성 T파를 이룬다. 또 이때 QT간격의 연장을 동반한다. 이상 Q파는 출현하지 않으나 심장내막밑 심장근육의 괴사를 반영하여 대응하는 유도에서 R파의 진폭이 감소한다(그림 2).

이전에는 심전도에서 이상 Q파를 가지는 증례(Q파 경색)는 조직학적으로 전층경색증이며, 이상 Q파가 보이지 않는 증례(비Q파 경색)는 심장내막밑이 주체인 비전층경색증(심장내막밑경색증)으로 생각되어 왔다. 그러나 심전도에서 Q파 유무와 조직학적으로 전층경색증인가 아닌가는 반드시 일치하지 않는 것이 분명하다.

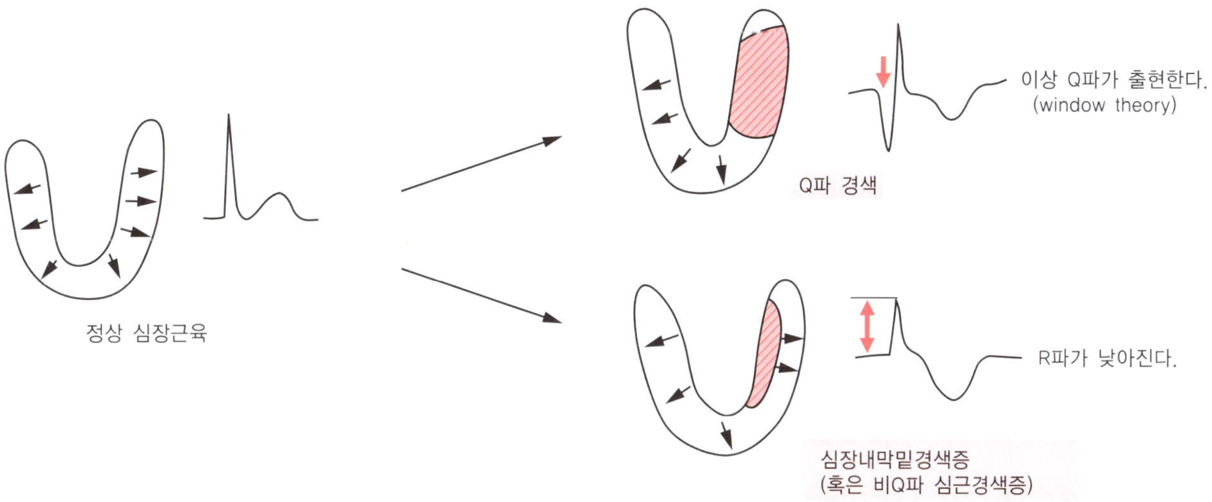

그림 2. Q파 심근경색증과 비Q파 심근경색증

핵심 포인트

심장내막밑경색증(혹은 비Q파 심근경색증)은
① 이상 Q파가 출현하지 않고
② 음성 T파가 출현하며
③ QT간격의 연장을 동반하는 것을 특징으로 한다.

3 2차성 ST-T변화 〈secondary ST-T change〉

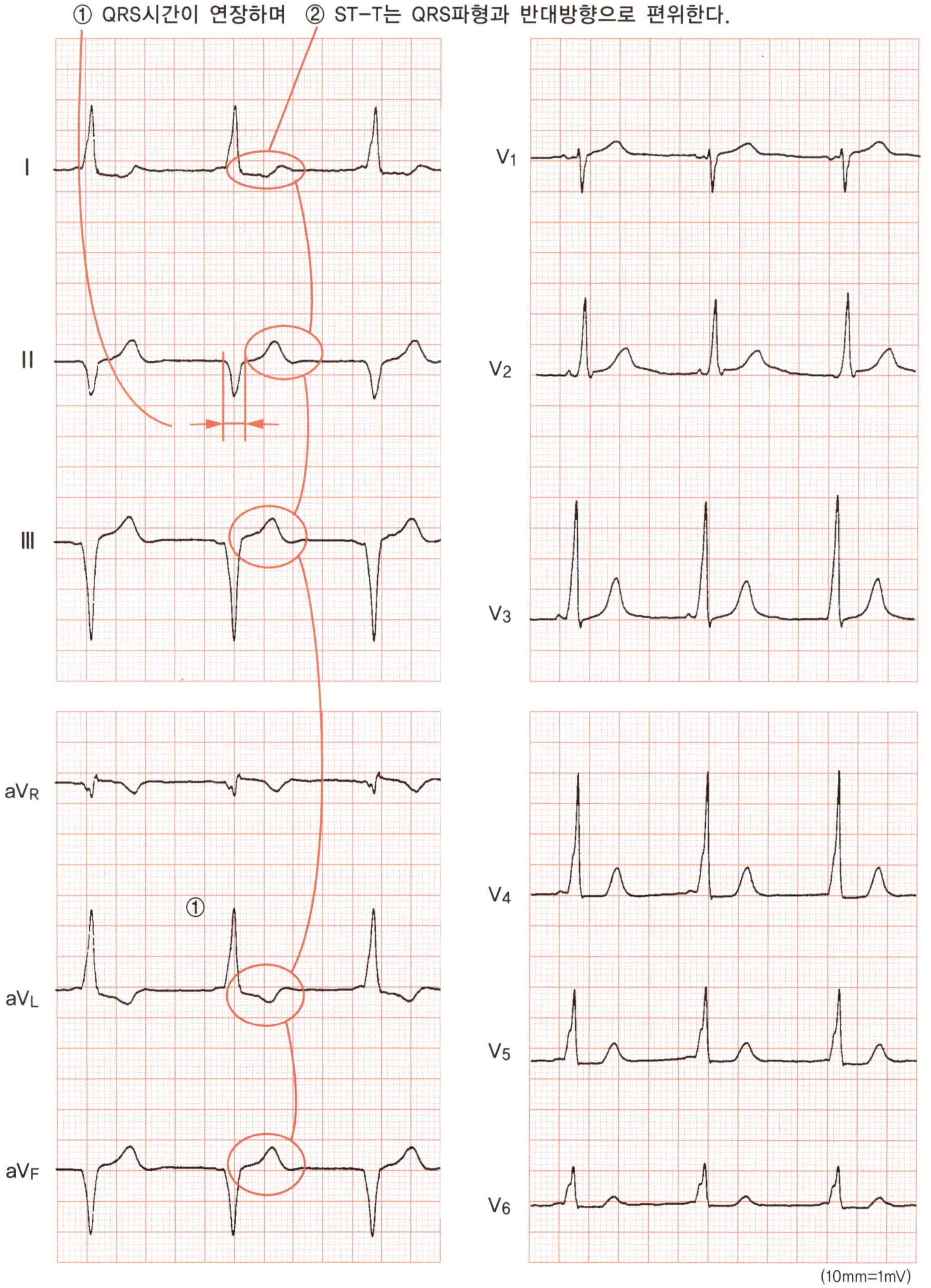

(10mm=1mV)

QRS이상에 동반하는 2차성 ST-T변화

ST-T변화는 심장근육세포의 재분극 이상에서 기인하는 1차성 변화와 심실 흥분 전파 과정의 변화에 의해서 생기는 2차성 변화로 분류된다. 1차성 변화는 심장근육세포의 장애를 만들 수 있는 다양한 질환에서 보이며, 심장근육허혈이나 심장근육변성 등에 의한 것이 대표적이다. 2차성 변화는 심실내의 전도 지연 혹은 심실내의 전도 순서가 이상한 병태에서 생긴다.

1차성 ST-T변화에서는 심실 탈분극 과정(QRS군)의 이상은 필수는 아니지만 2차성 ST-T변화에서는 심실 탈분극 과정(QRS군)의 이상을 동반한다.

2차성 ST-T변화의 대표적 질환은

- 다발갈래차단
- 현성 Wolff-Parkinson-White(WPW)증후군
- 심실 페이싱

이 있다.

2차성 ST-T변화에서는 **QRS시간이 연장하는 것에 더하여 QRS축과 ST-T가 반대 방향**으로 편위하는 것이 특징이다. QRS파형의 변화가 분명한 유도에서는 2차성 ST-T변화도 현저한 경향이 있기 때문에 불완전다발갈래차단, 델타파가 작은 WPW증후군에서는 2차성 ST-T변화도 경도이다.

〔좌측의 심전도 소견〕

좌측은 현성 WPW증후군의 심전도이다. 사지유도에서 ST-T는 QRS파형과 반대 방향으로 편위하고 있고, 흉부유도에서도 ST부분은 QRS군의 마지막 흔들림과 반대 방향으로 편위하고 있다. 본 증례의 덧전도로는 오른심방 뒤사이막에 존재하며, 고주파 전기도자절단(catheter ablation) 후 QRS파형의 성상화와 함께 ST-T변화도 소실하였다. 2차성 ST-T변화에서는 ST-T변화가 탈분극 과정의 이상으로 설명되기 때문에 허혈성심장질환 등의 1차성 ST-T변화를 초래하는 병태 유무를 진단할 수 없다. 즉 본 예에서도 WPW증후군으로 진단할 수 있으나 ST-T이상이 있는 것으로 진단하지는 않는다.

핵심 포인트

2차성 ST-T변화는
① 심실의 탈분극(QRS군) 이상에 동반하는 ST-T이상이며
② ST-T는 QRS파형과 반대 방향으로 편위한다.

4 비특이적 ST-T변화〈non-specific ST-T change〉

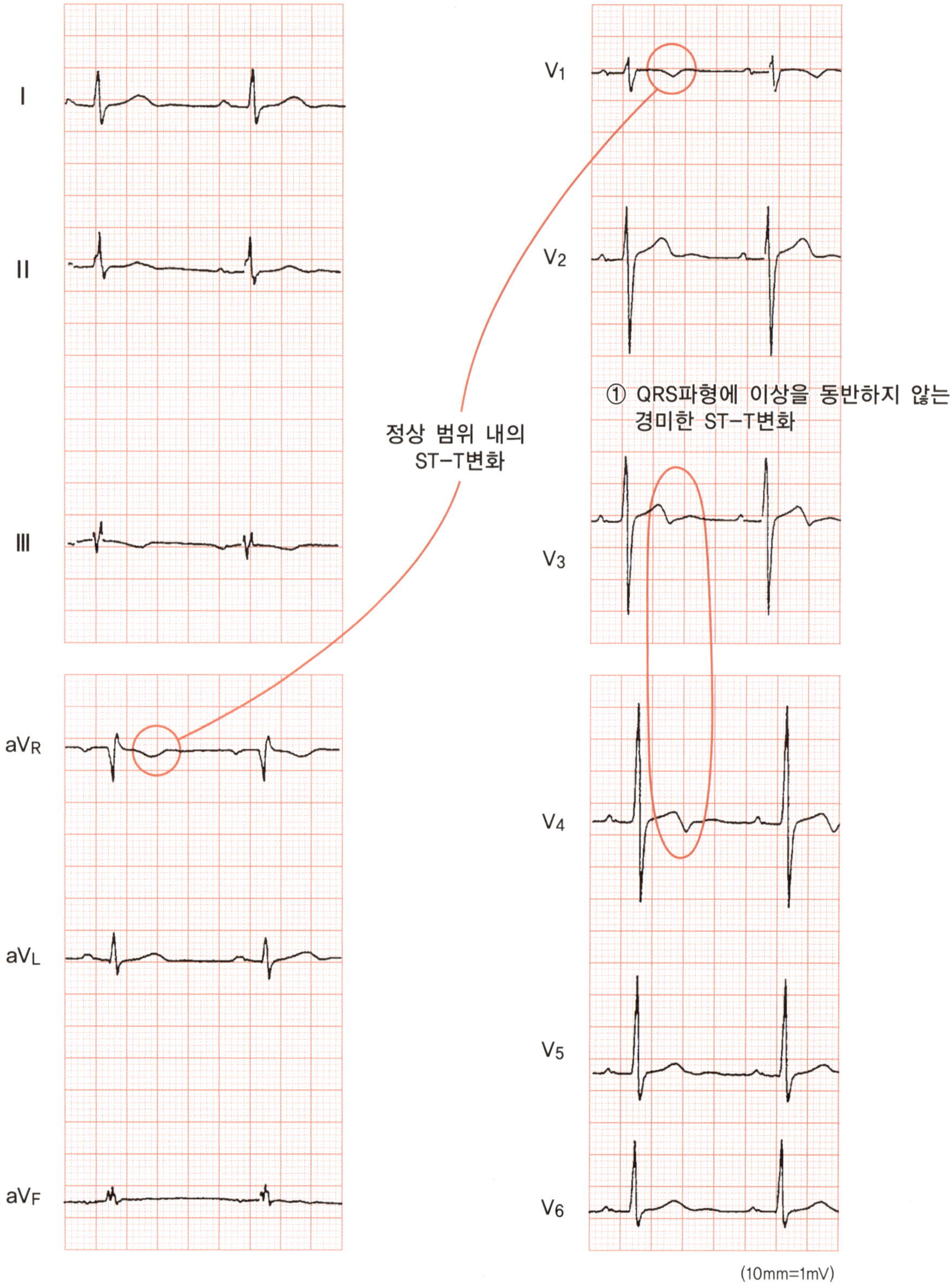

건강한 예에서 보이는 ST-T변화

T파의 형태는 개인차가 크고, 정상 예에서도 체위, 운동, 과호흡 등에 의해 일과성의 변화가 보인다. ST하강도 건강인에서 자주 보인다. 심방의 재분극 과정을 나타내는 Ta부분이 운동 후 나타나며, ST하강모양으로 보이는 일도 있다(그림 3). 더욱더 자율신경의 긴장 증가, 과호흡에 의해 ST하강을 만드는 일도 있다.

앞에서 설명한 생리적 ST-T변화에 더하여 QRS파형 등의 다른 심전도 소견에서 이상을 동반하지 않는 비교적 경미한 ST-T변화(대부분은 ST하강이나 T파의 평저화, 음성화)는 심전도만으로는 정상, 이상의 판정이 곤란하며 비특이적 ST-T변화라고 한다.

정상의 ST-T변화 : aVR유도에서 음성 T파
V1유도에서 음성 T파
비특이적 ST-T변화 : V2(혹은 V3)유도에서 음성 T파
Ⅲ유도에서 음성 T파
2상성 T파
T파의 진폭 감소

자각증상이 없고 건강진단에서 비특이적 ST-T변화를 보이는 경우 기초질환이 없는 것이 많다. 자각증상이 없고 심장동맥 위험인자를 가지지 않는 증례에서는 운동부하시험의 양성률도 낮다. 단 5mm(0.5mV)를 넘는 음성 T파는 기초질환의 존재를 나타내는 일이 많다. 또 여러 개의 심장동맥 위험인자를 가지는 증례나 허혈성심장질환모양의 증상을 가지는 증례에서 비특이적 ST-T변화를 나타내는 증례의 취급은 증례마다 판단해야 한다.

〔좌측의 심전도 소견〕

좌측의 심전도에서는 Ⅲ, aVR, V1유도에서 음성 T파, V3, V4유도에서 2상성 T파가 보인다. aVR, V1유도에서 음성 T파는 정상 소견이며, Ⅲ유도에서 음성 T파 및 V3, V4유도에서 2상성 T파는 비특이적 ST-T변화이다.

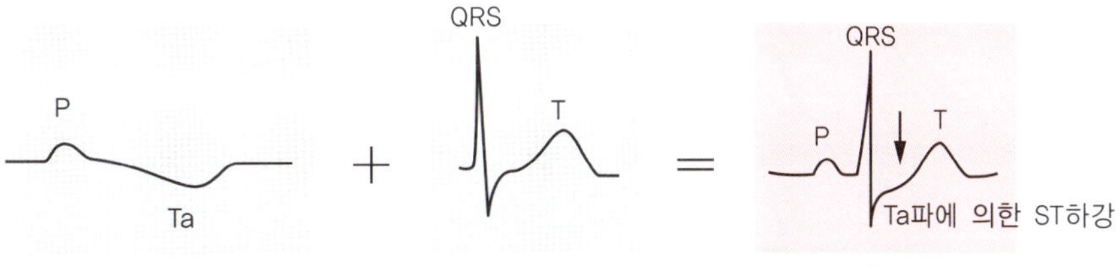

그림 3. Ta파 : 운동부하 위양성의 하나의 원인이 되는 심방의 재분극 파형

핵심 포인트

비특이적 ST-T변화는
다른 이상 소견을 동반하지 않는 경미한 ST-T변화이다.
자각증상과 심장동맥 위험인자가 없는 비특이적 ST-T변화군은 운동부하시험의 양성률이 낮다.

5 디지탈리스 효과〈digitalis effect〉

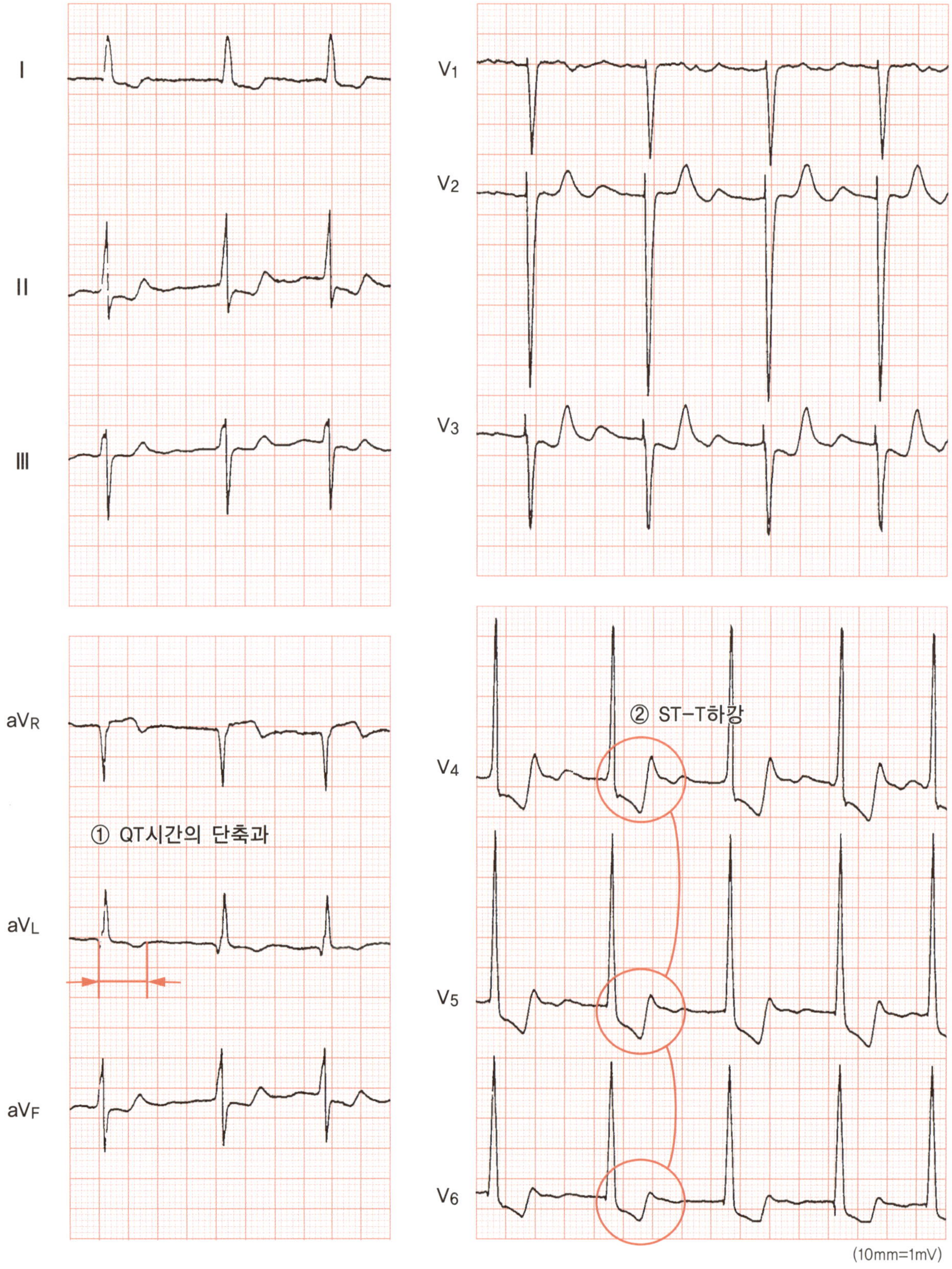

디지탈리스 효과에 의한 심전도

유효 치료영역의 디지탈리스 요법 중 심전도 소견은 디지탈리스 효과(digitalis effect)라고 하며

- PQ시간의 연장
- QT시간의 단축(①)
- ST-T하강(②)을 나타낸다.

ST하강에는 분상하강(아래로 볼록한 ST하강, scooped type)과 우측으로 내려가는 ST-T하강(down-sloping형 또는 reversed tick형 ST하강)의 2종류가 있다(그림 4).

좌측은 승모판막치환수술 후 심방잔떨림에 대해서 디지탈리스 내복 중의 증례이며, 우측으로 내려가는 ST-T하강, QT시간의 단축이 나타난다. 디지탈리스 효과에 의해 우측으로 내려가는 ST-T하강과 허혈성심장질환 및 왼심실비대에 동반하는 ST-T하강을 심전도 소견만으로 감별하는 것은 곤란하며, 현재병력, 자각증상, 심장동맥 위험인자의 유무, 심장초음파 소견 등에서 종합적으로 판정한다. 또 디지탈리스 복용 중에는 심박동수 증가에 의해 ST하강이 증강하기 때문에 허혈성심장질환을 감별할 목적으로 실시하는 운동부하시험에서는 ST판정이 곤란하다. 검사 전에 디지털리스 복용을 중지하는 것이 바람직하다.

디지탈리스가 중독영역에 이른 때는 디지탈리스 중독(digitalis toxicity)이라고 하며, ① 구토, 식욕저하 등의 전신증상, ② 다양한 전도 장애(2도 방실차단 Wenckebach형, 3도 방실차단), ③ 빠른부정맥을 만든다. 특히 심방빠른맥에서 2도 방실차단 Wenckebach형이 동시에 일어난 PAT with block, 마찬가지로 차단이 동시에 일어난 방실이음부 빠른맥이 디지탈리스 중독에서 특징적이다. 또 디지탈리스는 심방산떨림 증례에서 투여되는 일이 많으므로 심방잔떨림+3도 방실차단이나 느린맥 심방잔떨림+심실주기외수축 다발 등도 자주 관찰되는 디지탈리스 중독 소견이다. 더욱 증례에 의해서 혈중 디지탈리스 농도가 치료영역에 있으면서 디지탈리스 중독을 만드는 일도 있다. 저칼륨혈증의 존재는 디지탈리스 중독을 만들기 쉽다.

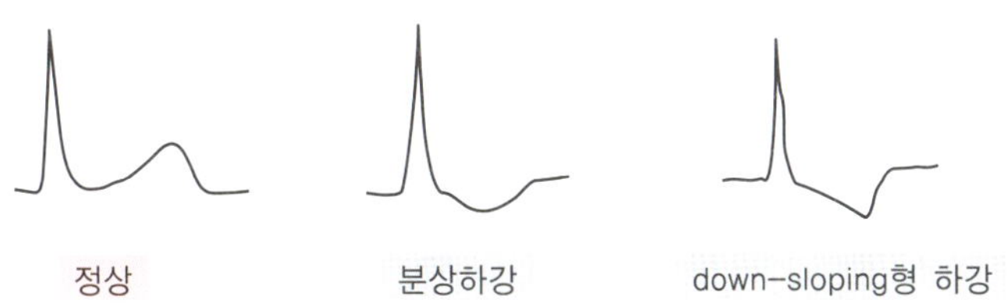

그림 4. 디지탈리스 효과에 의한 ST-T하강

핵심 포인트

디지탈리스 효과에 의한 ST-T변화는
① QT시간의 단축
② 분상 또는 down-sloping형 ST하강이다.

※ 디지탈리스 효과는 유효 치료영역에서 보이는 심전도 변화이며, 디지탈리스 중독을 의미하는 것은 아니다.

6 저칼륨혈증〈hypokalemia〉

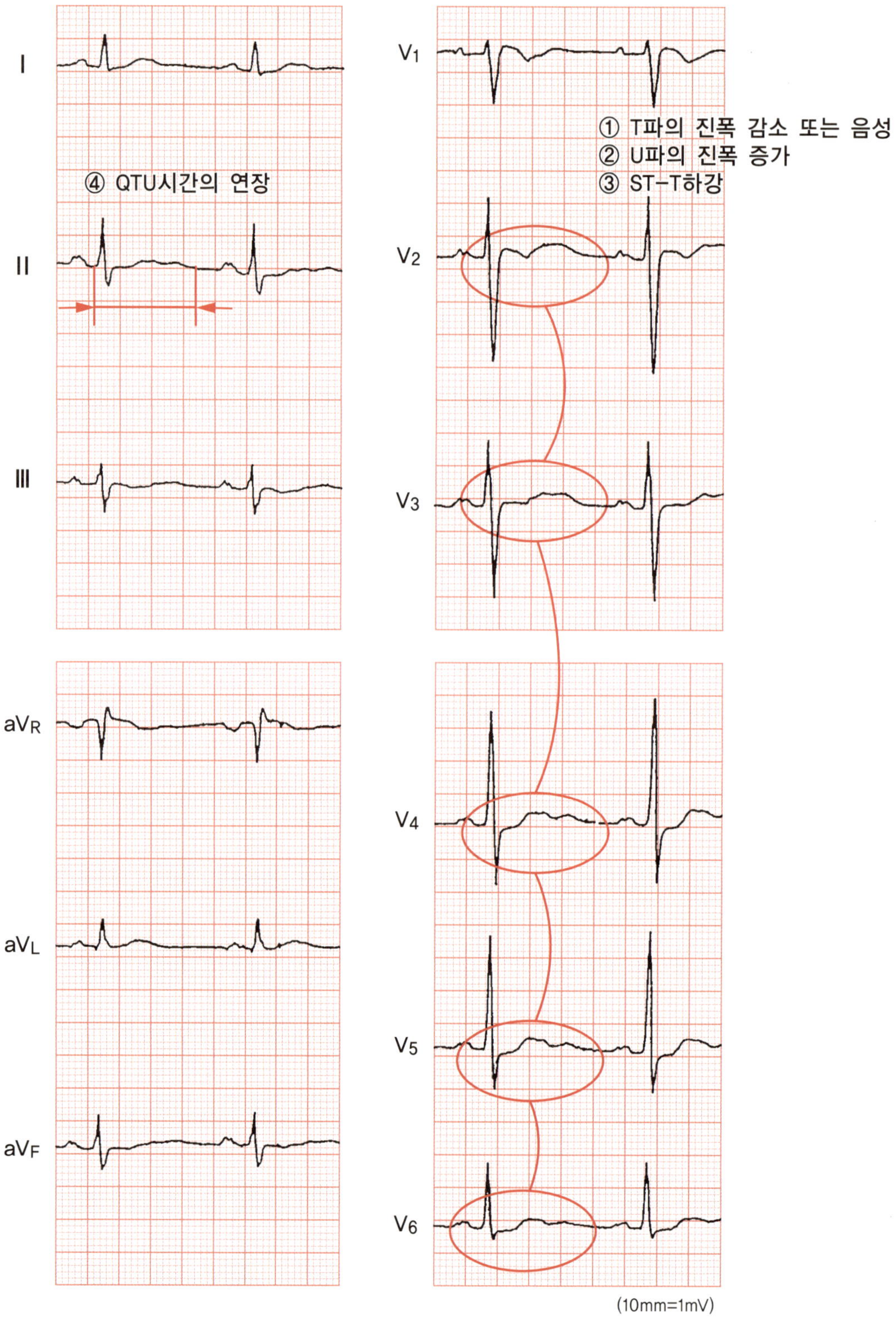

저칼륨혈증의 심전도

저칼륨혈증에서는 심실근육의 과분극과 재분극 과정의 연장이 생기며,

① T파의 진폭 감소, 음성화
② U파의 진폭 증가
③ ST-T하강
④ QTU시간의 연장이 출현한다.

T파의 진폭 감소, U파의 진폭 증가는 저칼륨혈증에서 특징적인 소견이며, 진폭이 증가한 U파는 때로 T파의 진폭을 넘는다.

혈청 칼륨치와 심전도 변화의 관련성은 증례에 의해서 다르다. 기초 심장질환을 가지며, 항부정맥제 복용 중의 증례에서는 저칼륨혈증이 QTU시간의 연장을 매개로 치사 심실 부정맥의 유발요인이 된다. 칼륨은 세포내의 분포가 98%, 세포외의 분포가 2%로 세포내의 분포가 주체이다. 그 때문에 혈청 칼륨치가 정상이어도 세포내의 칼륨은 결핍하는 잠재성 칼륨 결핍이라고 하는 병태가 존재한다. 이뇨제 투여는 저칼륨혈증 원인의 하나이며, 항부정맥제는 QT간격의 연장 원인이 되기 때문에 이뇨제와 항부정맥제를 함께 사용 중인 증례에서는 부정맥 촉진작용의 출현에 주의해야 한다. Torsade de pointes는 저칼륨혈증 시에 출현하는 치사 부정맥의 대표이다.

〔좌측의 심전도 소견〕

좌측은 혈청 칼륨 1.8mEq/ℓ의 심전도이며, T파의 진폭 감소, U파의 진폭 증가, ST-T하강, QTU시간의 연장이 보인다.

핵심 포인트

저칼륨혈증에서는
① T파의 진폭 감소, 음성화
② U파의 진폭 증가
③ ST-T하강
④ QTU시간의 연장이 보인다.

※ 항부정맥요법 중에 저칼륨혈증을 합병한 경우는 torsade de pointes출현의 위험성을 염두에 두고, 심전도 감시에서 혈청 칼륨의 보정을 실시하는 것이 바람직하다.

7 거대 음성 T파〈giant negative T wave, GNT〉

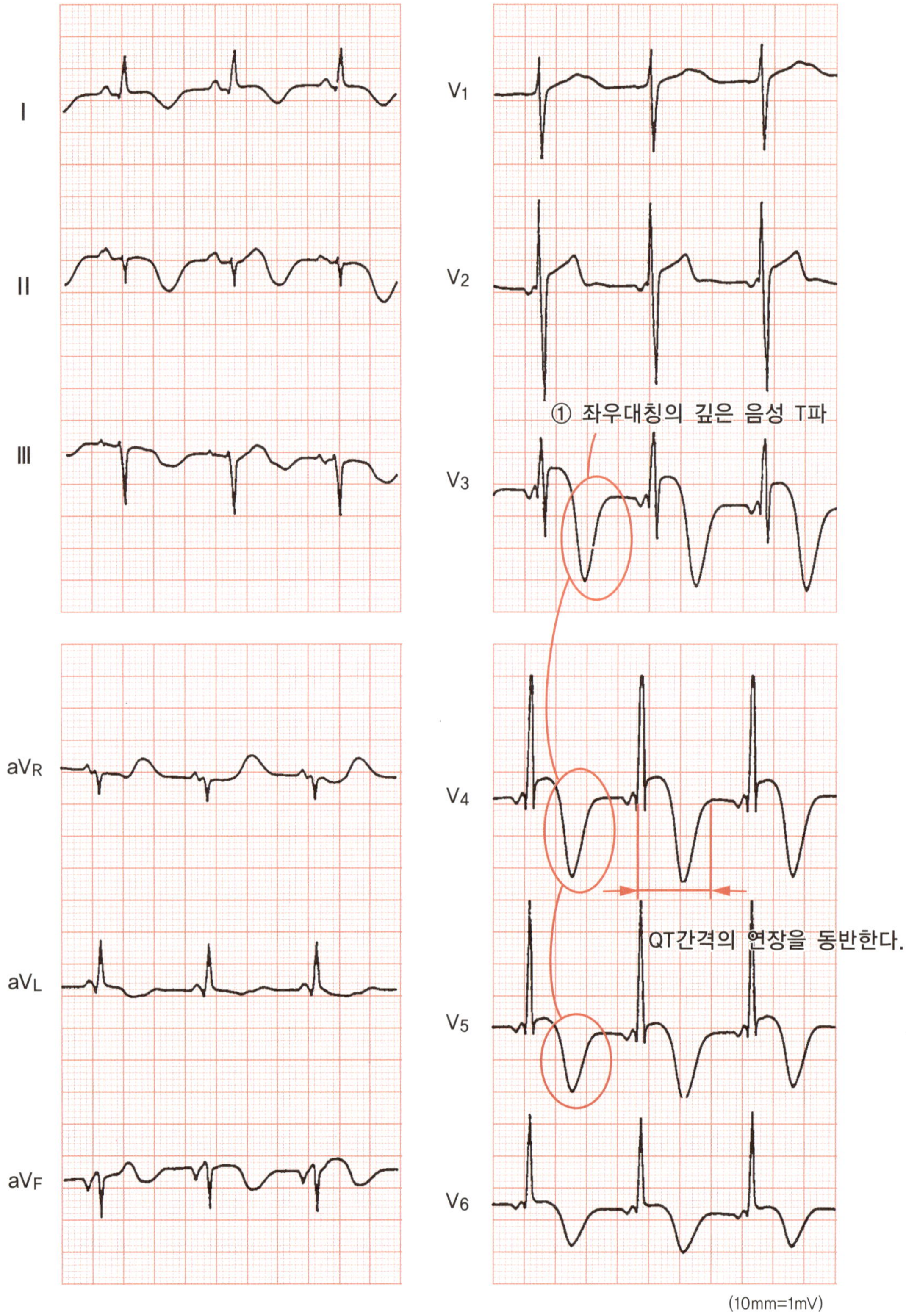

거대 음성 T파와 대표적인 질환

거대 음성 T파(GNT)는 10mm(1.0mV) 또는 15mm(1.5mV) 이상의 깊은 음성 T파이며, 좌우대칭인 것이 많다.

거대 음성 T파가 보이는 대표적인 질환은

- 심근경색증, 특히 비Q파 심근경색증(심장내막밑경색증, chapter12-2)
- 심장비대, 특히 심첨부비대심장근육병증 : V_3~V_5유도
- 뇌혈관질환, 특히 머리속출혈
- 크롬친화세포종
- 타코츠보형심장근육병증

등이다. **심근경색증, 뇌혈관질환, 크롬친화세포종, 타코츠보형심장근육병증에서는 깊은 음성 T파에 더하여 QT시간의 연장이 특징적이다.**

〔좌측의 심전도 소견〕

좌측은 크롬친화세포종에 합병한 거대 음성 T파이다. 한랭을 동반하는 흉부조임감 출현 시에는 거대 음성 T파가 출현하기 때문에 허혈성심장질환이 의심되나 심장동맥조영 소견에서는 이상이 나타나지 않고, 부신종양과 혈중 카테콜아민의 높은 값으로부터 크롬친화세포종으로 진단되었다.

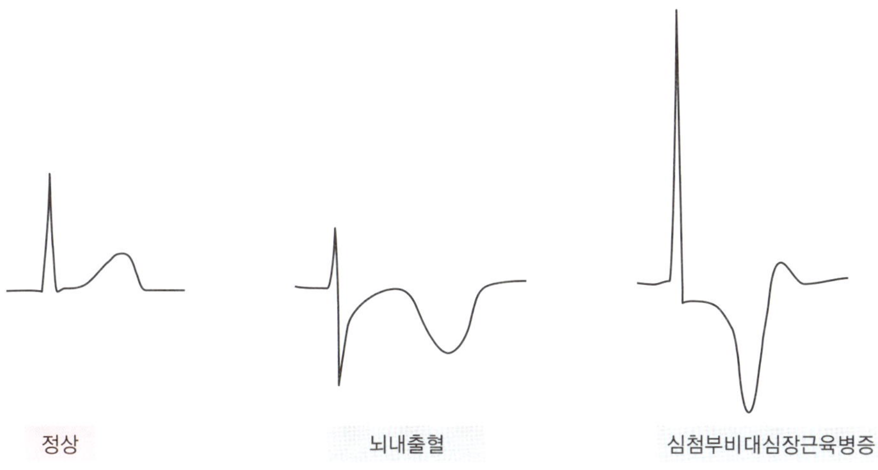

그림 5. 거대 음성 T파

핵심 포인트

거대 음성 T파는

① 좌우대칭의 10~15mm 이상의 깊은 T파이다.

※ 비Q파 심근경색증, 심첨부비대심장근육병증의 빈도가 높으나 감별 질환으로는 뇌혈관질환을 놓치지 않도록 해야 한다.

Chapter 12 정리해 봅시다

「ST하강, T파의 진폭 감소 · 음성 T파」를 나타낸 심전도를 읽는 방법

본 장의 모음을 아래의 flow chart에 나타냈다. ST-T파형은 심실 재분극 과정의 지표로 간주되고 있으나 전해질 이상, 자율신경 등의 수식인자가 작용하기 때문에 ST-T이상과 심실 재분극 이상은 동의어는 아니다. 정상 예에서도 여러 가지의 정상, 아형 ST-T변화를 보이기 때문에 심전도 소견만으로 정확한 임상진단에 이르는 것은 곤란하다. **피검자의 연령, 성별, 체격, 가족력, 자각증상, 기초질환, 임상경과를 염두에 두고 아래의 감별 진단을 진행**하는 것이 중요하다.

ST하강, T파의 진폭 감소 · 음성T파

심실내전도장애

없음 → 1차성 ST-T변화

있음 → 심실 탈분극 이상에 동반하는 2차성 ST-변화(참조 ➡ chapter 12-3)

1차성 ST-T변화

1 ST하강, T파의 진폭 감소, 음성 T파

1) 하행경사형(down-sloping type)ST하강
   - 심장근육허혈 (참조 ➡ chapter 12-1)
   - 심장근육비대

2) 상승형(upsloping type) ST하강
   - 빠른맥

3) 분상 ST하강+QT시간의 단축
   - 디지탈리스 효과 (참조 ➡ chapter 12-5)

4) ST-T변화+U파의 진폭 증가+QTU시간의 연장
   - 저칼륨혈증 (참조 ➡ chapter 12-6)

5) 기타
   - 비특이적 ST-T변화(참조 ➡ chapter 12-4)
   - 체위, 운동, 과호흡
   - 쓸개염
   - 개심수술 후
   - 저마그네슘혈증
   - 갑상샘저하증
   - 심낭액 저류 등

2 관성 T파 (참조 ➡ chapter 12-2)

Q파 심근경색증 (참조 ➡ chapter 12-7)

3 거대 음성 T파

비Q파 심근경색증
비대심장근육병증
뇌혈관질환 외

심실 탈분극 이상에 동반하는 2차성 ST-변화(참조 ➡ chapter 12-3)

1 동일 유도에서 QRS군과 T파가 반대 방향을 나타내는

다발갈래차단 (참조 ➡ chapter5, p92~)
현성 Wolff-Parkinson-White(WPW)증후군
(참조 ➡ chapter4, p80)
심실 페이싱

2 QRS축과 T축은 반대 방향은 아니나

심실주기외수축 후의 굴리듬
WPW증후군의 고주파 전기도자절단 (catheter ablation)후에도 일과성의 ST-T이상이 출현하는 일이 있다(memory T wave).

Let's try

Question 1

안정 시 흉통을 주요호소증상으로 79세, 여성이 구급외래에서 진료를 받았다. 흉통시의 심전도를 나타냈다. 의심되는 질환, 병태는 무엇인가?

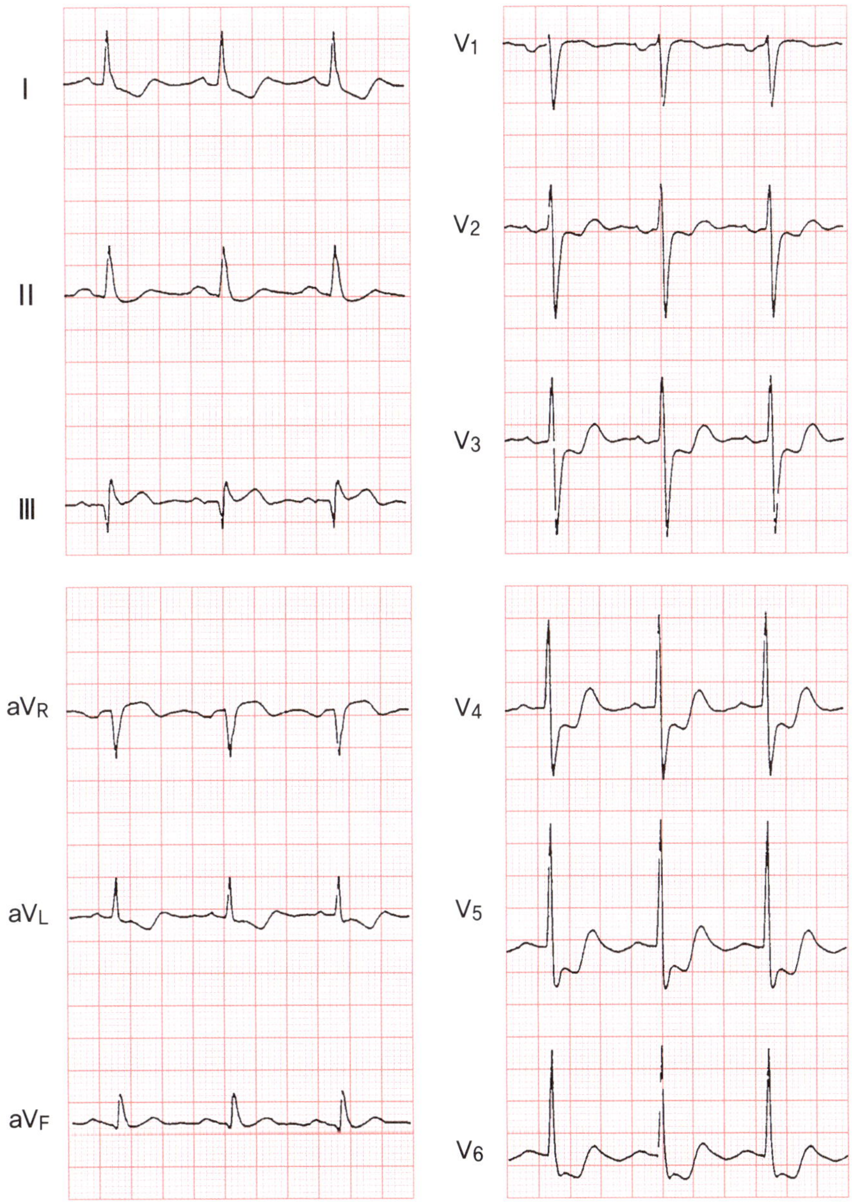

(10mm=1mV)

Let's try

Answer 1 여러다발 병변이 의심되는 허혈성심장질환

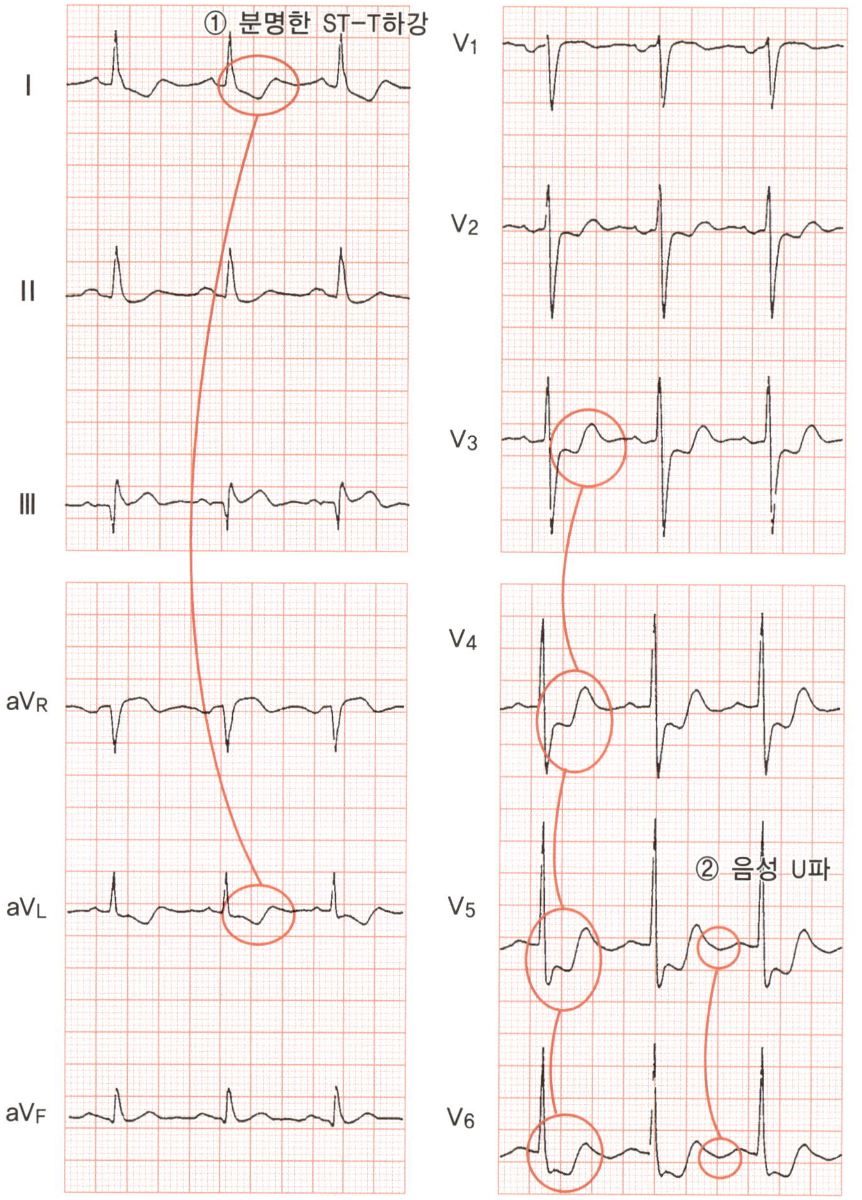

① Ⅰ, aVL, V2~V6유도에서 분명한 하행경사형(down-sloping type) ST-T하강이 나타난다.
② V5, V6유도에서는 음성 U파를 보인다.

◎ 분명한 ST-T하강과 V5, V6유도에서 음성 U파를 동반하고 있기 때문에 왼앞내림가지 몸쪽부분의 강도 협착을 포함하는 병변이 의심되며, 발작이 안정 시에 생기기 때문에 중증 허혈성심장질환의 존재가 의심된다. 심장동맥조영에 의해 좌주간부를 포함하는 3가지 병변(좌주관부 75% 협착, 오른심장동맥 몸쪽 99% 협착, 왼앞내림가지 몸쪽 99% 협착, 휘돌이가지 몸쪽 99% 협착)으로 진단되어 심장동맥우회술이 실시되었다.

Let's try

Question 2

증례는 65세, 여성. 30분 이상 지속한 앞흉부 위화감을 주요호소증상으로 내과외래에서 진료를 받았다. 1개월 전에 진료를 받은 건강진단에서 심전도는 정상이었다. 진단은 무엇인가?

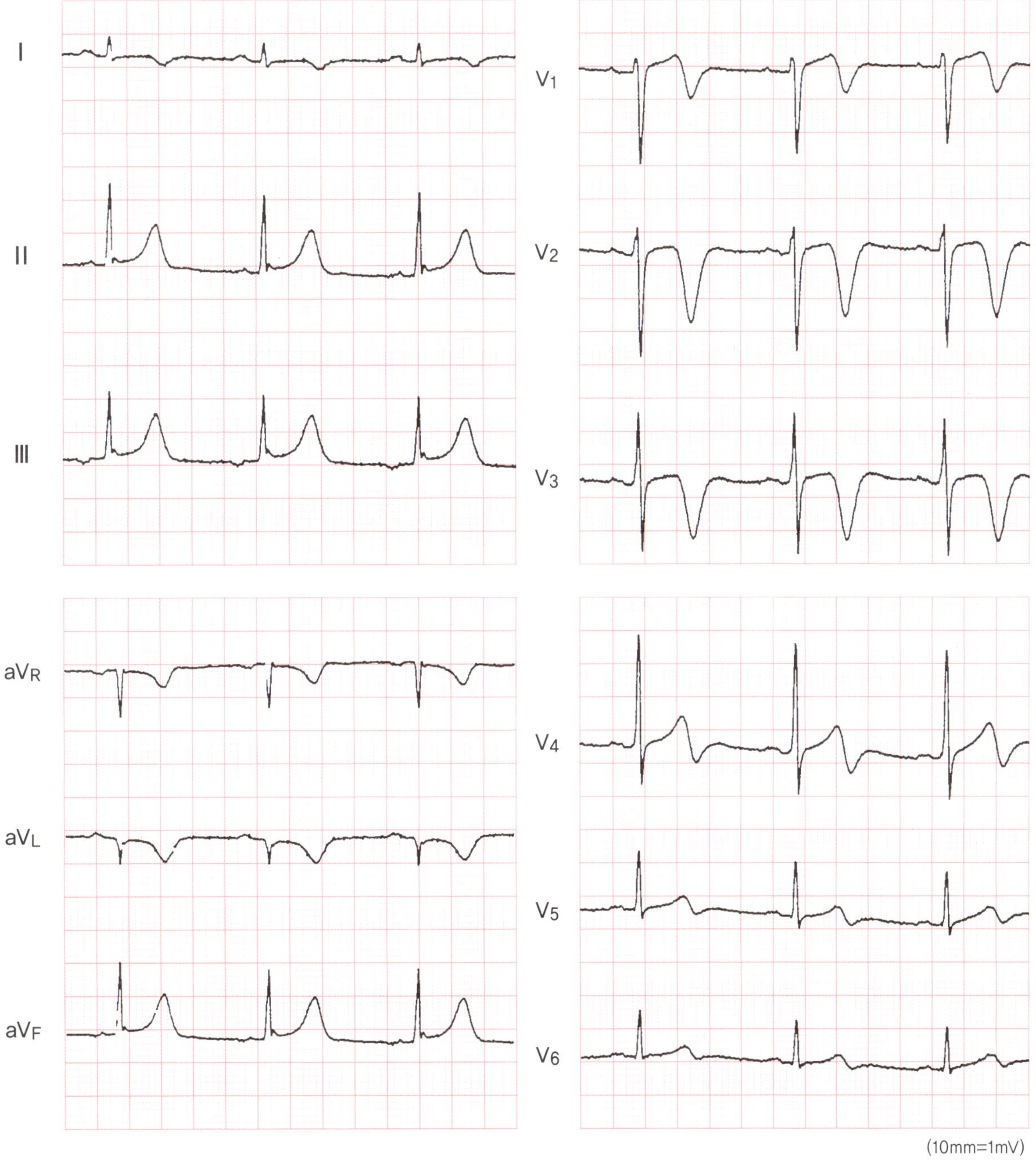

Let's try

Answer 2 비Q파 심근경색증의 의심

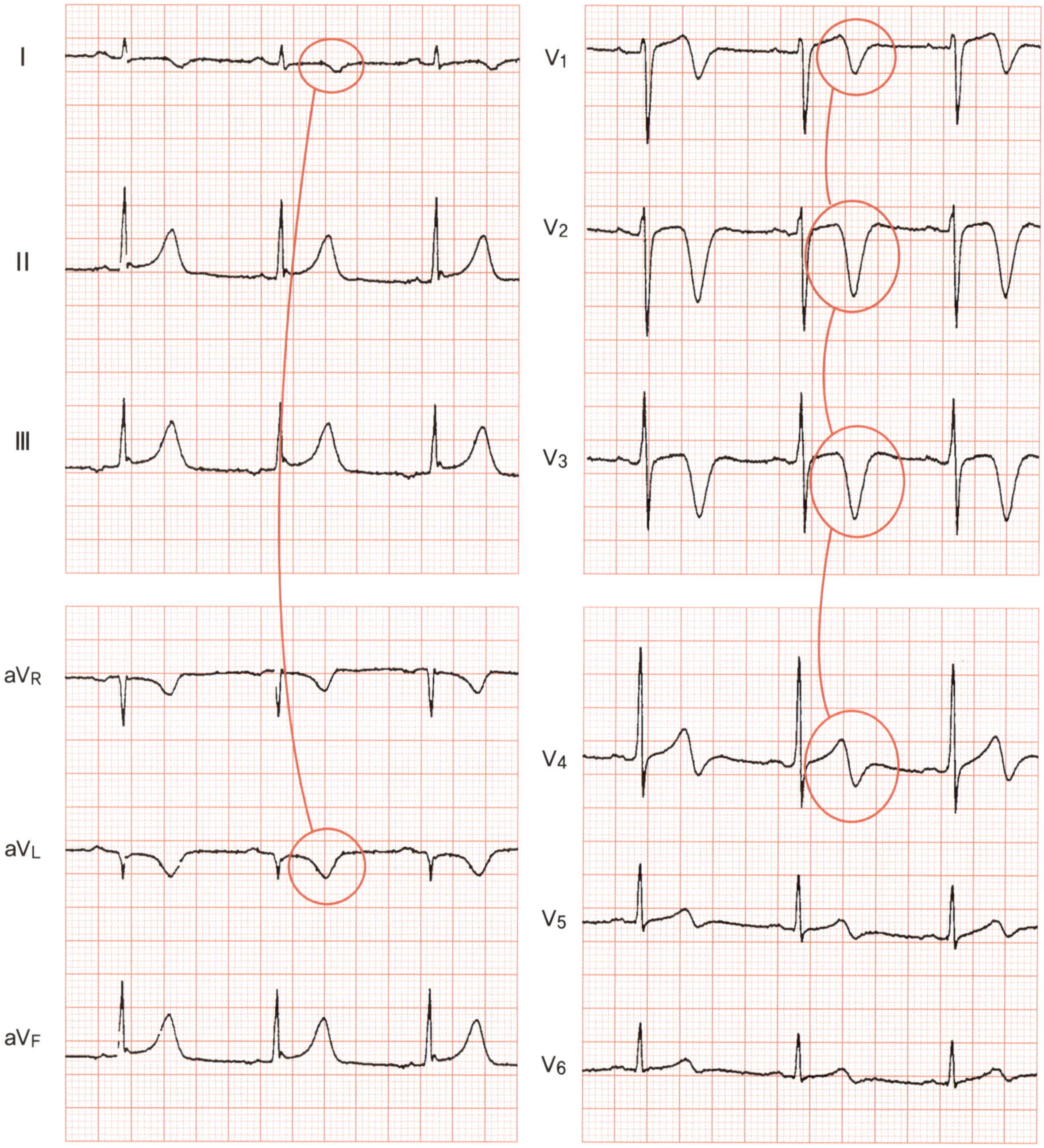

(10mm=1mV)

◎ Ⅰ, aVL, V1~V3유도에서 좌우대칭의 깊은 음성 T파, V4, V5유도에서 2상성 T파가 보인다. 1개월 전의 건강진단 심전도는 Ⅰ, aVL, V1~V5유도에서 T파는 어느 것도 양성 T파이며, 심전도 이상은 보이지 않았다.

◎ 비Q파 심근경색증에서는 급성기의 심전도 변화가 없어서 임상경과를 추적하여 진단에 이른 증례가 있다. 분명한 심전도 소견은 보이지 않으나 자각증상에서 불안정가슴조임증, 비Q파 심근경색증 급성기가 의심되는 증례에서는 입원하여 치료한다.

한마디 메모: ST하강의 분류와 운동부하시험의 진단 기준

심장근육허혈에서 특이성이 높은 ST하강 패턴은 하행경사형과 수평형이며, 이 둘을 허혈성 ST하강으로 부른다. ST하강의 정도는 J점에서 2mm(0.08초) 후에 판정하며, 1mm(0.1mV) 이상의 ST하강을 부하시험 양성으로 한다. 느린 상행형은 허혈과 관련이 낮으므로 J점에서 2mm 후에 동시에 2mm 이상의 ST하강으로서 양성으로 한다. 더욱더 ST수준을 계측하는 기준점은 PQ간의 QRS의 시작점으로 한다. TP간의 소위 등전위선을 기준으로 하면 부하에 의해 자주 Ta파가 분명하며, ST가 하강하는 것처럼 보이기 때문이다.

◆◆◆

ST하강의 양성 진단 기준을 충족하지 않아도 흉통의 출현, 음성 U파, 다원성 심실주기외수축, 혈압의 이상 반응에서 허혈성심장질환의 존재가 의심되는 증례도 있다.

◆◆◆

운동부하시험에 의한 허혈성심장질환 진단의 감도는 50~85%, 특이도는 75~90%로 보고되고 있다. 한다발 병변에 비해 여러다발질환, 좌주간부 병변의 감도, 특이도가 높고 폐경 전 여성은 위양성률이 높다.

분류	양성 진단 기준		진단 특이도
	판정 부위	ST하강	
하행경사형(down-sloping type)	J점에서 +80ms	-0.1mV 이상	↑ 크다
수평형(horizontal type)	J점에서 +80ms	-0.1mV 이상	
느린 상행형(slowly upsloping type)	J점에서 +80ms	-0.2mV 이상	↓ 작다

J점 : QRS군과 ST부분의 이음부

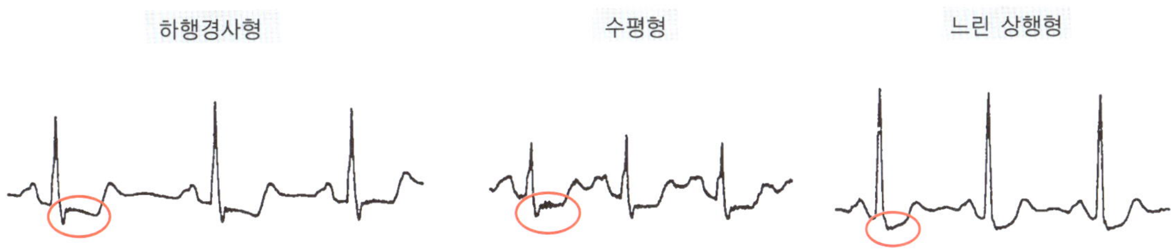

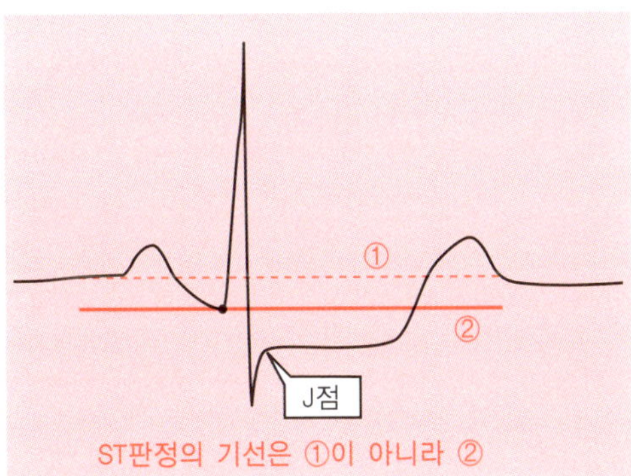

그림 6. 운동부하시험의 ST판정

1 저칼슘혈증 〈hypocalcemia〉

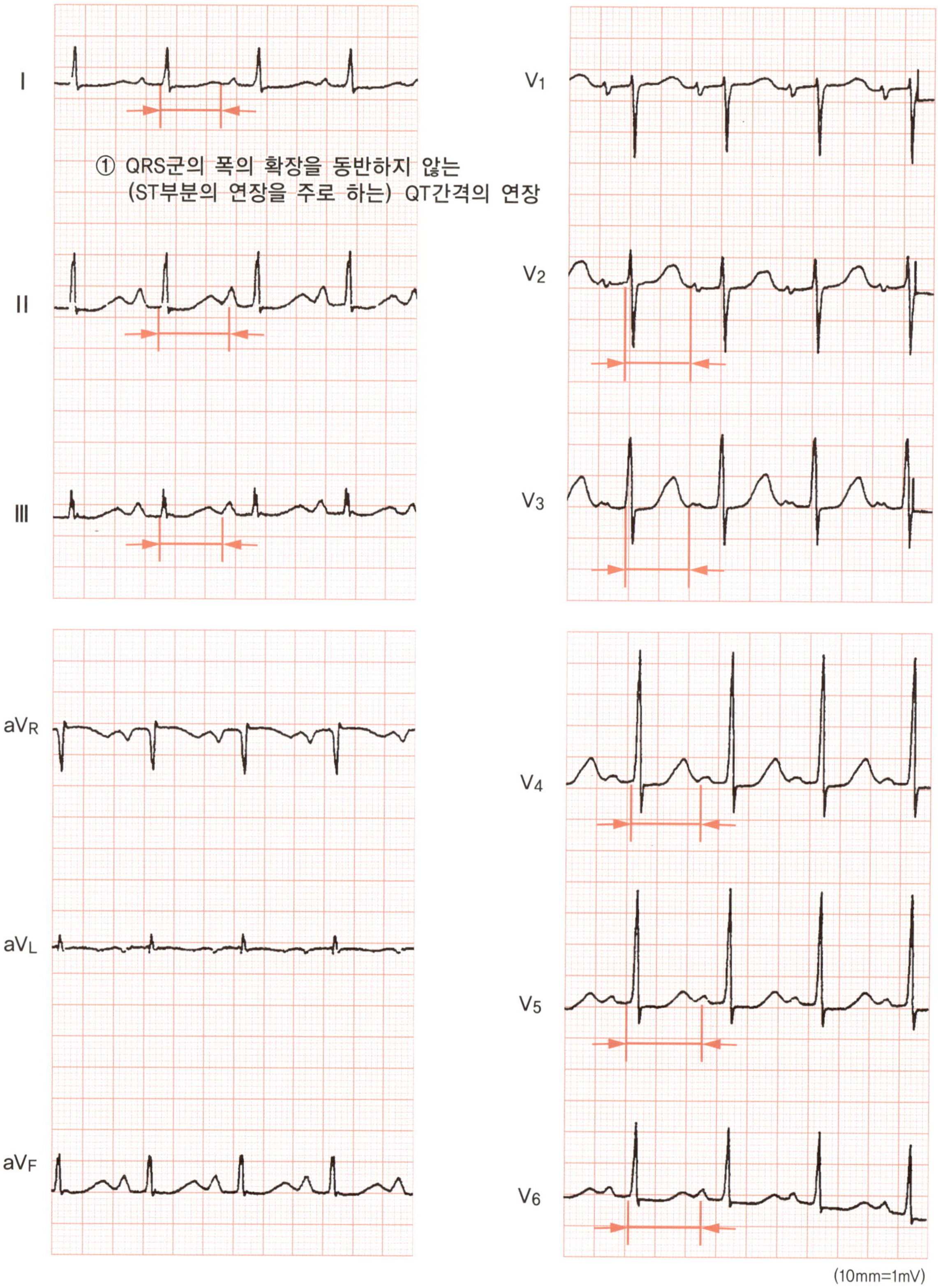

저칼슘혈증과 원인질환

혈중 칼슘(Ca^{2+})농도가 저하하면 심전도에서 **QT간격의 연장**이 보인다. 원인 질환으로는 다음과 같은 것이 있다.

- 부갑상샘저하증
- 비타민 D결핍증
- 마그네슘결핍증
- 허혈성심장질환
- 저칼륨혈증 등

QT시간과 칼슘의 관계

QT시간과 혈청 칼슘은 (−)의 상관을 나타내는 것이 오래전부터 알려졌으며, **저칼슘혈증은 QT시간을 연장**시킨다. 혈중 칼슘 농도의 저하에 의해 연장하는 것은 활동전위 2상(plateau상)이다. 그러므로 QT간격의 연장은 주로 ST부분의 연장에서 기인하며, T파 폭의 연장을 동반하지 않는다. 이 때문에 심실 전체 재분극상의 불균일화의 증대가 생기기 어렵게 되며, 이로 인해 QT간격의 연장에서 문제가 되는 다형성 심실빠른맥(torsade de pointes)에 이르는 것은 적다는 보고도 있다.

QT시간의 연장 원인과 위험

최근의 연구에서 밖으로 향하는 칼륨(K)전류의 억제 혹은 드물게 안으로 향하는 나트륨(Na)전류의 증가에 의해 활동전위지속시간(action potential duration, APD)이 연장하는 것이 QT시간 연장의 큰 요인인 것이 알려졌다. 분명하면 활동전위 2상(plateau상), 3상(재분극상)에서 막전위의 진폭이 생기며, 조기후탈분극(early after depolarization, EAD) 상태가 일어난다. EAD가 역치에 이르면 탈분극에 의해서 새로운 활동전위가 생기고(유발활동, triggered activity), 이것이 계속하는 것에 의해서 또는 리엔트리가 더해지는 것에 의해서 torsade de pointes가 유발되며, 일부는 심실잔떨림으로 이행할 가능성이 있다.

이상의 것으로부터 APD연장과 EAD발생을 촉진하는 **저칼륨혈증**이나 유발활동 발생의 유발 요인이 되는 **저마그네슘(Mg)혈증**이 동시에 보이는 것과 같은 경우의 QT시간의 연장에서는 치사부정맥인 torsade de pointes의 발생을 초래하는 일이 있으므로 조급한 치료가 필요하다.

저칼슘혈증의 심전도에서는 QRS시간의 연장을 동반하지 않는 QT시간의 연장(QTc※이 남성에서 0.44초 이상, 여성에서 0.46초 이상)으로 보통 QT dispersion(12유도에서 구한 QT시간의 최대치와 최소치의 차, 불응기 불균일성의 지표로서 이용된다. 정상은 0.10초 이하)의 증가를 동반하지 않는다(※$QTc=QT/\sqrt{RR}$, p39참조).

핵심 포인트

저칼슘혈증은

① QRS시간의 연장을 동반하지 않는 QT시간(QTc)의 연장(ST부분의 연장)을 나타내며

② QT dispersion의 증가가 나타나지 않는 것은 그 가능성을 시사한다.

2 고칼슘혈증 〈hypercalcemia〉

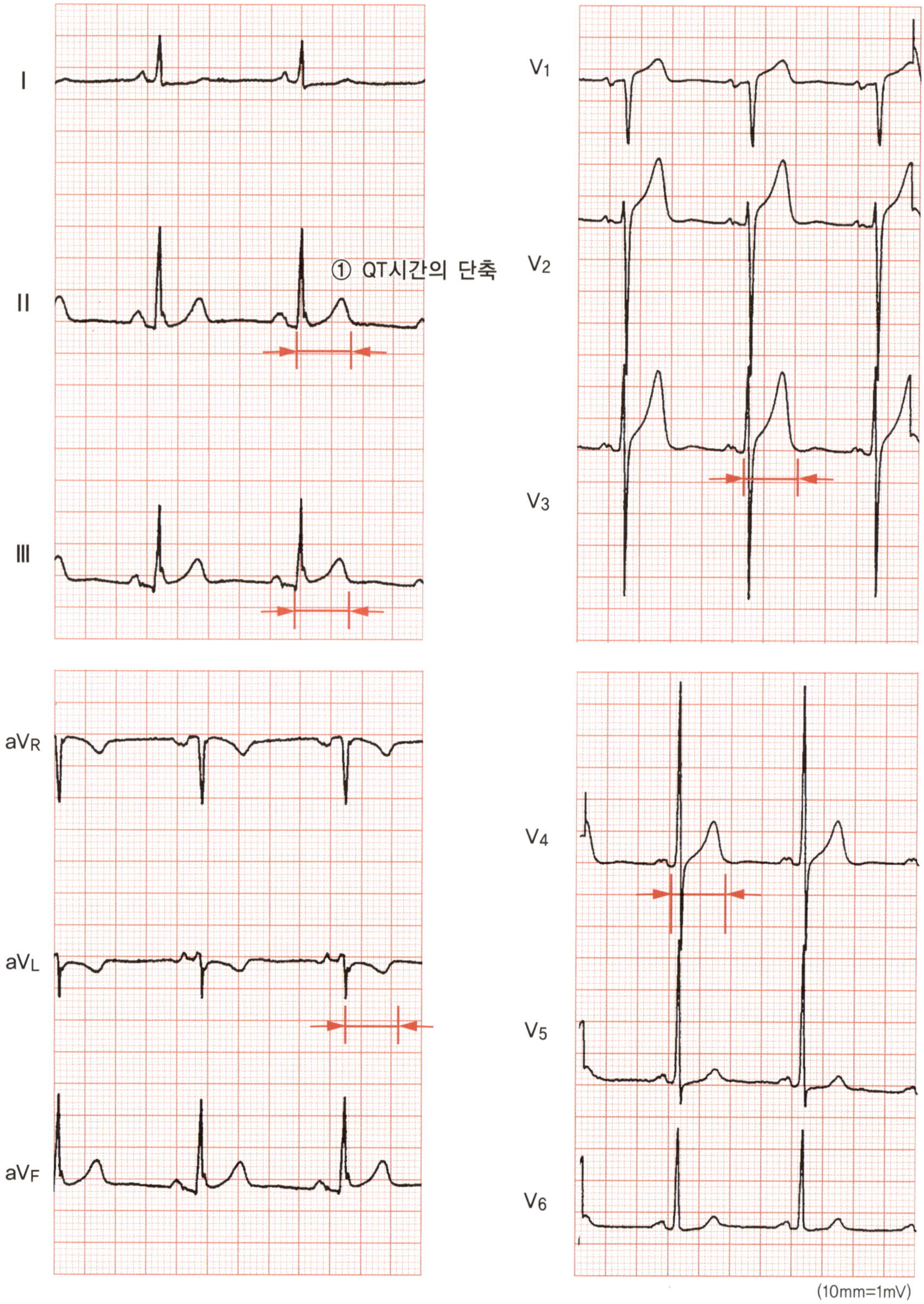

고칼슘혈증과 원인질환

저칼슘혈증의 항에서 설명한 대로 QT시간과 혈청 칼슘농도는 (−)의 상관을 나타내는 것이 알려져 있으며, **혈청 칼슘치가 높은 값일 때 QT시간(ST)의 단축**이 보인다.

주된 원인 질환으로는 다음과 같은 것이 있다.

- 부갑상샘항진증
- 악성종양의 골전이
- 콩팥기능상실
- 비타민 D나 A 중독
- 공팥위샘기능상실
- 티아지드계 이뇨제
- 사르코이드증
- 악성림프종
- 다발성골수종

심전도의 특징과 진단

그러므로 **고칼슘혈증에서는 심전도에서 QT시간의 단축**(QTc에서 0.36초 미만)이 보일 가능성이 있다. 이것은 다뇨, 식욕부진 등의 소화기 증상, 정신 증상을 동반하는 경우보다 고칼슘혈증의 가능성이 높아진다.

또 그 외에도 **디지탈리스 효과나 고체온에서도 QT시간이 단축**하는 일이 있으므로 이러한 감별이 필요하다.

혈중 칼슘 농도가 15㎎/㎗ 이상 등 고도로 되면 T파의 진폭 증가, notch, 음성이 생기며, V_1, V_2유도에서 ST상승도 더해진다. 좌측의 심전도에서는 Ⅰ, V_5, V_6유도에서 T파의 진폭 감소와 V_1~V_3유도에서 ST상승도 보이고 있다.

Chapter 13 QT간격의 연장과 단축

핵심 포인트

고칼슘혈증은

① QT시간의 유의한 단축(ST부분의 단축)이 보인 경우에는 그 가능성을 고려한다.

3 선천성 긴QT증후군〈선천성 QT 연장 증후군, idiopathic(congenital) long QT syndrome, idiopathic LQT syndrome〉

증례 1

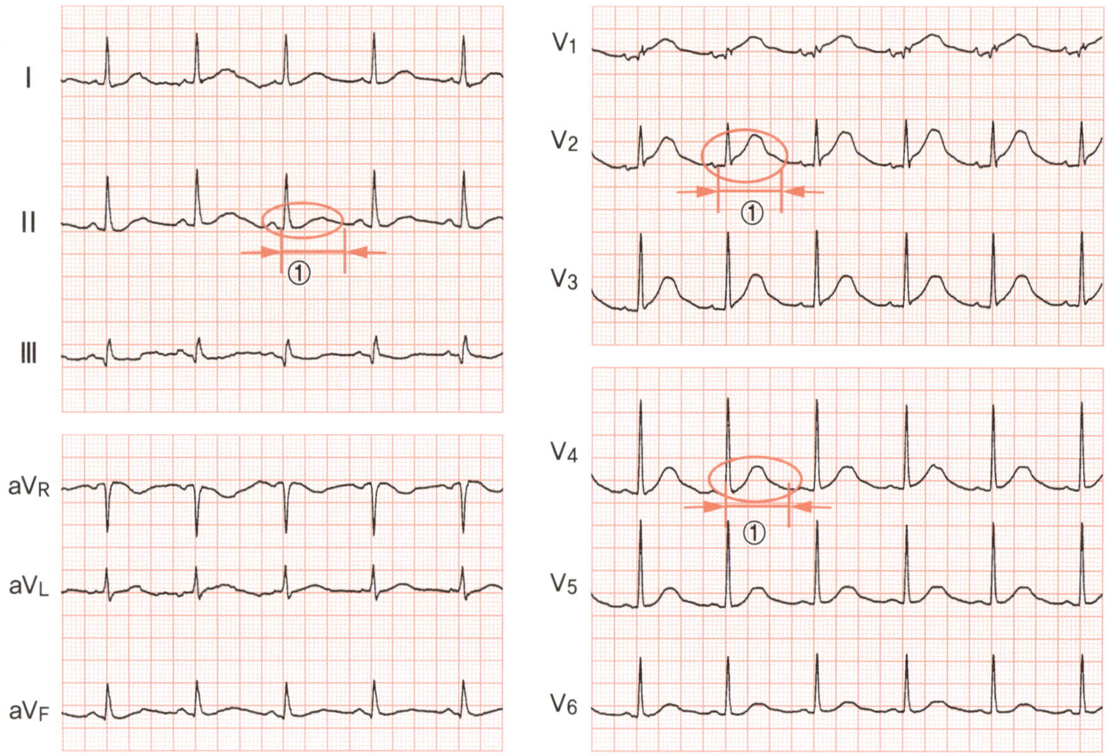

증례 2

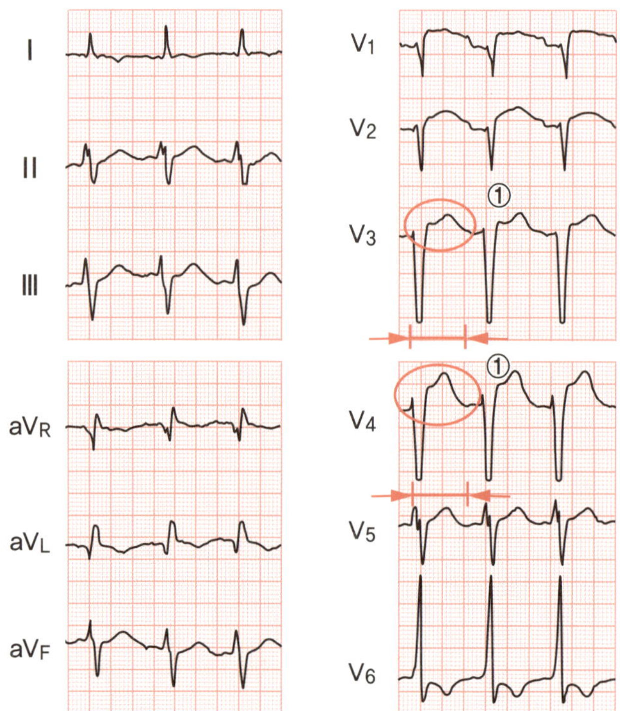

선천성 긴QT증후군

선천성 긴QT증후군은 임상적으로 선천성 농아를 동반하지 않는 **Romano-Ward증후군**(상염색체우성유전)과 농아를 동반하는 **Jervell and Lange-Nielson증후군**(상염색체열성유전)의 2개로 분류된다. 어느 쪽도 유전자 이상에 의한 **이온채널의 이상**이 만들어 낸 QT간격의 연장과 T파 이상(T wave hump, 혹을 가진 것과 같은 형태를 나타낸다)으로 운동이나 스트레스 등의 교감신경 부활에 의해 증강되는 특징이 있다. 그 외에 가족력을 보이지 않는 고발성 긴QT증후군도 10% 정도 보인다.

선천성 긴QT증후군과 돌연사

또 선천성 긴QT증후군의 가계 중에서 안정 시 QT시간이나 T파가 정상 범위를 나타내는 데도 불구하고, 운동이나 흥분 등의 교감신경 자극이나 심실의 재분극에 작용하는 약물의 복용에 의해 QT시간의 연장을 일으키는 예도 보고되고 있다**(잠재성 긴QT증후군)**.

선천성 긴QT증후군의 경우 torsade de pointes나 실신발작, 돌연사가 나타날 위험이 있으며, 그 예방의 가장 우선의 선택은 **β차단제**에 의한 교감신경 활성의 억제이며, 무효의 예에서는 좌성상신경차단수술도 실시된다.

표 1. 현재까지 판명되어 유전자 해석에 의한 긴QT증후군의 분류

분류	유전자자리	원인 유전자	이온전류	(공역유전자)
Romano-Ward증후군				
LQT1 (상우)	11p15.5	KVLQT1	I_{KS}	(KCNE 1)
LQT2 (상우)	7q35-36	HERG	I_{Kr}	(-)
LQT3 (상우)	3p21-24	SCN5A	I_{Na}	(-)
LQT4 (상우)	4q25-27	?	?	(-)
LQT5 (상우)	21	KCNE1	I_{KS}	(KVLQT 1)
JLN* (상열)	11p15.5	KVLQT1/KCNE1	I_{KS}	(KCNE 1 ; KVLQT 1)

*JLN : Jervell and Lange-Nielson증후군
상우 : 상염색체우성유전　상열 : 상염색체열성유전

핵심 포인트

선천성 긴QT증후군은

① T파 이상(T wave hump)을 동반하는 QT간격의 연장이 특징이다.

더욱더 안정 시 심전도에서 torsade de pointes가 보인 경우 또는 실신, 현기증 증상의 기왕을 가진 경우에는 가능성이 높다. 농아나 젊은이에서 돌연사의 가족력이 있으면 더욱더 높아진다.

4 약제성 긴QT〈약제성 QT연장, drug-induced long QT syndrome, drug-induced LQT〉

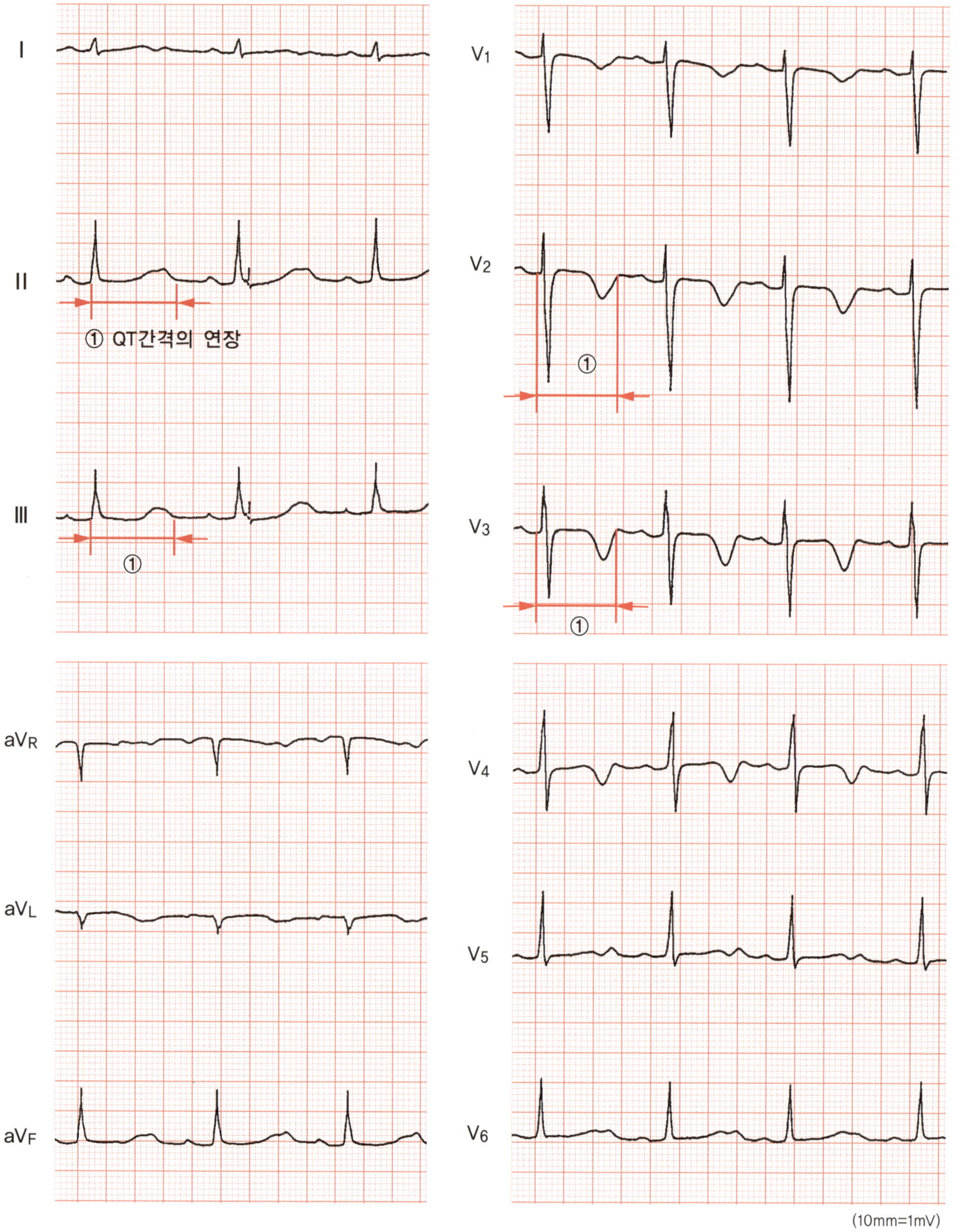

약제성 긴QT와 원인 약제

약제성 긴QT는 저칼륨혈증에서 대표되는 전해질 이상으로, 분명한 느린맥과 견주는 후천성 긴QT증후군의 하나이다. 모든 약제는 아니나 일부 약제에서는 여러 가지 칼륨채널(I_{Kr}, I_{KS}, I_{to} 등)의 작용을 억제하는 것에 의해 QT간격이 연장하는 것이 분명하다. 표 2에 QT간격의 연장을 초래하는 약제를 나타냈다.

진단 기준과 치료법

긴QT증후군은 예외가 있으며, 그 발생 양식에서 선천성인 경수를 아드레닐린 작동 의존싱, 후천성인 경우를 휴시 의존성으로 생각되면 임상적으로 진단, 치료하는데 참고가 된다.

후천성 긴QT증후군에서는 QTc가 이전보다도 25% 이상 증가하여 0.50초를 넘는 것이 진단 기준이 되고 있다.

후천성 긴QT증후군의 진단이 붙은 후의 치료로는 원인이 되는 약제의 중지, 안으로 향하는 나트륨, 칼륨전류에 의한 유발활동의 방지를 위해 **마그네슘**이나 **칼슘대항제**인 베라파밀 등의 정맥주사, 밖으로 향하는 전류 억제에 의한 APD연장과 EAD발생의 방지를 위해 **리도카인, 아이소프로테레놀 정맥주사, 혈청 칼륨의 보정**을 실시한다. 느린맥이 고도인 경우에는 페이싱을 실시하는 일도 있다.

표 2. 후천성 긴QT증후군의 원인이 되는 약제

1) 항부정맥제(Ⅰa, Ⅲ군)	키니딘, 프로카인아미드, 디소피라미드, 시벤조린, 프로파페논, 아미오다론, 소타롤, 베프리딜
2) 향정신제 (삼환계항울제, 페노티아진계항정신제)	아미트립틸린, 이미프라민, 노르트리프틸린, 마프로틸린, 클로르프로마진, 할로페리돌
3) 항히스타민제	테르페나딘, 아스테미졸
4) 소화관운동촉진제	티사프릴
5) 항생물질	에리스로마이신, 클래리스로마이신, 독소루비신
6) 그 외	프로부콜, 이뇨제, 시메티딘, 조영제

핵심 포인트

약제성 긴QT증후군은
후천성 긴QT증후군의 하나이며
① QTc가 정상 시보다도 25% 이상의 증가를 나타내며, 0.50초를 넘는 것이 진단 기준이 된다.

Chapter 13 정리해 봅시다

「QT간격의 연장이나 단축」을 나타낸 심전도를 읽는 방법

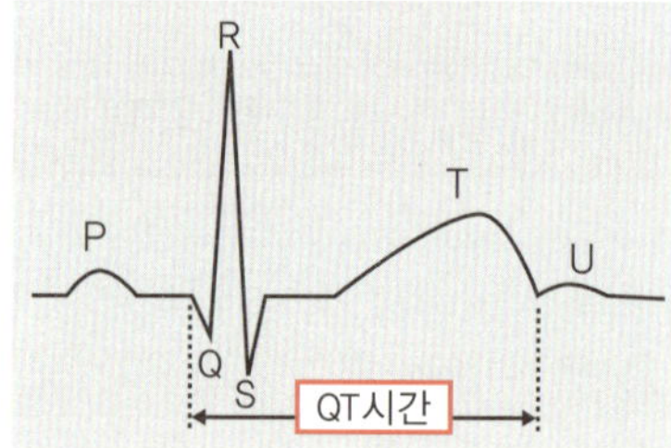

1 QT시간의 계측과 평균시간

QT시간은 QRS군의 처음부터 T파의 종말부분이 기선을 가로지르는 점까지를 계측한다. U파는 원칙적으로 계측에는 포함하지 않는다. 기본적으로 12유도 모두에 대해서 계측을 실시하며, 그 최대치를 그 개인의 QT시간이라고 하나 aVL 또는 I유도에 의해 대표되는 것이 많다. QT시간은 교감신경 활동도, 심박동수, 약제 등의 영향을 받는다. 연속 3박동에서 구한 QT시간과 RR간격의 평균을 Bazett식($QTc=QT/\sqrt{RR}$)에 적용시킨 심박동수에 의해 보정한 QTc가 얻어진다. QTc의 정상 위쪽한계는 **남성에서 0.44초, 여성에서 0.46초.** QT dispersion은 12유도에서 구한 최대치와 최소치의 차에서 불응기 불균일성의 지표로서 이용된다. 정상에서는 0.10초 이하.

2 QT시간의 측정 의의

QT시간은 심실근육의 재분극, 즉 세포 내 활동전위의 지속시간을 반영하고 있으나 이것은 심실근육의 불응기를 반영하는 중요한 지표이다. 심장근육의 재분극상은 심박동수, 자율신경, 혈청 전해질, 허혈, 약물투여 등의 일상생활이나 여러 가지 병태인자에 대해서 예민하게 반응하여 변화한다. 더욱더 최근 분자생물학의 진보에 의해 심장근육의 칼륨채널이나 나트륨채널을 코드하는 유전자 이상에서 기인하는 **선천성 긴QT증후군**의 존재가 분명하여 주목되고 있다. 이러한 QT시간의 연장이 특유한 형을 일으키는 다형성 심실부정맥이 나타나는 요인으로 될 수 있다고 잘 알려져 있다. 심실근육의 불응기는 정상인에서도 약간의 부위적 차이가 있으나 **불응기의 부분적 불균일성의 증가는 회귀성(리엔트리성) 심실부정맥의 발생을 촉진**한다. 또 최근 심실근육에서 불응기의 불균일성이 표준 12유도 심전도를 이용하여 측정한 QT dispersion에 의해서 평가할 수 있다고 알려져 왔다.

3 QT시간과 각 증후 · 질환의 감별방법

본 장에서는 **QT시간의 연장과 단축에 관해서** 저칼슘(Ca)혈증 · 고칼슘혈증 · 선천성 긴QT증후군 · 약제성 긴QT에 대해서 설명하였다.

- **저칼슘혈증 → QRS군의 폭의 확장을 동반하지 않는 QT시간(특히 ST)의 연장**과 QT dispersion의 증가가 보이지 않는 것에서 그 가능성을 시사한다. 그러나 예를 들어 저칼슘혈증이 보이지 않아도 QT시간의 연장을 초래하는 그 외 질환의 감별이 필요하다.
- **고칼슘혈증 → QT시간의 유의한 단축**이 나타난 경우에 그 가능성을 시사한다.
- **선천성 긴QT증후군** → T파 이상을 동반하는 QT시간의 연장, 더욱더 안정 시 심전도에서 torsade de pointes가 나타난 경우 또는 실신, 현기증 증상이 부정맥 유래로 생각되는 경우에는 매우 가능성이 높다. 농아나 젊은이에서 돌연사의 가족력이 있으면 더욱더 높아진다.
- **약제성 긴QT → 후천성 긴QT증후군**의 하나이며, QTc가 정상 시보다도 25% 이상의 증가를 나타내고, 0.50초를 넘는 것이 진단 기준이 된다.
- 기타 QT시간의 연장을 동반하는 병태로는 다음의 것을 감별한다.

  심근경색증〔p130〕(특히 심장내막밑경색증, 비Q파 경색〔p202〕), 저칼슘혈증〔p210〕, 뇌혈관질환〔p180〕(특히 거미막밑출혈 등의 머리속출혈), 크롬친화세포종, 타코츠보형심장근육병증〔p182〕

Let's try

Question 1

60세, 남성. 2일 전 가벼운 작업 중에 갑자기 앞흉부통증이 출현하여 가까운 병원에서 진료를 받고 심전도를 기록한 후, 질산약 혀밑투여를 받았다. 그 후 약간 기분이 상쾌하게 집으로 돌아갔으나 이틀이 지나도 통증이 완전하게 소실하지 않아서 내원하였다. 가장 의심되는 진단은 무엇인가?

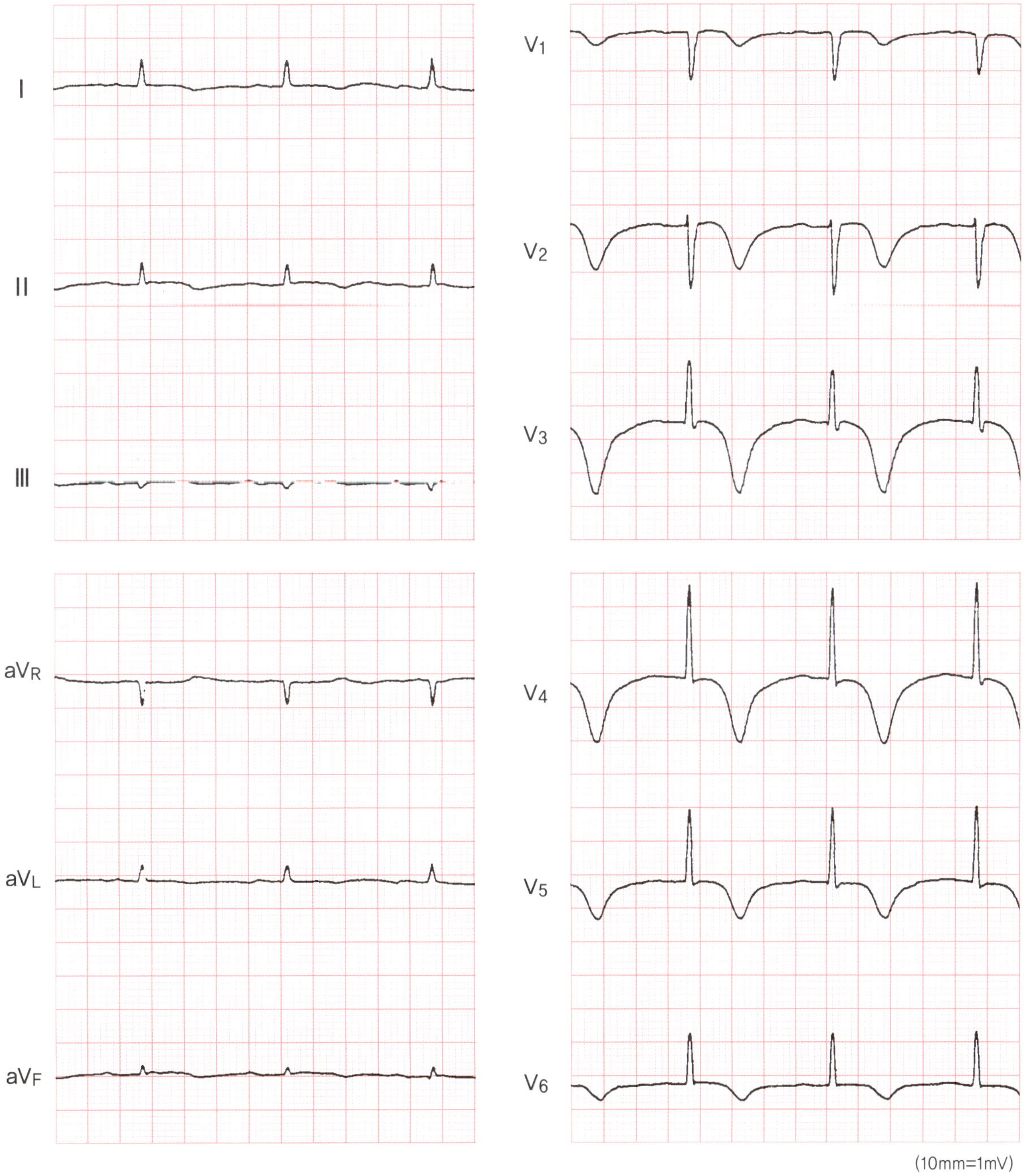

Let's try

Answer 1 심장내막밑경색증

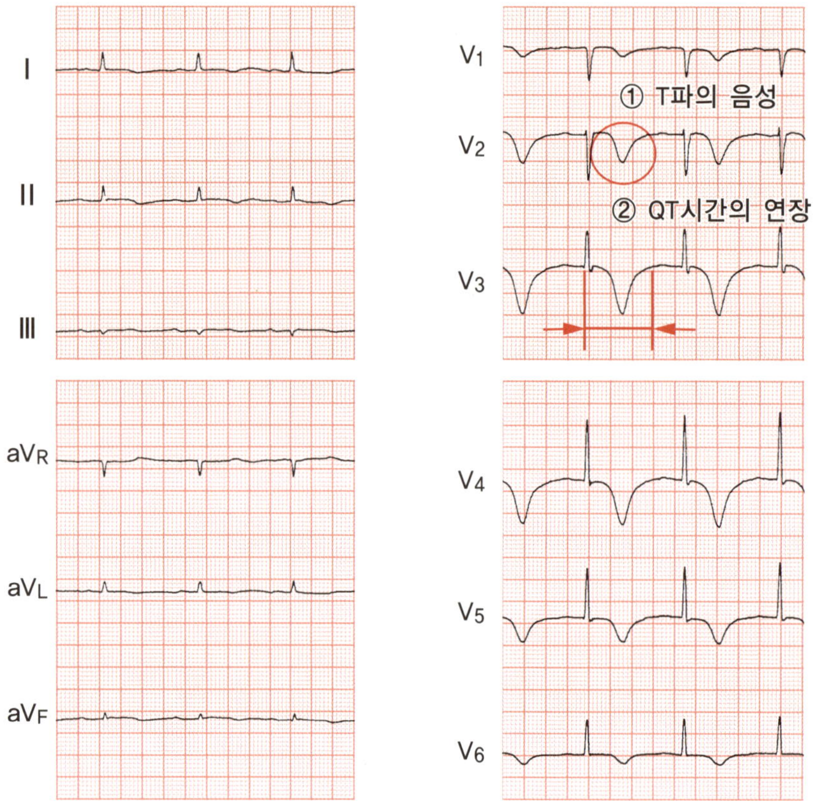

[증상이 나타난 당일 심전도]

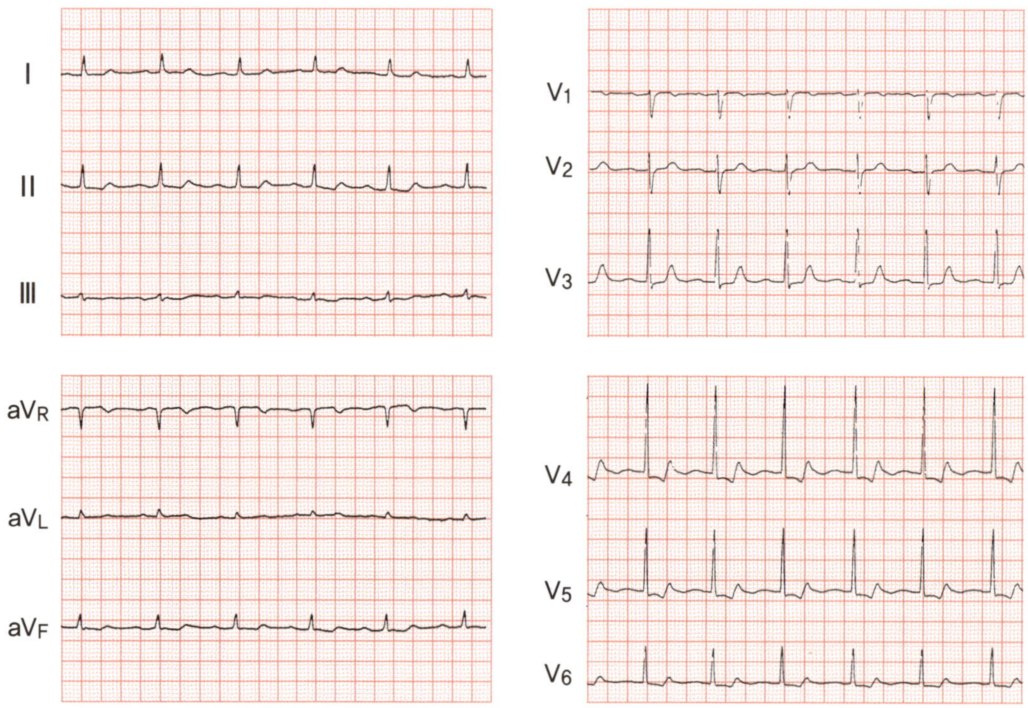

① Ⅰ, Ⅱ, aV_L, aV_F, V_1~V_6유도에서 T파의 음성화
② QT시간의 연장

위의 병력으로부터 **심장내막밑경색증**이 가장 생각된다.

◎ **심장내막밑경색증**에서는 ST상승이나 Q파의 출현은 보이지 않고, **coronary T파라고 하는 음성 T파와 R파의 진폭 감소**가 특징이 된다. 또 QT시간은 음성 T파가 최대로 나타난 후 며칠간, 연장하는 증례가 많다. 문제는 증상이 나타난 직후 심전도에서는 보이지 않았으나 병력으로부터 추측은 가능하다고 생각된다. **음성 T파는 1개월쯤에 걸쳐서 서서히 되돌아간다.**

◎ 참고까지에, 증상이 나타난 당일(증상이 나타난 20분 후) 심전도를 기록하여 둔다(왼쪽, 아래). 음성 T파의 출현, R파의 진폭 감소가 서서히 진행하는 것을 알 수 있다.

한마디 메모 :심장박동조율기 심전도

1) 페이스메이커 심전도의 점검사항

페이스메이커를 시술하는 환자는 **페이스메이커 수첩**을 휴대하고 있으므로 그 내용을 확인한다. 설정된 페이싱 모드, 페이싱 박동수와 실제 심전도 소견이 맞는지 어떤지를 점검한다.

2) 페이스메이커의 작동부전

페이스메이커의 작동부전은 센싱부전과 페이싱부전으로 크게 나누어진다.

i) 센싱부전

센싱의 이상은 **오버센싱**과 **언더센싱**으로 나누어진다. **오버센싱**은 억제형 페이스메이커에 서 어떠한 원인에 의해 자신 리듬의 P파, QRS군 이외의 것이 감지되어, 그 결과 페이스메이커가 억제되거나 혹은 불규칙한 상태이다. **언더센싱**은 페이스메이커내의 회로 고장이나 심장내의 P파 혹은 P파의 크기가 불충분하기 때문에 페이스메이커의 감지기구가 작동하지 않는 상태이다. 그 결과 spike on T(T파 위에 스파이크가 얹히는)를 만들어 심실빠른맥이나 심실잔떨림을 일으킬 수 있다.

ii) 페이싱부전

페이싱부전은 페이스메이커 펄스가 나타나는 것에서 심실(혹은 심방)의 반응이 생기지 않는 상태이다. 페이싱부전의 원인으로는 ① 자극역치 이상의 상승 등 생체 측의 문제, ② 전지소모나 발진기구의 고장 등 페이스메이커의 문제, ③ 전극이 꺾여 파손됨, 전극 이탈, 전극 피복 파손 등 전극의 문제가 있다. **페이싱부전에 의해서 이탈박동이 출현하지 않을 때에는 분명한 심장정지가 생긴다.**

Chapter 14

U파의 진폭 증가와 음성

1 심장근육허혈(앞벽허혈)

[증례 1]

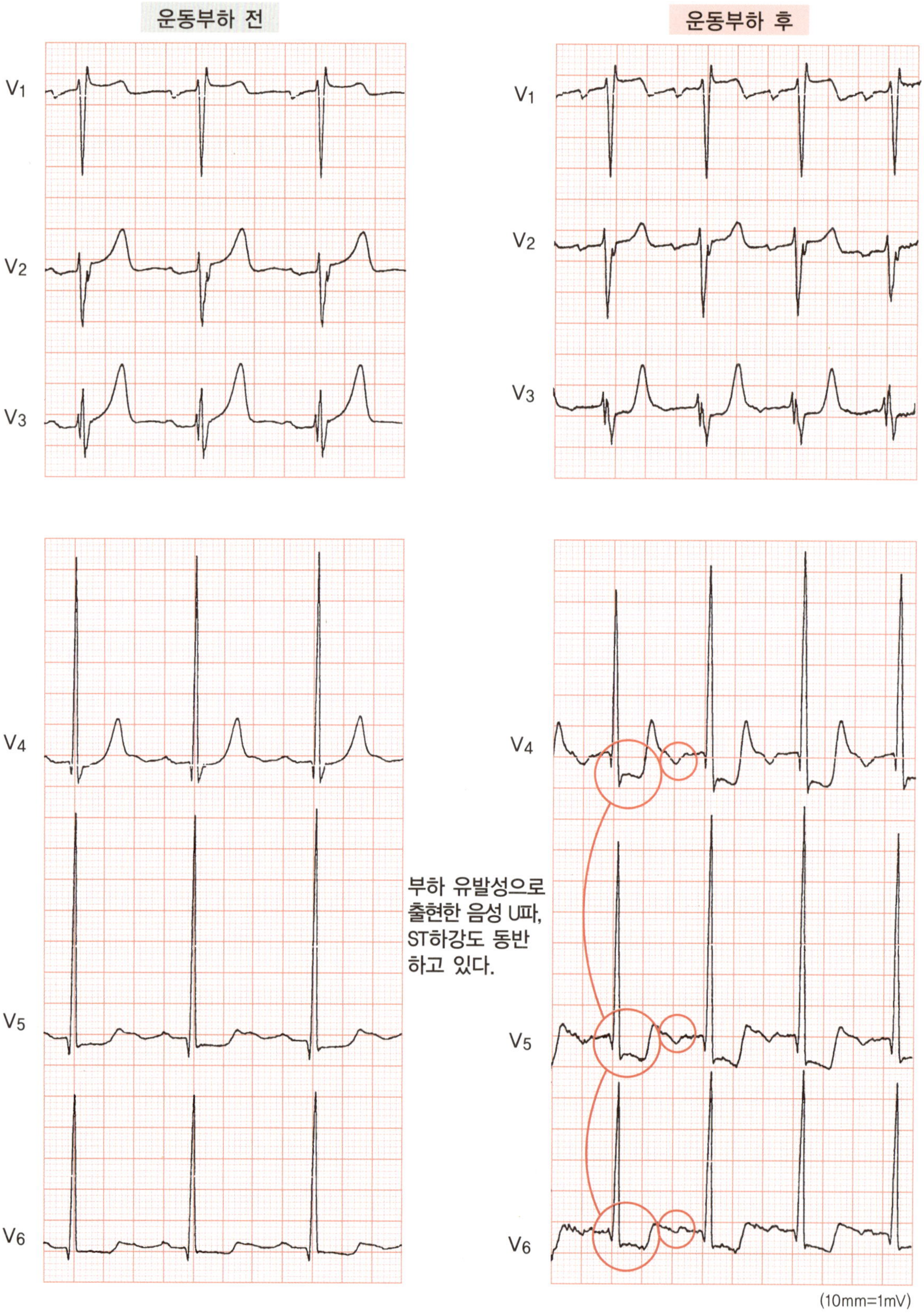

[증례 2]

운동부하 전 운동부하 후

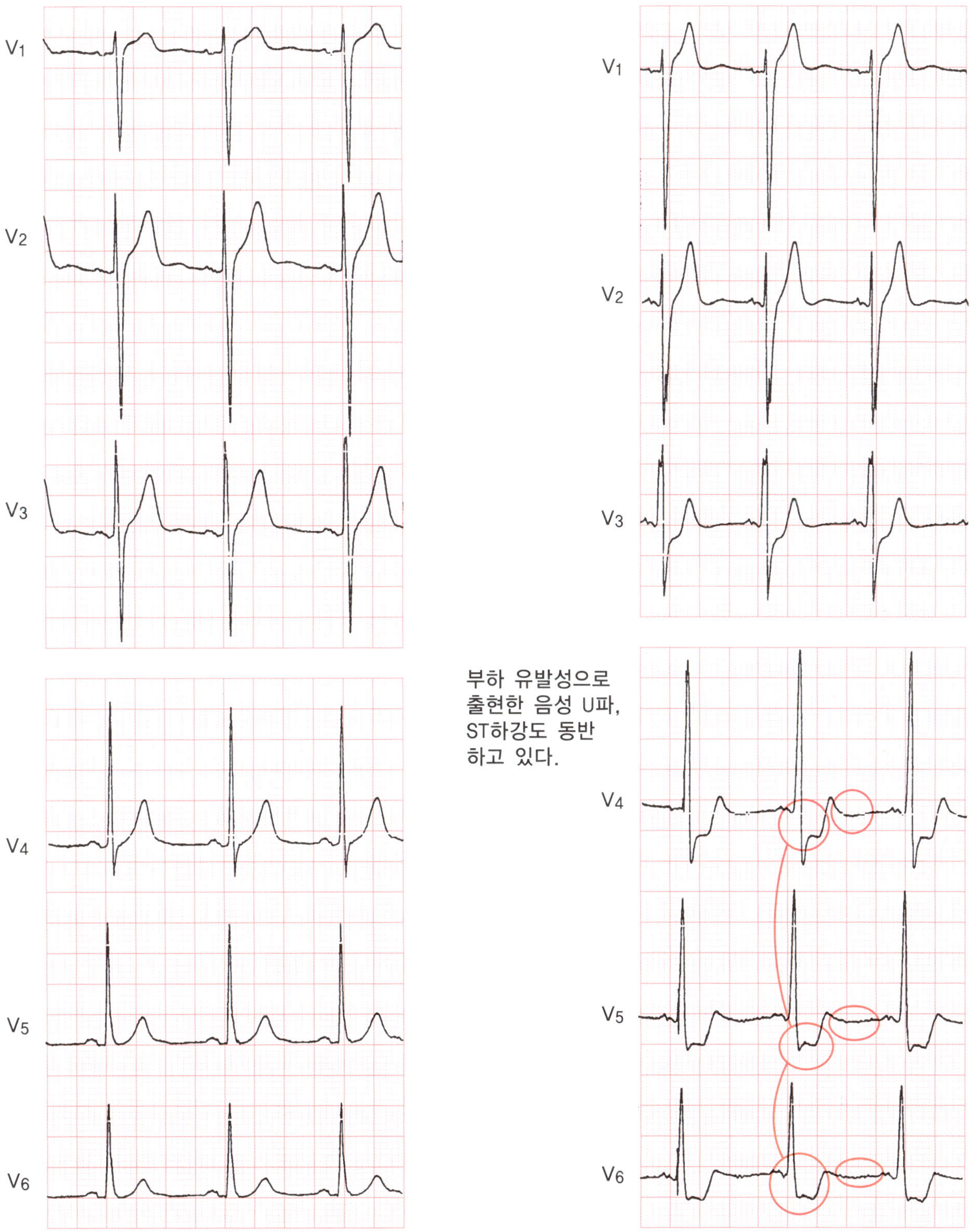

(10mm=1mV)

U파의 진폭 증가와 음성

정상 U파와 음성 U파

Chapter1(p40)에서 설명한 것과 같이 정상 U파는 (aVR 유도 이외에서) 항상 양성이며, 그 진폭은 T파 진폭의 5~50% 범위이다. U파의 생성 원인은 아직 분명하지 않으나 심장근육의 M세포에서 기인하는 푸르킨예섬유의 재분극에서 유래하거나 혹은 심실 확장 등의 기계적인 요인에 의한 것으로 생각된다. 어떻게 해도 **U파는 양성인 것이 정상 소견의 필수사항**이며, **음성 U파는 이상**이다.

음성 U파는

① 앞내림가지 영역의 심장근육허혈

② 분명한 왼심실비대

등에 의해 생긴다. 이 중 왼심실비대에 의한 음성 U파는 단시간에 변화하지 않으므로 음성 U파가 단시간 내에 나타날 때, 특히 부하 유발성으로 출현할 때는 앞내림가지 영역의 심장근육허혈로 생각된다.

앞내림가지 영역의 심장근육허혈에 의한 음성 U파

U파의 생성 원인이 분명하지 않기 때문에 심장근육허혈에 의해 음성 U파가 생기는 기전은 분명하지 않다. 그러나 부하시험 등에서 부하 유발성으로 생긴 음성 U파는 경험적으로 **상당범위의 심장근육허혈**에 따라서 출현하는 것이 많고, 따라서 심장근육의 관류영역의 넓은 **앞내림가지**, 더구나 **몸쪽부분의 강도 협착**에 동반하여 출현하는 것이 보통이다. **출현하는 유도는 보통 V_4에서 V_6유도**이다. 따라서 부하 유발성 혹은 흉부증상의 출현에 일치하여 음성 U파가 출현하면 심장근육허혈에서 유래하며, 배경에 심장동맥질환이 존재한다고 생각해도 좋다.

부하 유발성 음성 U파의 의의는 다음의 2점에 모아진다. 첫째, 그것이 심장근육허혈에서 유래한다는 추측이 성립되는 점이다. 음성 U파는 ST하강에 따라서 출현하는 일이 많으나 때때로 ST변화를 동반하지 않고 출현하는 것도 있으며, **음성 U파만이 심장근육허혈을 나타내는 유일한 소견**이 되는 것도 있다. 둘째, 앞내림가지 몸쪽부분의 강도 협착에 의한다는 추측이 성립되는 점이다. 일반적으로 ST상승은 그 유도에서 책임 심장동맥의 추정을 가능하게 하나 **ST하강에 의한 책임 심장동맥의 추정은 곤란**하다. 그러나 음성 U파가 보일 때 그것이 심장동맥 앞내림가지 몸쪽부분의 강도 협착에서 유래한다는 추정이 성립된다.

분명한 왼심실비대에 의한 음성 U파

음성 U파는 분명한 **왼심실비대**에 의해서도 출현한다. 심전도에서 비대의 정도가 강한 때 밖에는 나타나지 않는 것이 일반적이며, 보통은 분명한 왼심실 고전위로 분명한 스트레인 패턴을 동반하여 좌측 흉부유도에서 출현한다(그림 1). 음성 U파가 보이는 전형적인 왼심실비대 심장은 **대동맥판막기능부족증과 비대심장근육병증이다.**

음성 U파와 2차성 T파의 감별(그림 2)

음성 U파가 있는 것처럼 보여도 그것은 2상성 T파의 음성부분을 보고 있을지 모른다고 느끼는 일이 자주 있다.

둘의 감별은 다음과 같이 실시한다. 우선 모든 유도에서 U파가 음성이 되는 일은 없으므로 정상 U파가 보이는 유도를 찾는다. 보통 V_1에서 V_3유도의 U파는 항상 양성이므로 이러한 유도를 보면 좋다. 다음에 이러한 유도에서 QRS군의 시작에서 U파의 정점까지의 시간(여기에서는 이것을 q-u시간으로 한다)을 divider로 계측한다. 이 q-u시간을 문제의 음성파가 보이는 유도에 적용시켜 보아 그 음성파의 정점이 q-u시간에 일치하면 그것은 음성 U파이며, 또 그 음성파가 q-u시간보다 앞에 있으면 2상성 T파로 생각된다.

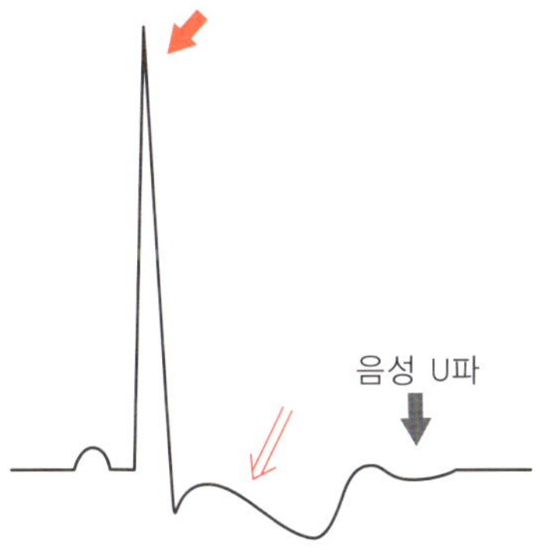

그림 1. 왼심실비대에 의한 음성 U파

분명한 왼심실비대에 동반하여 보이는 것이 많고, 강한 왼심실 고전위(↙)와 분명한 스트레인 패턴(↙)이 함께 출현한다.

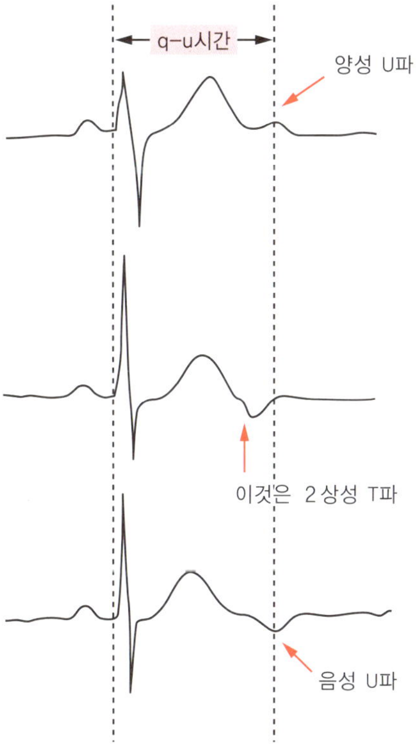

그림 2. 음성 U파와 2상성 T파의 감별

핵심 포인트

음성 U파는

앞내림가지 영역의 심장근육허혈 혹은 분명한 왼심실비대 어딘가에 의해 생긴다.

출현하는 유도는 보통 V_4에서 V_6유도이다.

부하 유발성으로 출현하면 심장근육허혈에서 유래하며, 앞내림가지협착이 있다고 생각해도 좋다.

대부분의 경우 ST하강을 동반한다.

2 심장근육허혈(뒤벽허혈)

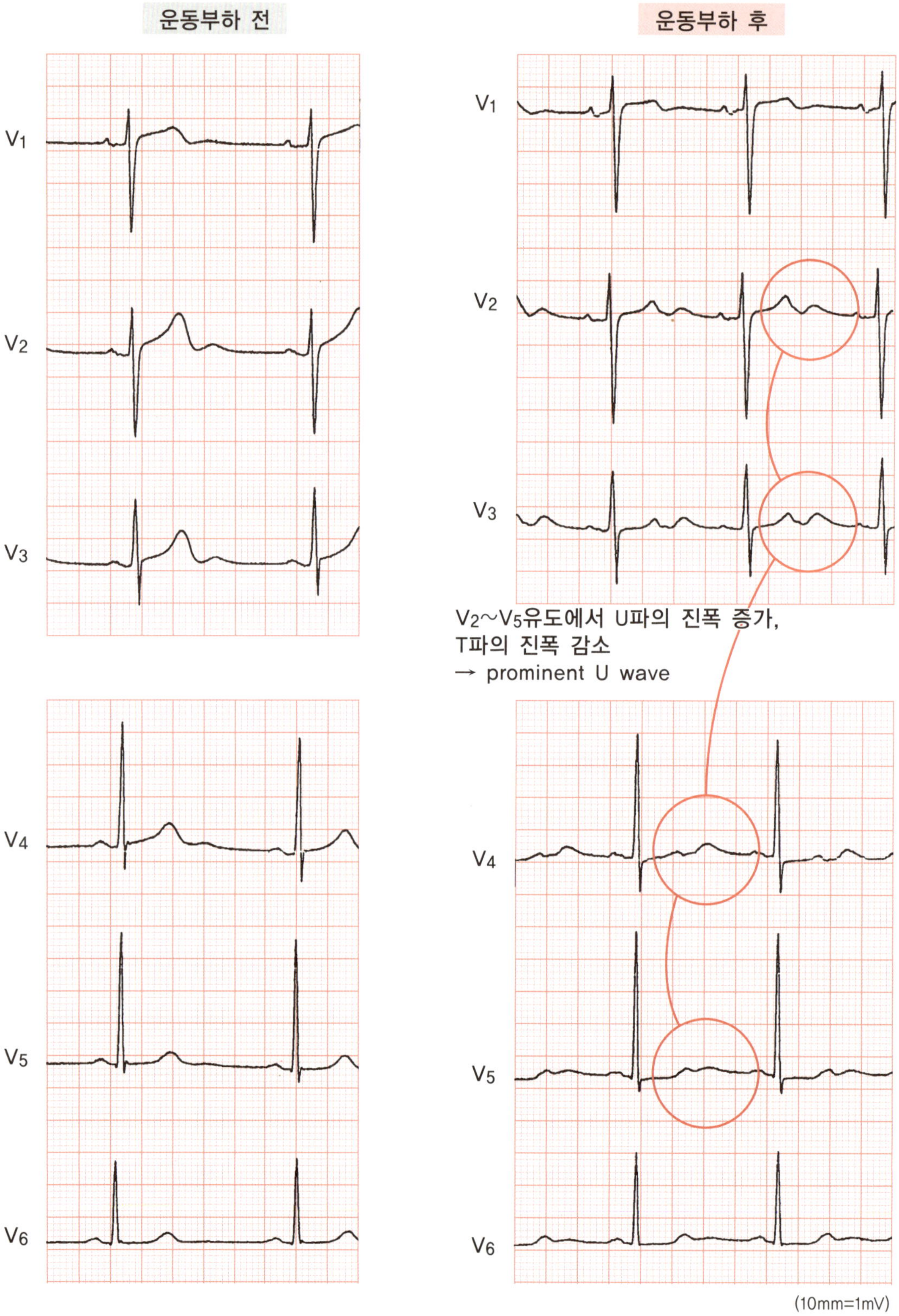

Prominent U wave

Prominent U wave는 부하 심전도 검사 때 TP segment를 기선으로 하여 측정한 **U파의 진폭이 부하 전에 비해 0.5mm(0.05mV) 이상 진폭이 증가하며, 동시에 같은 유도에서 부하 전보다 2mm(0.2mV) 이상의 T파의 진폭 감소를 동반하는 것**으로 정의된다. 즉 **부하 유발성으로 U파의 진폭이 증가하고 T파의 진폭이 감소하는 것**이며, 전형적으로는 U파의 진폭이 T파의 진폭을 넘는다.

음성 U파는 앞의 항 **chapter14-1**에서 설명한 것과 같이 부하 유발성으로 좌측 흉부유도에서 출현한 경우 앞내림가지 영역의 허혈을 나타내는 소견이다. 한편 주로 V_2에서 V_4 유도에서 보이는 prominent U wave는 뒤벽허혈에 의한 U파의 음성이 앞흉부유도에 투영된 상반 변화(reciprocal change)로 생각된다. 즉 **prominent U wave는 뒤벽허혈을 나타내는 소견**이다.

Prominent U wave의 뒤벽허혈에 대한 감도는 낮아져 50% 혹은 그 이하이다. 그러나 특이도는 높아 대개 90%라고 보고되고 있다. 즉 prominent U wave가 출현한 때 뒤벽허혈이 있으면 진단의 적중률은 높다. 이 소견은 부하직후 심박동수가 높은 단계에서는 단축하는 TP segment에 U파가 매몰되는 것 등에 의해 인식되기 어렵고, 부하종료 후 2~3분에 분명한 것이 많다. Ⅱ, Ⅲ, aV_F 혹은 좌측 흉부유도에서 ST하강을 동반하거나 동반하지 않는 것도 있다.

Prominent U wave의 의의

Prominent U wave에는 2개의 중요한 의의가 있다. 첫째, 허혈영역의 추정이 가능한 점이다. 일반적으로 Q파를 동반하지 않는 유도에서 부하 유발성의 ST상승은 벽경유의 강한 허혈을 나타내고, ST상승을 나타내는 유도와 왼심실벽의 대응은 특이적으로 허혈영역의 추정이 가능하다. 한편 ST하강은 허혈영역에 대응하는 특이성이 낮아 그 유도에서 허혈영역을 추정하는 것은 곤란하다. 그러나 prominent U wave가 보일 때 허혈영역이 뒤벽에 있다는 추정이 가능하며, 책임 심장동맥을 왼심장동맥 휘돌이가지 혹은 뒤벽까지 돌아서 들어가는 우세한 우심장동맥이라고 추정할 수 있다.

둘째, 뒤벽허혈에서 ST변화가 없고 자주 위음성으로 되는 예에서 prominent U wave만이 유일한 이상 소견인 것이 자주 있다는 점이다. 운동부하 심전도에 의한 심장동맥 협착의 진단 정밀도는 감도 70%, 특이도 90%로 간주되나 휘돌이가지 영역에 관한 감도는 50~60% 정도라고 밀해진다. 따라서 **ST변화만으로는 양성 소견 출현이 어려운 뒤벽 영역의 허혈을 prominent U wave에 의해 진단할 수 있는 의의는 크다.**

핵심 포인트

Prominent U wave는

부하 심전도 검사 때 V_2에서 V_4유도에서 U파의 진폭이 증가하고 T파의 진폭이 감소하는 것이며,

전형적으로는 U파의 진폭이 T파의 진폭을 넘는다.

ST하강을 동반하지 않는 것도 많다.

prominent U wave는 뒤벽허혈을 나타내는 소견이다.

Chapter 14 정리해 봅시다

「U파의 진폭 증가나 음성」을 나타낸 심전도를 읽는 방법

1 U파의 진폭이 증가하고 있을 때

- 부하 유발성 또는 흉통발작에 동반하여 U파의 진폭이 증가하고, 이것과 동시에 T파의 진폭 감소를 동반하고 있으면 prominent U wave이며, 왼심실 뒤벽의 심장근육허혈로 생각된다. 보통 prominent U wave는 V_2에서 V_4유도에서 관찰되며, 책임 심장동맥은 왼휘돌이가지 또는 오른심장동맥이다.
- T파의 진폭 감소를 동반하는 U파의 진폭 증가가 V_4에서 V_6유도를 중심으로 관찰될 때는 저칼륨혈증(참조 ➡ p210)에 의한 변화로 생각된다.

2 U파의 진폭이 감소하고 있을 때

- U파의 진폭 감소에는 병적 의의가 없다. 이것에 동반하여 좌우대칭의 높고 뾰족한 T파(텐트상 T파)를 동반할 때에는 고칼륨혈증(참조 ➡ p194)으로 생각된다.

3 U파가 음성일 때

- 부하 유발성 또는 흉통발작에 동반하여 U파가 음성, 음성 U파가 출현할 때, 왼심실 앞벽의 광범위한 심장근육허혈로 생각된다. 보통 음성 U파는 V_3에서 V_6유도에서 관찰되며, 책임 심장동맥은 왼앞내림가지이다. 이 경우 음성 U파의 출현에 ST하강을 동반하는 것이 많으나 동반하지 않는 것도 있다.
- 음성 U파가 분명한 왼심실 고전위와 스트레인 패턴을 동반하는 왼심실비대 소견과 함께 관찰될 때, 음성 U파는 왼심실비대에 의한 변화로 생각된다.

한마디 메모: 방실해리

방실해리는 심방과 심실의 흥분이 동기하고 있지 않은 상태를 말한다. 구체적으로는 (1) 심방의 흥분이 심실에 전해지지 않을 때 또는 (2) 심실 박동수가 심방 박동수를 넘을 때 2종류의 기전이 존재한다.

1) 심방 흥분이 심실에 전해지지 않을 때

이것에 상당하는 것이 완전방실차단이다. 심방의 흥분이 심실에 전해지지 않기 때문에 심실은 방실이음부 또는 심실에 의한 이탈리듬으로 되며, 심실 박동수는 심방 박동수보다 늦은 상태로 심방과 심실의 흥분이 해리한다.

2) 심실 박동수가 심방 박동수를 넘을 때

심실 박동수가 심방 박동수를 넘으면 심방과 심실의 흥분이 해리하나 그 기전으로는 심실 박동수가 병적으로 빠른 때와 심방 박동수가 병적으로 느린 때 등이 있다.

심실 박동수가 병적으로 빠른 때에는 심실빠른맥 및 심실잔떨림이 있다. 방실결절은 대부분의 경우 심실의 흥분을 심방에 전하지 않으므로 심실빠른맥, 심실잔떨림사이도 심방은 굴리듬이며, 심방과 심실의 흥분이 해리한다.

심방 박동수가 병적으로 늦어진 때에는 굴느린맥이 있다. 즉 굴느린맥이 강한 때 하위중추에 의한 리듬이 출현하며, 방실이음부 또는 심실이탈리듬으로 된다. 이때 심방은 굴리듬, 심실은 이탈리듬에 의한 흥분으로 되어 방실해리가 된다.

한마디 메모 : 운동부하 심전도의 양성 기준

ST하강에는 (A) J형(junctional type), (B) SU형(slowly upsloping type, 느린 상행경사형), (C) H형(horizontal type, 수평형), (D) DS형(down-sloping type, 하행경사형) 등이 있다. J형은 건강한 사람에서도 보이는 형으로 심장근육허혈과 관계가 없다고 간주된다. SU형도 허혈과 관련은 적고, H형과 DS형이 심장근육허혈을 나타내는 일이 많다. 그러므로 H형과 DS형을 **허혈성 ST하강**이라고 한다. H형과 DS형을 효율적으로 검출하기 위해서 ST하강도의 측정은 J점보다 2mm(0.08초)의 점에서 실시되는 일이 많으며, 1mm 이상의 ST하강을 양성으로 한다. 또 SU형에서는 2mm 이상을 양성으로 한다. 또 부하 후 ST부분이 상승하는 일이 있으나 상승에 대해서는 J점에서 측정하여 부하 전의 수준보다 1mm 이상의 상승을 양성으로 한다.

위의 것을 한데 모으면 부하 심전도의 양성 기준은 다음과 같이 된다.

① J점보다 0.08초 후에 0.1mV 이상의 H형 또는 DS형의 ST하강

② J점보다 0.08초 후에 0.2mV 이상의 SU형 ST하강

③ J점에서 부하 전에 대하여 0.1mV 이상의 ST상승

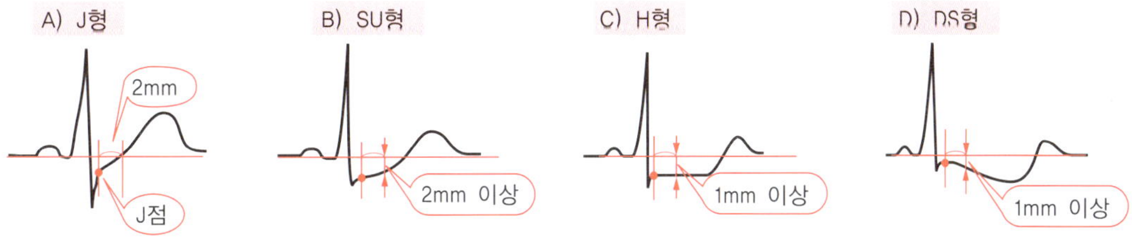

그림 3. ST하강의 각 유형

H형과 DS형을 허혈성 ST하강이라고 한다. ST하강도는 J점보다 2mm 후에 측정한다.

예정보다 빠른 P파나 QRS군이 들어온다.

1 심실주기외수축〈심실기외수축, premature ventricular contraction, PVC〉

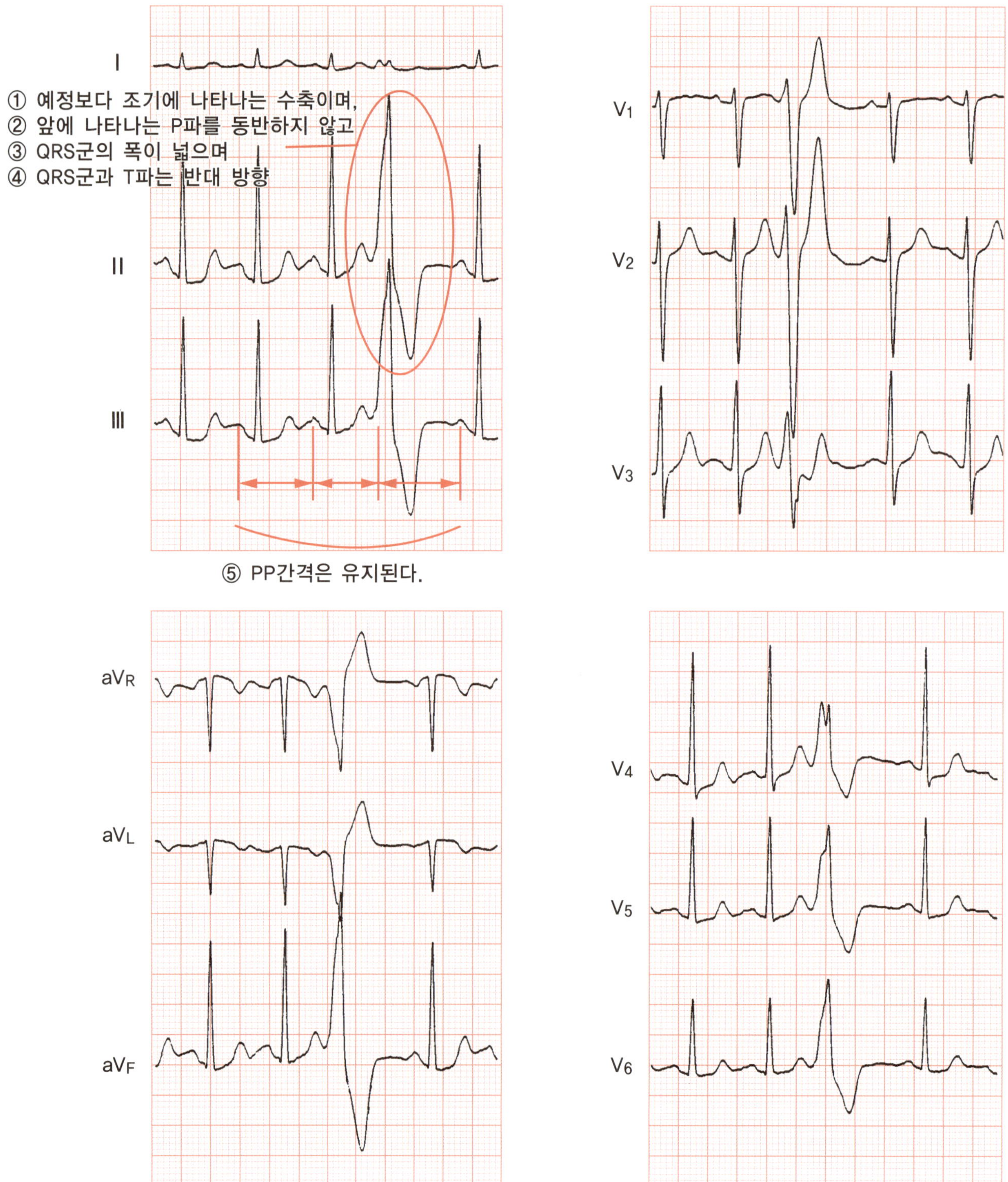

(10mm=1mV)

주기외수축

주기외수축은 **본래의 수축보다도 조기에 나타나는 수축**(premature contraction)이다. premature라는 점이 중요하며, 예정보다 늦게 들어오는 것은 주기외수축은 아니다.

주기외수축은 굴심방결절 이외의 장소에서 딴곳 흥분이 발생하여 이것이 본래의 수축에 앞서서 심장을 흥분시키는 것에 의해 발생한다. 딴곳 흥분의 발생 부위에 의해 심실위주기외수축(심방과 방실이음부 유래), 심실주기외수축(심실 유래)으로 나누어진다.

심실주기외수축 심전도의 특징

심실주기외수축은 심실의 국한된 장소에서 예정된 굴리듬의 심실 흥분보다 조기에 출현한다. 심실주기외수축은 전도속도가 늦은 고유 심장근육을 전도하여 심실 전체를 흥분시키기 때문에 심실내의 전도에 시간이 걸리며, QRS군의 시작은 느려져 **QRS군의 폭은 3mm를 넘는다.** 위의 것으로부터 심실주기외수축은 **예측되는 QRS군보다도 조기에 출현하며, 앞에 나타나는 P파가 없고 폭이 넓은 큰 QRS군과 QRS군과 반대 방향의 큰 T파**가 특징이다(그림 1). T파가 QRS군의 반대 방향이 되는 것은 정상의 심장흥분전도계통을 통하지 않으므로 재분극이 탈분극과 같은 방향으로 진행하기 때문이다.

심실주기외수축은 대부분의 경우 굴심방결절에 영향을 미치지 않으므로 **PP간격은 유지된다.**

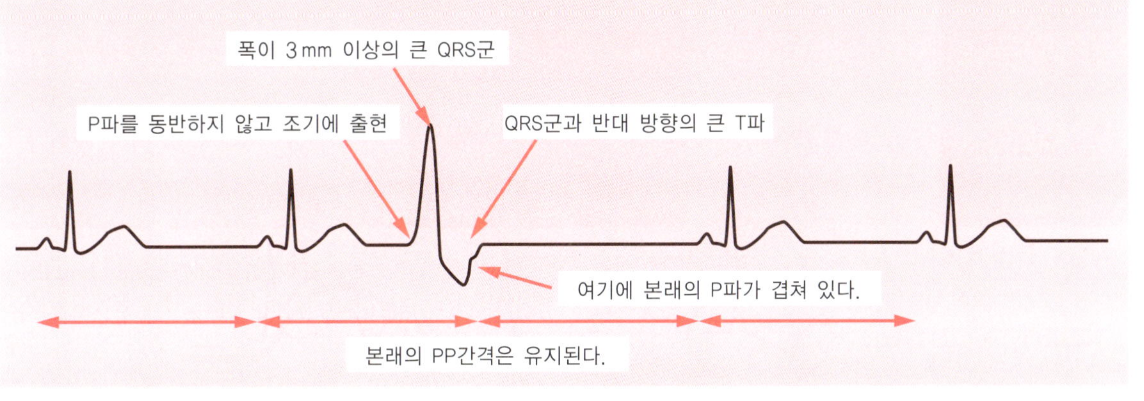

그림 1. 심실주기외수축의 심전도

핵심 포인트

심실주기외수축은
① 예상되는 QRS군보다도 조기에 출현
② 앞에 나타나는 P파가 없다.
③ QRS군의 폭이 3㎜ 이상
④ QRS군과 반대 방향의 T파
⑤ 대부분의 경우 본래의 PP간격은 유지되는 것이 특징이다.

2 간입성심실주기외수축과 대상성휴지기를 동반하는 심실주기외수축

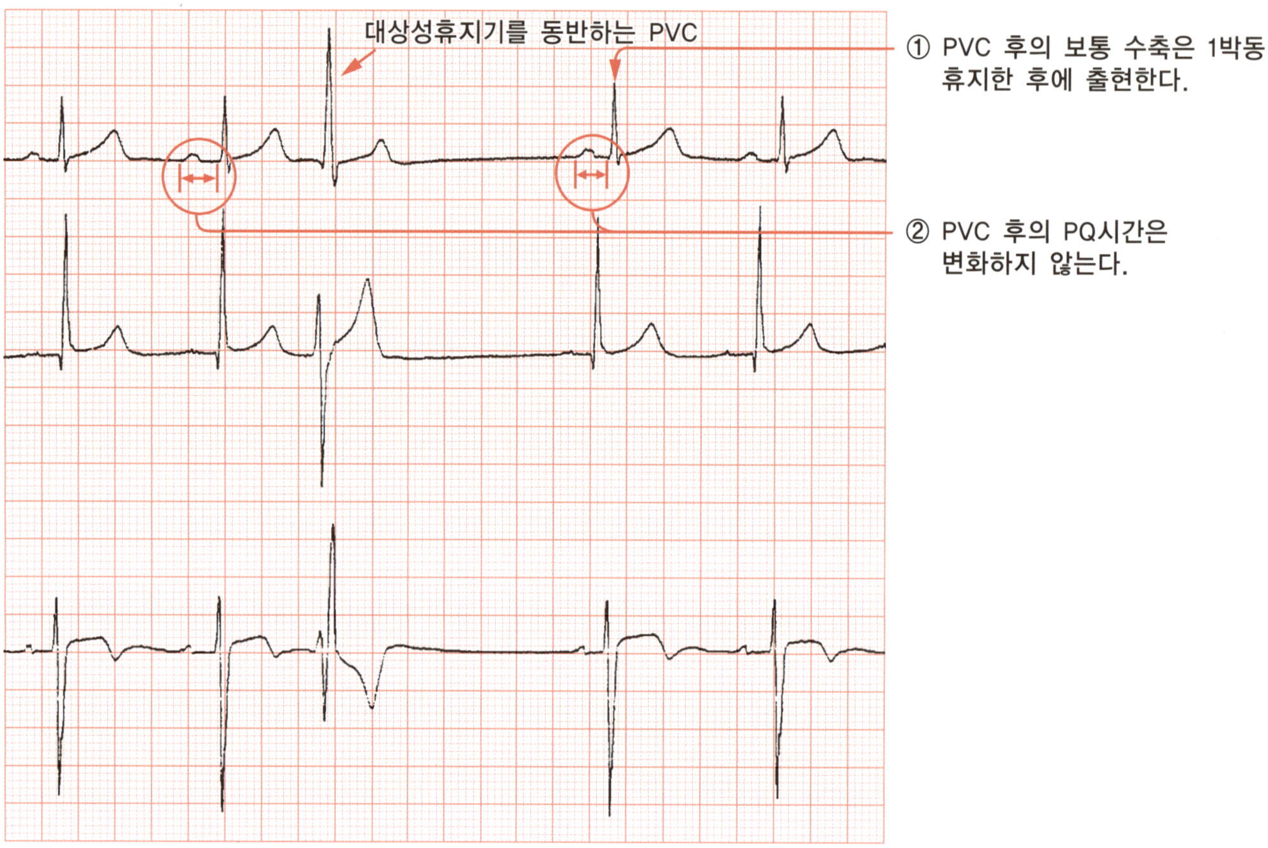

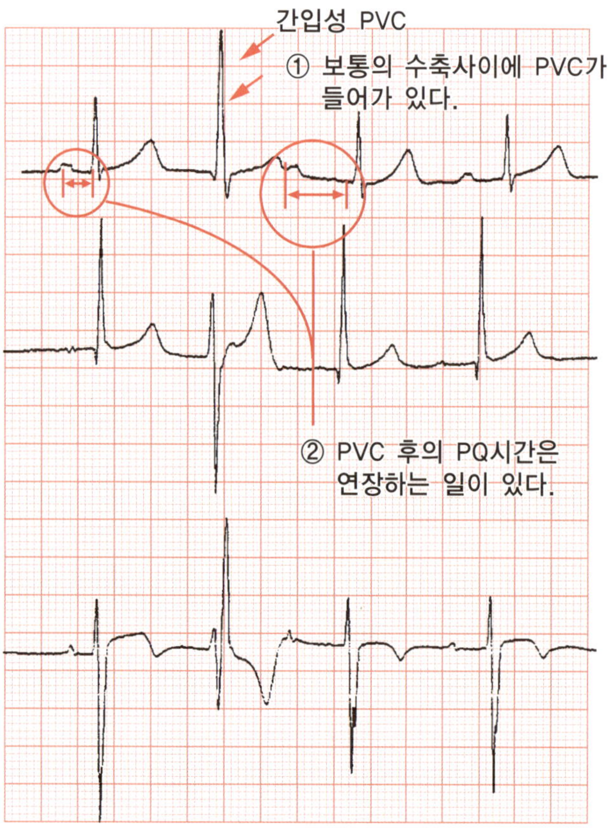

심실주기외수축의 출현 양식

심실주기외수축의 출현 양식에는 간입성심실주기외수축과 대상성휴지기를 동반하는 심실주기외수축의 2종류가 있으며, 뒤의 것은 더욱더 완전 대상성휴지기 및 불완전 대상성휴지기로 나누어진다.

간입성심실주기외수축은 보통의 수축사이에 완전하게 심실주기외수축이 들어간 유형으로 출현하는 것이며, **대상성휴지기를 동반하는 심실주기외수축**은 심실주기외수축 후 **보통의 수축이 일정한 휴지기를 두고 출현하는 것**이다. 이러한 발생 기전은 다음과 같다.

심실주기외수축은 심실 내에서 발생한 조기 흥분이 심실 내에 전해지는 것과 동시에 방실이음부 속을 역방향 전도한다. 이 역방향 전도는 방실이음부 내에서 감약, 소멸하며, 심방에는 전도하지 않는 경우가 많다. 그러나 방실이음부에 이른 것에 의해 방실이음부 내에 불응기가 남는다.

1 간입성심실주기외수축

불응기가 소실하면 다음의 굴심방결절에서 오는 리듬은 방실이음부를 통과할 수 있고, 보통의 수축이 전도되기 때문에 **간입성심실주기외수축**이 된다. 이때 일련의 P파의 출현 페이스를 어지럽히는 일없이 일정하다. 더욱 심실주기외수축 후 다음의 P파가 방실결절을 통과할 때에 불완전하게 불응기가 남아 있는 경우, 방실결절 내에서의 전도가 늦어져 PQ시간은 심실주기외수축 전의 수축보다도 길어지는 일이 있다. 간입성심실주기외수축에서 심실주기외수축 후의 PQ시간이 연장하는 기전은 심실주기외수축의 방실결절 내에서 **잠행전도**에 의한다.

2 완전 대상성휴지기를 동반하는 심실주기외수축

불응기가 강하면 굴심방결절에서의 리듬은 방실이음부를 통과하지 않고 소실하며, 다음의 굴리듬을 기다리지 않으면 안된다. 이것이 **완전 대상성휴지기를 동반하는 심실주기외수축**이다. 이 경우 심실주기외수축의 QRS군 직후 심실에 전해지는 것에서 생긴 P파를 인식할 수 있는 것이 많다. 또 방실이음부의 불응기는 다음의 굴리듬까지에는 소실하므로 심실주기외수축 후의 PQ시간은 변화하지 않는다. 더욱더 심실주기외수축을 사이에 둔 PP간격은 정상 PP간격의 2배가 된다.

3 불완전 대상성휴지기를 동반하는 심실주기외수축

1 2 와 달리 심실주기외수축이 방실결절을 역방향 전도하여 심방까지 이르는 일이 있으며, 이때는 굴심방결절이 재설정되기 때문에 새로운 굴주기에 의해 다음의 P파가 생긴다. 즉 PP주기는 어지러워져 심실주기외수축을 사이에 둔 PP간격은 정상 PP간격보다 길며, 그 2배보다 짧아진다. 이것이 **불완전 대상성휴지기**이다. 심실주기외수축 직후 그것이 심방에 역방향으로 통과하기 때문에 생기는 P' 파를 인식할 수 있다. 이것은 정상 P파와 형태가 다른 역방향 P파이다.

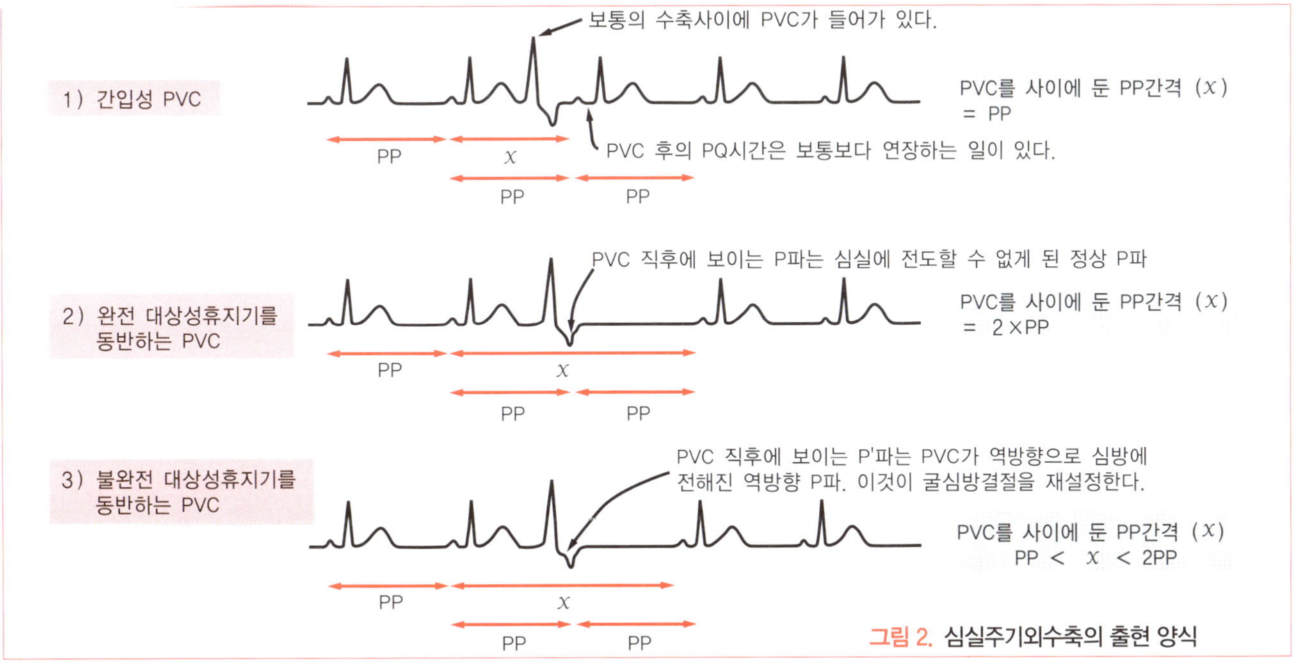

그림 2. 심실주기외수축의 출현 양식

핵심 포인트

간입성심실주기외수축은
① 보통의 수축사이에 심실주기외수축이 완전하게 들어가 있다.
② 심실주기외수축 후의 PQ시간은 연장하는 일이 있다.
완전 대상성휴지기를 동반하는 심실주기외수축은
① 심실주기외수축 후 보통의 수축은 1박동 휴지한 후에 출현하며
② 심실주기외수축 후의 PQ시간은 변화하지 않는다.

3 심실주기외수축의 분류

심실주기외수축은 출현 양식에 의해 여러 가지로 분류된다. 앞에서 설명한 간입성심실주기외수축과 대상성휴지기를 동반하는 심실주기외수축도 그 하나이다. 그 외에도 다음과 같은 분류가 있다.

1. 산발성과 다발성
2. 단형성(단원성)과 다형성(다원성)
3. 2단맥, 3단맥
4. 2연발, 3연발, short run
5. R on T형

Lown에 의한 심실주기외수축의 분류(표 1)는 원래 급성 심근경색증 시 심실주기외수축의 중증도 기준으로 생각된 것이나 분류법이 간편하므로 그 외의 심실주기외수축에도 넓게 이용되고 있다. 단 이 분류에서는 grade가 위에 있기 때문에 중증도가 위에 있는 혹은 예후가 나쁘다고는 반드시 말하지 않는다.

표 1. Lown에 의한 심실주기외수축의 분류

grade	
grade 0	심실주기외수축 없음
1	산발성(<1/분 또는 30/시간)
2	다발성(>1/분 또는 30/시간)
3	다형성
4a	2연발
4b	3연발 이상
5	짧은 연결기(R on T형)

산발성과 다발성

Lown의 분류에서 산발성은 1분간 1회 미만 또는 1시간에 30회 미만, 다발성은 1분간 1회 이상 또는 1시간에 30회 이상으로 정의되고 있다.

단형성(단원성)과 다형성(다원성)

1 심실주기외수축의 형태가 모두 동일한 경우

딴곳 심실 흥분의 발생장소가 동일하다고 생각되며, 이것을 단형성 혹은 단원성이라고 한다. 대부분의 건강인에서 보이는 심실주기외수축은 이것에 해당한다.

2 심실주기외수축의 형태가 서로 다른 것이 나타나는 경우

다른 장소에서 딴곳 심실 흥분이 있다고 생각되며, 다원성 혹은 다형성이라고 한다.

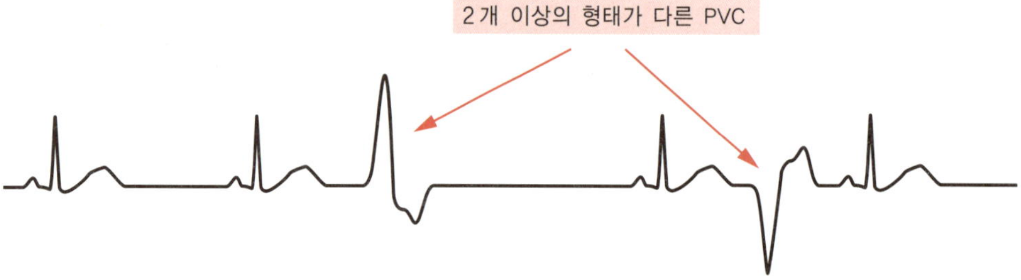

그림 3. 다원성 PVC

2단맥, 3단맥

보통의 수축과 주기외수축이 교대로 출현하면 2단맥(bigeminy)이 된다. 2단맥은 QRS간격이 길고 짧음을 교대로 반복하는 상태를 가리킨다. 또 2회 정상수축이 출현하고, 1회 주기외수축의 출현을 반복하는 것을 3단맥(trigeminy)이라고 한다.

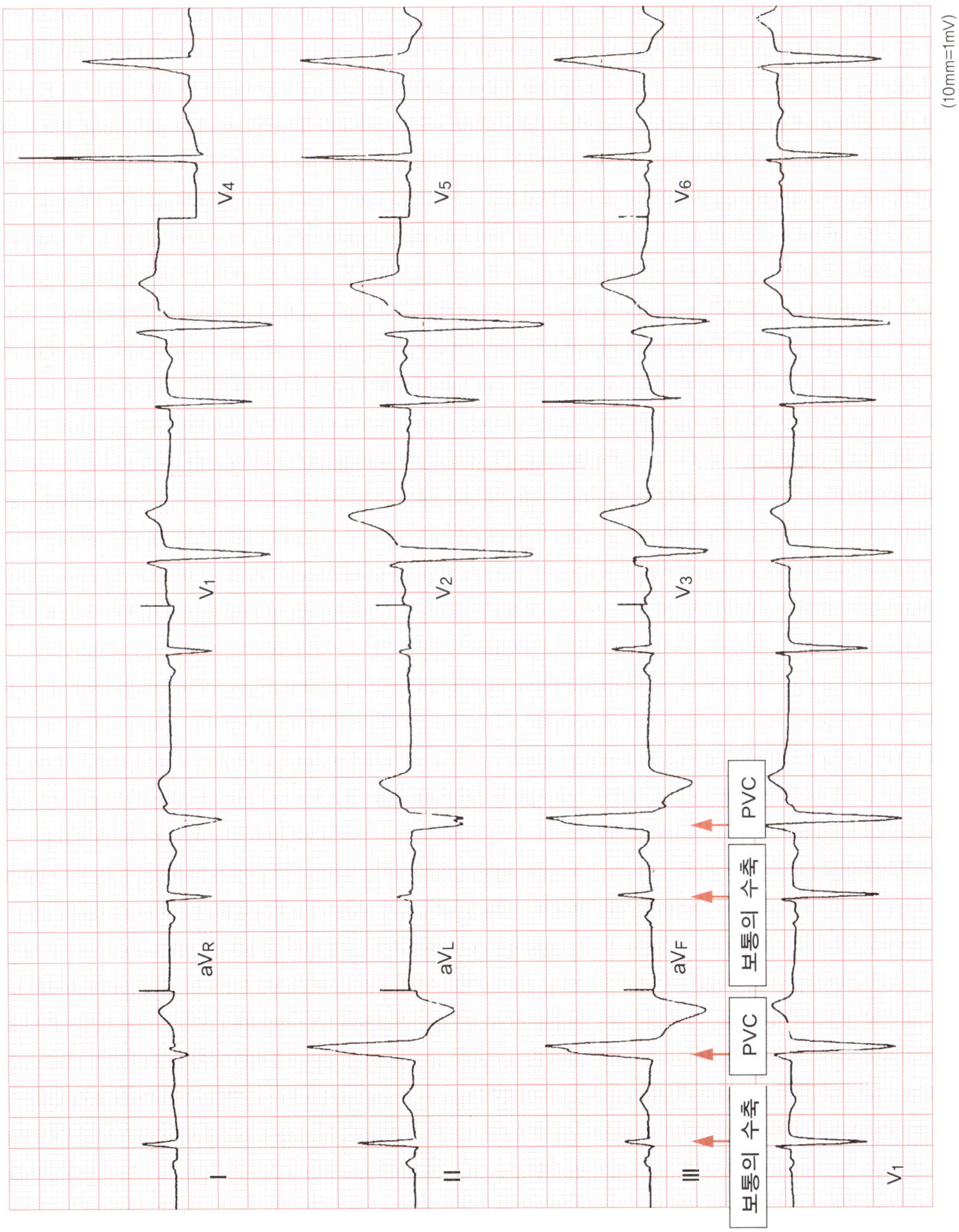

[2단맥] 가장아래단에 V_1의 연속기록을 나타냈다.

예정보다 빠른 P파나 QRS군이 들어온다.

2단맥

보통 수축 1박동에 PVC 1박동(↓)이 뒤에 계속하는 리듬을 반복한다.

3단맥

보통 수축 2박동에 PVC(↓)가 뒤에 계속하는 리듬을 반복한다.

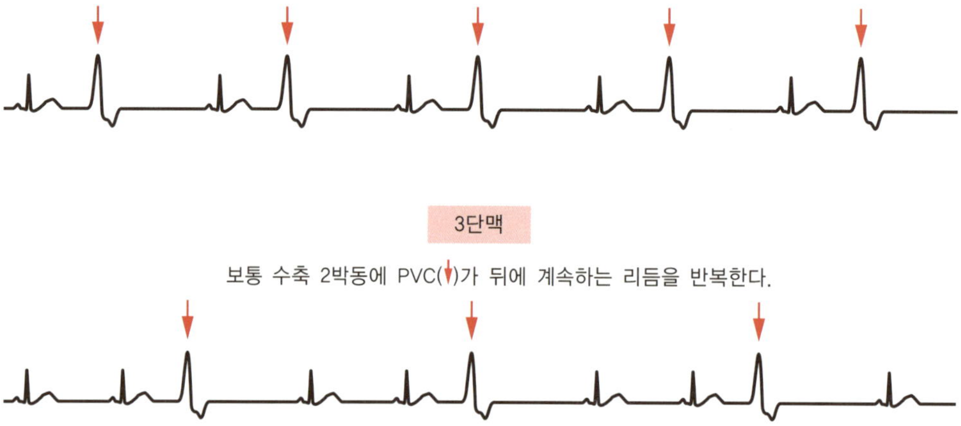

그림 4. 2단맥, 3단맥의 심실주기외수축

핵심 포인트

〔2단맥의 법칙〕

심실주기외수축은 일단 제때 나오면 1개 걸러 반복 출현하기 쉬어진다. 즉 2단맥이 되는 것을 2단맥의 법칙이라고 한다. 심실주기외수축은 긴 RR간격 뒤에 나오기 쉬운 경향이 있기 때문에 심실주기외수축의 긴 대상성휴지기 뒤의 정상 QRS군 뒤에 심실주기외수축이 출현하기 쉽다.

2연발, 3연발, short run

심실주기외수축이 2회 연속하여 출현하는 것을 2연발(couplet), 3회 연속하여 출현하는 것을 3연발(triplet)이라고 하며, 3연발 이상 연발하는 것을 short run이라고 한다.

어떤 것만 연발하면 심실빠른맥이라고 정의하는 것은 애매하나 3연발 이상 혹은 4연발 이상을 말하는 것이 많다.

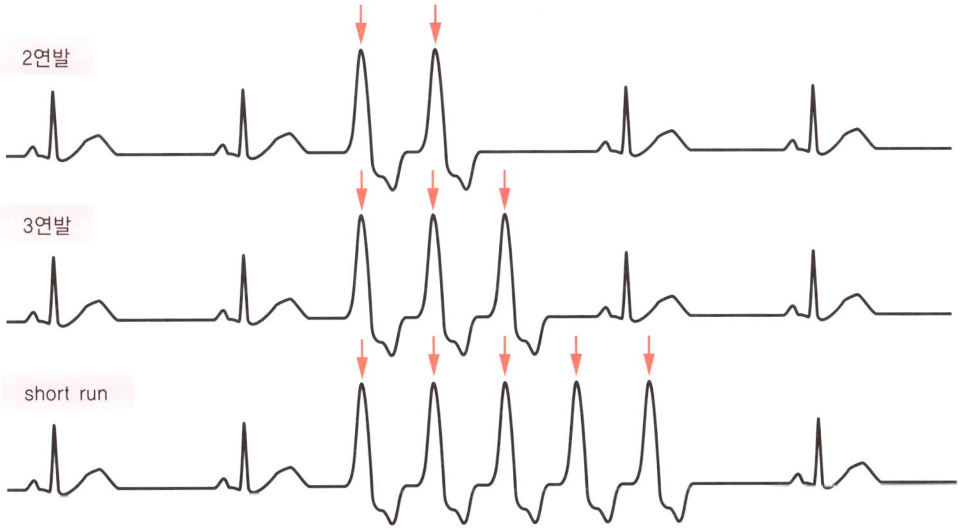

그림 5. 2연발, 3연발, short run의 심실주기외수축

R on T형

앞에 나타나는 T파의 정점 부근에 출현하는 심실주기외수축을 R on T형이라고 한다.

이 형의 심실주기외수축은 심실빠른맥, 심실잔떨림을 만들기 쉬우므로 위험하다.

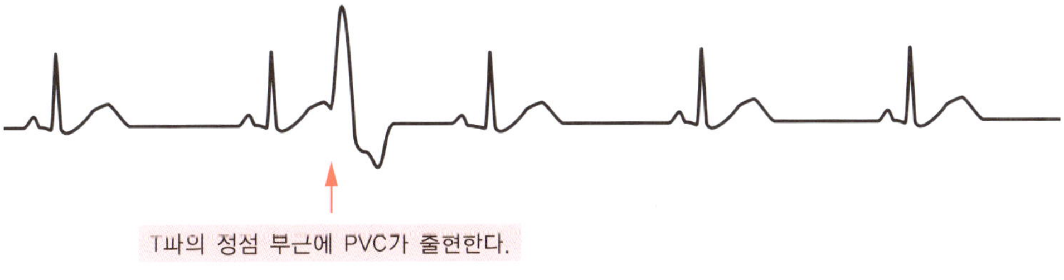

그림 6. R on T형의 심실주기외수축

4 부수축 〈parasystole〉

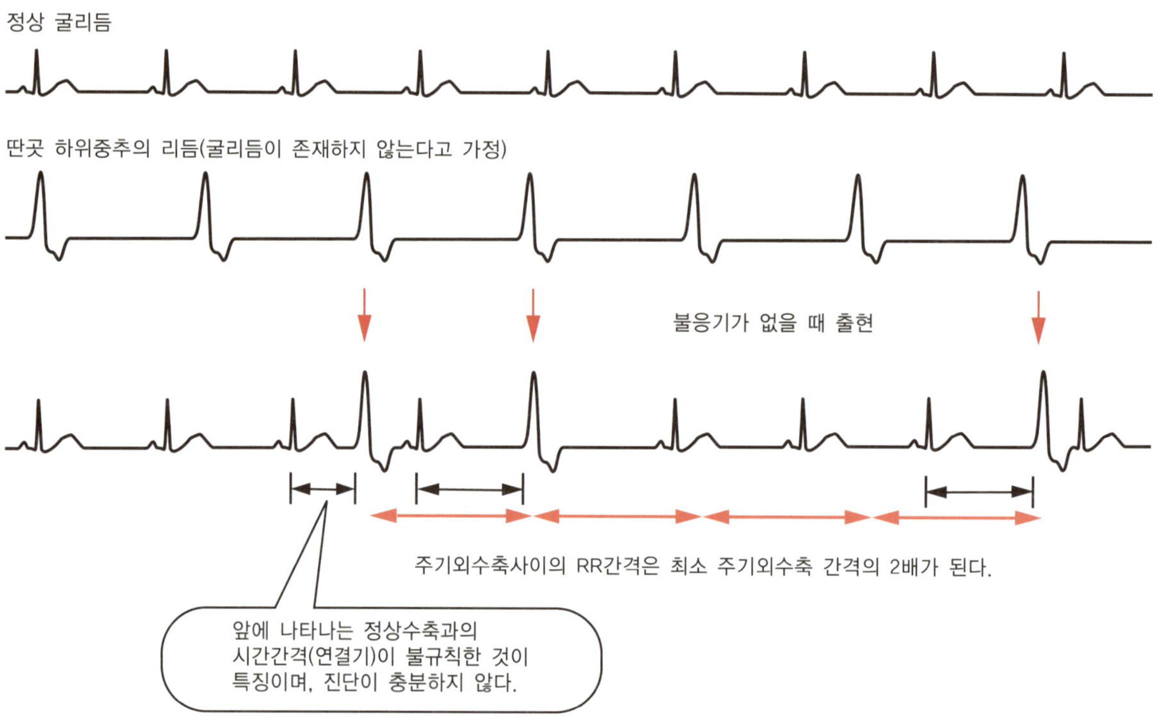

그림 7. 부수축

부수축의 발생 기전

부수축은 주기외수축이 굴리듬과 일치하지 않는 고유리듬에서 출현하는 것이다.

즉 심실의 수축이 보통의 굴리듬과 딴곳 하위중추(심방, 방실이음부 혹은 심실) 2개 이상의 리듬에 의해 지배되는 상태이다. **딴곳 하위중추의 대부분은 심실성**이다.

2개 이상의 페이스메이커가 동시에 존재하고 있고, 각각이 고유 리듬으로 흥분하고 있으나 보통 굴리듬의 여유, 불응기가 소실한 때에만 딴곳 하위중추에서의 흥분이 전달되며, 각각 심장근육을 흥분시키고 있는 상태이다.

각각의 페이스메이커가 존재하여 계속되기 때문에 **진입차단**이라는 기전이 작용하고 있나.

일반적으로 딴곳 하위중추가 존재해도 보통은 굴리듬에 의한 흥분이 그곳을 통과할 때에 방전되어 딴곳 하위중추에 의한 심장근육의 수축은 생기지 않는다. 장소가 진입차단이 있고, 굴리듬에서의 흥분이 딴곳 하위중추에 들어갈 수 없는 경우 기본리듬에 대해서 경합적으로 다른 리듬을 오래 계속한다. 이 리듬이 심장근육의 불응기 없이 순간에 전달되면 심장근육의 흥분을 만들어 딴곳 하위중추에서 수축도 규칙적으로 전달된다. 2단맥, 3단맥 등과는 다르며, 앞에 나타나는 보통의 흥분과 부수축의 **연결기는 불규칙**한 것이 최대의 특징이다.

부수축의 RR간격은 일정하든지 혹은 가장 짧은 주기외수축 간격의 2배이다. 심전도를 길게 연속하여 기록하는 것은 부수축 진단에서 필요하다.

기본리듬과 부수축의 흥분이 충돌한 경우에는 둘의 중간적인 파형이 된다**(융합박동, fusion beat)**. 부수축은 심실성이 대부분이며, 심방잔떨림 때 등에서 방실이음부인 것이 관찰되는 일이 있다. 부수축 자체는 드므나 심방 부수축은 매우 드물다.

임상적 의의

부수축은 빈도가 적은 리듬 이상이다. 정상인에서도 나타나는 일이 있으나 몇은 심징질환에 합병하여 나타나는 일이 많다. 심실 부수축은 R on T현상을 만드는 일이 있으나 그 기전은 주기외수축과는 다르고, 심실빠른맥을 유발할 위험은 적다고 생각되나 예외도 있다.

핵심 포인트

부수축은
① 앞에 나타나는 기본수축과 주기외수축의 연결기가 불규칙하며
② 부수축사이의 간격은 가장 짧은 주기외수축 간격의 2배이다.

5 심실위주기외수축
〈상실기외수축, supraventricular premature contraction, SVPC〉

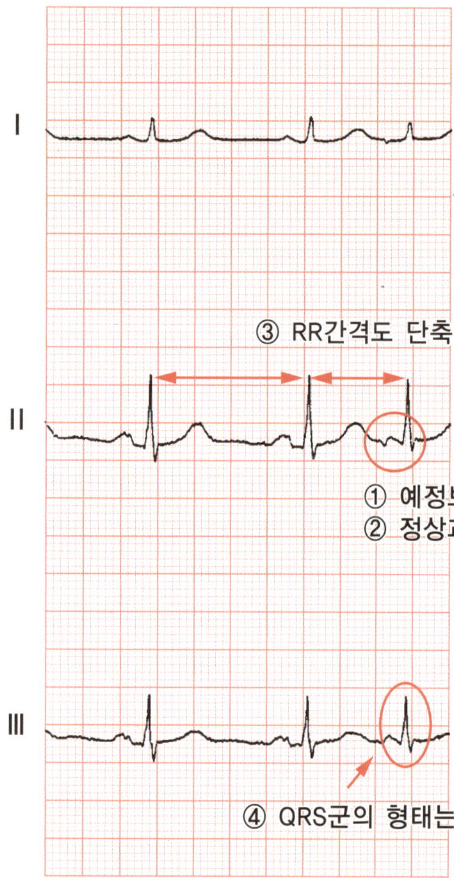

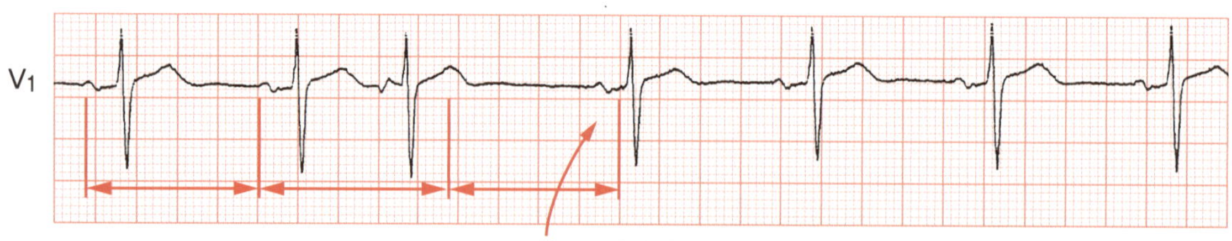

(10mm=1mV)

심실위주기외수축 심전도의 특징

심실위주기외수축은 **예측되는 주기보다 조기**에 심방이나 방실이음부에서 **딴곳 흥분으로 인한 P'파가 출현하며 그것에 계속하여 QRS군이 출현한다. 딴곳 P'파의 형태는 굴리듬과 다르다. P'파가 조기에 출현하고 그것에 계속하여 QRS군이 출현하기 때문에 RR간격은 지금까지의 RR간격보다 단축한다. QRS군의 형태는 보통의 QRS군과 거의 같다.** 굴심방결절은 조기 P'파의 출현에 의해 한번 재설정되기 때문에 심실위주기외수축은 불완전 대상성휴지기를 동반하는(참조 chapter15-2), 즉 **심실위주기외수축을 사이에 둔 P파의 간격은 정상 PP주기의 2배 이내이다.**

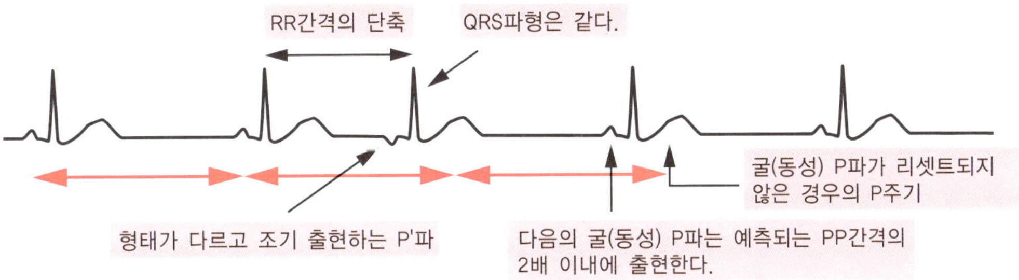

그림 8. 심실위주기외수축

핵심 포인트

심실위주기외수축은

① 예측되는 주기보다 조기에 P'–QRS–T의 출현

② P'파의 형태는 굴리듬과 다르다.

③ RR간격이 단축한다.

④ QRS군의 형태는 보통의 것과 거의 같은 형태

⑤ 굴심방결절이 재설정되는 것이 특징이다.

6 심실위주기외수축의 분류

심실위주기외수축은 그 출현형식에 의해 다음과 같이 분류된다.

1. 2단맥, 3단맥
2. 2연발, 3연발, short run
3. 비전도성(차단된) 심실위주기외수축 (blocked SVPC)
4. 심실내이상전도를 동반하는 심실위주기외수축

2단맥, 3단맥

심실주기외수축과 마찬가지로 보통의 수축과 주기외수축이 교대로 출현하는 것을 2단맥(bigeminy), 2회의 보통수축과 1회의 주기외수축이 교대로 출현하는 것을 3단맥(trigeminy)이라고 한다.

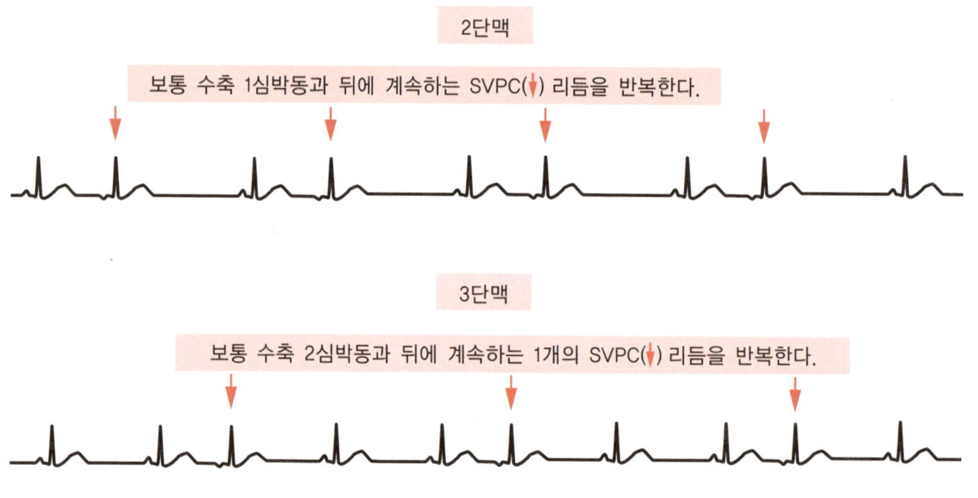

그림 9. 2단맥, 3단맥의 심실위주기외수축

2연발, 3연발, short run

이것도 심실주기외수축과 마찬가지로 심실위주기외수축이 2회 연속하여 출현하는 것을 2연발(couplet), 3회 연속하여 출현하는 것을 3연발(triplet)이라고 한다.

어떤 것만 연발하면 심실위빠른맥이라고 정의하는 것은 애매하나 3연발 이상 혹은 4연발 이상을 말하는 것이 많다. 3연발 이상을 short run이라고 한다.

심실위주기외수축이 연발한 경우 2발 째 이후에도 앞에 P'파가 나타나는 일이 많다.

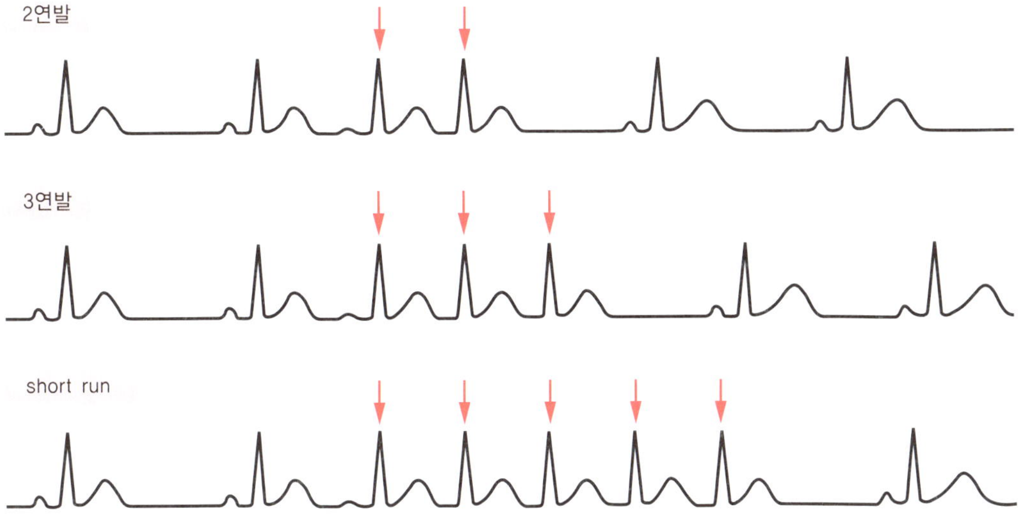

그림 10. 2연발, 3연발, short run의 심실위주기외수축

비전도성(차단된) 심실위주기외수축(blocked SVPC)

(참조 ➡ chapter16-5, p274)

매우 조기에 심실위주기외수축의 P'파가 출현하기 직전에 정상 QRS군의 강한 불응기가 남아 있으면, 심실위주기외수축은 방실이음부 혹은 히스다발을 통과할 수 없어 심실에서의 흥분은 출현하지 않는다. 이것이 차단된 심실위주기외수축이다. 언뜻 보면 P파의 출현 후 QRS군이 출현하지 않기 때문에 2도 방실차단과의 감별도 필요하나 2도 방실차단은 PP간격이 일정하므로 감별은 쉽다.

또 이 조기 흥분의 P'파는 T파와 겹치는 일이 많아 1개의 유도만으로는 발견할 수 없는 것도 있다. RR간격이 갑자기 연장하여 PP간격이 보통 PP간격의 2배 이내인 때는 차단된 심실위주기외수축이 많고, 12유도의 모든 T파를 상세하게 관찰하면 보통의 T파와 매우 간신히 형태가 다른 것에 의해 그곳에 P'파가 겹쳐 있는 것을 알 수 있다.

심실내이상전도(aberrant intraventricular conduction)를 동반하는 심실위주기외수축

앞에 나타나는 P'파가 있고 심실위주기외수축에도 불구하고 QRS군의 폭이 넓어지는 일이 있다. 이것은 심실내이상전도를 동반하는 심실위주기외수축이다.

본 예는 심실위주기외수축이 2단맥에서 출현하며, 1개 걸러 이상전도를 동반하는 심실위주기외수축, 비전도성 심실위주기외수축으로 되어 있다.

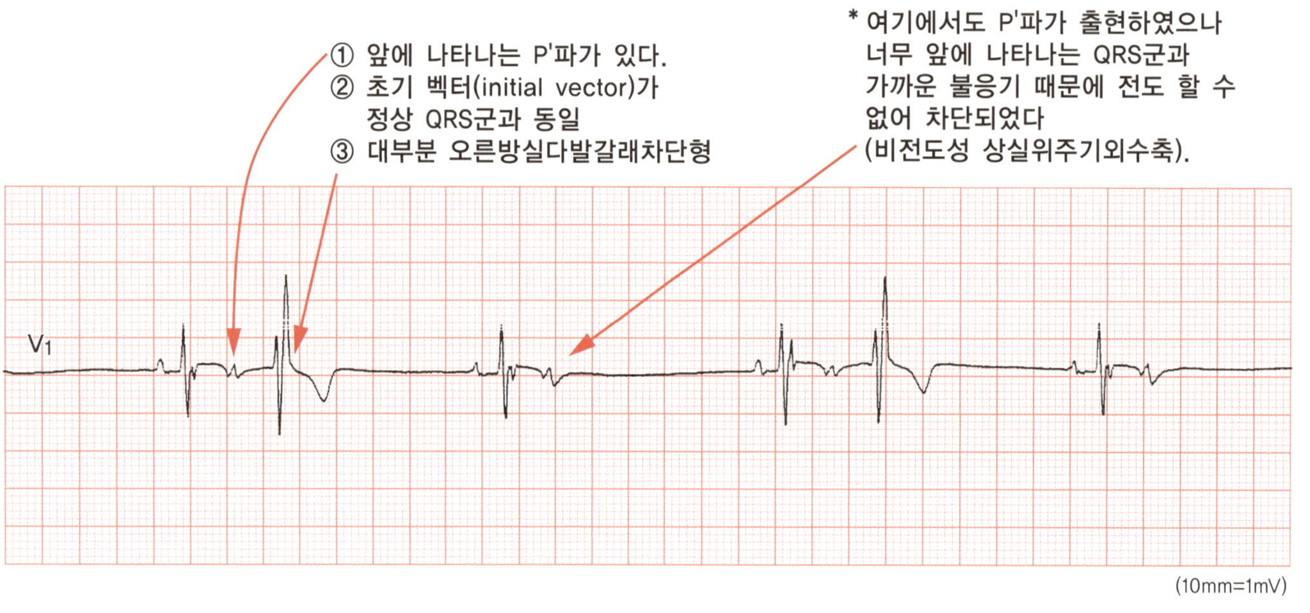

심실내이상전도의 기전

심실 내에 불응기가 남아 있는 상태에서 심실 위에 조기 흥분이 전도하면 **심실내의 전도는 질질 끌어 폭이 넓은 QRS군을 동반하는 심실위주기외수축을 만드는 일**이 있다. 이것이 심실내이상전도를 동반하는 심실위주기외수축이며, QRS군의 폭이 넓은 주기외수축 때문에 심실주기외수축과의 감별이 필요하다.

앞에 나타나는 P파가 있으며, 심실 내에서의 전도는 보통의 경로를 얻기 위해서 **QRS군의 initial vector(처음의 시작 방향)는 보통의 QRS군과 같다.**

심실 흥분에서의 회복 과정은 보통 왼방실다발갈래 측이 오른방실다발갈래 측보다 빠르며, 오른방실다발갈래에 불응기가 남아 있는 일이 많기 때문에 심실내이상전도를 동반하는 심실위주기외수축의 QRS파형은 **오른방실다발갈래차단형**으로 되는 일이 많다. 왼방실다발갈래, 오른방실다발갈래 모두 불응기가 남아 있는 경우는 전도하지 않으므로 앞에서 설명한 비전도성(차단된) 심실위주기외수축으로 된다.

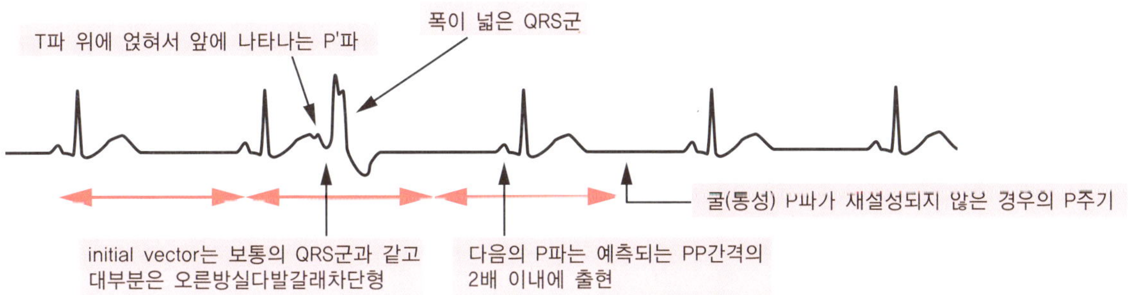

그림 11. 심실위주기외수축의 이상전도

핵심 포인트

심실위주기외수축의 심실내이상전도는

① 앞에 나타나는 P'파가 있다.

② initial vector는 보통의 QRS군과 같다.

③ 대부분은 오른방실다발갈래차단형의 QRS파형의 특징을 가진다.

Chapter 15 정리해 봅시다

예정보다 조기에 P파나 QRS군이 들어온 심전도를 읽는 방법

본 장에서는 예상되는 다음의 주기보다도 조기에 P파나 QRS군이 출현하는 심전도를 읽는 방법을 다루었다.

《RR간격이 단축하는 경우》

앞에 나타나는 P파 혹은 정상과 형태가 다른 P'파가 있는지를 본다(T파속에 숨어있는 P'파에도 주의한다).

《앞에 나타나는 P파 또는 P'파가 있는 경우》

1 형태가 정상수축과 다르고 예정보다 조기에 나오는 P'파가 있으며, QRS군의 형태가 정상수축과 같으면 **심실위주기외수축**

2 T파 위에 P'파가 있으며, QRS군의 폭이 2.5mm 이상이나 initial vector가 정상수축과 같 으면 **심실위주기외수축의 이상전도**

3 앞에 나타나는 P파가 있으나 형태는 정상 P파와 동일하고 PP간격은 유지되며 PQ간격 이 짧고, QRS군이 2.5mm 이상으로 QRS군과 반대 방향의 깊은 T파가 있으면 **심실주기외수축**(정상 P파가 나온 직후에 출현한 PVC이다) 또는 간헐성 WPW증후군

《앞에 나타나는 P파도 P'파도 없는 경우》

4 QRS군이 조기에 출현하고 있고 폭이 2.5mm 이상, 더욱더 큰 QRS군과 QRS군과 반대 방향의 깊은 T파가 있으면 **심실주기외수축**

그 외에

5 정상수축사이에 심실주기외수축이 들어가 있으면 **간입성심실주기외수축**

6 심실주기외수축 후 정상수축이 1박동 쉬는 것이 **대상성휴지기를 동반한 심실주기외수축**

7 주기외수축과 정상수축이 교대로 출현하는 것이 **2단맥**, 주기외수축과 정상수축 2회가 교대로 출현하는 것이 **3단맥**

8 주기외수축이 2회 연속으로 출현하는 것이 **2연발**, 3회 연속으로 출현하는 것이 **3연발**

9 정상수축과 주기외수축의 연결기가 불규칙하며, 주기외수축의 간격이 가장 짧은 기외수 축간격의 2배인 것이 **부수축**

10 예정보다 조기에 P'파가 출현해도 QRS군이 없는 것은 **차단된 심실위주기외수축**(참조 ➡ **chapter16-5**, p274)

Let's try

Question 1

15세, 여성. 학교 건강진단에서 부정맥이 지적되어 진료를 받았다. 이 부정맥의 진단은 무엇인가?

(유도를 바꿀 때도 연속 기록되고 있다.)

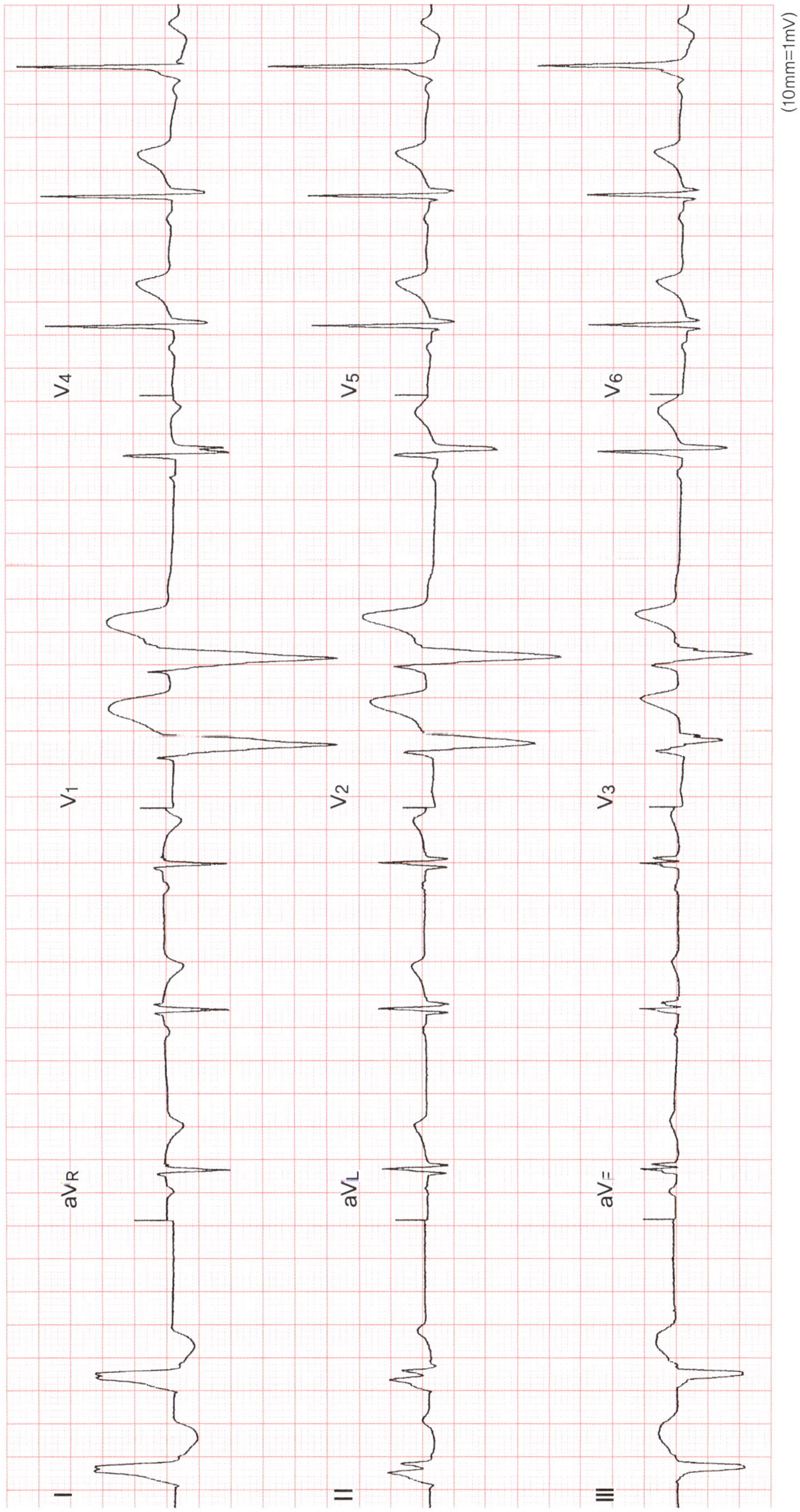

Let's try

Answer 1 ① 심실주기외수축 2연발
② 심실주기외수축과 보통 수축의 융합박동

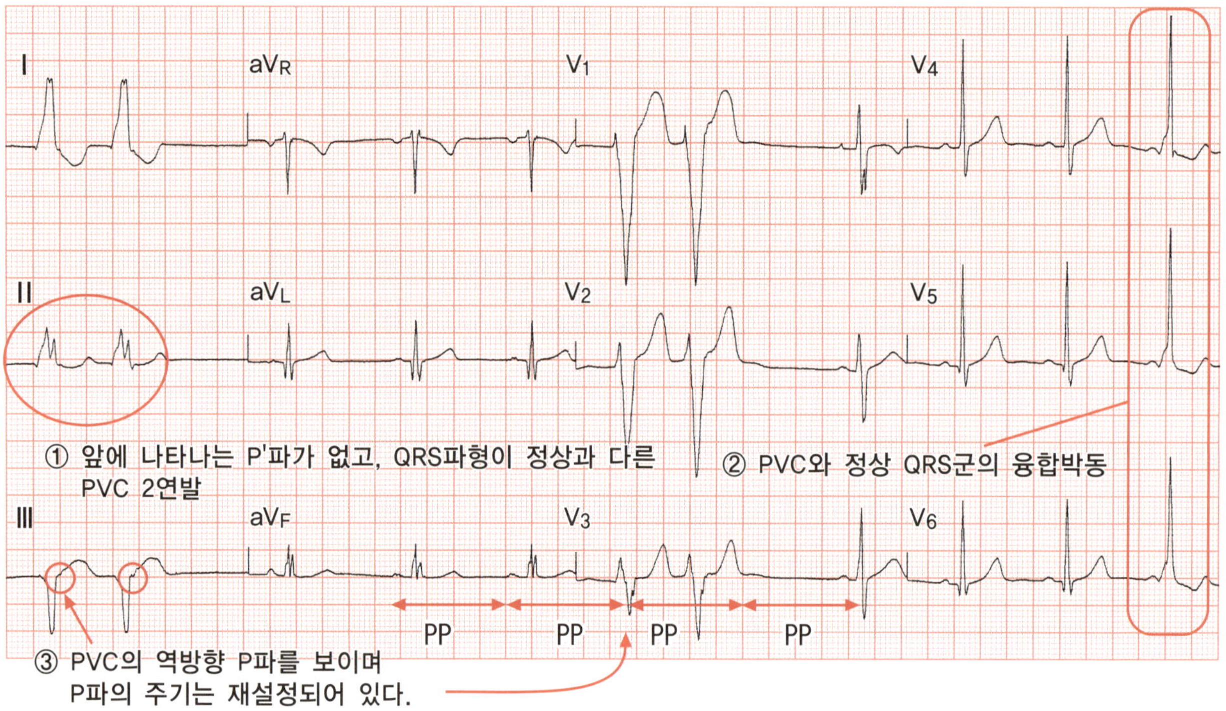

① 다발성 조기수축을 보이나 P'파가 앞에 나타나지 않고 QRS군의 형태가 정상과 다른 심실주기외수축이다. 또 이 심실주기외수축은 2연발로 출현하고 있다.

② 심실 수축 때 2개의 자극이 다른 방향에서 거의 동시에 생기면(예를 들면 굴리듬과 심실 주기외수축), 각각의 자극이 심실을 다른 방향에서 수축시켜 QRS군의 형태는 둘(굴리듬 과 심실주기외수축)이 융합한 파형으로 된다. 이것을 융합박동(fusion beat)이라고 한다. 본 심전도 마지막의 QRS군은 심실주기외수축의 출현 시기가 방실결절에서 굴리듬의 전 도와 거의 동시에 있기 때문에 굴심방결절의 흥분과 심실주기외수축이 겹친 융합박동의 형태를 얻고 있다.

③ 심실주기외수축에서 방실이음부로의 역방향 전도는 보통 방실이음부에서 감쇠되어 소실 하나 때로는 역방향 전도가 생기는 것도 있다. 본 예에서는 심실주기외수축의 방실 역방향 전도가 생기고 있고, 심실주기외수축의 QRS파형 직후에 역방향 P파가 보인다. 이때 이 역행성 전도가 굴심방결절을 재설정하기 때문에 PP간격은 유지되지 않는다.

Let's try

Question 2

84세, 여성. 앞벽과 아래벽에 오래된심근경색증의 기왕이 있었고, 울혈성심장기능상실이 생겨 치료를 위해 입원하였다. 이 부정맥은 무엇인가?

(유도를 바꿀 때도 연속 기록되고 있다.)

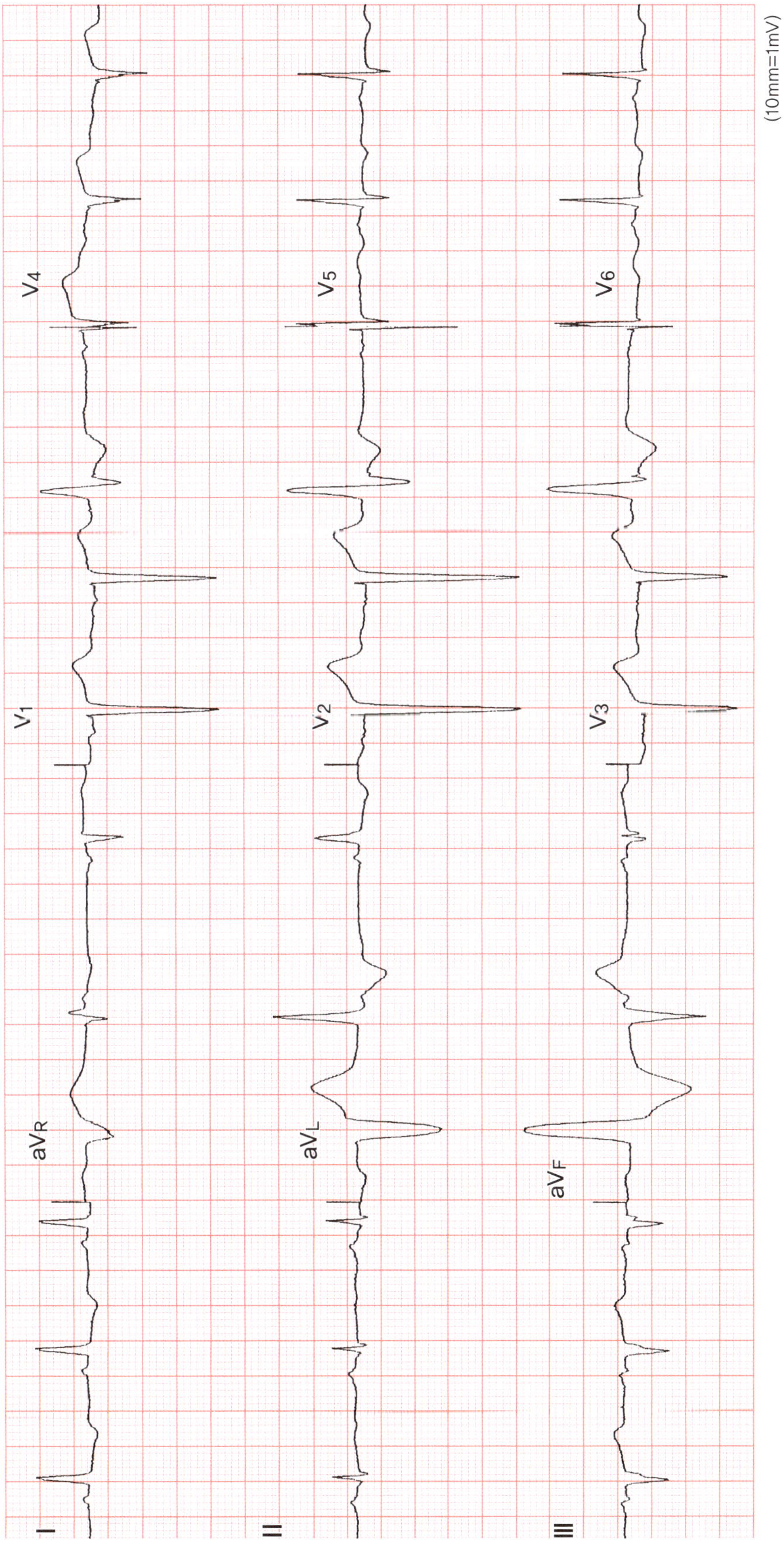

Let's try

Answer 2 심실주기외수축 2연발, 다원성 심실주기외수축

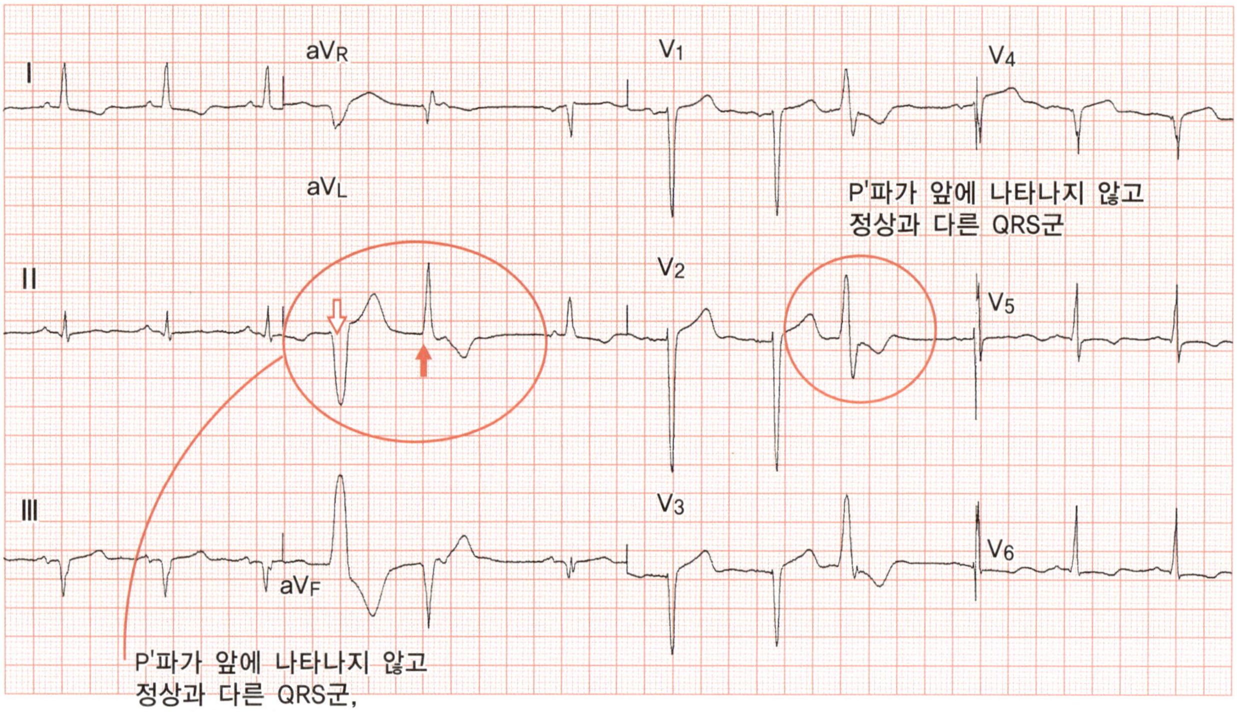

조기수축을 보이나 P'파가 앞에 나타나지 않고 QRS군의 형태는 정상과 다르므로 심실주기외수축의 다발로 진단된다. 심실주기외수축은 2연발이 보인다. 2연발의 1박동 째(⇩)와 2박동 째(⬇)의 형태는 다르다. 이것은 심실주기외수축의 기원이 다른 것을 나타내며, 본 예에서는 2개의 focus가 있는 다원성 심실주기외수축이다.

Let's try

Question 3

63세, 남성. 자각증상은 없으나 건강진단에서 완전왼방실다발갈래차단이 지적되었다. 진료를 받을 때 심전도에서 부정맥이 다발하고 있었다. 이 부정맥의 진단은 무엇인가?

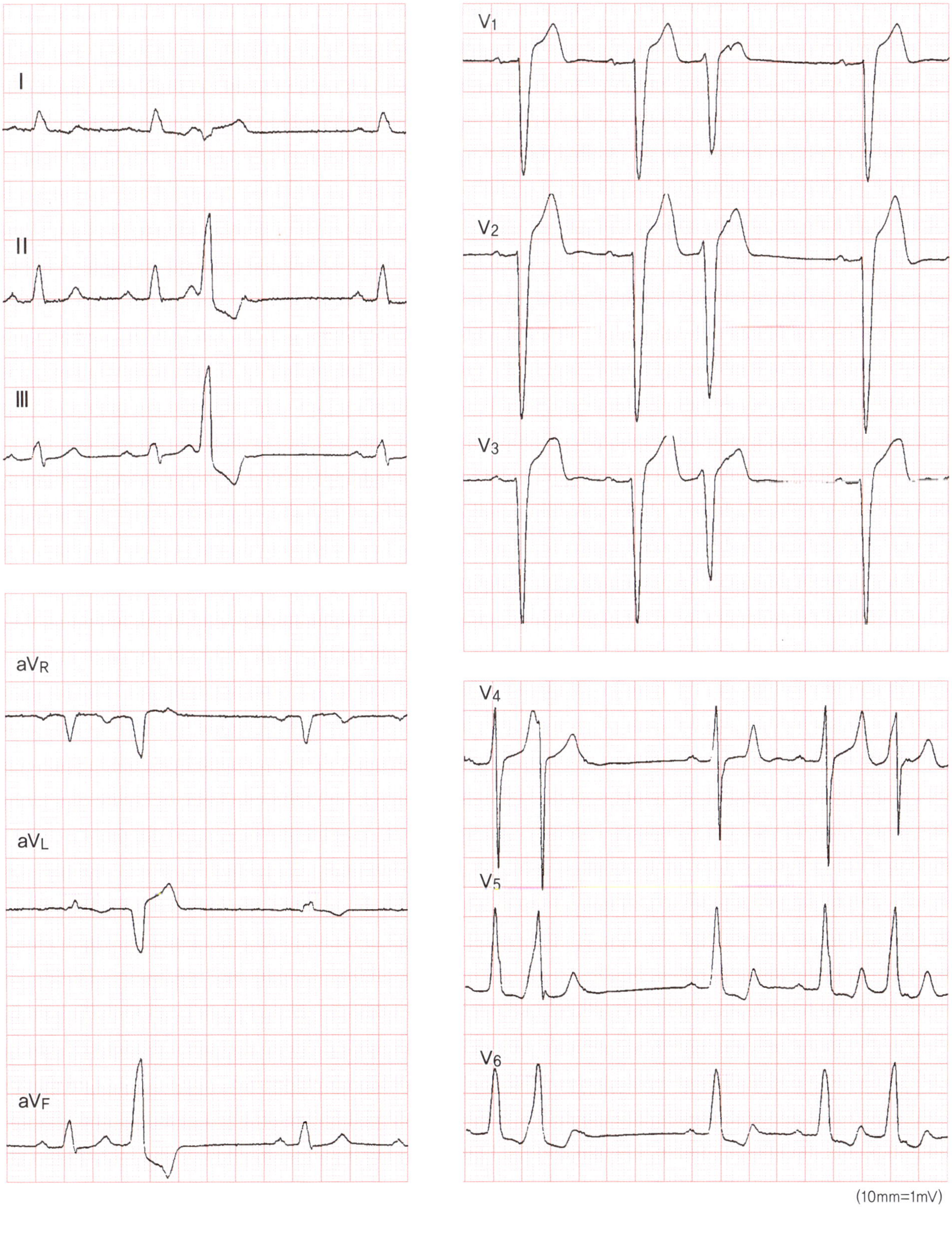

(10mm=1mV)

Let's try

Answer 3 다발성 심실주기외수축, R on T형 심실주기외수축

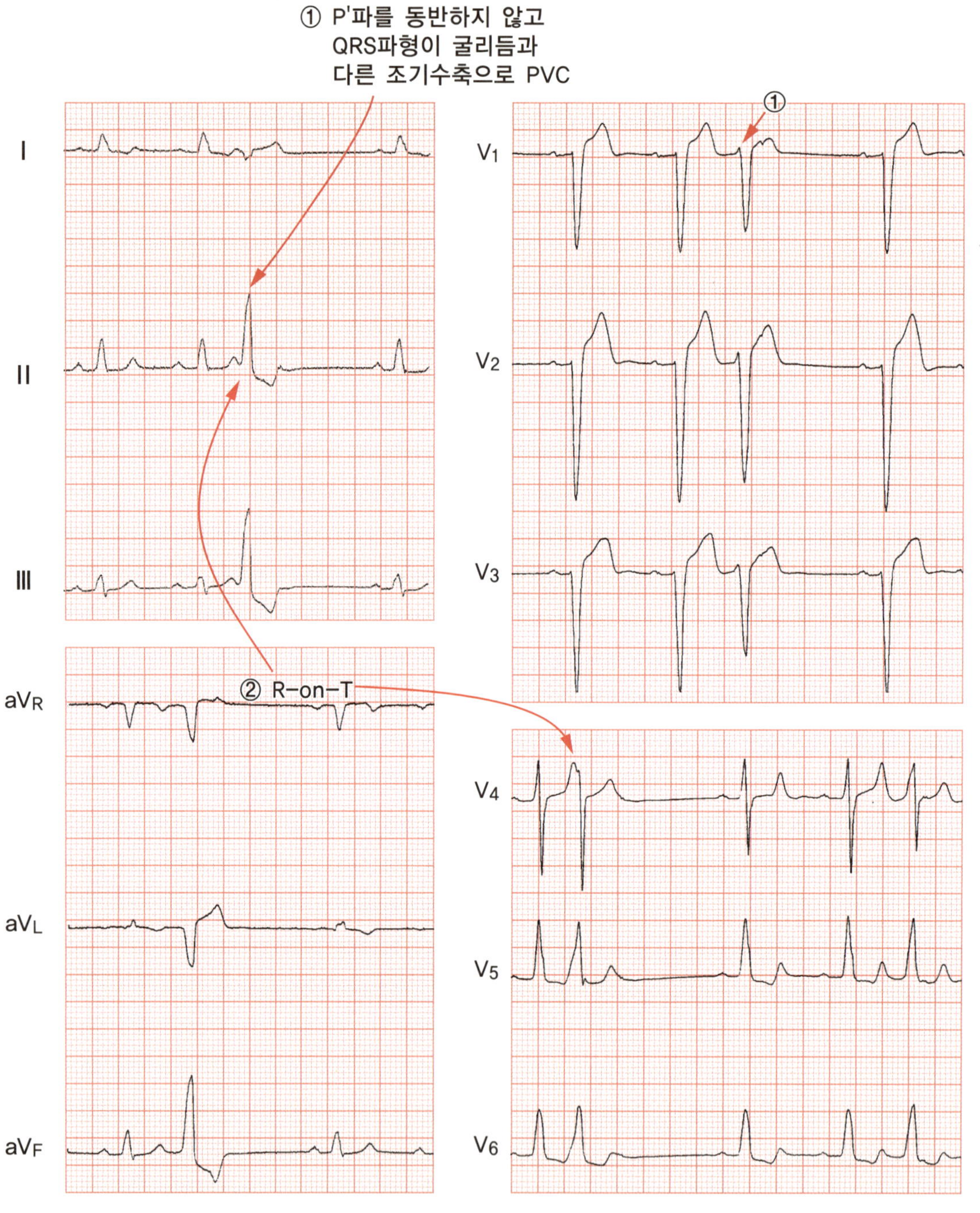

◎ 왼방실다발갈래차단 심전도이나 조기수축이 보인다. 이 조기수축은 ① P'파가 앞에 나 타나지 않고, QRS파형이 다른 것과 다르기 때문에 심실주기외수축이다. ② 때로는 T 파의 정점 부근에 심실주기외수축이 출현하고 있고, R on T형 심실주기외수축이다.

◎ 이 환자는 정밀검사 · 치료를 위해 바로 입원하였다.

Let's try

Question 4

16세, 남성. 건강진단에서 부정맥이 지적되었다. 이 부정맥은 무엇인가?

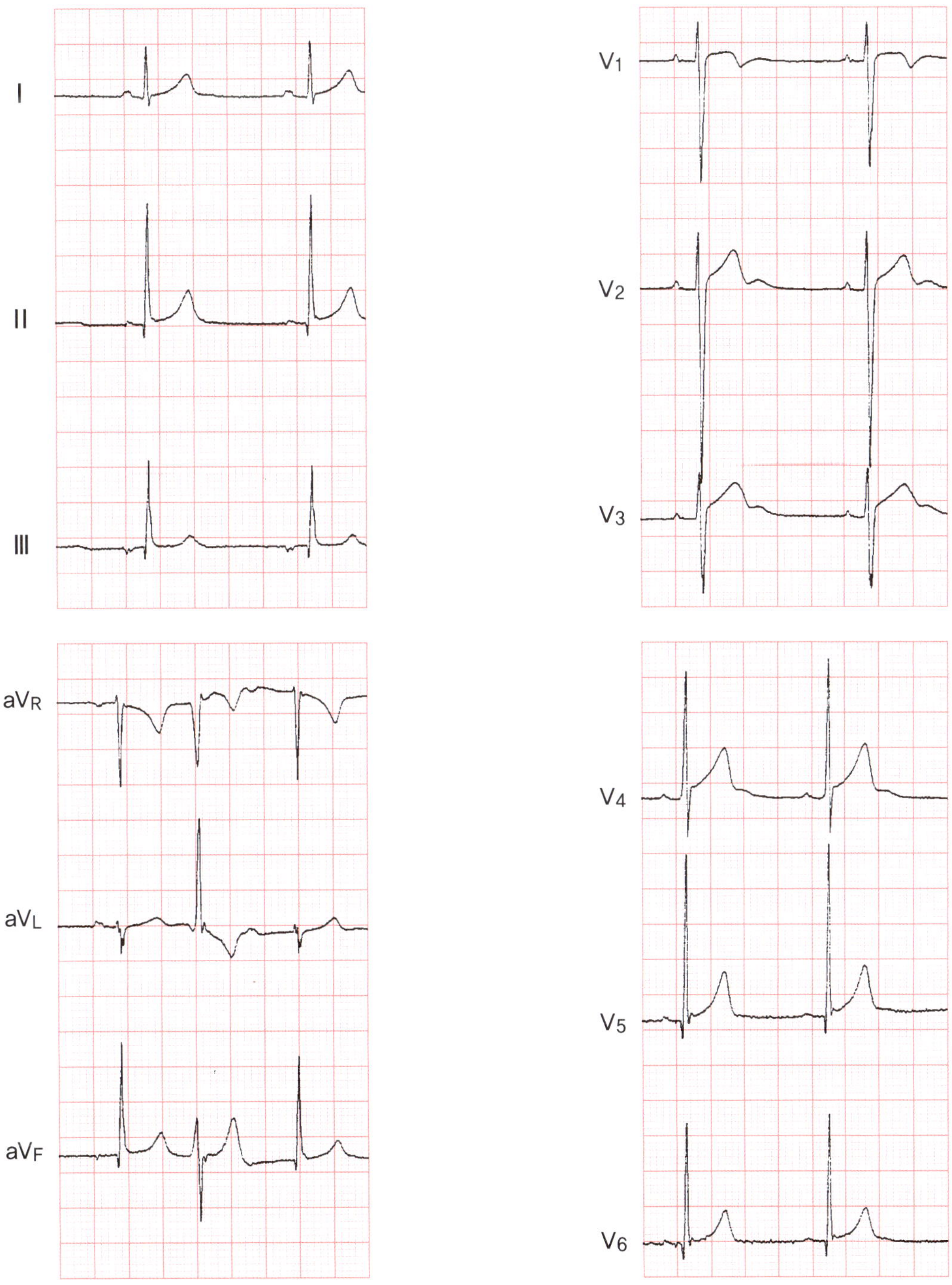

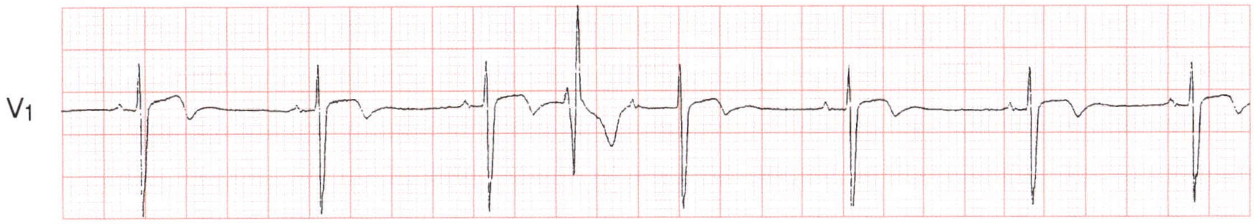

(10mm=1mV)

Let's try

Answer 4 간입성심실주기외수축, ventriculophasic sinus arrhythmia를 동반한다.

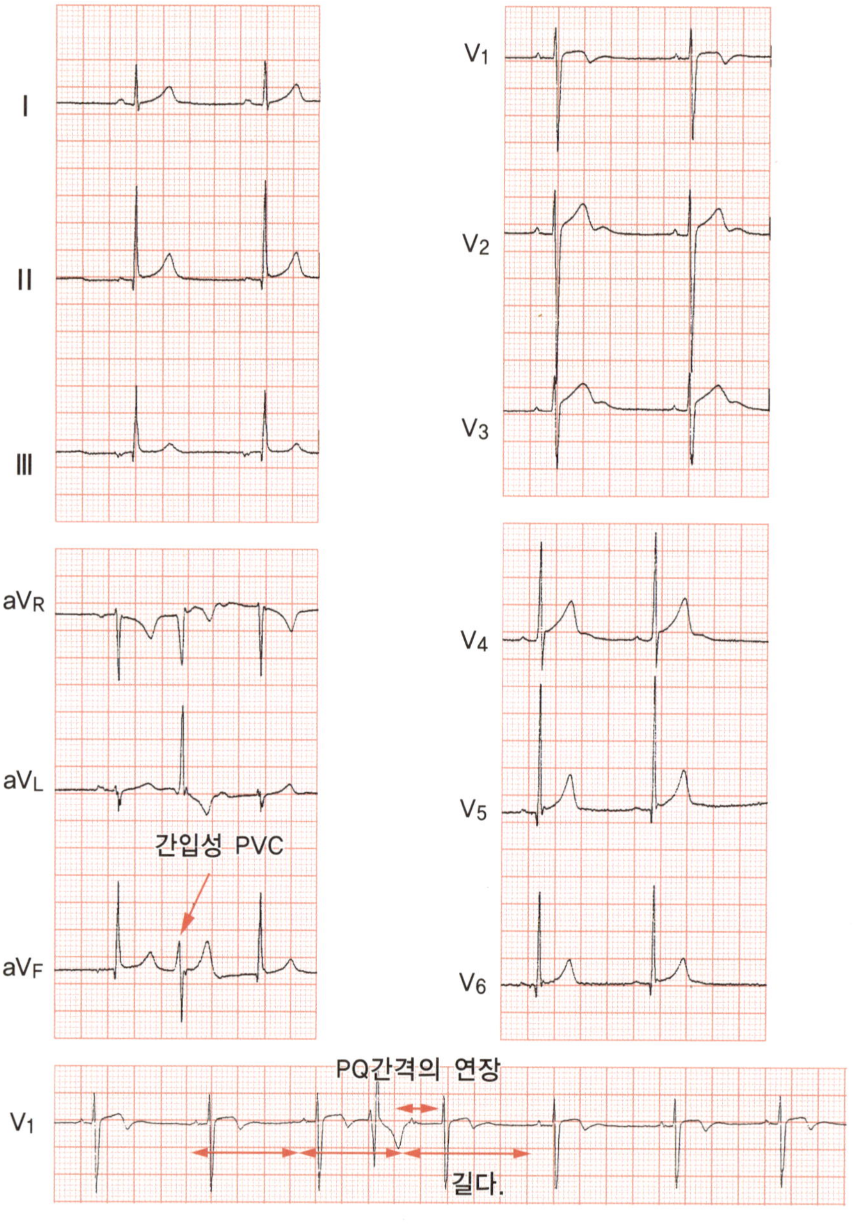

◎ 본 예의 조기수축은 앞에 나타나는 P'파를 동반하지 않는 PVC이며, 간입성의 형태로 들어오고 있다. PVC 후의 정상 P파와 QRS군의 PQ시간이 연장하는 것은 PVC가 방실접 합부에 불응기를 남겼기(잠행전도) 때문이다.

◎ **ventriculophasic sinus arrhythmia는 2도 방실차단이나 완전방실차단 때에 심실파를 사이에 둔 PP간격보다 다음의 PP간격이 길어지는 생리현상이다.** 본 예에서는 간입성심실주기외수축 후 그 다음의 P파 시기는 연장하고 있어 ventriculophasic sinus arrhythmia로 생각된다.

✏ 한마디 메모 : 심방잔떨림에서 심실주기외수축과 심실내이상전도의 감별

심실내이상전도를 동반하는 심실위주기외수축은

① **앞에 나타나는 P'파가 있다.**
② **initial vector는 보통의 QRS군과 같다.**
③ **대부분은 오른방실다발갈래차단형의 QRS파형**

이라는 특징을 가진다. **이 중 P'파의 존재가 심실위주기외수축인 것을 가장 잘 나타내고 있다.**

심방잔떨림 때에도 심실내이상전도를 동반하는 일이 있다. 심방잔떨림은 RR간격이 아주 불규칙하기 때문에 짧은 RR간격으로 조기에 방실이음부에서 흥분이 심실에 전해지면 심실의 불응기 때문에 이상전도가 생긴다. 심방잔떨림에서 심실내이상전도 장애가 생긴 경우 심실내이상전도를 동반하는 심실위주기외수축과 심실주기외수축의 감별이 안되고, 빠른 시기에 들어온 QRS군이 이상전도한 것인지 심실주기외수축인지를 감별하기 위해서 앞에 나타나는 P'파의 유무는 둘의 감별에 사용하지 않는다. 그러나 이상전도인 경우 앞에서 설명한 ②, ③의 특징에 더해져 **④의 이상전도는 긴 RR간격 다음에 짧은 연결기에서 생긴 QRS군에서 생기기 쉽다**고 하는 특징을 이용하면 감별 가능한 것이 많다. 개개의 QRS군의 불응기는 그 앞의 RR간격에 비례하기 때문에 긴 RR간격에서 생긴 QRS군의 불응기는 길고, 그 후 짧은 간격에서 생긴 QRS군은 불응기에 겹칠 가능성이 크기 때문이다.

심방잔떨림에서 빠른맥으로 된 때에 심실내이상전도가 출현한 경우 폭이 넓은 QRS군이 연속하여 출현하며, 심실빠른맥과 감별이 필요한 것이 있다. 이 경우의 감별 포인트는 위에 설명한 ②, ③에 더하여 **RR간격이 절대적으로 불규칙하다는 점이다.**

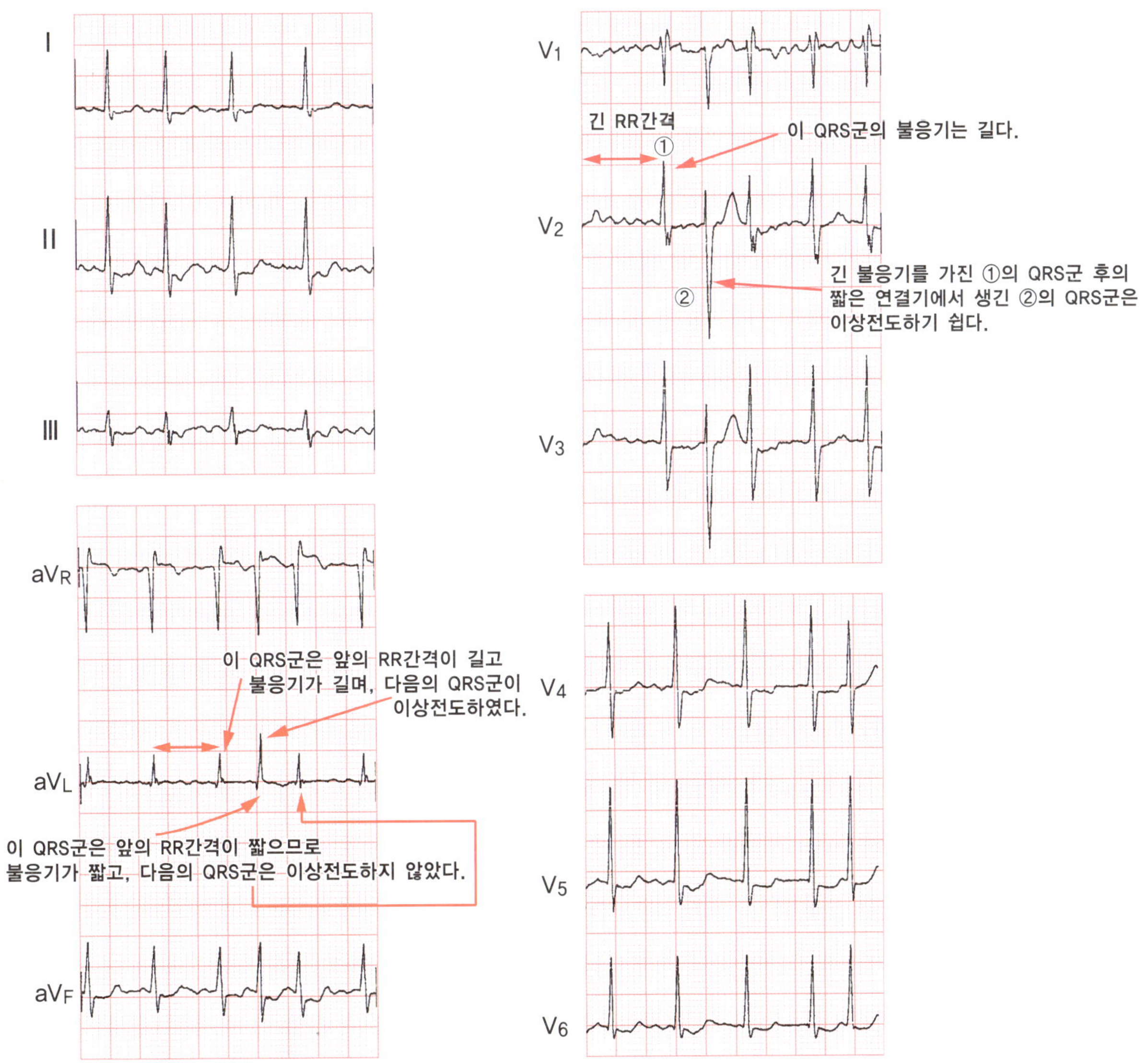

Chapter 16

예정된 장소에 P파나 QRS군이 들어오지 않는다.

1 굴정지 〈동정지, sinus arrest〉

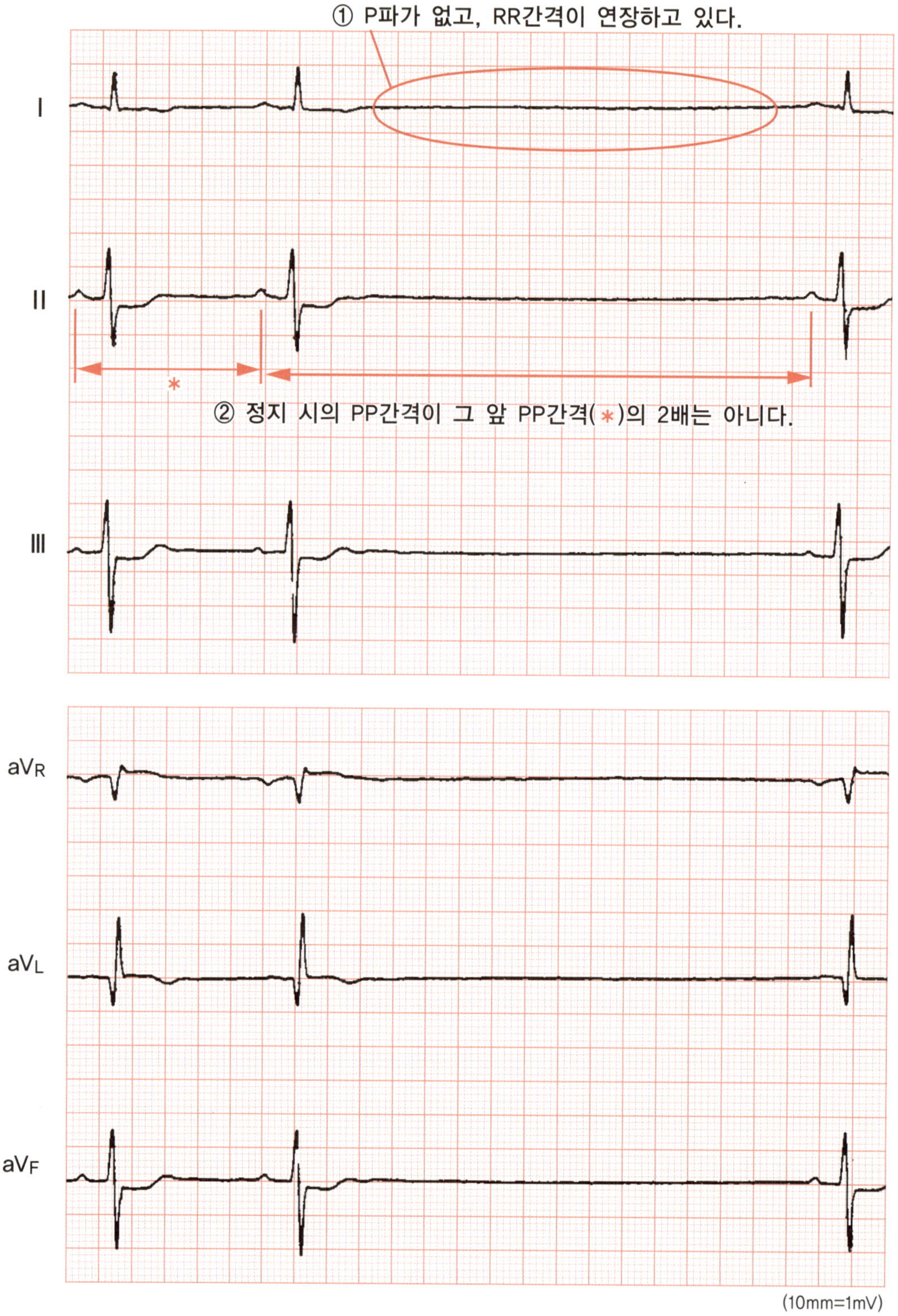

굴정지의 심전도와 감별 질환

굴정지는 **굴심방결절의 자극 발생이 일시적으로 결여된 상태**이다. 3초 이상의 휴지기를 가지는 것을 가리키는 일이 많다. 굴정지에 의해 연장한 PP간격은 다음 P파의 출현이 불규칙 하기 때문에 그 앞뒤 PP간격의 2배로 되지 않는 일이 많다(그림 1).

감별 질환으로는 다음 항에서 설명하는 동방차단이 있으나 동방차단의 경우는 연장한 PP 간격이 앞뒤 PP간격의 2배로 되거나(Mobitz Ⅱ형 2도 동방차단) PP간격이 단축한 후 P-QRS가 탈락한다(Wenckebach형 2도 동방차단).

한편 차단된 심실위주기외수축 후의 휴지기도 굴정지로 틀리기 쉽다. 특히 심실위주기외수축에 의한 조기 P'파가 T파와 겹친 경우에는 못보고 빠뜨리기 쉬우므로 갑자기 P-QRS가 탈락하고 있다면 바로 앞의 T파 부근에 심실위주기외수축의 P'파가 없는지 확인해야 한다.

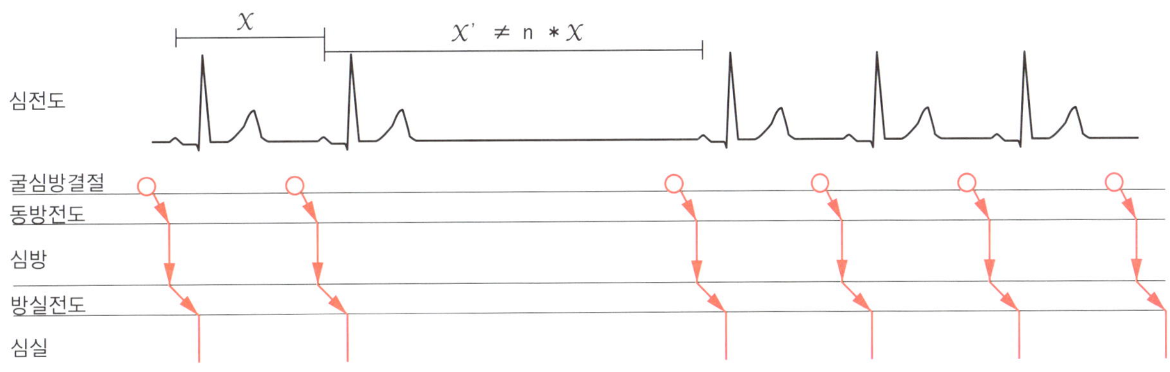

그림 1. 굴정지

정지시의 PP간격이 그 앞 PP간격의 2배는 아니다.

핵심 포인트

굴정지는

① P파가 없고 RR간격은 3초 이상의 연장이 있으며

② 굴정지시의 PP간격은 앞뒤 PP간격의 2배로 되지 않는 것으로부터 진단된다.

2 동방차단〈동방블록, sinoatrial block, SA block〉

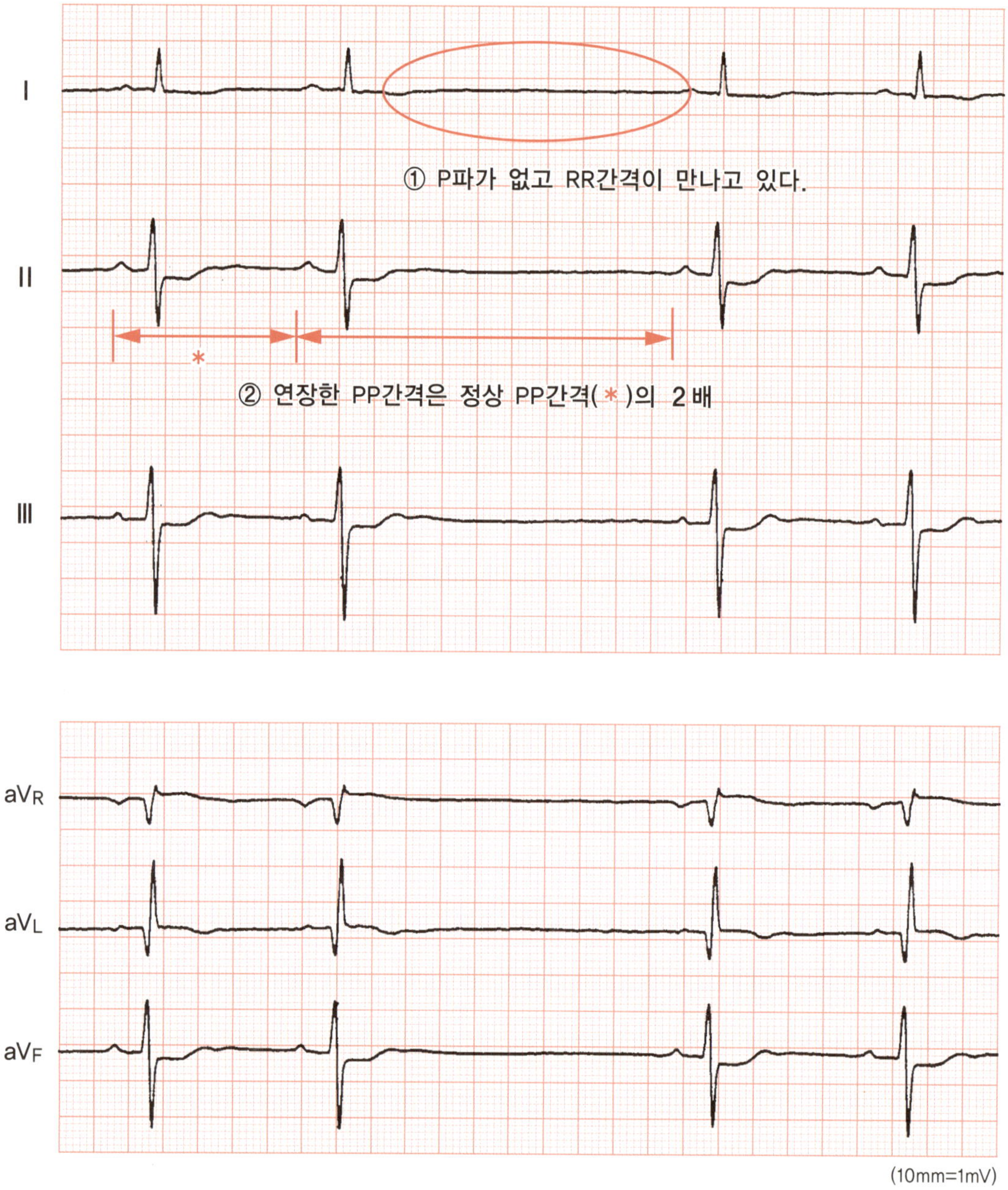

동방차단의 분류와 심전도

동방차단은 굴심방결절의 자극 생성은 유지되고 있으나 굴심방결절에서 심방의 자극전도(동방전도)가 장애되고 있는 상태이다. 동방전도시간 연장만의 1도, 간헐적으로 동방전도가 끊어지는 2도(Mobitz Ⅱ형, Wenckebach형), 완전하게 끊어지는 3도로 분류된다.

A) **1도 동방차단**은 동방전도시간이 연장하고 있으나 체표면 심전도에서는 진단할 수 없다(그림 2A).

B) **Mobitz Ⅱ형 2도 동방차단**의 경우는 갑자기 동방전도가 탈락한다. 이 때문에 심전도에서도 갑자기 P-QRS가 탈락하나 굴심방결절은 규칙적으로 활동하고 있으므로 연장한 PP시간은 앞뒤 PP시간의 2배로 된다(그림 2B).

C) 그것에 대해 **Wenckebach형 2도 동방차단**은 동방전도시간이 서서히 연장한 후에 끊어진다. 심전도에서는 PP간격이 단축한 후 P-QRS가 탈락한다(그림 2C). PP간격이 서

서히 단축하는 것은 동방전도시간 1박동마다 연장 정도가 처음에는 강하고, 그 후 서서히 약해지기 때문이다.

D) **3도 동방차단**의 경우에 P파는 보이지 않고, 보통 이음부 이탈리듬에 의해 심박동이 유지된다(그림 2D). 이 경우 체표면 심전도에서는 이탈박동을 동반하는 굴정지와 구별할 수 없다.

결국 체표면 심전도에서 진단할 수 있는 동방차단은 때때로 P파가 탈락하는 2도 동방차단뿐이다.

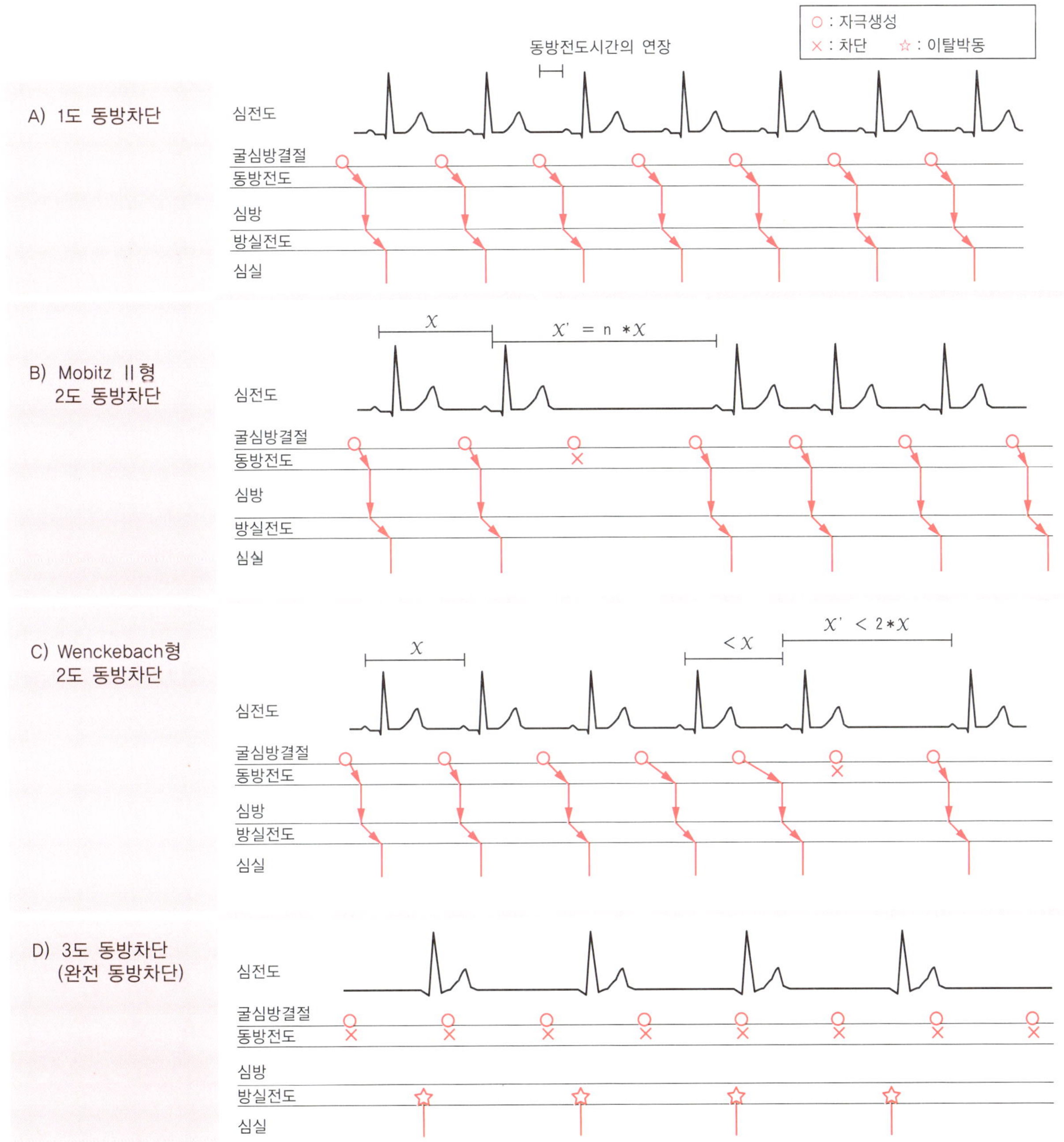

그림 2. **각종 동방차단**

핵심 포인트

동방차단은

① P파가 없고 RR간격의 연장이 있으며

② 연장한 PP간격은 앞뒤 PP간격의 2배이다(Mobitz II형(그림 2B)). 또는

③ PP간격이 단축한 후에 P-QRS가 탈락한다(Wenckebach형(그림 2C)) 로부터 진단된다.

3 Mobitz Ⅱ형 2도 방실차단〈Mobitz type Ⅱ second degree atrioventricular block, Mobitz type Ⅱ AV block〉

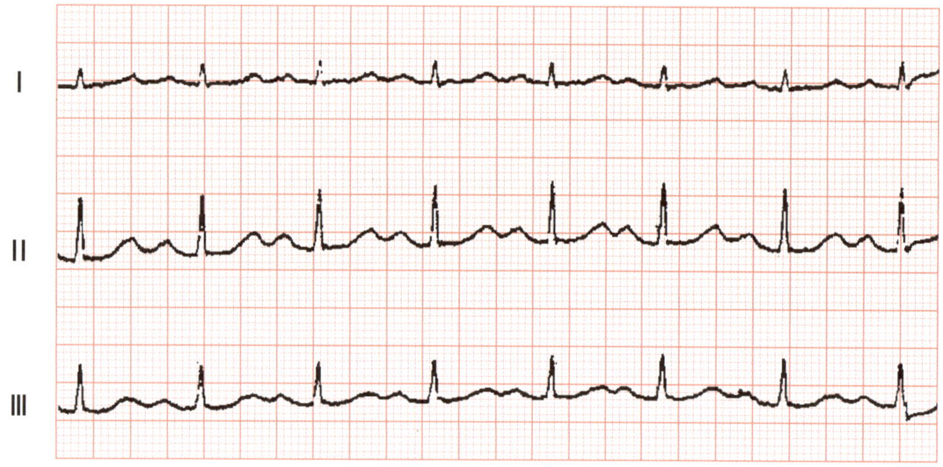

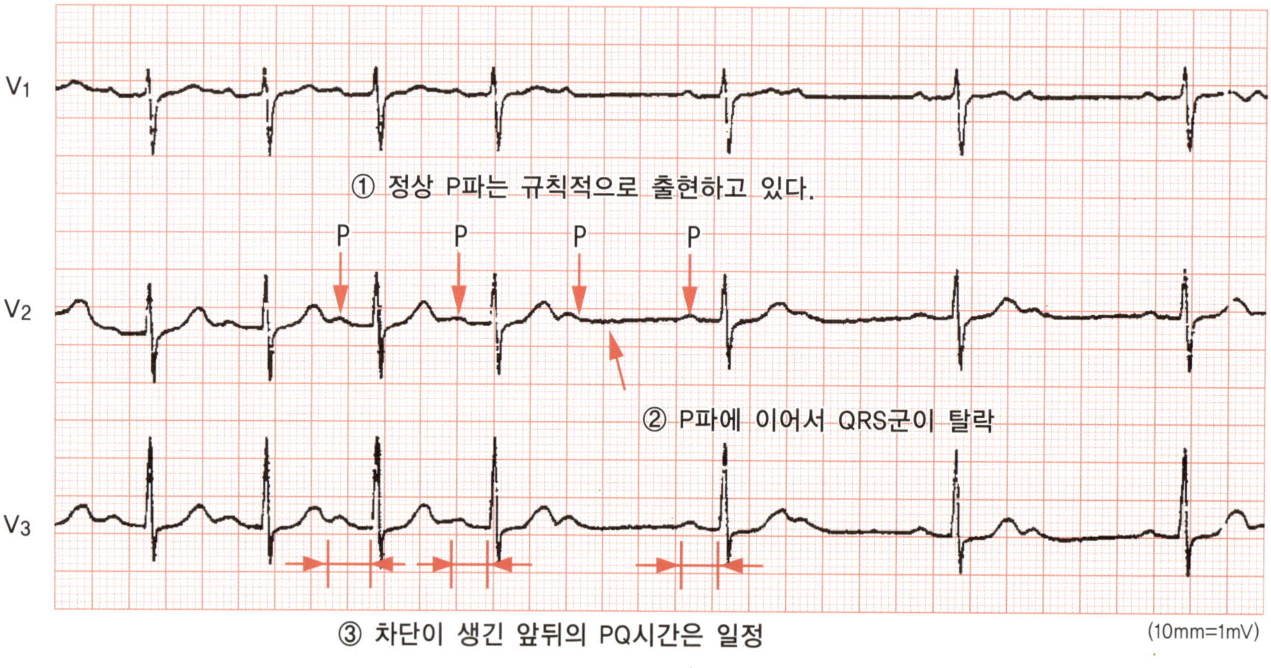

위 그림은 1도 방실차단, 아래 그림은 1도 방실차단에서 Mobitz Ⅱ형 방실차단을 만들며, 그 후 2:1 방실차단으로 되고 있다.

Mobitz Ⅱ형 2도 방실차단의 심전도

방실차단은 방실전도계의 장애로 1도, 2도(Mobitz Ⅱ형, Wenckebach형), 3도로 나누어진다. 1도 방실차단은 방실전도시간의 연장(PQ시간이 0.20초 이상), 2도 방실차단은 간헐적으로 방실전도가 끊어진 상태, 3도 방실차단은 완전하게 전도가 끊어진 상태이다.

여기에서는 그 중 Mobitz Ⅱ형(Mobitz type Ⅱ) 방실차단에 대해서 설명한다.

이 방실차단에서 심방까지의 심장흥분전도계통은 정상이므로 P파는 정상으로 출현한다. 그러나 방실전도계의 장애 때문에 심실에 자극이 전해지지 않아 QRS군이 탈락한다. 다음 항에서 설명하는 Wenckebach형(Wenckebach block=Mobitz Ⅰ형, Mobitz type Ⅰ block)과 다른 점은 앞에 나타나는 PQ시간이 차단 전후에서 일정하다. PQ시간은 정상의 것도 연장하는 일이 있다. 단 2박동 이상 연속하여 정상 전도가 없는 경우 Mobitz Ⅱ형, Wenckebach형의 분류는 불가능하다. 이와 같은 경우는 고도방실차단으로 다루어진다.

또 Mobitz Ⅱ형 방실차단은 히스다발아래의 전도 장애(히스다발-심실간의 차단이며, HV차단이라고 한다) 때문에 완전방실차단으로 이행하기 쉽고, 그 때 출현하는 이탈박동의 QRS군의 폭은 0.12초 이상이다. 더욱더 이탈리듬의 심박동수는 매우 늦다.

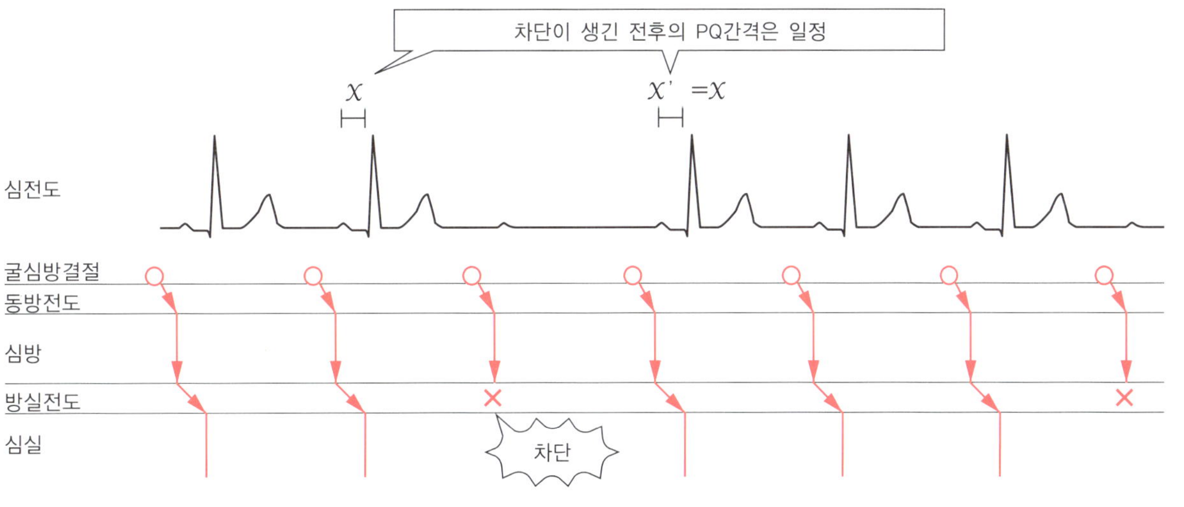

그림 3. Mobitz Ⅱ형 2도 방실차단

핵심 포인트

Mobitz Ⅱ형 2도 방실차단은
① 정상 P파는 규칙적으로 출현하나
② 그것에 이어서 QRS군이 간헐적으로 탈락하며
③ PQ시간이 일정한 것으로부터 진단된다.

4 Wenckebach형 2도 방실차단〈Wenckebach type second degree atrioventricular block, Wenckebach type AV block〉

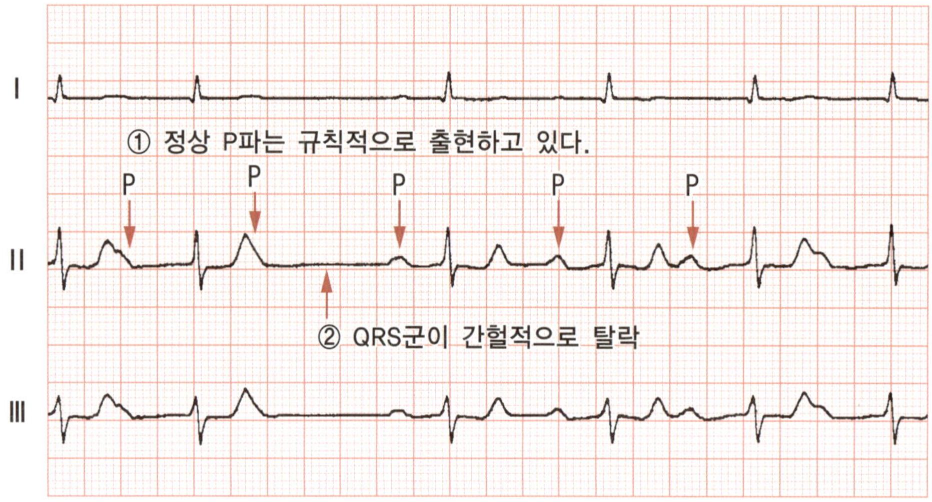

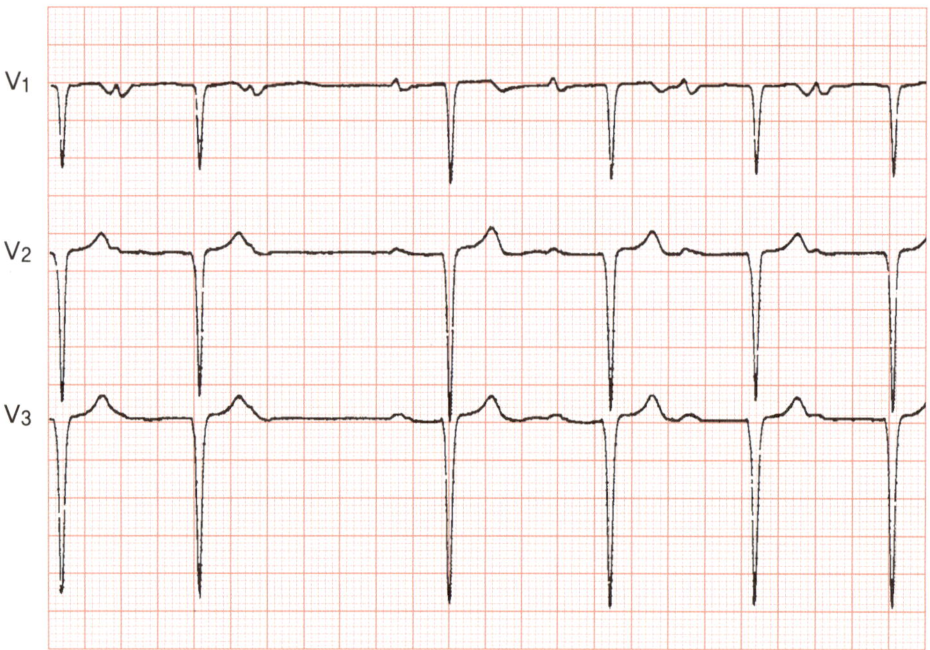

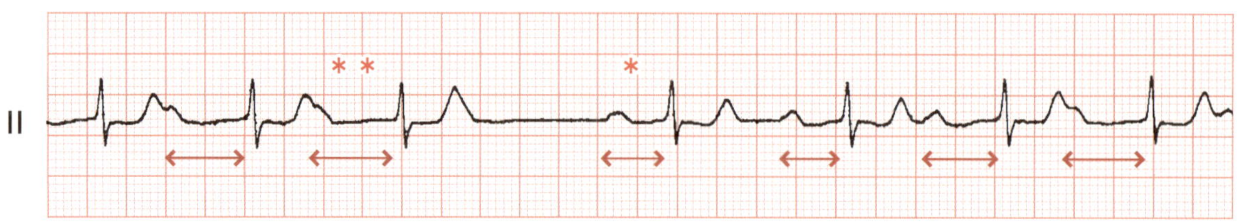

③ PQ시간이 점점 연장하고 QRS군이 탈락한다.
따라서 차단 직전의 PQ시간(＊＊)은 차단 직후의 PQ시간(＊)보다 길다.

(10mm=1mV)

Wenckebach형 2도 방실차단의 심전도

Wenckebach형(Wenckebach형 block = Mobitz Ⅰ형, Mobitz type Ⅰ block) 2도 방실차단은 방실전도계의 장애 때문에 간헐적으로 QRS군이 탈락하나 앞에 나타나는 PQ 시간이 서서히 연장한 후 QRS군이 탈락하는 것을 말한다. 차단 직후에는 방실전도시간이 회복하기 때문에 PQ시간은 짧아진다. 이 때문에 **차단 직후의 PQ시간은 차단 직전의 PQ 시간보다도 짧아진다.**

Wenckebach형 방실차단에서는 QRS군이 탈락하기 전 RR시간이 서서히 단축하는 것이 많다. 이것은 다음과 같이 설명된다. 이 차단에서는 QRS군이 탈락하기 전에 PQ시간이 서서히 연장해가나 그 연장은 처음의 짧은 PQ시간에서 급격하며, 그 후의 연장은 점점 무디어져 가는 것이 많다. 즉 처음의 PQ시간은 PQ, 다음의 PQ시간은 그것보다 n1 연장, 그 다음에는 더욱더 n2 연장한다고 하면 PQ시간은

PQ, PQ+n1, PQ+n1+n2, PQ+n1+n2+n3

으로 점증하여 가나 n1〉n2〉n3.....인 것이 많다. 여기에서 PP시간을 PP로 하면 RR시간은 차례차례

PP+n1, PP+n2, PP+n3

으로 된다. 여기에서 n1〉n2〉n3.....때문에 RR시간은 서서히 단축하게 된다. 단 모든 예에서 n1〉n2〉n3.....으로 되는 것은 아니고 예외도 있다.

이 차단은 대다수가 히스다발보다 위의 차단(심방과 히스다발간의 차단으로 **AH차단**이라고 한다) 때문에 고도의 차단으로 진전해도 출현하는 이탈박동은 심실의 히스다발 부근에서 생기기 때문에 그 폭은 0.12초 이하인 것이 많다.

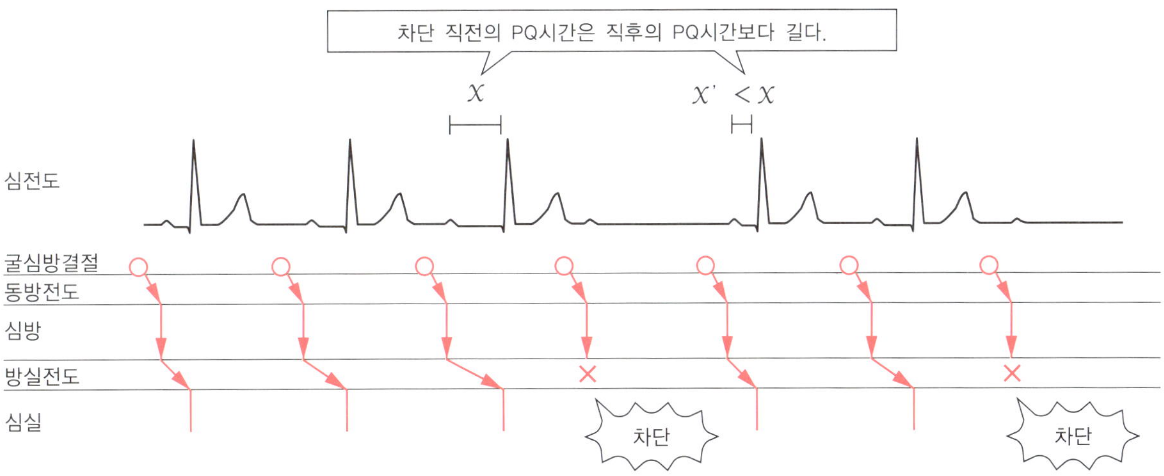

그림 4. Wenckebach형 2도 방실차단

핵심 포인트

Wenckebach형 2도 방실차단은

① 정상 P파가 규칙적으로 출현하나

② 그것에 이어서 QRS군이 간헐적으로 탈락하며

③ 차단 직전의 PQ시간은 직후의 PQ시간보다 긴 것으로부터 진단된다.

5 비전도성(차단된) 심실위주기외수축〈blocked SVPC〉

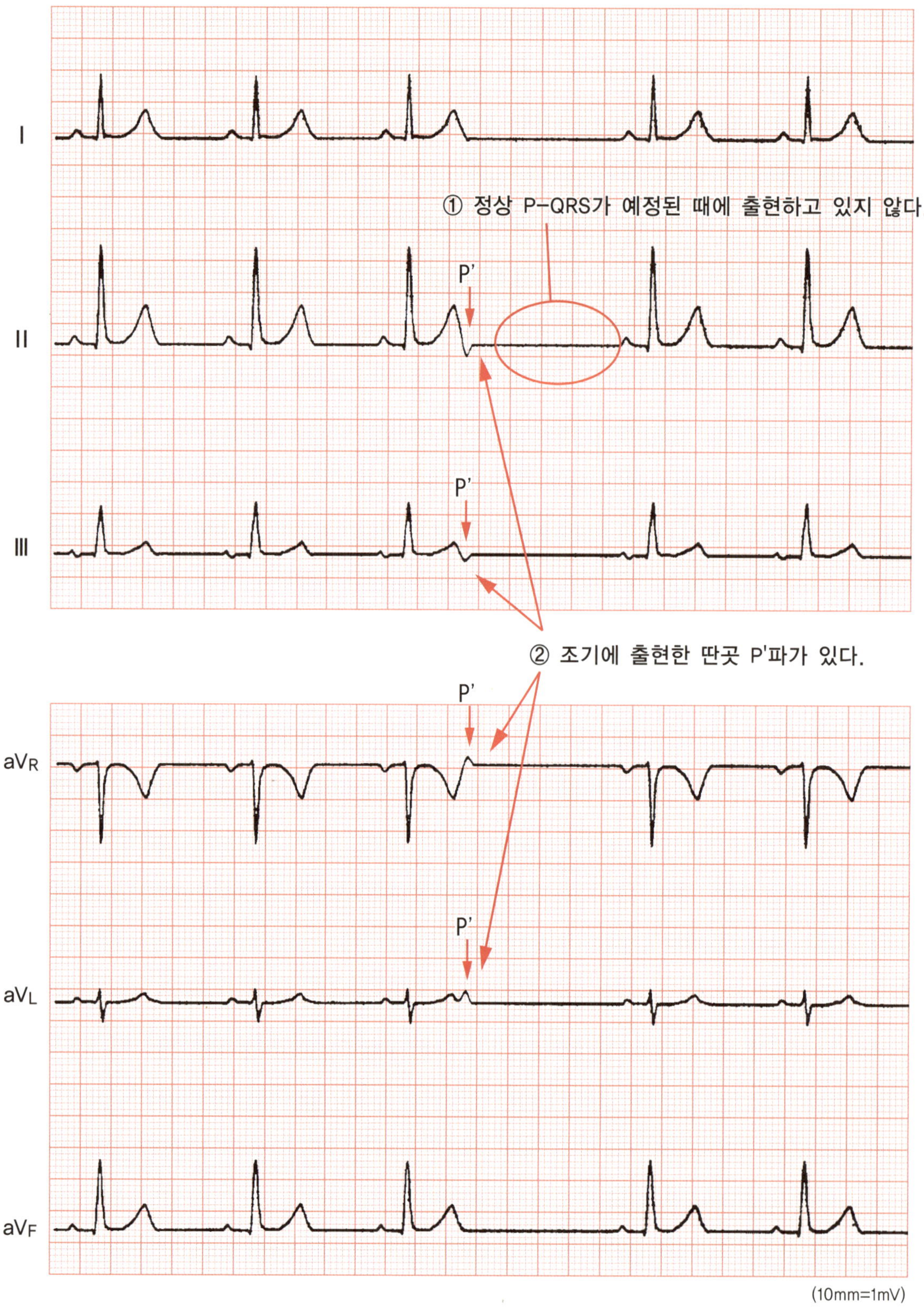

차단된 심실위주기외수축의 감별

굴정지나 동방차단, 방실차단으로 틀리기 쉬운 심전도로 차단된 심실위주기외수축이 있다. 심실위주기외수축의 연결기가 짧은 경우나 방실전도의 불응기가 연장하는 경우 심실위주기외수축에 의한 심방 흥분이 방실전도의 절대불응기에 해당하는 것이 있다.

이때 조기 P'파는 보이나 자극은 심실에 전도되지 않고 그것에 이어서 QRS군이 탈락한다. 2도 방실차단으로 틀리기 쉬우나 QRS군이 탈락하는 P파가 예정보다 빨리 출현하며, 대부분의 경우 정상 P파와는 다른 형태를 하므로 진단할 수 있다. 이 조기 P'파는 T파와 겹치는 일이 많기 때문에 **T파의 약간의 변형만으로 얻어지는 일이 많다.** 이와 같은 때에는 그 존재에 주의하지 않아 굴정지나 동방차단으로 틀리기 쉽다.

또 심실위주기외수축이 방실전도의 상대불응기에 해당하는 경우, 조기 P파에 이어서 PQ시간이 연장하며 언뜻 보면 Wenckebach형 2도 방실차단모양의 심전도를 나타내는 일이 있다.

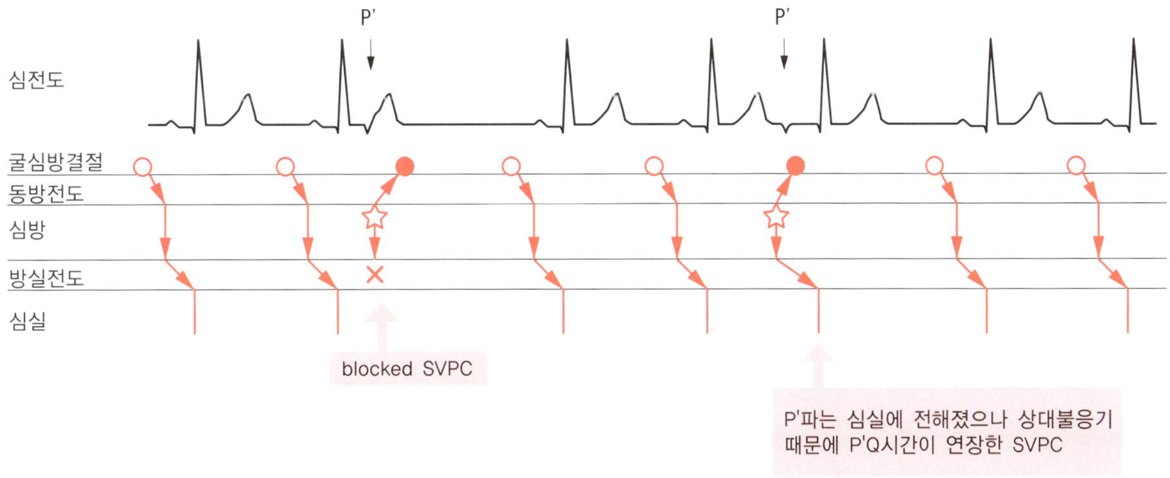

그림 5. 차단된 심실위주기외수축

핵심 포인트

차단된 심실위주기외수축은

① 정상 P–QRS가 예정 때에 출현하고 있지 않으나

② 조기에 출현하는 딴곳 P'파가 존재하는 것으로부터 진단된다. 그러나 조기 P'파는 T파의 약간 변형만으로 나타나는 일이 많아 주의 깊은 관찰이 필요하다.

Chapter 16 정리해 봅시다

「기본리듬이 굴리듬이나 예정된 장소에 P파나 QRS군이 들어오지 않고, 느린맥을 나타낸(RR간격이 연장하는)」 심전도를 읽는 방법

우선 기본리듬이 굴리듬이며, RR간격의 정상 부분에는 P-QRS의 관계가 성립되어 있는 것을 확인한다. 정상 P-QRS의 관계가 2박동 이상 계속하지 않을 때는 고도방실차단이므로 해당 항을 참조.

1 연장한 RR간격의 사이, 특히 T파에 겹친 조기 P'파를 찾는다. 이것이 있으면 차단된 심실위주기외수축(blocked SVPC).

> 다음의 감별에서는 P파가 있는데 QRS군이 나오지 않는 것인지, P파가 없기 때문에 QRS군이 나오지 않는 것인지가 집점이 된다.

2 정상 P파는 규칙적으로 출현하나 QRS군이 탈락하는 경우에는 탈락한 QRS군 전후의 PQ시간을 본다.
a) 이것이 동일하다면 Mobitz Ⅱ형 2도 방실차단.
b) QRS군 탈락 전의 PQ시간이 뒤보다도 길어지면 Wenckebach형 2도 방실차단.

3 P파도 탈락하는 경우, RR간격이 연장하기 직전에 PP간격이 서서히 단축하고 있으면 Wenckebach형 동방차단.

4 위의 어느 것도 없이 P-QRS가 탈락하는 경우 연장한 PP간격, 전후 PP간격의 2배라면 Mobitz Ⅱ형 동방차단, 2배가 안되고 PP간격이 3초 이상이라면 굴정지.

위의 어느 것도 굴부정맥(참조 ➡ **chapter1**-한마디 메모 참조, p28), 유주박동조율기(참조 ➡ **chapter3-4**, p74)를 의심한다.

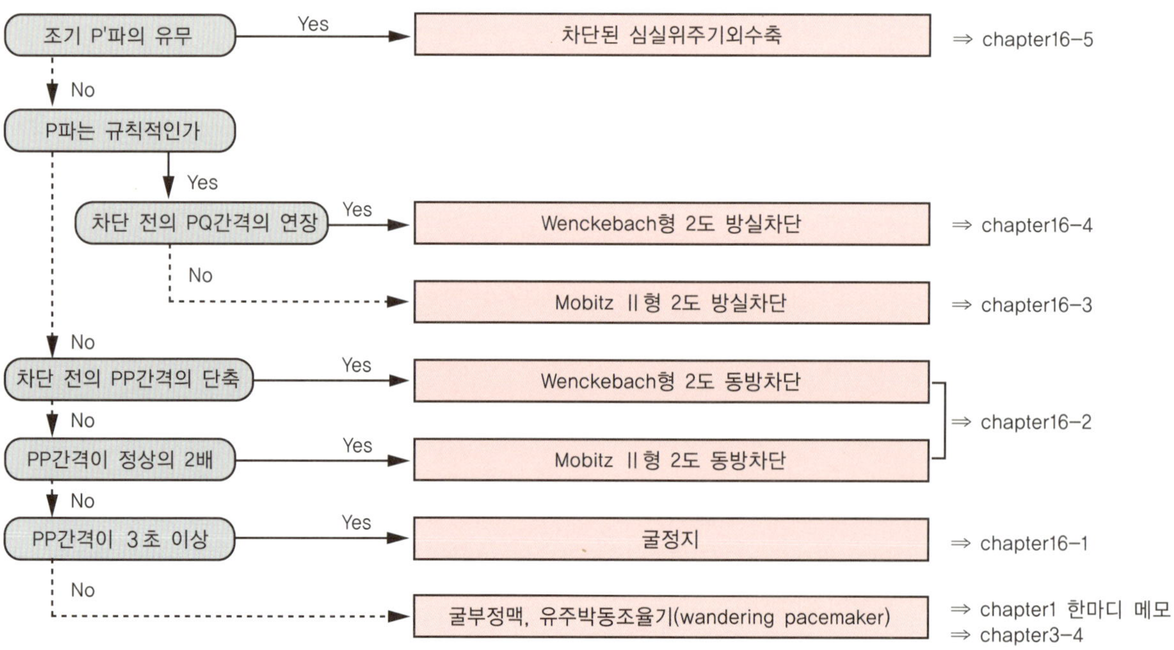

Let's try

Question 1

68세, 남성. 건강진단에서 부정맥이 지적되어 내원하였다. 진단은 무엇인가?

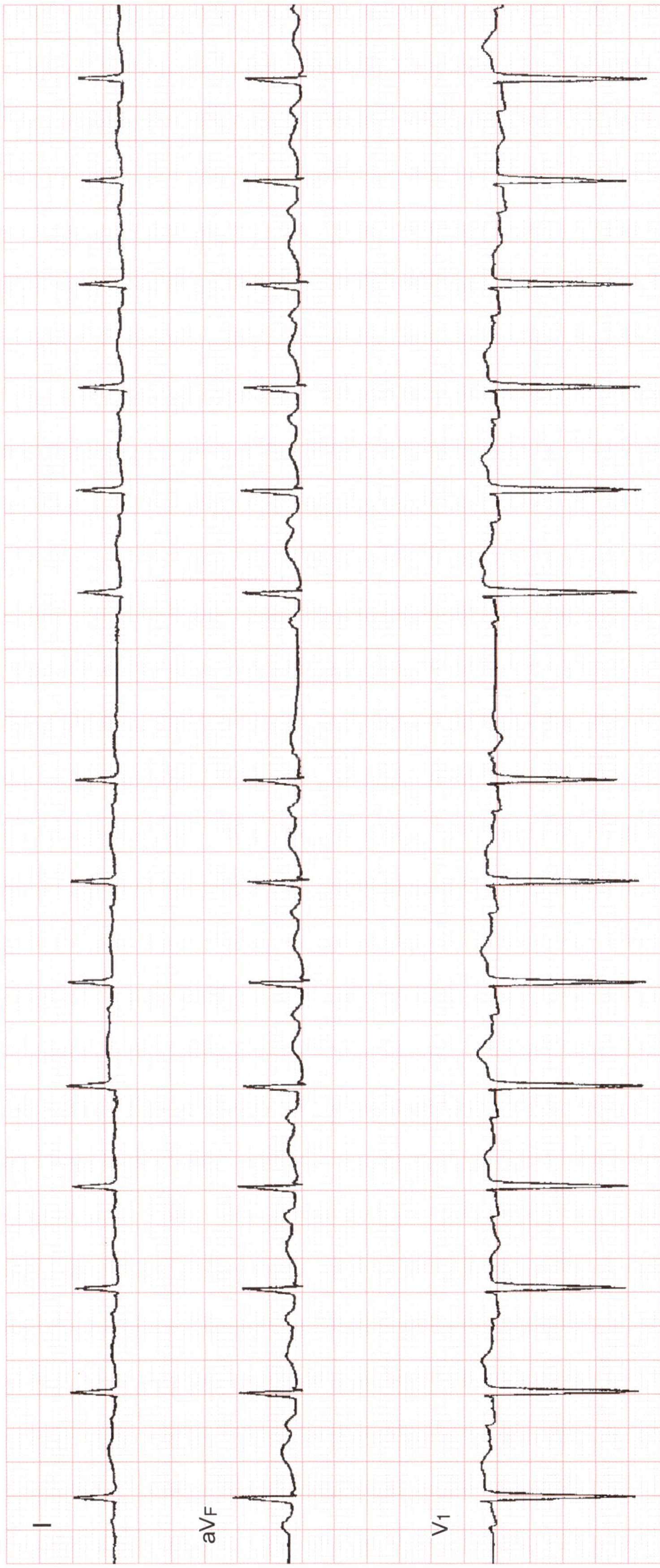

(10mm=1mV)

Let's try

Answer 1 blocked SVPC

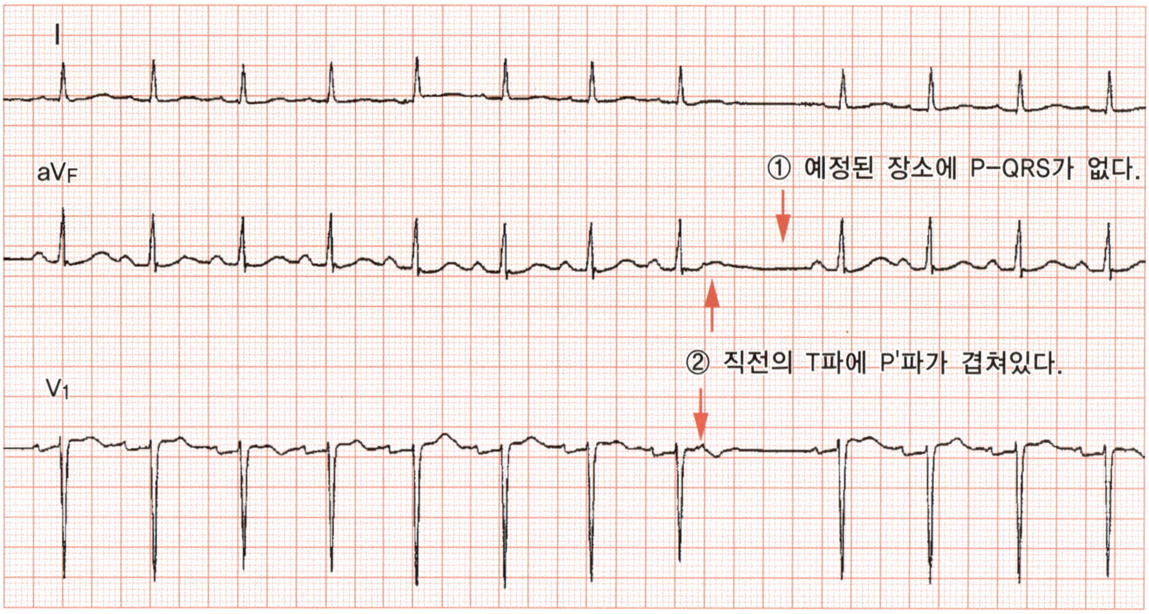

(10mm=1mV)

① 정상 P-QRS가 예정된 장소에 출현하고 있지 않다.
모음에서 설명한 것과 같이 P파가 있는데 QRS군이 없다면 2도 방실차단이며, P파가 없기 때문에 QRS군도 없다면 굴정지나 동방차단이다. 또 하나의 가능성은 blocked SVPC로 생각해야 한다. 잘 보면

② P-QRS가 탈락하기 직전의 T파에 SVPC의 P'파가 겹쳐있는 것을 발견할 수 있다. 따라서 blocked SVPC이다. 실제 진료에서 blocked SVPC는 잘 보이는 현상이다.

✏ 한마디 메모 : Wenckebach형과 Mobitz II형의 기전과 취급 방법

1) Wenckebach형 방실차단

Wenckebach형 방실차단은 미주신경의 과긴장에 의한 것이 많다. 운동선수나 건강한 젊은이의 수면 중 등에서 많이 보이나 증상이 없으면 특별히 치료할 필요는 없다. 이와 같은 예에서는 **히스다발위 차단(AH block)**인 것이 대부분이며 예후는 양호하다. 그러나 드물게는 Adams-Stokes발작이나 심장기능상실 증상을 동반하는 것은 치료가 필요하다. 약물요법으로는 부교감신경 차단제나 교감신경 자극제가 이용되나 효과가 불안정한 것이 많다. 이와 같은 경우에는 심장박동조율기 시술을 고려하나 전기생리학검사를 실시하여 차단 발생의 기전을 명확하게 하고 하는 것이 바람직하다.

2) Mobitz II형 차단

Mobitz II형 차단의 장애 부위는 히스다발아래(HV block)에 있으며, 히스다발 내나 심실내의 광범위한 심장흥분전도계통의 장애에서 생기며 예후는 불량하다. 즉 Mobitz II형 차단을 나타내는 예는 이미 다발갈래차단이나 다발차단을 만들고 있고 QRS군의 폭이 연장하는 것도 많다. 교감신경 차단제나 교감신경 자극제, 운동부하 등은 차단을 악화시키는 일이 있으므로 원칙으로는 금기한다. Adams-Stokes발작이나 심장기능상실 증상을 동반하는 것은 즉시 체외식 심장박동조율기에 의한 치료가 필요하다. 증상이 없어도 전기생리학검사를 실시하여 히스다발아래의 차단이 확인되면 보다 고도차단으로 이행할 가능성이 높으므로 심장박동조율기 시술의 적응이 된다.

Chapter 17

느린맥

1 굴느린맥〈동서맥, sinus bradycardia〉

굴느린맥

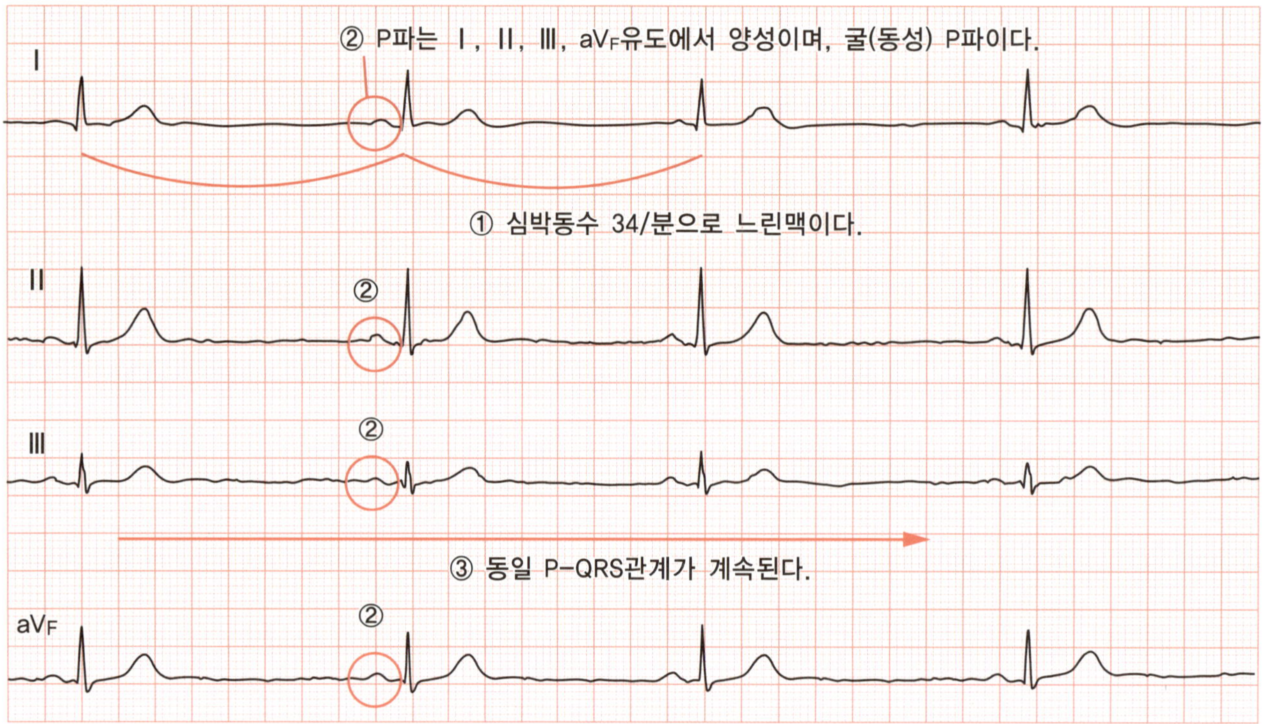

(10mm=1mV)

〈참고 A〉 딴곳심방리듬

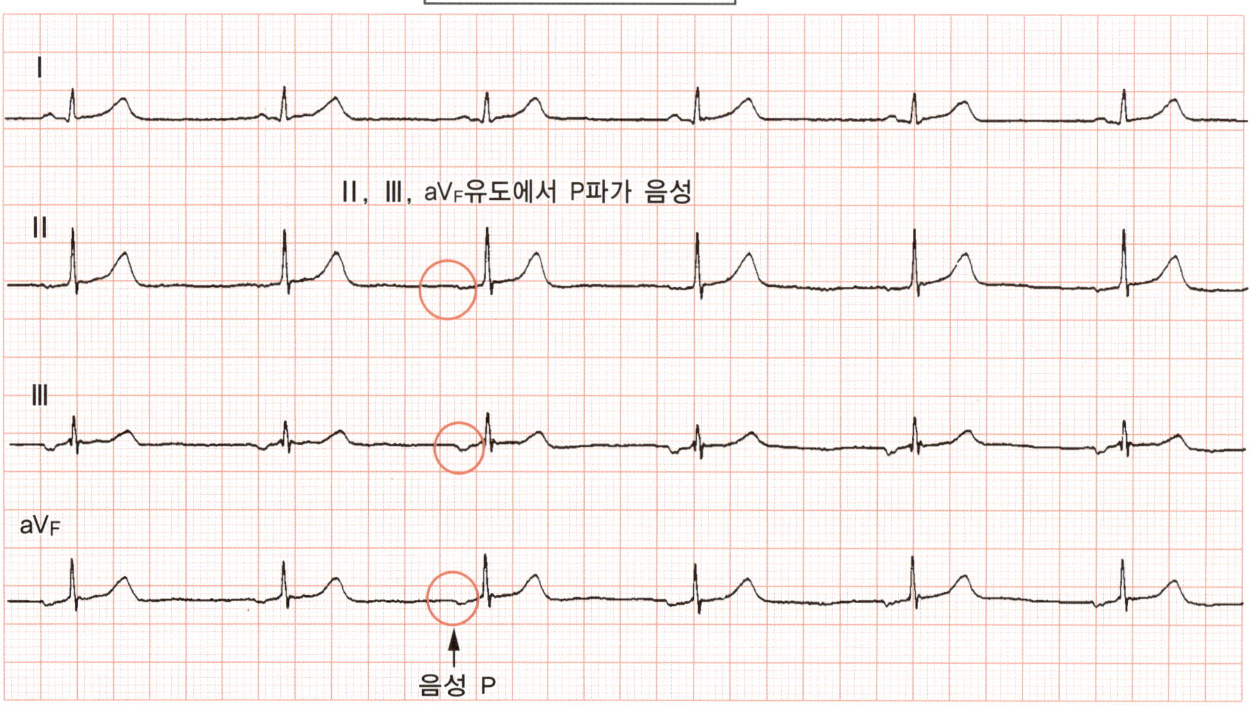

(10mm=1mV)

〈참고 B〉 blocked SVPC(bigeminy)

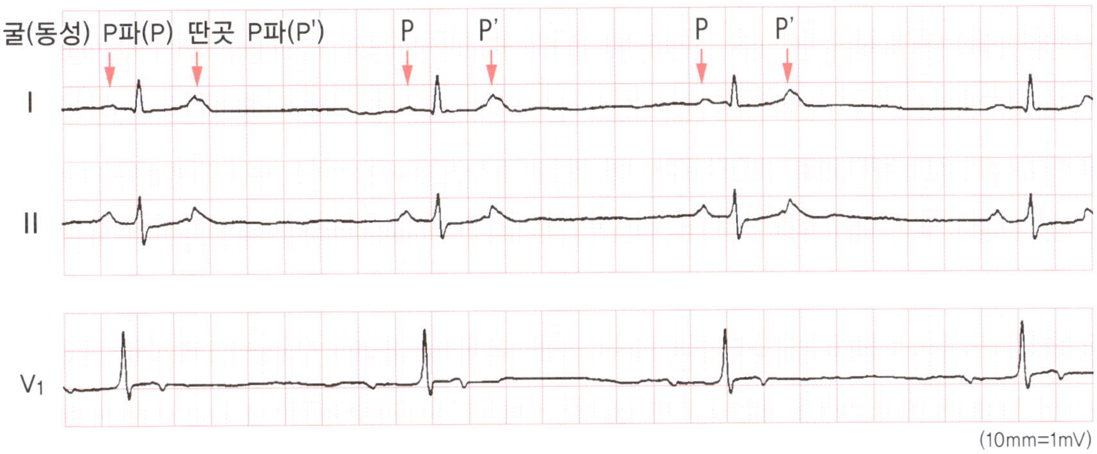

굴느린맥은 굴심방결절에서의 자극 발생 빈도가 저하하였기 때문에 심박동수가 감소한 상태이다. 굴심방결절에서 나온 자극은 정상의 심장흥분전도계통을 통하여 심실까지 전도되기 때문에 심박동수가 적은 이외에는 정상의 P-QRS가 형성된다.

굴느린맥

매분 60 미만(50 미만으로 하는 것도 있다)을 느린맥이라고 한다. 굴느린맥에서는 이것 외에는 이상이 없다. 즉 정상의 P파(Ⅰ, Ⅱ, Ⅲ, aVF유도에서 양성)와 그것에 이어서 QRS군이 존재하며(1:1 방실전도), PQ시간이 일정하고 PP간격이 일정하다. 각 심박동의 P파, QRS군, T파의 각각은 동일한 파형을 나타내는 것 등이 확인된다.

감별 진단

1) **동방차단** : 때때로 PP간격이 연장하고, 그 PP간격이 기본리듬의 2배이다(참조 다음 항목, **chapter17-2/chapter16-2**) (Mobitz Ⅱ형 2도 동방차단, p269).

※ 고도의 느린맥으로 PP간격이 일정한 때는 단순하게 굴느린맥으로 생각되지 않으므로 2:1 동방차단의 가능성을 생각해야 한다.

2) **굴정지** : 연장한 PP간격은 길고 불규칙하다(참조 다음 항목, **chapter17-2/chapter16-1**, p266).

3) **딴곳리듬** : P파의 형태에 변화가 있다(참조 **chapter3-3**, p72).

⇒ 〈참조 A〉에서는 Ⅱ, Ⅲ, aVF유도에서 P파는 음성이며, 딴곳심방리듬으로 생각된다.

4) **방실차단** : PQ시간의 연장 또는 QRS군의 탈락이 보인다(참조 **chapter16-3, 4**, p270~273).

5) **심실에 전도되지 않는 심실위주기외수축의 2단맥** : 조기출현의 P'파가 있다(참조 **chapter16-5**, p274).

⇒〈참고 B〉에서는 딴곳 P'파가 T파 위에 얹혀 있다.

핵심 포인트

굴느린맥은

① 심박동수 60(또는 50)/분 미만이나

② P파는 Ⅰ, Ⅱ(Ⅲ, aVF)유도에서 양성, 즉 굴(동성) P파이며

③ 동일한 P-QRS의 관계가 계속된다.

2 굴기능부족증후군〈동부전증후군, sick sinus syndrome, SSS〉

동방차단

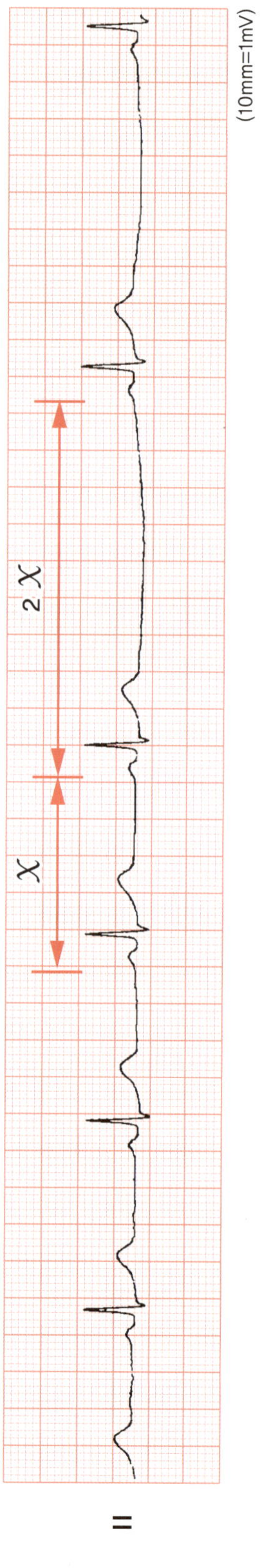

굴정지

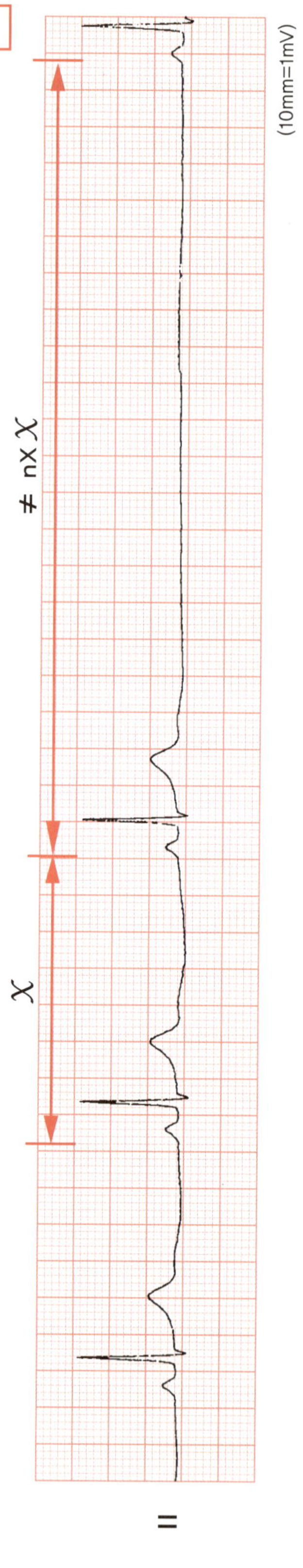

굴느린맥, 동방차단, 굴정지 등 굴심방결절의 기능부족에 관계한 부정맥을 모두 일괄하여 굴기능부족증후군이라고 한다. 현재 가장 인용되고 있는 것은 **Rubenstein의 분류**이다(표 1).

동방차단(sinoatrial block, SA block)

굴심방결절에서의 흥분 발생은 정상이나 굴심방결절과 심방사이에서 흥분 전도 장애가 생긴 것이다. P파가 QRS군과 함께 탈락하여 PP간격이 급격하게 연장한다. 더구나 연장한 PP간격은 다른 PP간격의 2배이다(Mobitz Ⅱ형 2도 동방차단)(참조 ➡ **chapter16-2**, p268).

굴정지(sinus arrest)

굴심방결절의 자동능이 일시적으로 정지하여 일과성으로 흥분 발생이 정지한 상태이다. 그 회복은 일정하지 않기 때문에 정지기간은 완전히 불규칙하다. P파가 QRS군과 함께 탈락하여 PP간격이 급격하게 연장하나 연장한 PP간격은 일정하지 않으며, 정상 PP간격의 2배로 되지 않는다. PP간격이 3초 이상 또는 정상 PP간격의 3배 이상으로 연장하는 경우를 가리키는 것이 많다(참조 ➡ **chapter16-1**, p266).

표 1. Rubenstein에 의한 굴기능부족증후군의 분류

Ⅰ형	굴느린맥	원인불명의 심박동수 50/분 이하의 지속성 느린맥
Ⅱ형	굴정지 혹은 동방차단	방실이음부 이탈박동 혹은 심실이탈박동을 동반하는 것
Ⅲ형	느린맥-빠른맥증후군	Ⅰ형 혹은 Ⅱ형의 느린부정맥을 나타내며, 동시에 적어도 1회의 발작성심실위빠른맥 혹은 심방잔떨림을 일으키는 것

핵심 포인트

굴기능부족증후군은
① 굴기능이 저하한 느린맥을 주체로 한 병태이며
② Ⅰ. 지속적 굴느린맥, Ⅱ. 굴정지 또는 동방차단, Ⅲ. 느린맥-빠른맥증후군의 어느 것인가를 나타낸다.

3 느린맥-빠른맥증후군 〈서맥-빈맥증후군, bradycardia-tachycardia syndrome〉

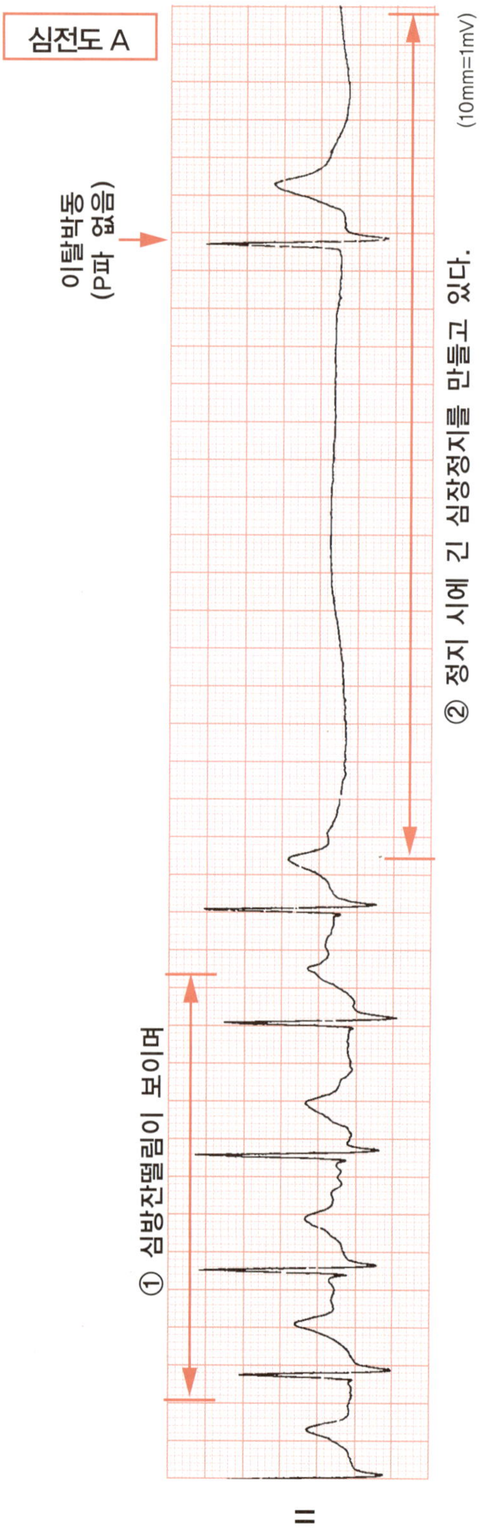

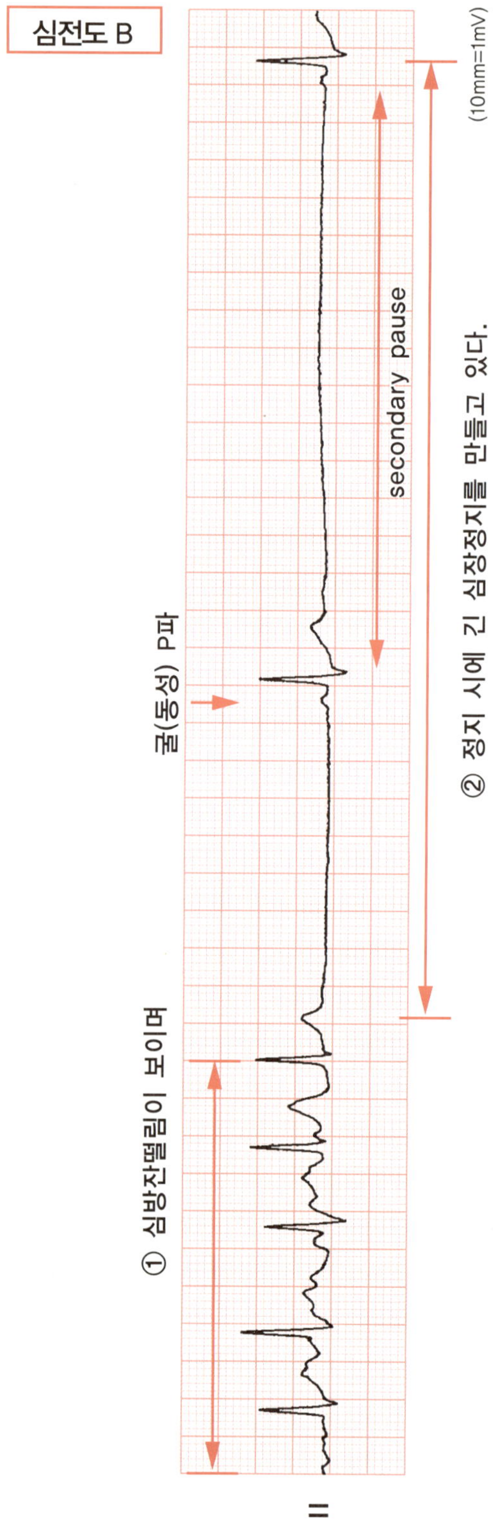

느린맥–빠른맥증후군

굴심방결절에서 동방전도 등의 장애에 의한 느린부정맥과 동시에 심실위의 빠른부정맥을 합병하는 경우를 말한다. 빠른부정맥의 대부분은 발작성심방잔떨림이며, 발작성심실위빠른맥이나 발작성심방된떨림의 경우도 있다. 빠른맥 발작 정지 직후에 굴심방결절이 이상하게 억제를 받아 굴리듬의 회복이 분명하게 연장하는 유형(overdrive suppression)을 말한다.

심전도 A는 심방잔떨림 정지 후 약 3.6초의 심장정지 상태로 되고 있다. 그 후 QRS군에서는 P파가 앞에 나타나지 않는 방실이음부에시의 이탈박동이다.

심전도 B에서는 심장정지에서 회복 시 QRS군에 P파가 앞에 나타나고 있고 굴심방결절이 회복하고 있다. 또 빠른맥 정지 후 1박동 째의 간격보다 1박동 째에서 2박동 째까지의 간격에서 분명하게 연장하는 일이 있으며, secondary pause라고 한다. Secondary pause가 긴 경우도 굴심방결절 기능의 이상으로 생각해도 좋다.

일반적으로 6~8초간 심박동이 정지하면 실신하므로 본 증후군은 빠른맥 발작 정지 시에 실신하는 일도 많은 중요한 증후군이다. 빠른부정맥을 예방하기 위한 약제를 사용하면 느린맥이 악화하는 일이 많으므로 약제에 의한 치료는 곤란하며, 심장박동조율기 시술이 필요한 일이 많다.

핵심 포인트

느린맥–빠른맥증후군은

① 빠른맥(심방잔떨림, 심실위빠른맥, 심방된떨림 등)과 느린맥(굴정지, 동방차단, 굴느린맥 등)이 양쪽에서 보이는 것으로

② 빠른맥 정지 직후에 긴 심장정지가 나타나는 일이 많다.

4 2:1 방실차단〈2:1 AV block〉

2:1 방실차단

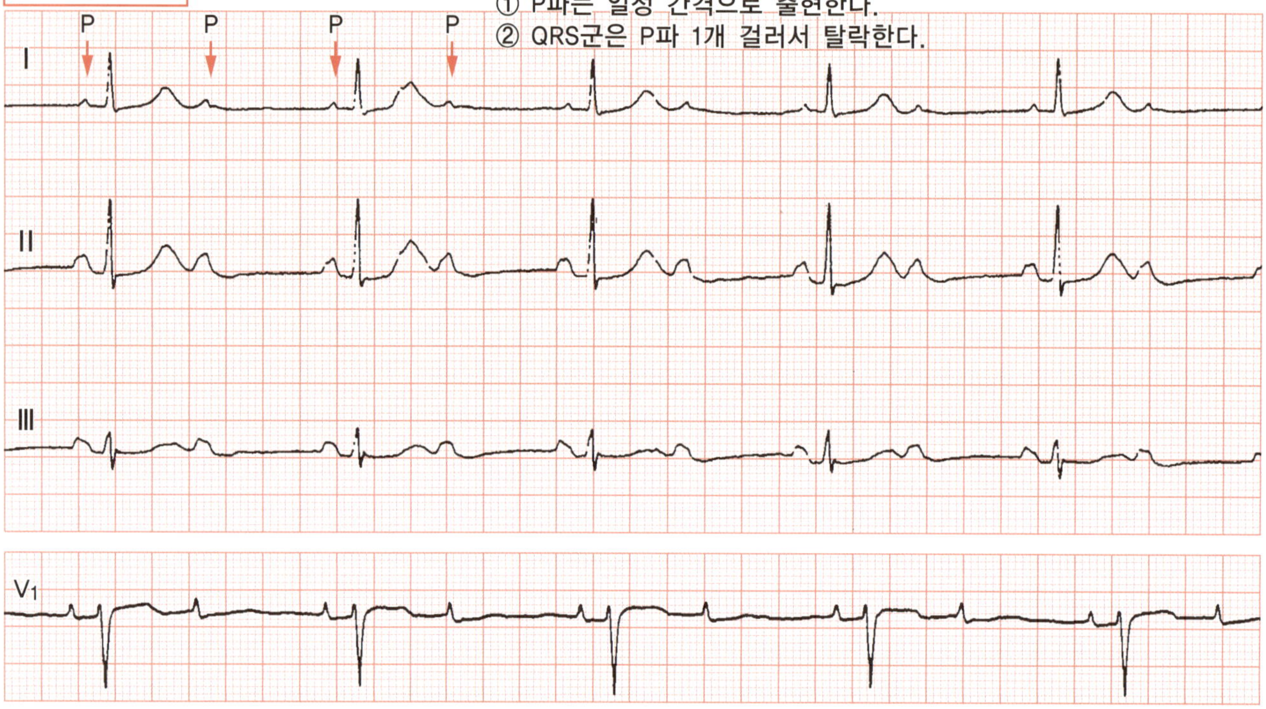

(10mm=1mV)

〈참조 C〉 blocked SVPC 2단맥

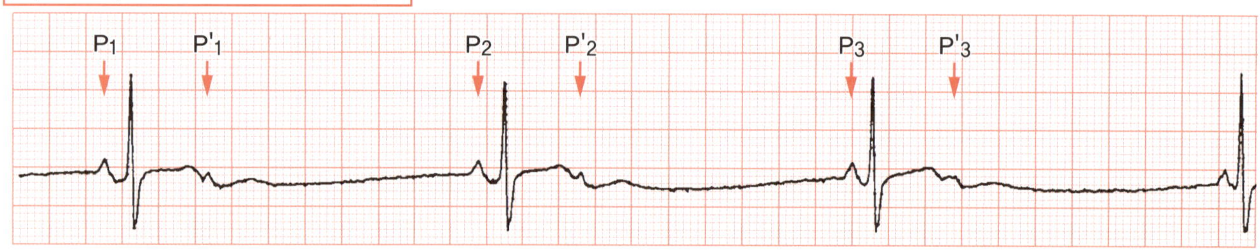

(10mm=1mV)

방실전도가 때때로 끊어지는 2도 방실차단 중 방실 전도 비가 2:1인 경우는 2:1 차단이라고 한다. 이 경우 Wenckebach형, Mobitz Ⅱ형을 구별할 수 없다.

감별 진단

1) 심실에 전도되지 않는 심실위주기외수축(blocked SVPC) 2단맥 : 조기 출현의 형태가 다른 P파(P')가 있으며, P1−P'1과 P'1−P2는 간격이 같지 않다.
⇒〈참고 C〉
2) 굴정지 또는 동방차단 : P파와 QRS군이 동시에 탈락한다.

핵심 포인트

2:1 방실차단은
① P파는 일정 간격으로 출현한다.
② QRS군은 P파 1개 걸러서 탈락한다.
③ 전도되지 않는 PR시간은 일정하며, 보통 정상 범위의 길이이다.

5 고도방실차단〈advanced AV block〉

① P파는 규칙적으로 나오고 있다.

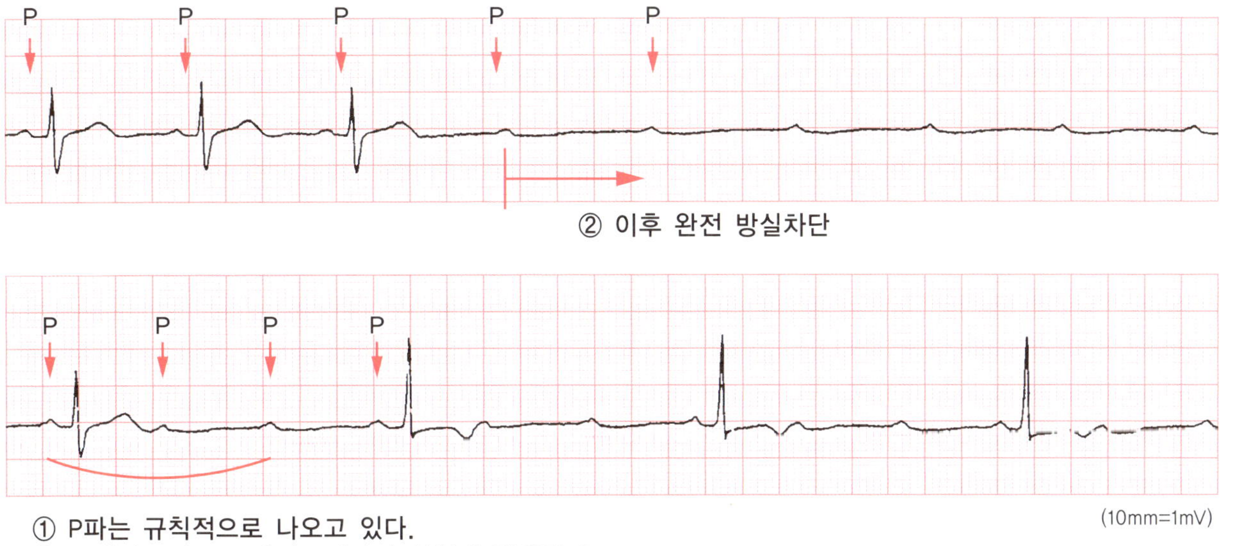

① P파는 규칙적으로 나오고 있다.
② 3개의 P파 중 1개의 P파만이 심실에 전해진다.

방실전도비가 2:1보다 낮은 경우를 고도방실차단이라고 한다. P파는 일정 간격으로 출현을 계속하나 그것에 이어서 QRS군의 탈락이 고도로 전도비가 2:1보다 낮아진다. 상단의 예는 3박동의 정상 QRS군이 보인 후 완전방실차단이 되고 있다. 하단은 1개의 P파가 QRS군을 형성한 후 2개의 P파가 차단된 주기를 반복하여 3개의 P파 중 1개의 P파만이 심실에 전해진다.

핵심 포인트

고도방실차단은
① P파는 일정 간격으로 출현하나
② 심실에 전도되지 않는 P파가 2개 이상 연속하는 것이다.

6 완전방실차단〈3도 방실차단, complete atrioventricular block, third-degree AV block〉

QRS군의 폭이 좁은 완전방실차단

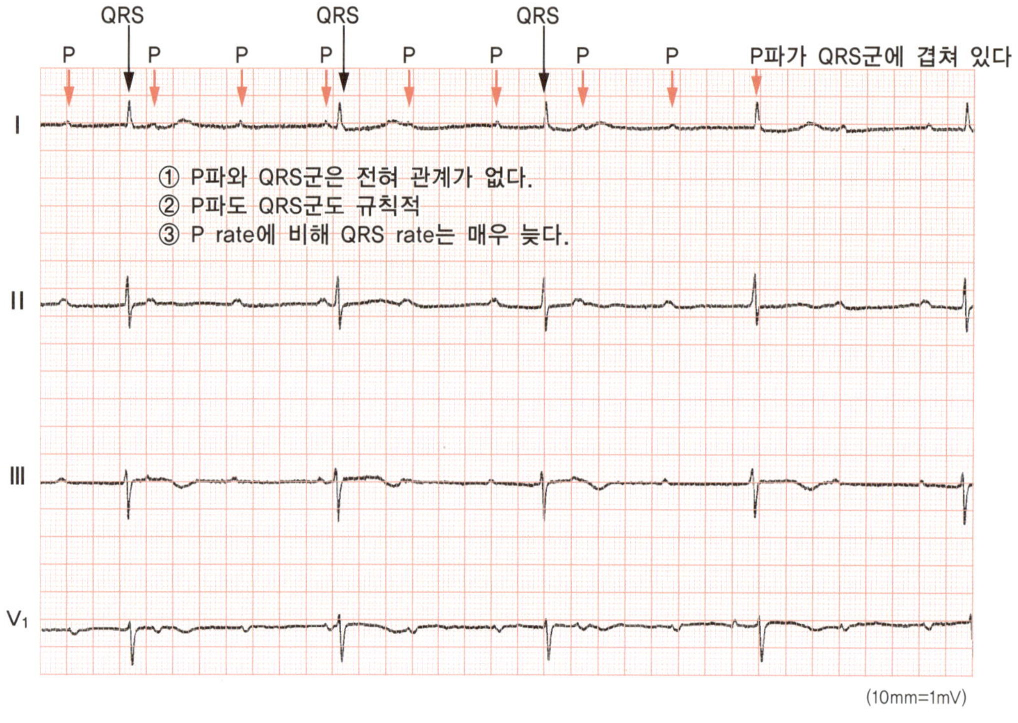

QRS군의 폭이 넓은 완전방실차단

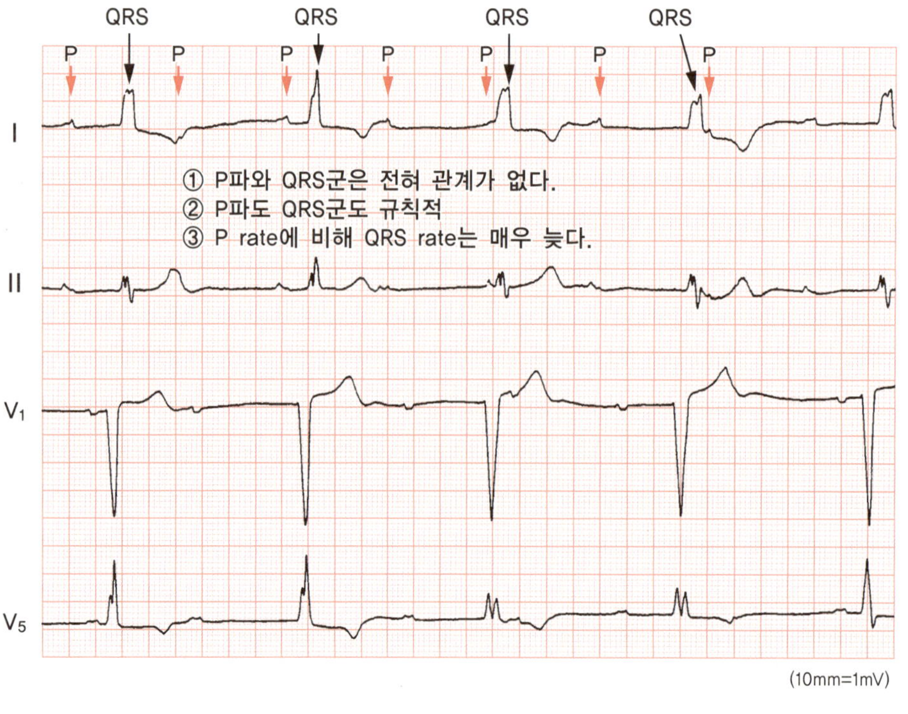

완전방실차단

완전방실차단(3도 방실차단)은 **심방에서 심실으로의 흥분 전도가 완전히 끊어져 있는 상태이며, 심방과 심실의 수축이 교대로 전혀 관계없이 일어나고 있는 것**을 가리킨다.

심장박동은 방실이음부 혹은 심실에서의 느린 **이탈리듬**에 의한다.

1 QRS군의 폭이 좁고 형태가 정상에 가까운 완전방실차단

이탈리듬의 QRS군의 폭이 좁고 형태가 정상에 가까운 것은 일반적으로 차단 부위가 방실결절이거나 대부분은 히스다발 내에 있으며, 심실을 지배하는 자극은 방실이음부의 아래부분이나 히스다발에서 나오므로 심박동수는 비교적 잘 유지된다.

2 QRS군의 폭이 넓고 변형이 강한 완전방실차단

이탈리듬의 **QRS군의 폭이 넓고 변형이 강한 것**은 차단 부위가 하위에 있으며, 심실을 지배하는 자극은 심실의 일부에서 나온다고 생각되는 느린맥 경향이 강하다. 1보다 2가 이탈리듬의 발생 빈도는 불안정하며 위험성이 높다.

심전도에서 P파는 규칙적으로 출현하는 것에 동반하는 QRS군의 출현이 없고, 이것과는 전혀 관계가 없이 QRS군이 규칙적으로 출현하는 상태가 된다. 소위 방실해리 상태이나 완전방실차단에 의한 방실해리는 당연히 P파 빈도>QRS군 빈도로 된다(P파 빈도<QRS군 빈도로 되는 방실해리는 느린맥에 의한 이탈리듬이나 심실빠른맥 등일 때이다(참조 **chapter14** 한마디 메모, p238).

핵심 포인트

완전방실차단은
① P파와 QRS군의 연결이 전혀 없고, 서로 전혀 관계없이 출현하는 것으로
② P파도 QRS군도 일정 간격으로 출현하며(PP간격, RR간격 일정)
③ PP간격보다 RR간격이 긴 것이다.

차단 부위가 낮을수록 QRS군의 폭은 넓고, 심박동수가 적어지는 경향이 있다.

Chapter 17 정리해 봅시다

「느린맥」을 일으키는 심전도를 읽는 방법

- P파는?
  - 정상 P파가 있다. → PP간격
    - 일정 → PQ간격
      - 일정 → 굴느린맥 참조 ➡ chapter17-1
      - 불규칙 → 2도 또는 3도 방실차단 참조 ➡ chapter17-6
    - 갑자기 연장
      - 동방차단 연장한 PP간격은 굴주기의 2배 참조 ➡ chapter17-2
      - 굴정지 연장한 PP간격은 굴주기의 2배는 아니다. 참조 ➡ chapter17-2
        - *단 동방차단과 굴정지는 구별이 분명하지 않다.
      - 전도되지 않는 심실위주기외수축 참조 ➡ chapter16-5, p274
  - 딴 곳에 P′파가 있다. →
    - 심방리듬 QRS군 앞에 딴 곳 P′파가 있다. 참조 ➡ chapter3-3, p72
    - 방실이음부리듬(P파만 보이는 것) 참조 ➡ chapter2-3, p52
      - QRS군 뒤나 직전 혹은 QRS군에 겹친 딴 곳 P파 또는 역방향 P파가 있다.
  - f파가 있다. → RR간격
    - 일정 → 완전방실차단을 동반하는 심방잔떨림
    - 불규칙 → 느린맥 심방잔떨림 참조 ➡ chapter2-1, p48
  - F파가 있다. → 느린맥 심방된떨림 참조 ➡ chapter2-2, p50
  - P파도 P′파도 f파도 F파도 없다.
    - QRS군
      - 폭이 넓다. → 심실리듬 참조 ➡ chapter2-4, p54
      - 정상 → 방실이음부리듬(P파가 보이지 않는 것) 심방정지 참조 ➡ chapter2-3, p52
    - 텐트상 T파 등의 고칼륨혈증 소견 있음 → 굴실리듬 참조 ➡ chapter2-5, p56

Let's try

Question 1

56세, 여성. 노동 시 숨이 차는 것을 주요호소증상으로 가까운 병원에서 진료를 받아 느린맥이 지적되었다. 심전도 진단은 무엇인가?

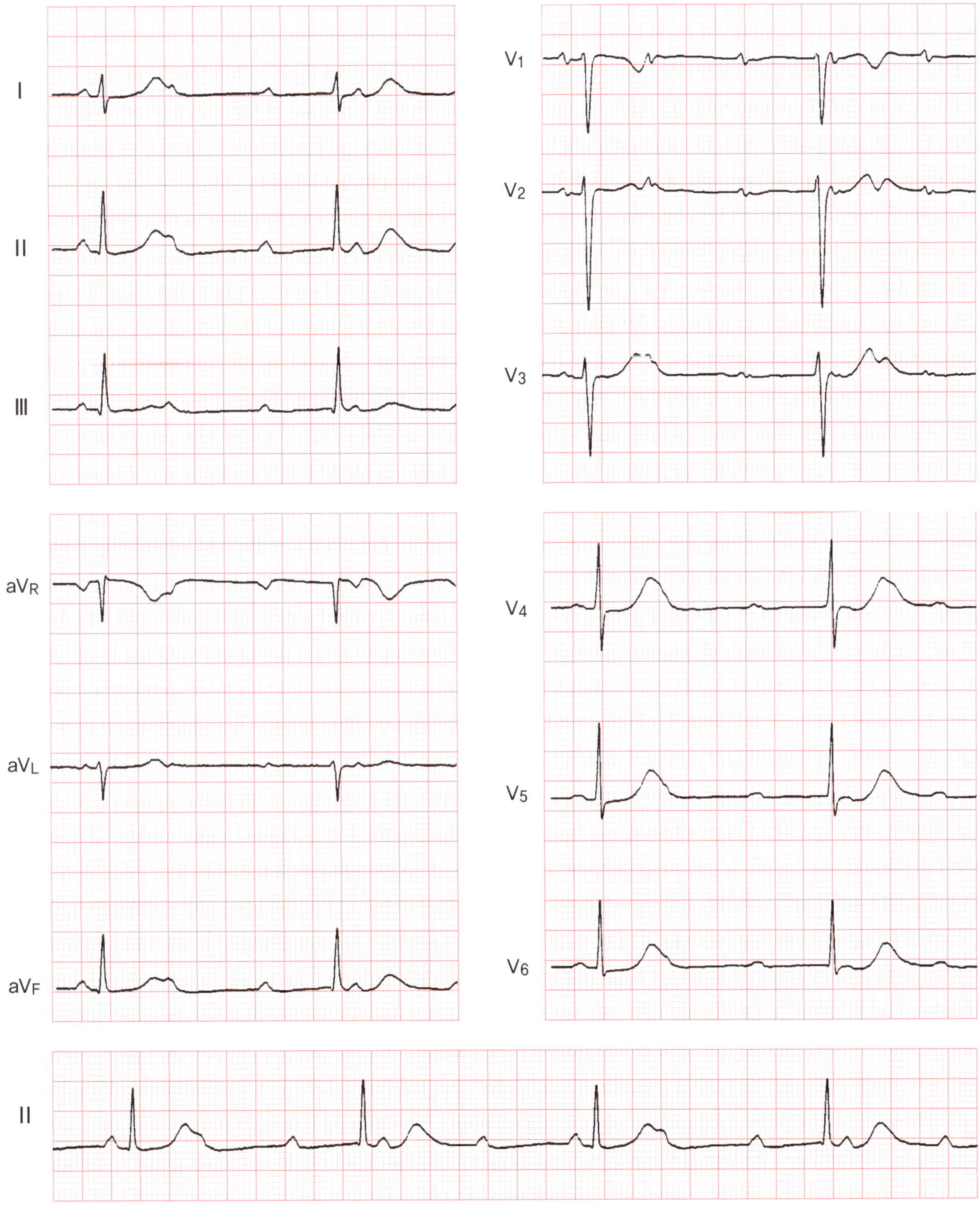

(10mm=1mV)

Let's try

Answer 1 ventriculophasic sinus arrythmia를 동반하는 완전방실차단

QRS군(↑)이 출현하면 그것을 사이에 둔 PP간격(*)보다 그 다음의 PP간격(#)이 길어진다.

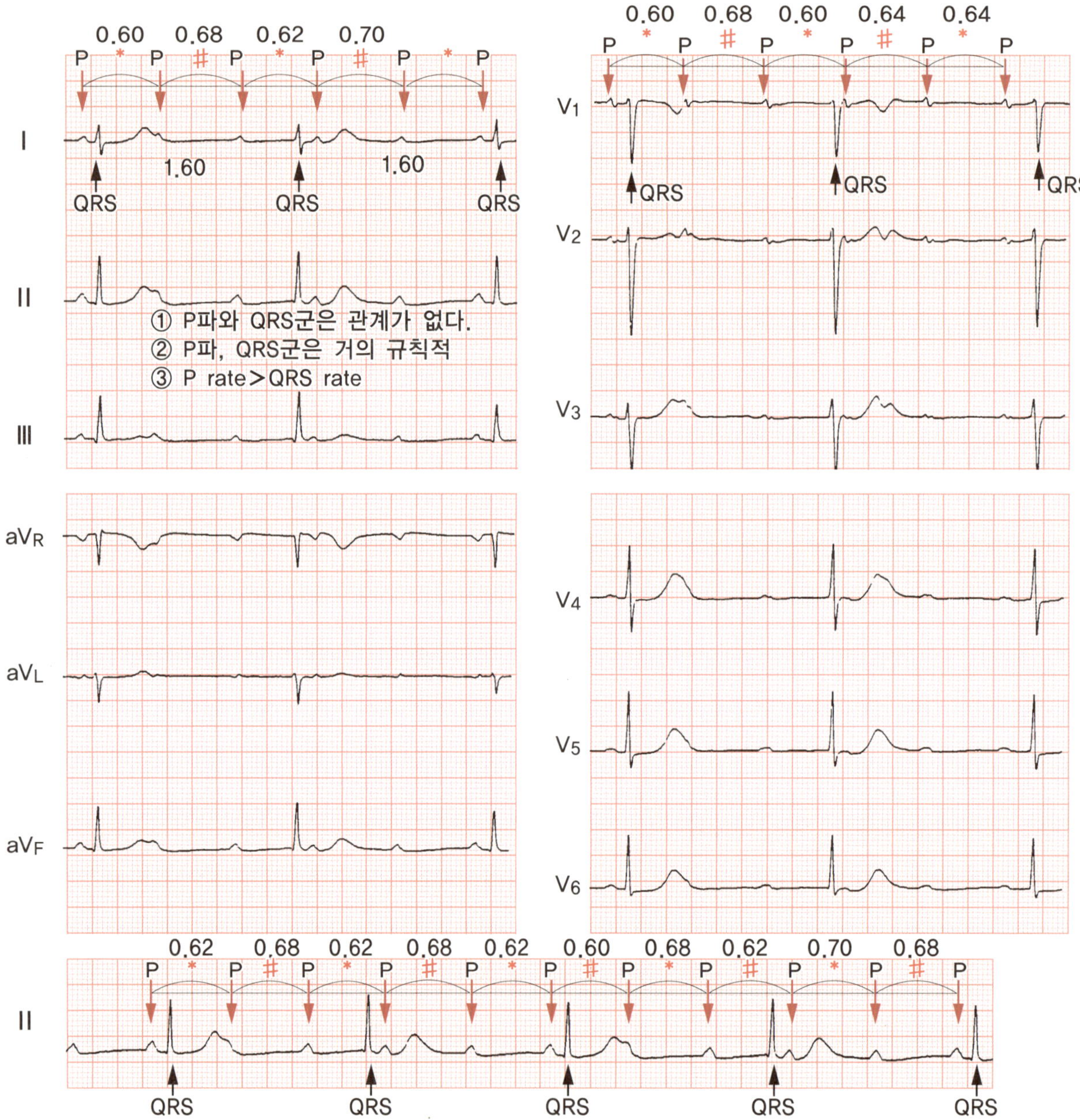

◎ ① P파와 QRS군은 전혀 관계없이 출현하고 있으며, ② P파, QRS군은 모두 거의 규칙적으로 출현하고 있고, ③ P rate>QRS rate이다. 따라서 완전방실차단이라고 한다. 일반적으로 완전방실차단에서는 PP간격, RR간격 모두 일정하다. 그러나 본 예에서 QRS군은 일정 간격으로 출현하고 RR간격은 일정하나 잘 보면 PP간격은 길고 짧은 것이 교대로 나오고 있다. 이것은 "ventriculophasic sinus arrythmia"라고 하는 굴부정맥을 나타낸다.

◎ 심실 수축에 따르는 심박출이 있으면 목동맥팽대, 대동맥압 수용체로부터의 반사에서 미주신경의 흥분이 일어나며, 그 후 R파를 사이에 두지 않는 PP간격이 연장한다고 생각된다 (심실 수축에 의한 미주신경 흥분이 끝나는 시기는 앞에 나타나는 R파로부터 0.3~0.5초 후 에 있다고 추정되며, 이때 PP간격이 연장한다).

한마디 메모 : escape bigeminy

빠른맥이 고도로 되면 방실이음부 혹은 심실에서 이탈박동이 출현하며, 이탈박동에 의해 2단맥이 되는 일이 있다. 이것을 escape bigeminy라고 부른다.

2단맥은 심실주기외수축이나 심실위주기외수축이 정상 수축을 사이에 두고 1개 걸러 출현하는 것을 가리키는 일이 많으나 실제로는 RR간격이 길고 짧은 것을 규칙적으로 반복하는 것을 넓게 2단맥이라고 한다.

상단의 **심전도 1**은 고도 굴느린맥의 결과 이탈박동이 일어나며, 굴리듬과 이탈박동의 2단맥(escape bigeminy)으로 되고 있다.

하단의 **심전도 2**는 심방잔떨림에서 심실주기외수축이 나오는 일이 있으나 주기외수축이 계속되어 휴지기의 길이가 거의 같기 때문에 휴지기가 끝날 때 나오는 QRS군은 이탈박동일 것으로 생각된다. 주기외수축 후에 긴 대상성휴지기가 있으며, 상부에서의 자극이 심실에 오지 않기 때문에 이탈박동이 일어나며 2단맥으로 되고 있다.

이것도 escape bigeminy이다.

〈심전도 1〉

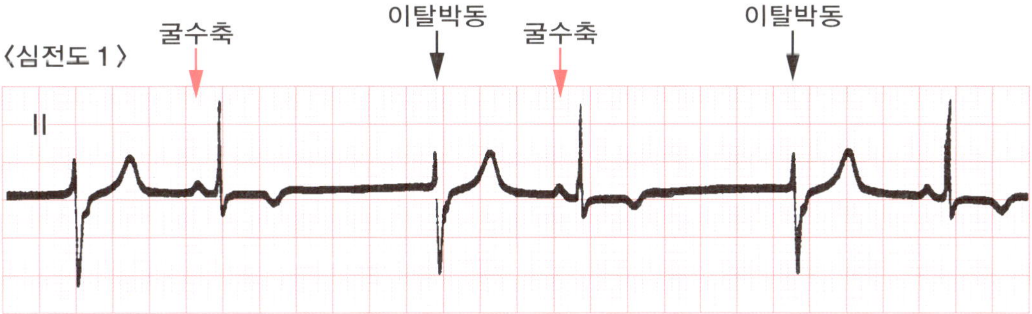

〈심전도 2〉

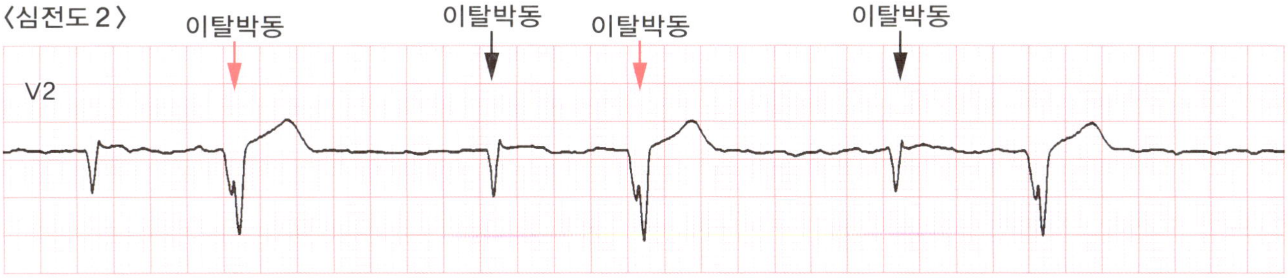

Chapter 18

빠른맥(폭이 좁은 QRS군이 규칙적인 것)
(narrow QRS regular tachycardia)

1 굴빠른맥〈동빈맥, sinus tachycardia〉

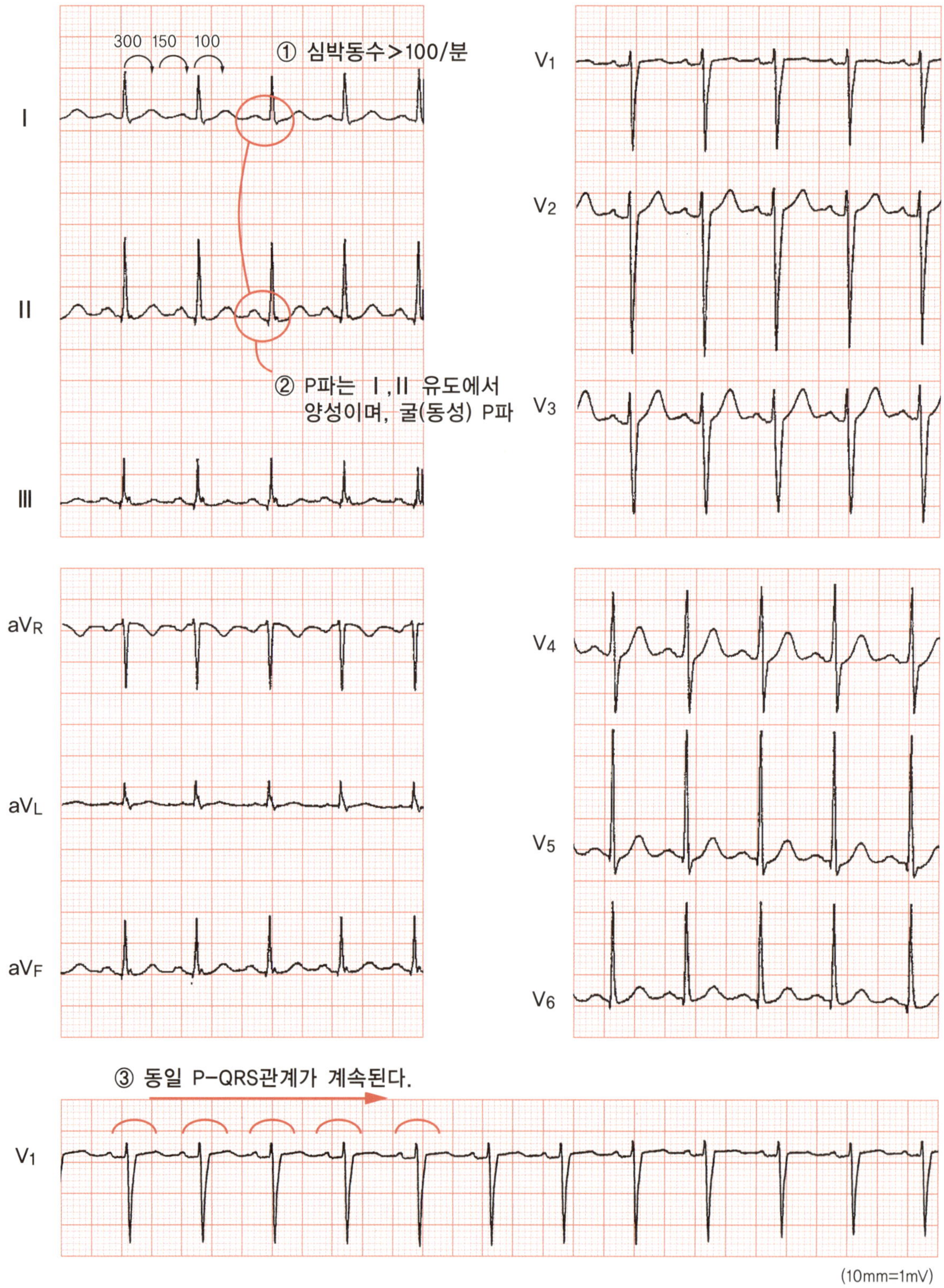

굴빠른맥의 심전도

굴심방결절의 자극 생성 빈도가 증가한 상태이며, 보통 심박동수가 100/분 이상의 경우에 굴빠른맥이라고 한다. 심방 흥분 과정은 정상 굴리듬으로 바뀌지 않으므로 P파의 형태는 정상 굴리듬과 비교해도 다르지 않다. 즉 P파는 Ⅰ, Ⅱ, (Ⅲ, aV_F)유도에서 양성이다. PQ시간 혹은 방실전도비는 교감신경의 긴장 상태 등에 의해서 변화하나 보통 P파와 QRS군은 1:1 전도를 나타내며, PQ시간은 정상이다.

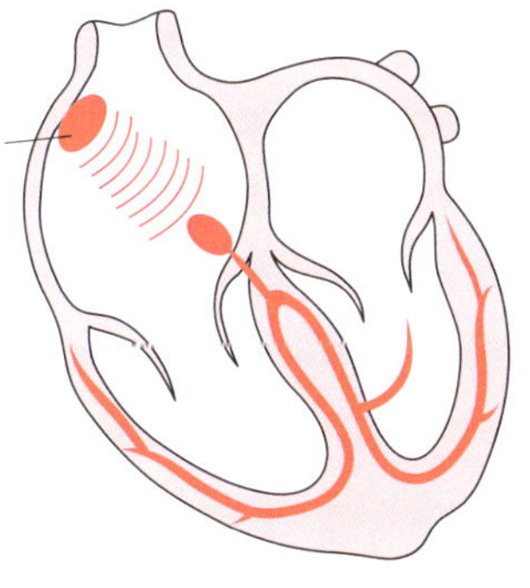

그림 1. 굴빠른맥

핵심 포인트

굴빠른맥은

① 심박동수 100/분 이상의 빠른맥으로

② P파는 Ⅰ, Ⅱ (Ⅲ, aV_F)유도에서 양성, 즉 굴(동성) P파이며

③ 동일 P–QRS의 관계가 계속된 것이다.

2 발작성심실위빠른맥〈발작성상실빈박동, PSVT〉–방실회귀성빠른맥〈방실회귀성빈박동, atrioventricular reciprocating tachycardia, AVRT〉

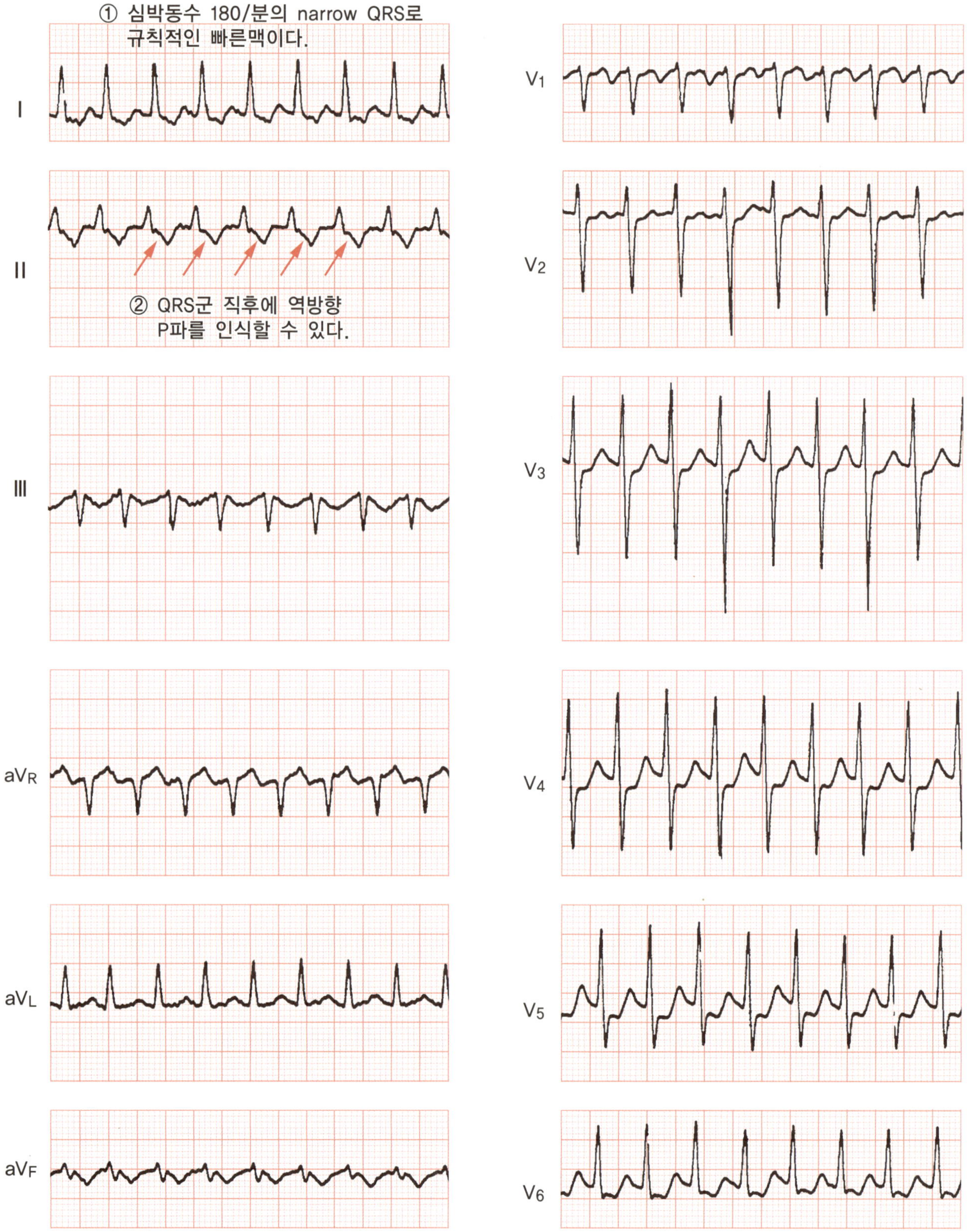

(10mm=1mV)

방실회귀성빠른맥(AVRT)의 심전도

방실회귀성빠른맥(AVRT)은 덧전도로(켄트다발)를 가지는 (WPW증후군) 예에서 생기는 리엔트리성 빠른맥이다.

방실결절을 정방향으로 하고, 덧전도로를 역방향으로 하는 심실위빠른맥으로 빠른맥 회로로서는 심방→방실결절→히스다발→다발갈래가지→심실→덧전도로→심방으로 하는 흥분을 회복한다(그림 2).

굴리듬에서 덧전도로의 정방향 전도가 있으면 심전도에서는 델타파가 보이므로(현성 WPW증후군) 이와 같은 예에서 심실위빠른맥이 생기는 경우는 AVRT인 것이 많다. 한편 덧전도로는 역방향 전도만 하므로 굴리듬에서 델타파는 없고, AVRT를 만드는 것에 의해 덧전도로가 분명하게 되는 잠재성 WPW증후군도 있다.

비발작시의 심전도에서 델타파가 보여도 AVRT를 만들면 켄트다발은 심실→심방간의 역방향 전도만으로 사용되며, 심실은 정상의 심장흥분전도계통만을 통하여 흥분하므로 델타파가 없는 정상 QRS파형의 빠른맥이 된다.

심실 흥분 후에 심방은 덧전도로의 역방향 전도를 매개로 방실판고리에서 위로 향하는 흥분을 하므로 QRS군 뒤에 심방파(P'파)가 보이며, Ⅱ, Ⅲ, aVF유도(아래벽유도)에서는 하향으로 된다. ST–T와 겹쳐 인식이 곤란한 것도 있다. QRS군은 원칙적으로 굴리듬과 동일하며 폭은 좁으나 빠른맥 의존성으로 다발갈래차단을 만들면 폭이 넓어지는 것도 있으므로 P'파의 인식이 곤란하게 된다. 심박동수는 150~200/분 사이에 있는 것이 많다.

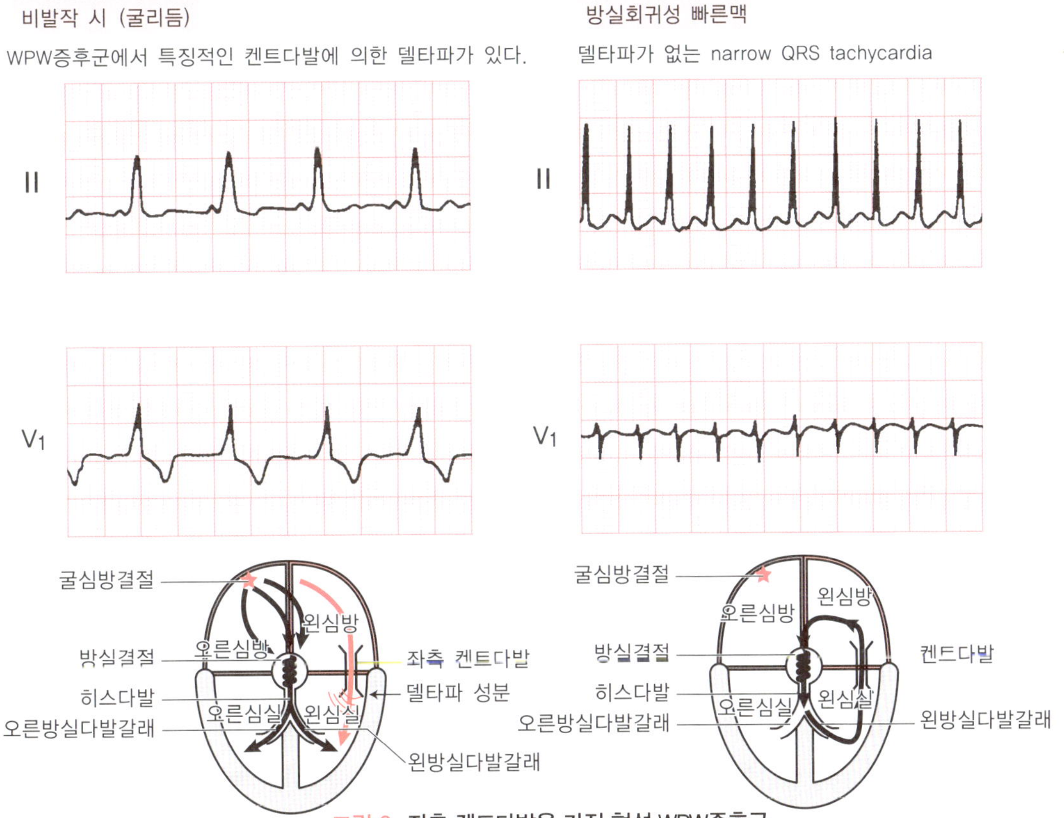

그림 2. 좌측 켄트다발을 가진 현성 WPW증후군

핵심 포인트

방실회귀성빠른맥(AVRT)은

① narrow QRS의 regular tachycardia로

② P'파는 QRS군에서 떨어져 그 직후에 보일 수 있으며

③ QRS군은 빠른맥 의존성의 다발갈래차단이 합병하지 않으면 굴리듬과 동일한 것으로부터 진단할 수 있다.

3 발작성심실위빠른맥〈발작성상실빈박동, PSVT〉– 방실결절회귀성빠른맥〈방실결절회귀성빈박동, atrioventricular nodal reentrant tachycardia, AVNRT〉

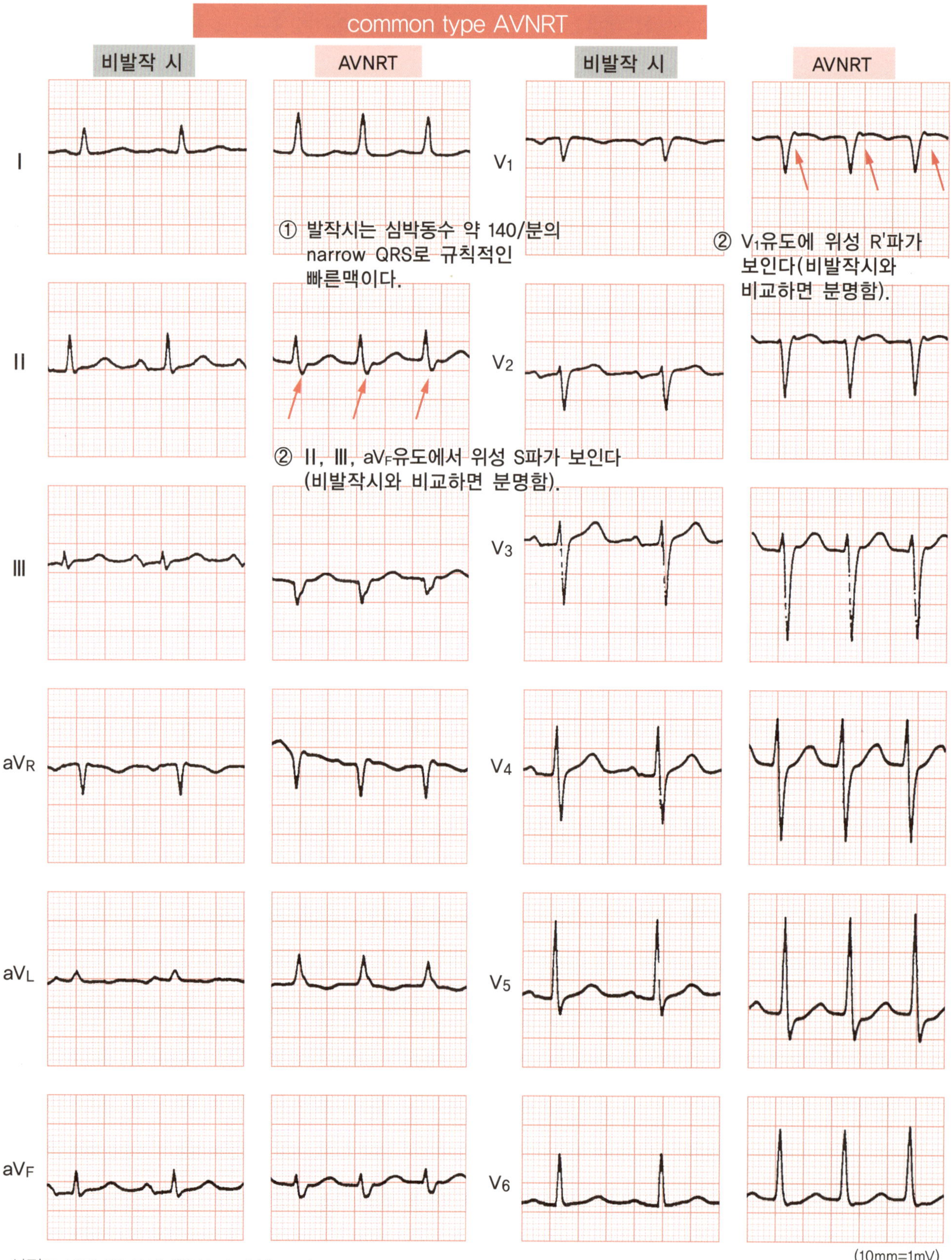

uncommon type AVNRT

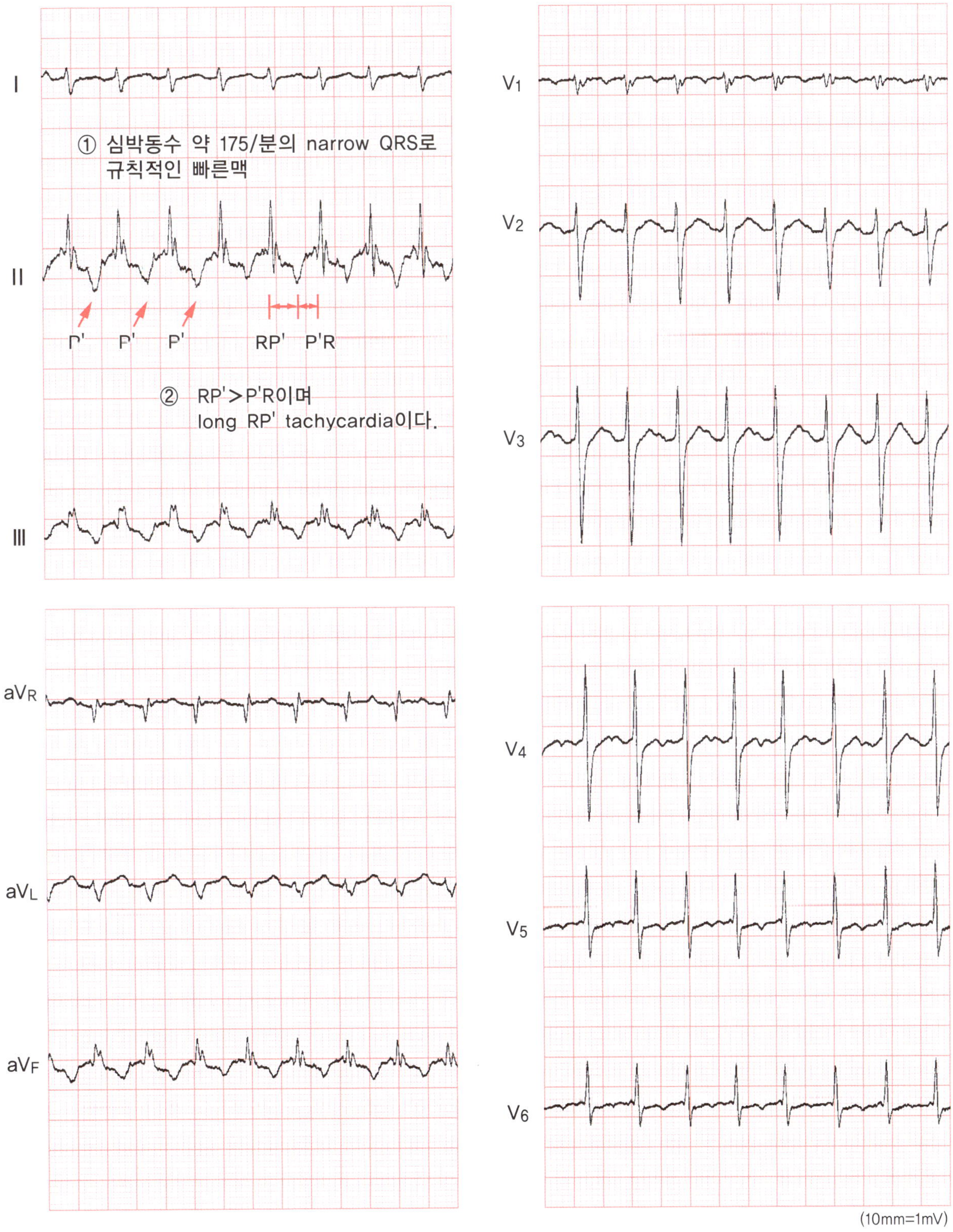

AVNRT의 발생 기전

방실결절 부근에 이중 전도로가 존재하며, 이것을 회귀(리엔트리) 회로로 하는 빠른맥이 생긴다. 즉 방실결절 뒤쪽 아래로 방실결절에 도달하는 느린 전도로(slow pathway)가 존재하면 앞쪽 위에 존재하는 빠른 전도로(fast pathway) 사이를 서로 선회하는 것에 의해 심실위빠른맥을 만든다. 이것을 방실결절회귀성빠른맥(AVNRT)이라고 한다.

common type AVNRT(그림 3B)

AVNRT는 정방향으로는 느린 전도로를, 역방향으로는 빠른 전도로를 전도하는 것이 압도적으로 많으므로 이것을 보통형(common type 혹은 slow/fast) AVNRT이라고 한다.

Common type AVNRT에서는 심실이 흥분한 직후 자극이 빠른 전도로를 역방향으로 상행하여 심방을 흥분시킨다. 즉 심방과 심실 흥분의 시상은 거의 동일하다. (i) 역방향 심방 흥분에 의한 P'파는 QRS군과 겹치는 예가 반수(48%)이다(그림 4 i). 또 (ii) P'파가 생기는 시기가 약간 빠르면 Ⅱ, Ⅲ, aVF유도에서 위성 q파를 만드는 일이 있다(2%)(그림 4 ii). 한편 (iii) P'파를 만드는 시기가 약간 느리면 V_1유도에서 위성 R'파 혹은 Ⅱ, Ⅲ, aVF유도에서 위성 S파를 만드는 일이 있다(46%)(그림 4 iii).

uncommon type AVNRT(그림 3C)

드물지만 리엔트리의 도는 쪽이 common type과는 반대로 정방향 전도로를 빠른 전도로로 하고, 역방향 전도로를 느린 전도로로 하는 것이 있으며, 이것을 드문형

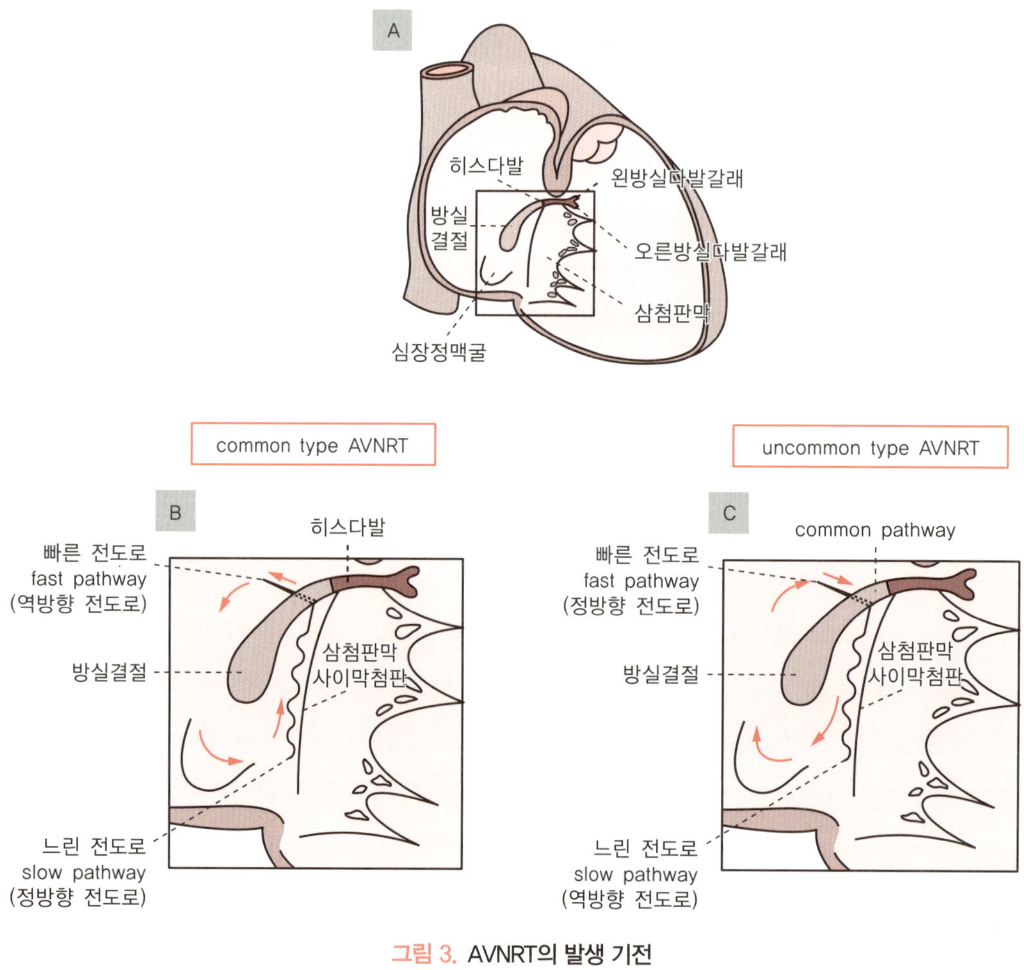

그림 3. AVNRT의 발생 기전

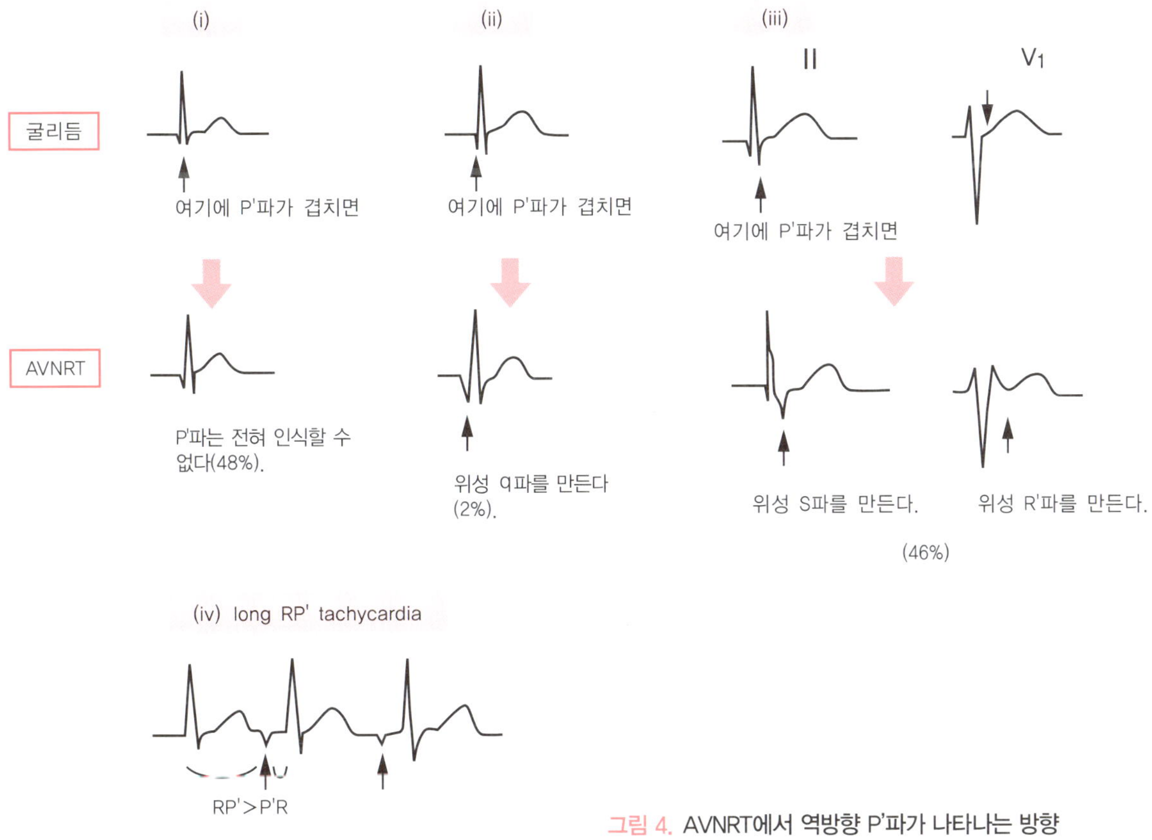

그림 4. AVNRT에서 역방향 P'파가 나타나는 방향

(uncommon type 혹은 slow/fast AVNRT)이라고 한다. 이때 역방향 전도는 느린 전도로(slow pathway)이므로 역방향 P'파는 QRS군과 멀리 떨어진 부위에서 출현하며, RP'시간〉P'R시간이 된다(long RP' tachycardia)(그림 4 iv). long RP' tachycardia는 이 빠른맥 이외에는 심방빠른맥이거나 전도시간이 긴 특수한 켄트다발을 역방향 전도로로 하는 AVRT 등에 한하여 특징적인 소견이다.

핵심 포인트

common type AVNRT는

① QRS파형이 굴리듬 때와 동일한 narrow QRS regular tachycardia이며

② P'파는 QRS군과 겹쳐 보이지 않는 예가 반수, 남은 반수에서는

③ QRS군 직후에 II, III, aVF유도에서 위성 S파, V1유도에서 위성 R'파로서 보이는 일이 있다. 또 드물게 P'파가 II, III, aVF유도에서 QRS군 직전에 위성 Q파로서 보이는 일도 있다.

uncommon type AVNRT는

① QRS파형이 굴리듬 때와 동일한 narrow QRS regular tachycardia로

② P'파는 long RP' tachycardia(RP'〉P'R)의 특징을 나타낸다.

4 발작성심실위빠른맥〈발작성상실빈박동, PSVT〉-굴심방결절회귀성빠른맥〈동방결절회귀성빈박동, sinoatrial nodal reentrant tachycardia, SANRT〉

〈SANRT〉

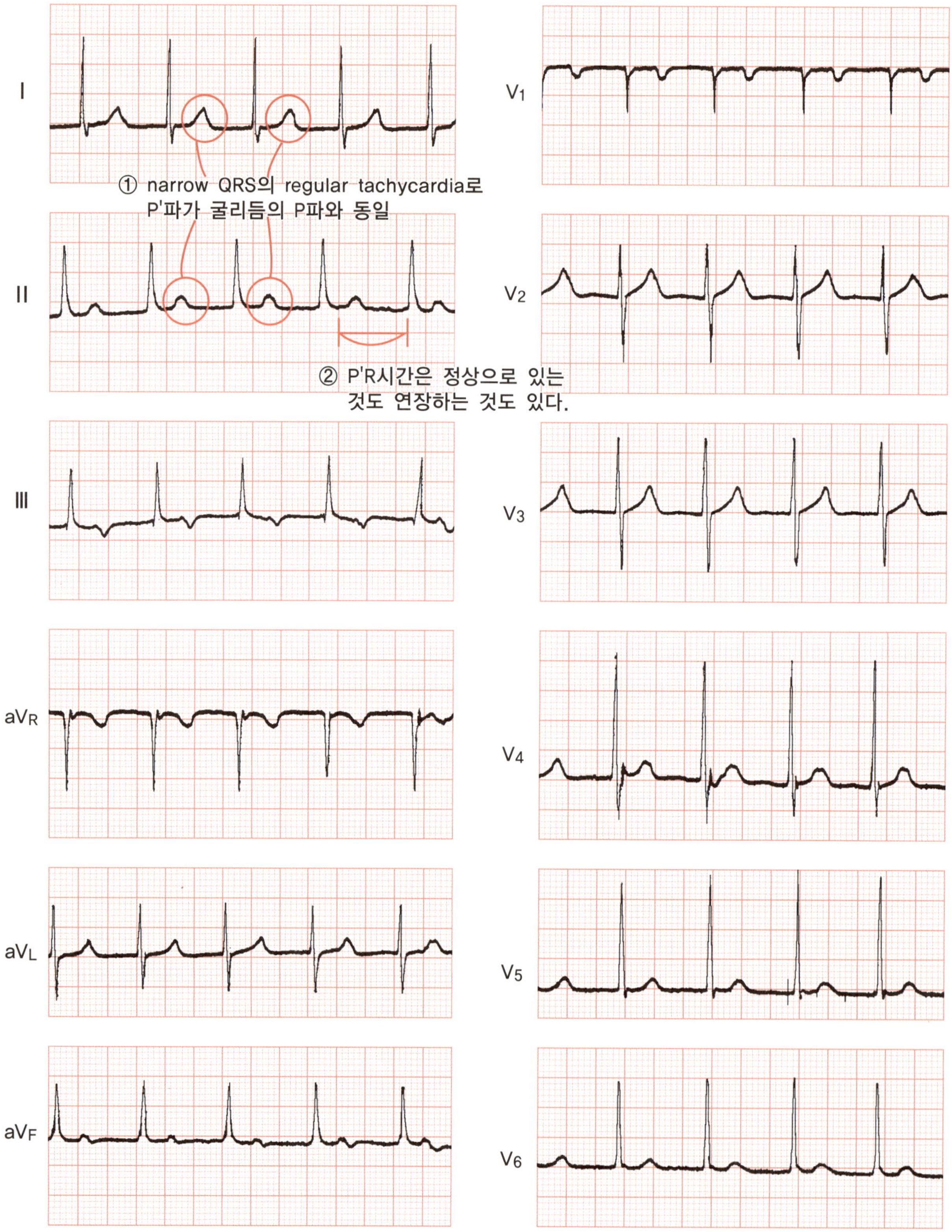

(10mm=1mV)

〈굴리듬〉

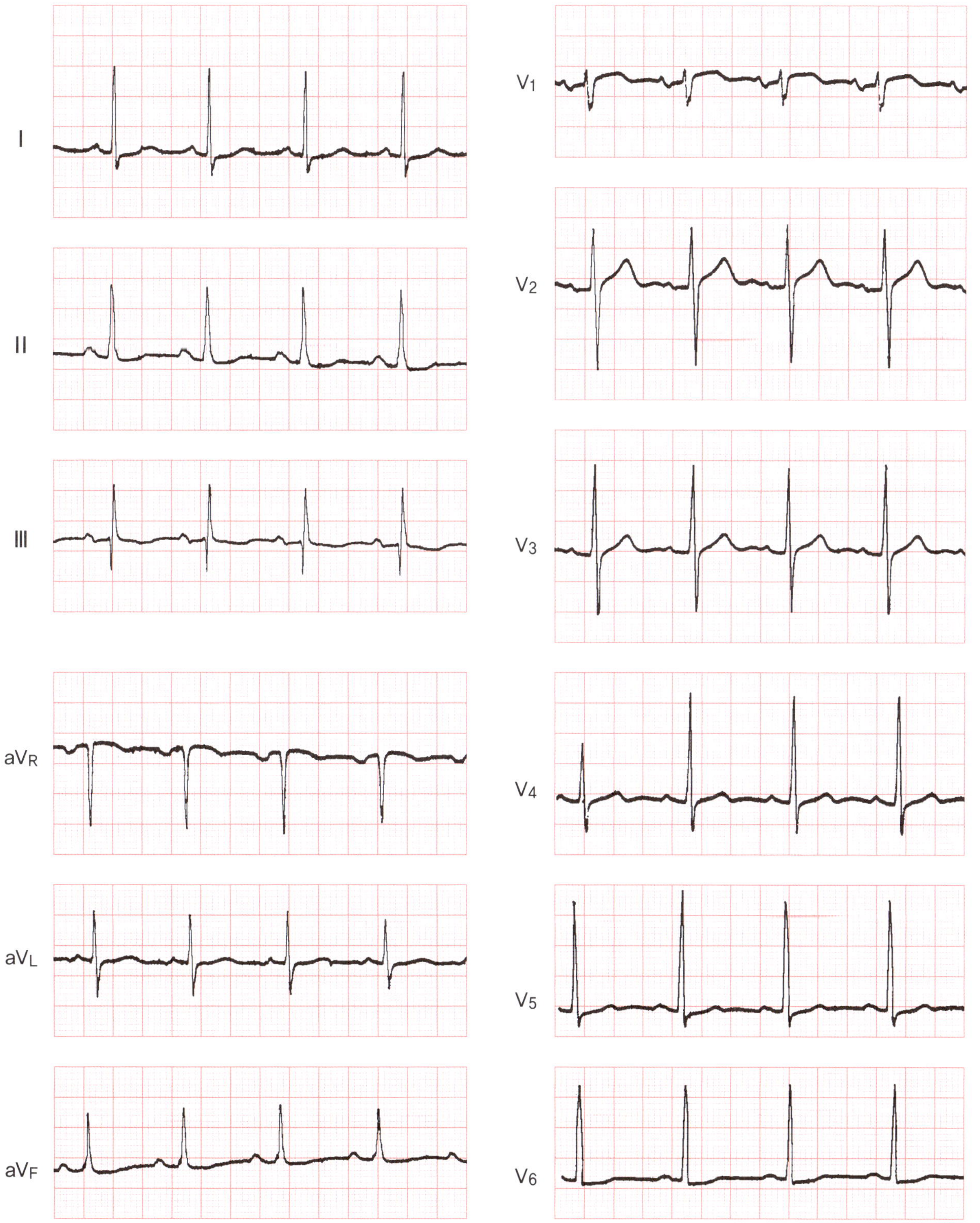

(10mm=1mV)

SANRT의 심전도

굴심방결절 및 근방의 심방을 리엔트리 회로로 하는 빠른맥이다. 리엔트리성이므로 심실위주기외수축 혹은 전기생리검사의 심방 프로그램 자극에서 재현성을 가지며 유발, 정지가 가능하다.

P'파는 굴리듬과 동일하다.

심박동수는 140/분 이하로 있는 것이 많다.

심실은 리엔트리 회로에 포함되지 않으므로 방실차단이 생겨도 존속한다.

P'R시간은 불규칙하며 변동하거나 1도, 2도의 방실차단을 나타내는 것이 많다. 1도 방실차단을 나타내면 P'파는 앞에 나타나는 T파에 겹쳐 판별하기 어려운 것도 많다.

한마디 메모 : 발작성심실위빠른맥(paroxysmal supraventricular tachycardia, PSVT)

PSVT는 심방, 방실결절, 덧전도로(켄트다발 등)가 성립에 관여하는 빠른맥의 총칭이다. 리엔트리를 기전으로 하는 빠른맥이 대부분이며, 임상적으로는 빠른맥이 발작적으로 생기는 것을 반복하기 때문에 발작성의 명칭이 붙여졌다. PSVT는 심실위빠른맥이므로

① 원칙적으로 QRS군은 정상 자극전도로를 통하여 성립하기 때문에 정상 파형과 마찬가지로 폭이 좁다(narrow QRS tachycardia).

② 심박동이 규칙적인 것이 많다(regular tachycardia).

③ 심실 기원의 빠른맥으로 특징적인 심실포착이 없는 등의 특징이 있다.

PSVT는 발생 기전에 의해 다음과 같이 분류된다.

Ⅰ. 방실회귀성빠른맥(AVRT)

Ⅱ. 방실결절회귀성빠른맥(AVNRT)

Ⅲ. 굴심방결절회귀성빠른맥(SANRT)

Ⅳ. 심방빠른맥[(P)AT]

이 중 (P)AT는 PSVT와 구별하여 분류되는 것도 많다. 본 장 **chapter18-2~5**에 Ⅰ.~Ⅳ.에 대해서 해설한다.

핵심 포인트

SANRT는

① P'파는 굴리듬의 P파에 일치하는 빠른맥으로

② P'Q시간은 여러 가지이다.

③ 심박동수는 140/분 이하인 것이 많은 것으로부터 진단할 수 있다.

5 심방빠른맥〈심방빈박동, atrial tachycardia, AT〉

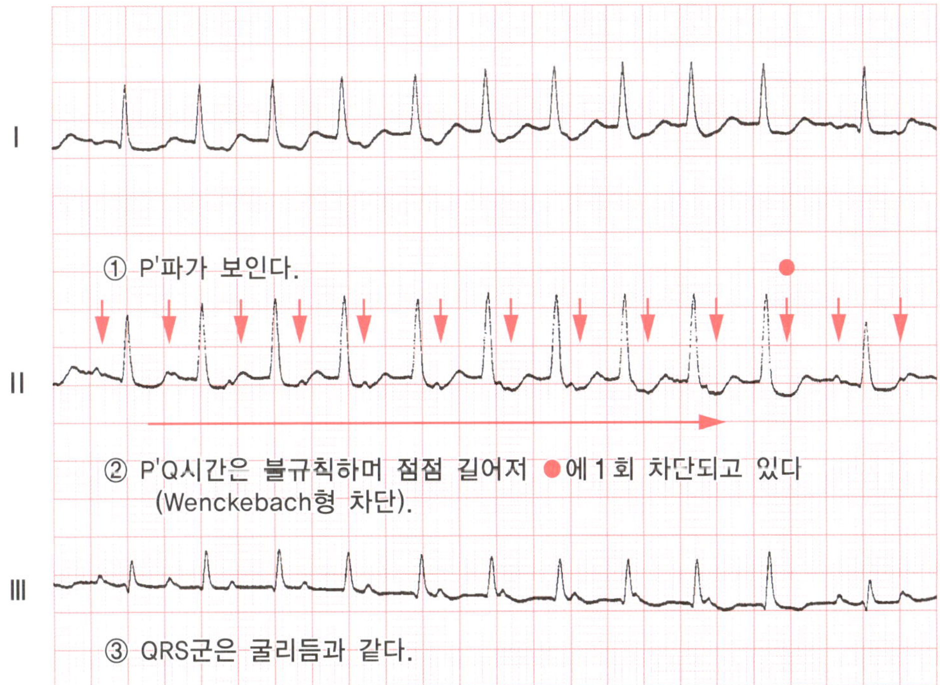

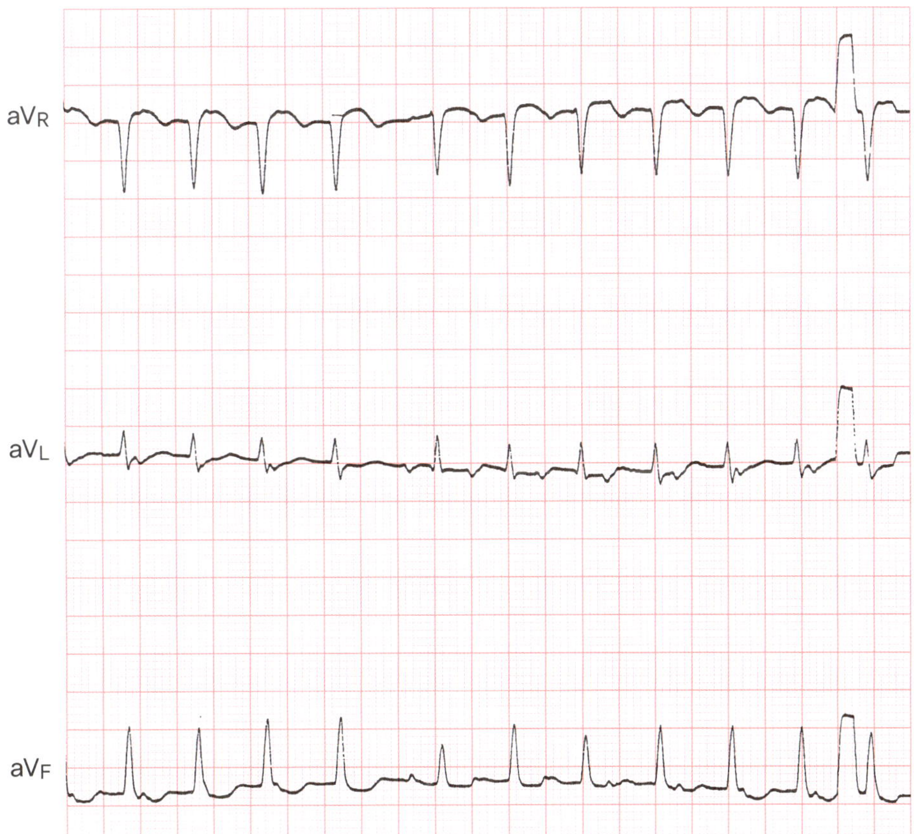

(10mm=1mV)

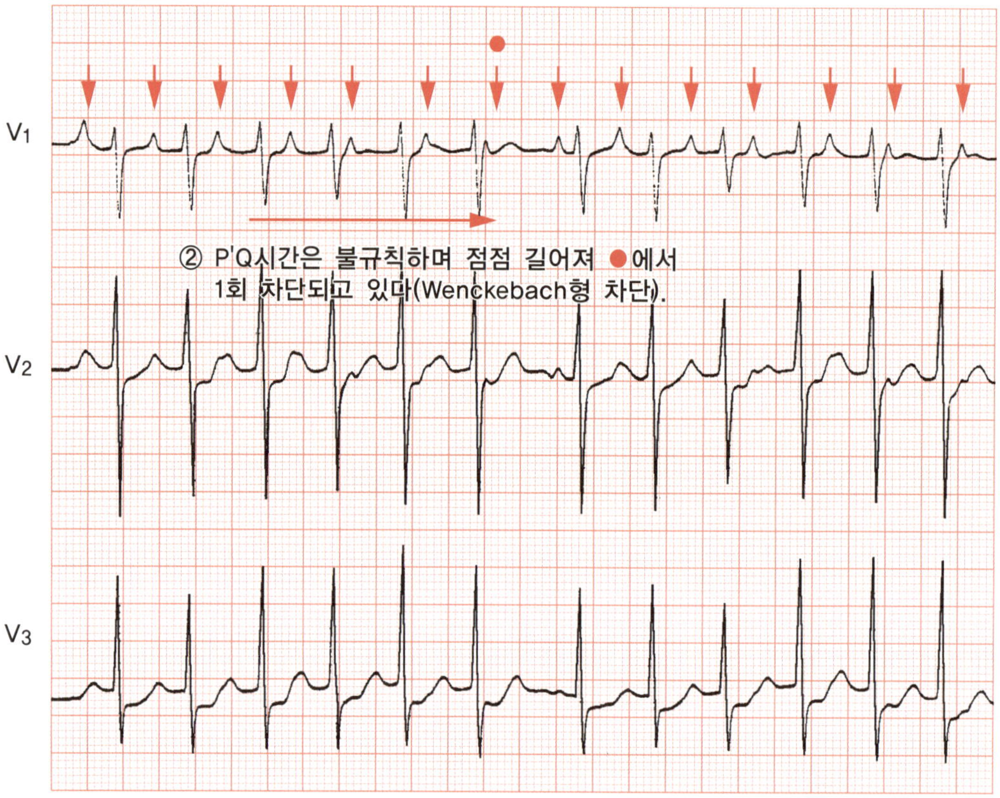
V1
V2
V3
② P'Q시간은 불규칙하며 점점 길어져 ●에서
1회 차단되고 있다(Wenckebach형 차단).

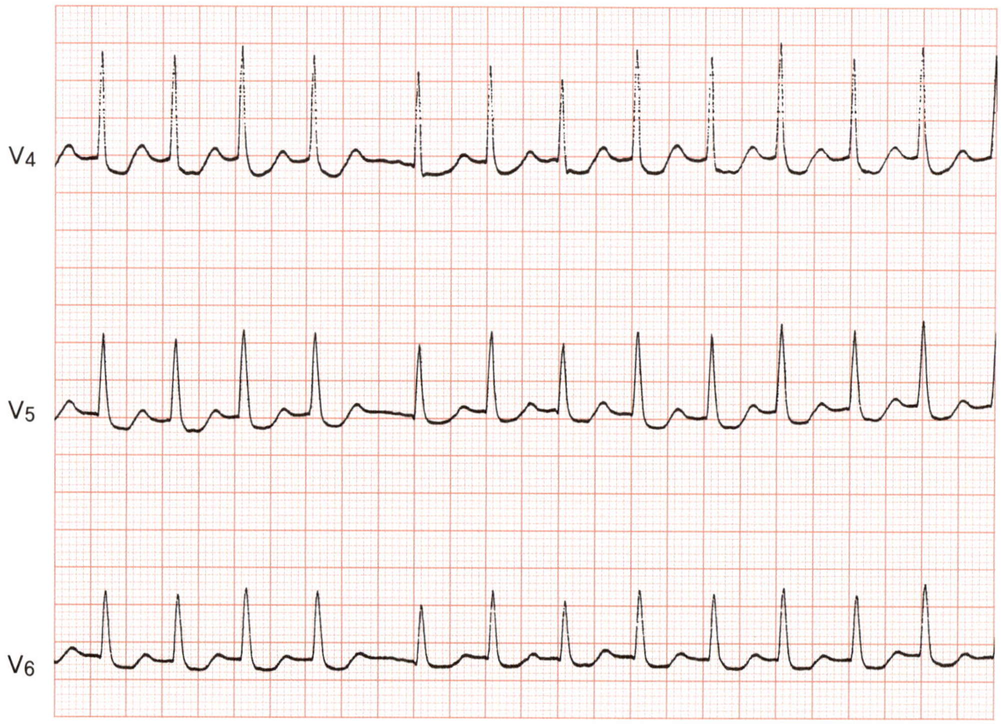
V4
V5
V6

(10mm=1mV)

심방빠른맥(AT)의 분류와 심전도

심방빠른맥(AT)은 심방 내에서 기원하는 빠른맥이며, 빠른맥 기원의 기전에 의해 다음의 3개로 분류할 수 있다.

(A) 심방내리엔트리성빠른맥(intraatrial reentrant tachycardia, IART)
(B) 딴곳심방빠른맥(ectopic atrial tachycardia)
(C) 심방절개심방빠른맥(incisional atrial tachycardia)

위의 어떠한 경우에도 ① 굴리듬의 P파와 다른 형태의 P파가 보이며, ② P'Q시간은 일정하지 않고, 방실차단에 의해 QRS군이 탈락하는 일이 있으나 빠른맥은 지속하며, ③ QRS군은 굴리듬과 같은 소견을 가진다. 특히 디지탈리스 투여 시에 차단을 동반하는 AT가 생기는 일이 있으며, PAT with block이라고 한다.

(A) 심방내리엔트리성빠른맥은 굴심방결절 · 방실결절을 포함하지 않는 심방 내 리엔트리에 의해 생기는 것이다(그림 5A). (B) 딴곳심방빠른맥은 심방 내에 있는 굴심방결절 이외의 이상 자동능에서 기인하는 빠른맥이다(그림 5B). (C) 심방절개심방빠른맥은 심장 수술을 받은 기왕이 있는 증례에서 생기는 것으로 심방절개선이나 천(patch) 폐쇄를 실시하여 절개 주변을 선회하는 마크로 · 리엔트리에 의해 일어난다(그림 5C). (A)~(C)의 감별은 심전도에서는 어렵다.

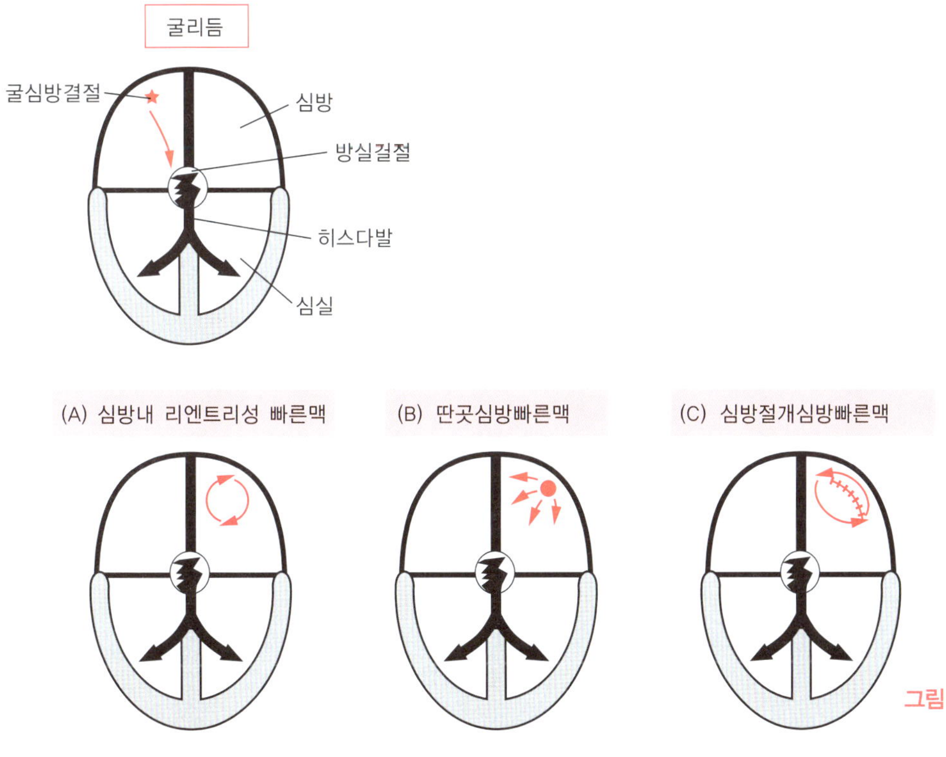

그림 5. 심방빠른맥의 분류

핵심 포인트

심방빠른맥은
① 굴리듬과 다른 형태의 P'파가 보이며
② P'Q시간은 불규칙하고, 여러 가지 정도의 방실차단을 동반하는 일도 있으며
③ QRS군은 굴리듬과 같은 특징을 가진다.

6 2:1 전도의 심방된떨림〈심방조동, atrial flutter(AFL) 2:1 conduction〉

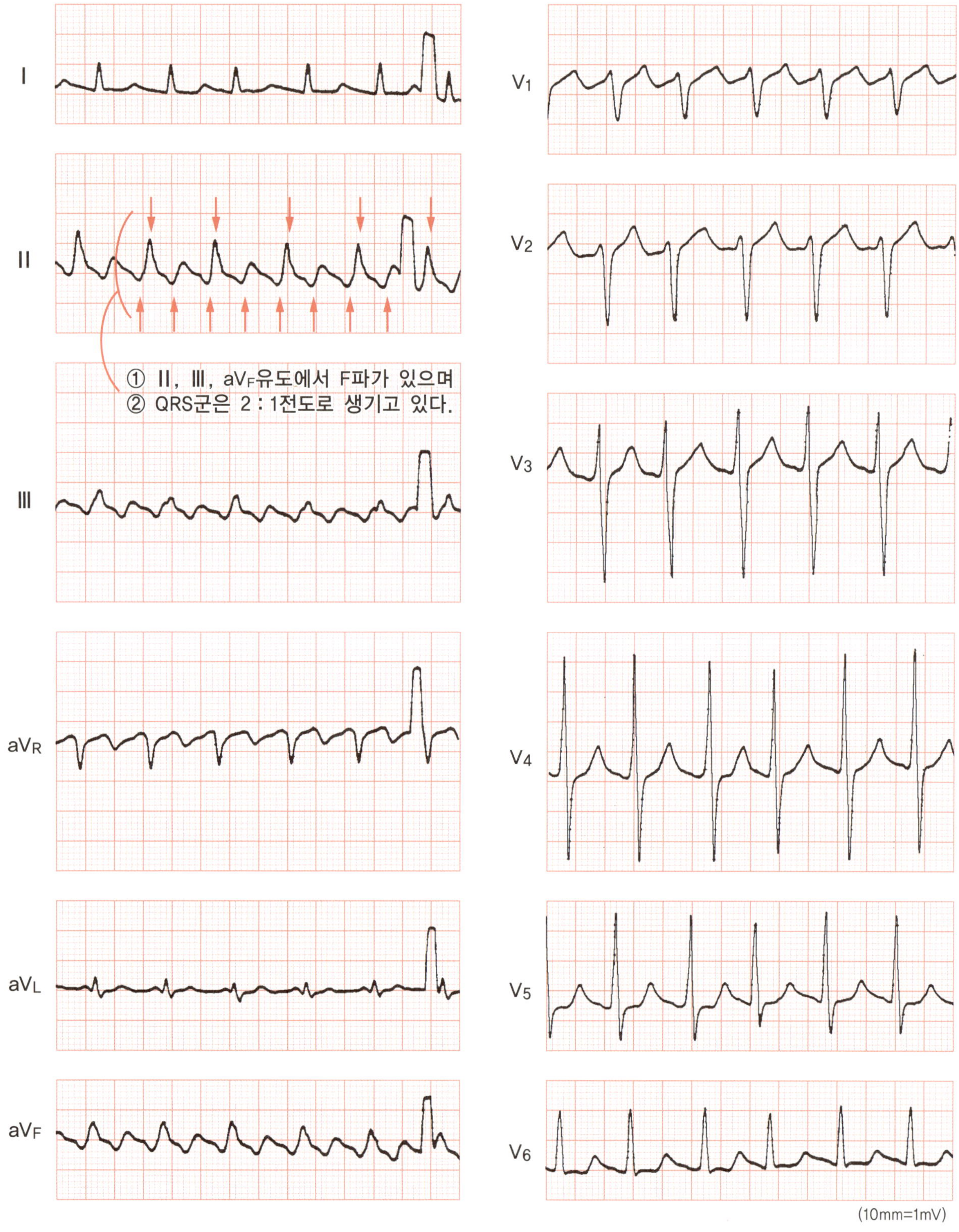

2:1 전도의 보통형 심방된떨림

심방된떨림은 보통 오른심방 내를 시계반대방향으로 선회하는 리엔트리성 빠른맥이며, 심방의 흥분 빈도는 250~350/분 정도가 된다(항부정맥제를 사용하는 경우는 더욱 늦어진다). P파 대신에 톱니모양(saw tooth appearance)파라고 하는 F파가 규칙적으로 출현한다. 보통은 아래벽유도(Ⅱ, Ⅲ, aVF)에서 F파는 하행하는 부분이 느리고, 상행하는 부분은 몹시 느리다. 심방 박동수가 빠르므로 심실에는 1:1로 전도하는 것은 적고, 2:1, 4:1의 짝수비로 전도하는 것이 많다. 전도비가 변동하기 때문에 RR 간격은 불규칙하며, 언뜻 보면 심방잔떨림처럼 보이는 것도 있다.

A) 4:1 AFL

B) 3:1 AFL

C) 2:1 AFL

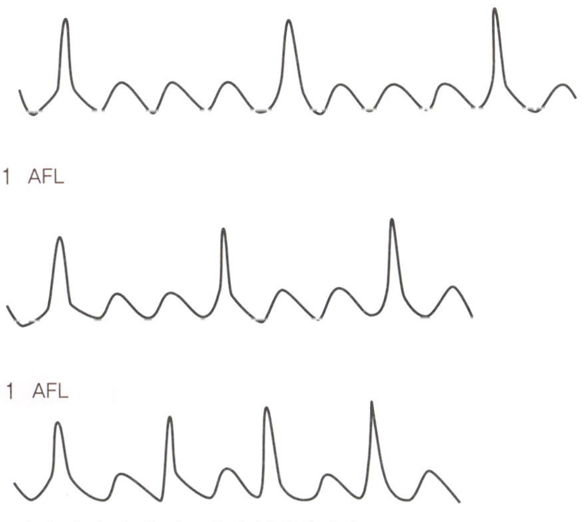

그림 6. 여러 가지 방실 전도비의 심방된떨림

AFL이 2:1로 전도하면 2개의 F파 중 1개는 QRS군에 겹쳐 규칙적인 F파는 언뜻 보면 인식하기 어렵고 AFL인 것으로 알기 어려우나, F파는 Ⅱ, Ⅲ, aVF유도에서 큰 것을 알면 진단은 어렵지 않다. 또 Valsalva법 등에 의해 일시적으로 방실전도비를 저하시키면 명료한 톱니모양의 F파가 확인되어 진단할 수 있는 것도 있다.

핵심 포인트

보통형 심방된떨림은

① 톱니모양의 F파는 250~350/분에서 규칙적으로 생긴다.

F파는 Ⅱ, Ⅲ, aVF유도에서 크고 F파의 하행부분은 느리며, 상행부분은 보다 몹시 느리다.

② 방실전도비는 2:1, 4:1의 짝수비로 되는 것이 많으며, 2:1 전도 때 narrow QRS regular tachycardia로 된다.

Chapter 18 정리해 봅시다

「narrow QRS tachycardia」의 심전도를 읽는 방법

1 우선 P'파를 찾아내는 것이 가장 중요하다.

2 이어서 P'파와 QRS군과의 시기를 검토한다. P'파의 시기는 변동하는 것도 있으므로(심방빠른맥, 굴심방결절 회귀성빠른맥 등) 몇 초 이상 기록해야 한다.

3 P'파는 ST부분, T파와 겹쳐 인식이 곤란한 것도 있으며, 더욱더 QRS군과 겹쳐 전혀 인식할 수 없는 경우나 QRS군과 일부 겹쳐 위성 q파·위성 S파(Ⅱ, Ⅲ, aVF유도에서 출현하는 일이 있다), 위성 r'파(V1유도에서 출현하는 일이 있다)를 형성하는 일도 있다. 아래벽유도, V1유도 등에 대해서 굴리듬의 심전도와 신중하게 비교하는 것이 중요하다.

4 미주신경자극방법(Valsalva법, Aschner방법, Czermak법 등)이나 방실전도를 억제하는 약제(ATP, 베라파밀, β차단제, 디지탈리스 등)를 투여하면 P'파가 보이기 쉬워지거나 전도비가 변화하고 P'파의 시기가 변동하는 일이 있다.

감별 flow chart를 아래에 나타냈다.

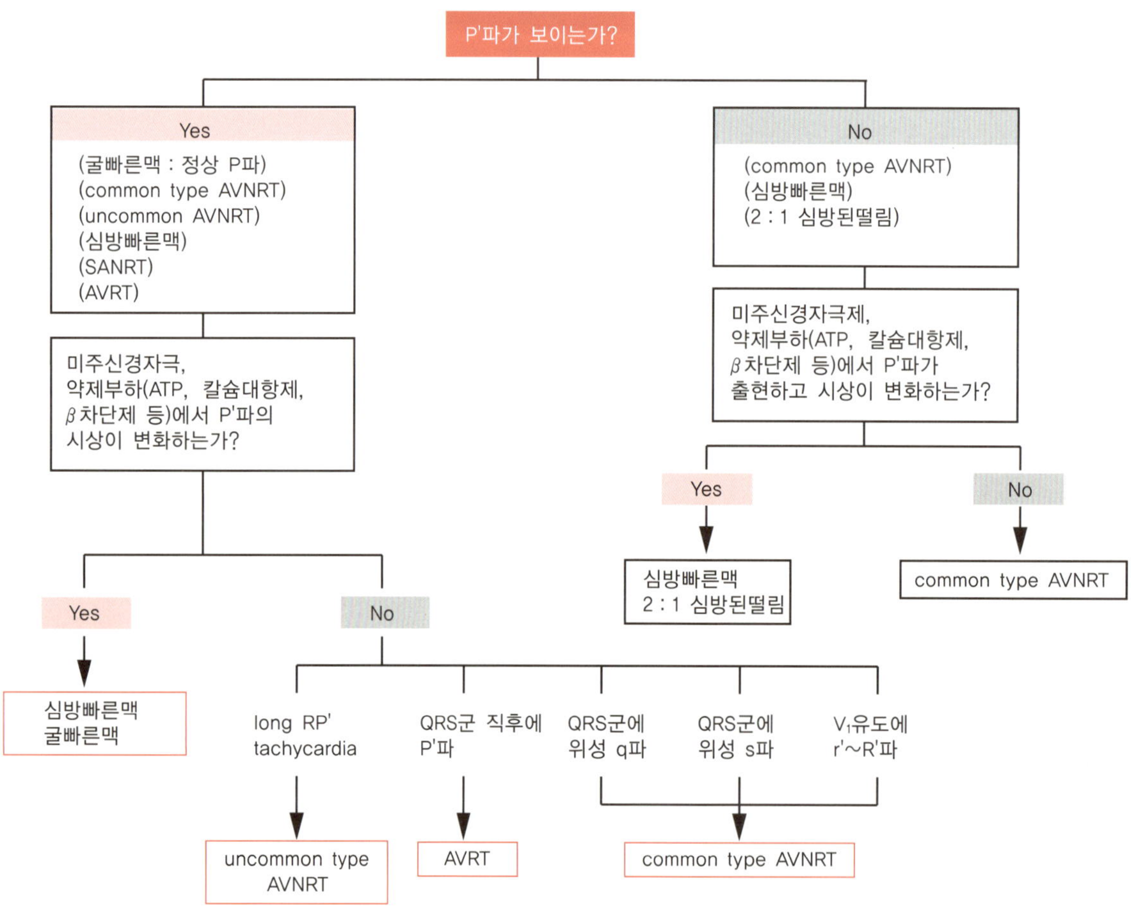

Let's try

Question 1

17세, 여성. 지금까지 살아오면서 건강하였으나 1년 정도 전보다 가슴이 심하게 두근두근하기 시작하는 발작이 생기게 되었다. 당초 이 발작은 5분 정도에서 가라앉았으나 최근 1시간 이상 계속되었다. 오늘도 발작이 생겨 내원하였다. 심전도 진단은 무엇인가?

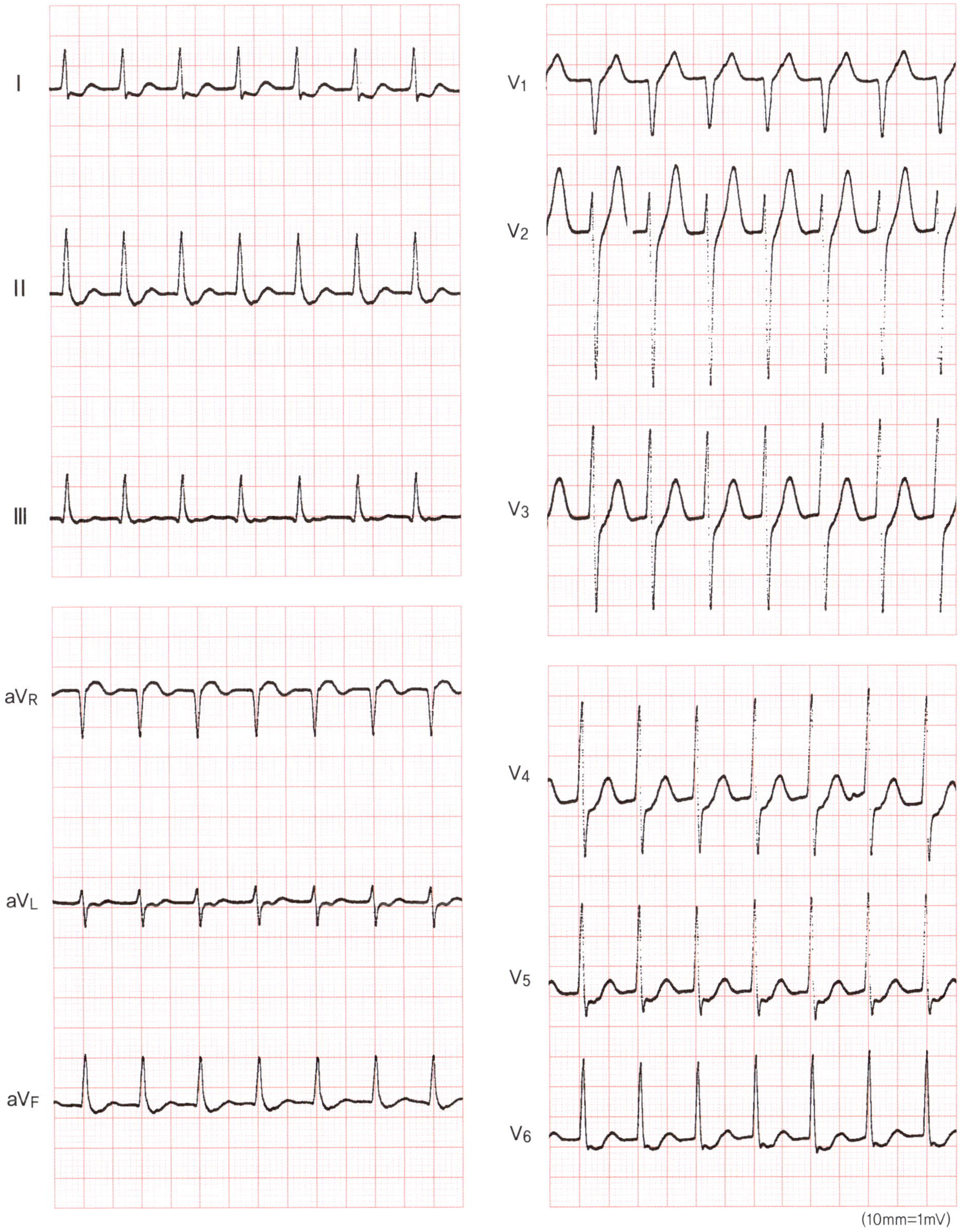

(10mm=1mV)

Let's try

Answer 1 AVRT

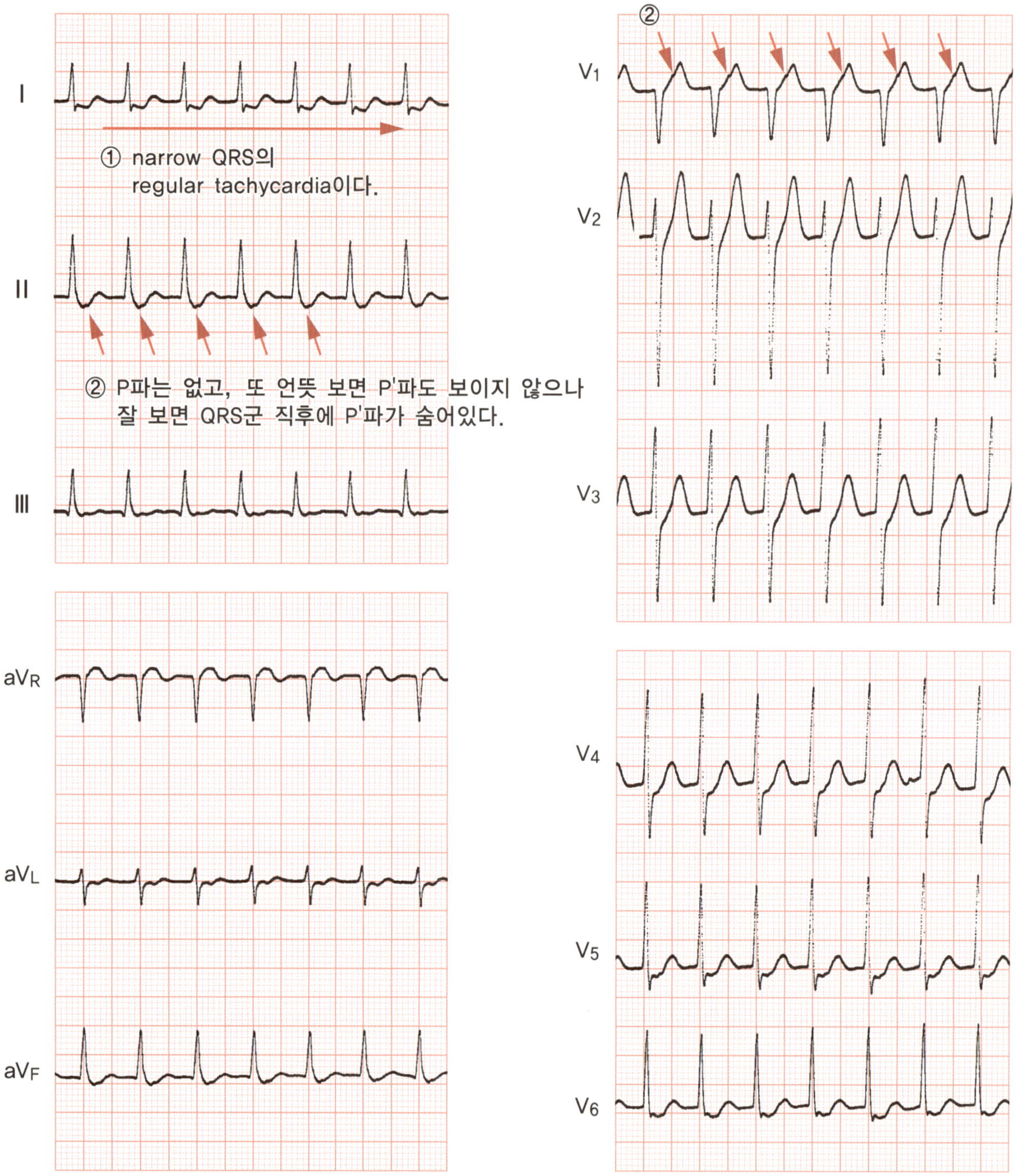

① narrow QRS의 regular tachycardia로 언뜻 보면 P'파는 보기 어렵다. 즉 굴빠른맥, 심방빠른맥, 심방된떨림(2 : 1전도)에서 없는 것처럼 PSVT(AVRT 또는 AVNRT)이다. 잘 보면 ② II 및 V_1유도에서 QRS군 직후에 무엇인가 파형의 흔들림이 항상 보이며, 여기에 P'파가 겹쳐있는 것을 인식할 수 있다. 즉 AVRT이다. 본 예는 전기생리학검사에 의해 켄트다발이 확인되어 이것을 없앤 이후 빠른맥 발작은 출현하지 않았다.

Let's try

Question 2

72세, 여성. 폐공기증으로 통원하고 있었으나 두근거림 때문에 우리 과에서 진료를 받았다. 두근거림의 심전도와 굴리듬의 심전도를 나타냈다. 심전도 진단은 무엇인가?

〈두근거림 발작〉

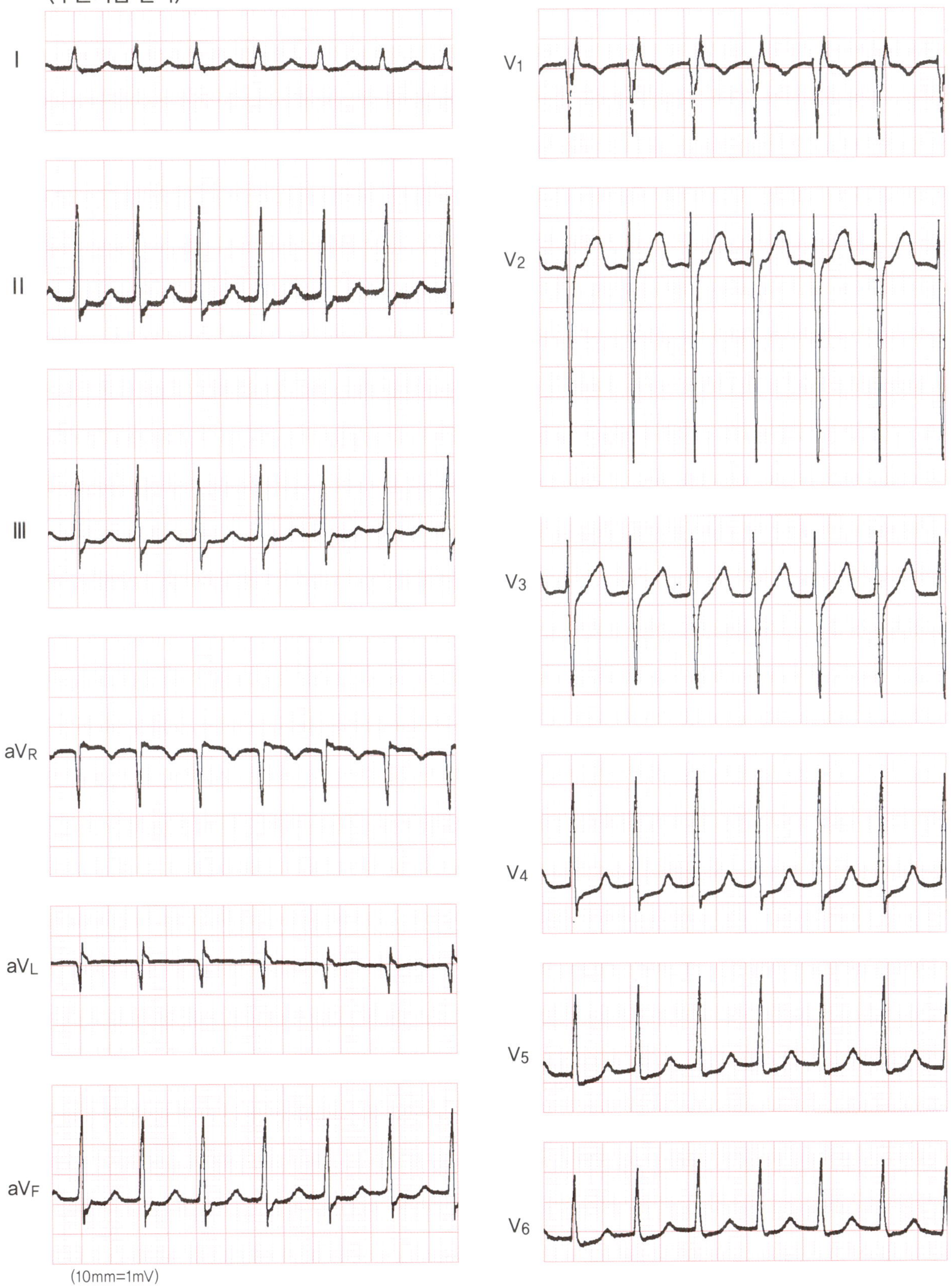

(10mm=1mV)

Let's try

〈굴리듬〉

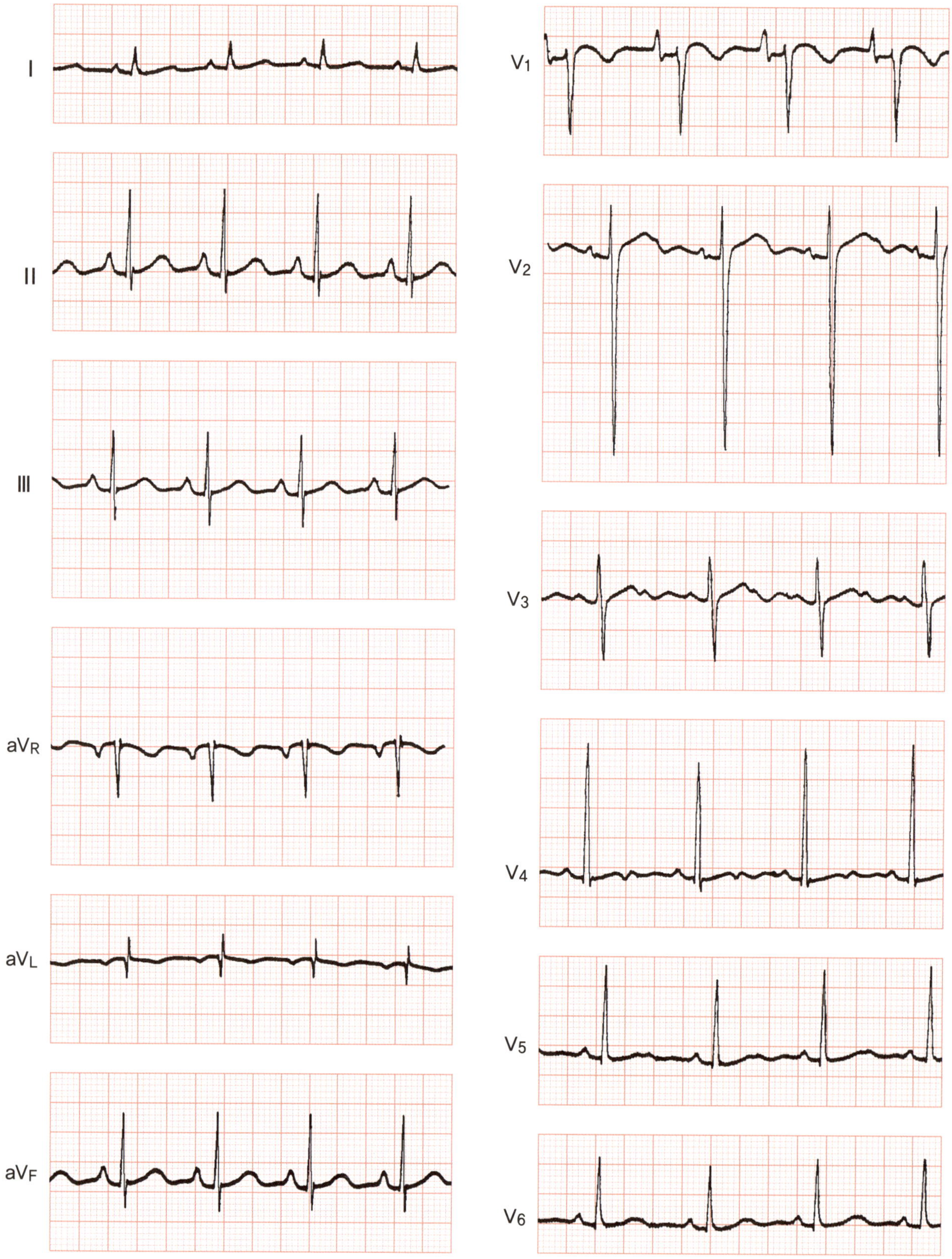

(10mm=1mV)

Answer 2 ① AVNRT(common type)
② 오른심방부하

〈두근거림 발작의 심전도〉

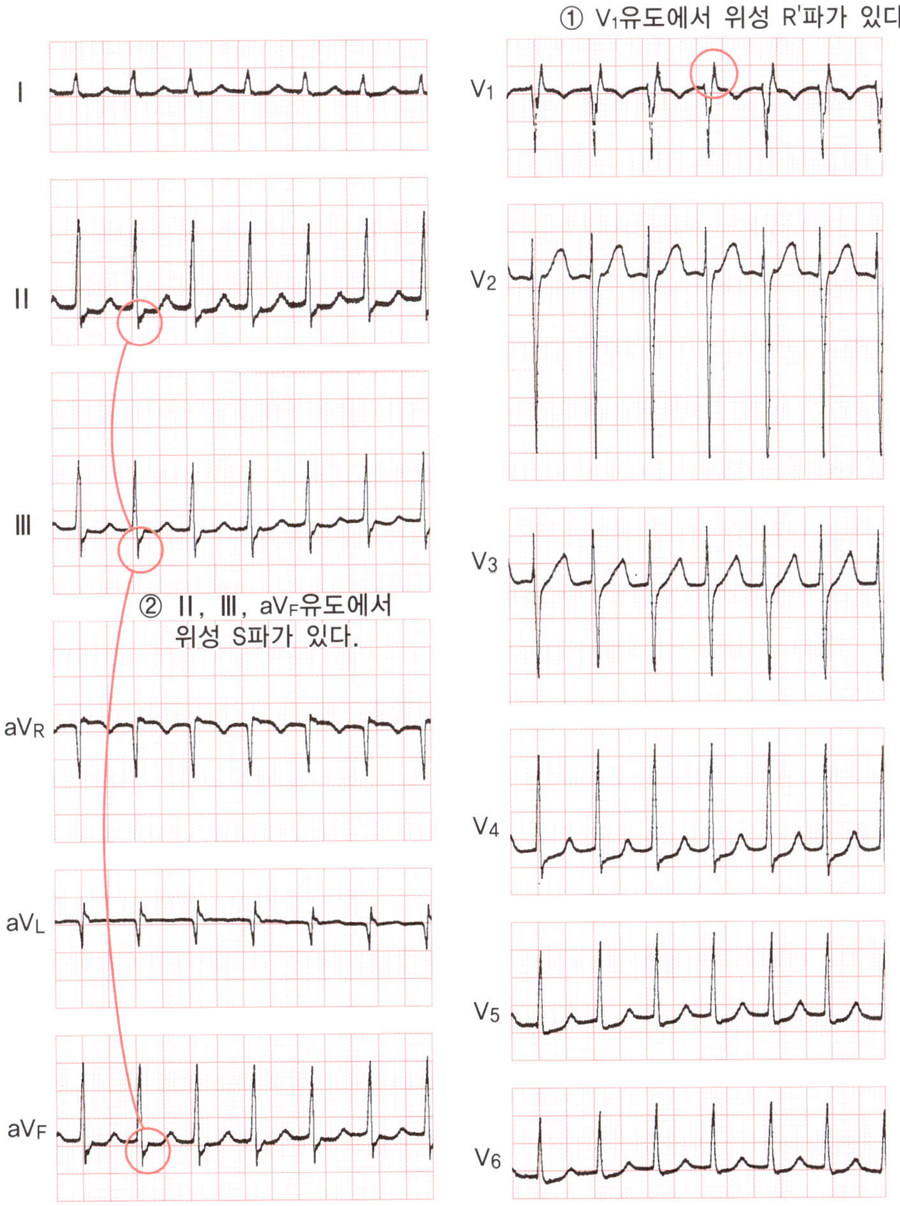

narrow QRS의 regular tachycardia이다. 잘 보면

① V_1유도에서 위성 R'파가 보인다.

② II, III, aV_F유도에서 위성 S파가 보인다. 이것으로부터 AVNRT(common type)로 진단할 수 있다.

더욱 본 증례는 굴리듬의 심전도로 II, III, aV_F, V_1유도에서 높은 P파가 보이며, 폐공기증에 의한 오른심방부하 소견으로 생각된다. 본 예의 위성 R'파가 분명하게 있는 것도 오른심방부하이며, P파의 진폭이 증가하고 있기 때문으로 생각된다.

빠른맥(폭이 넓은 QRS군이 규칙적인 것)
(wide QRS regular tachycardia)

1 심실빠른맥 〈심실빈박동, ventricular tachycardia, VT〉

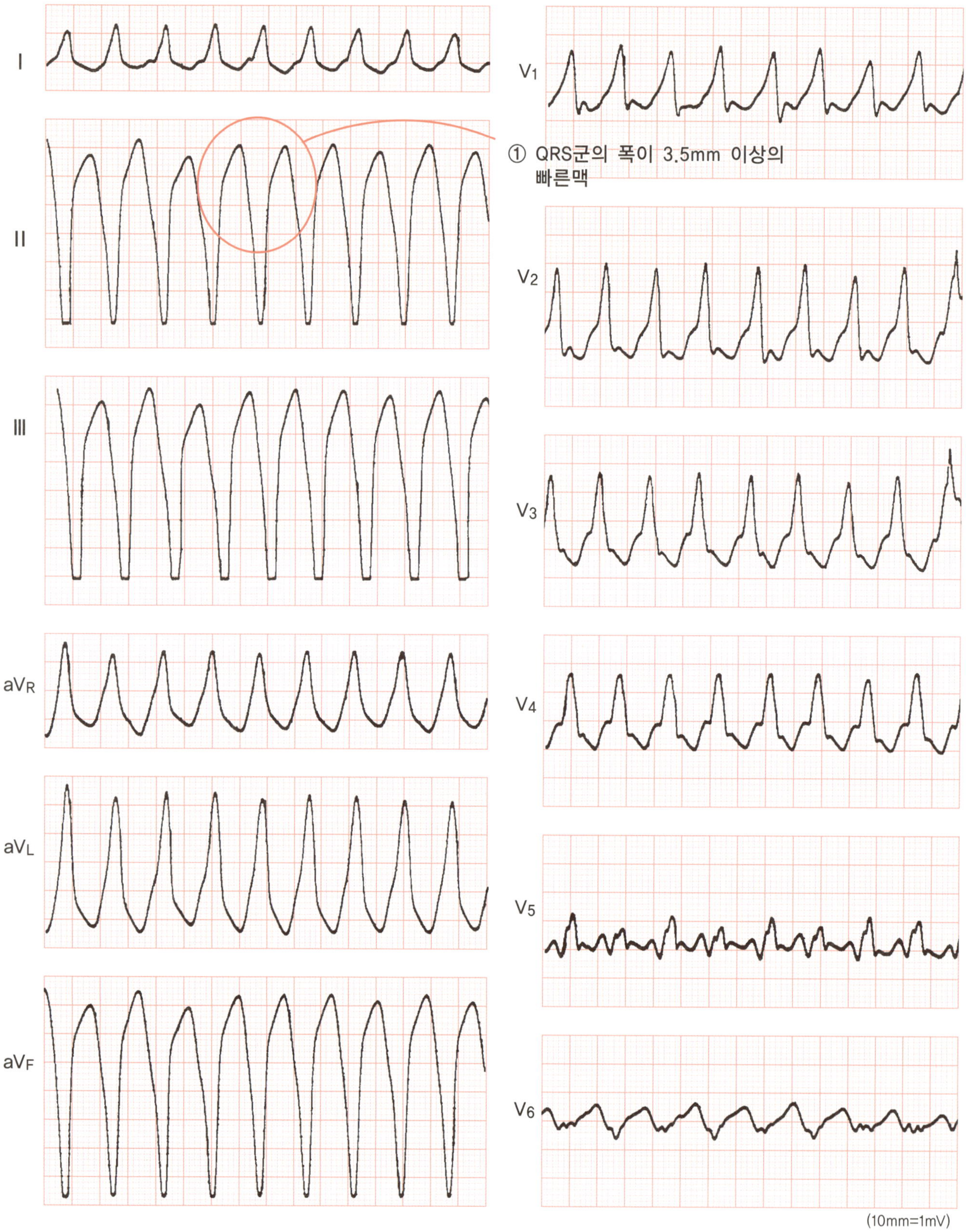

실빠른맥의 심전도

심실 내에서 리엔트리, 이상 자동능 혹은 triggered activity 기전에 의해 100/분 이상의 반복성 흥분이 생기는 것이다. 보통 3박동 이상인 것을 심실빠른맥이라고 하며, 30초 미만을 비접속성(nonsustained VT), 30초 이상인 것을 접속성 심실빠른맥(sustained VT)이라고 한다.

대부분의 예에서 심근경색증, 심장근육병증, 심장수술 후 등의 기초 심장질환을 가지고 있고 장애된 심장근육을 focus로 하는 리엔트리에 의해 생긴다.

심실빠른맥의 심전도는 흥분이 고유 심실근육에서 생기기 때문에 QRS군의 폭은 넓어지며, 보통은 3.5mm(0.14초)를 넘고, 전형적인 오른방실다발갈래차단 혹은 왼방실다발갈래차단과는 다른 파형으로 된다. P파는 인식할 수 없는 것도 많으나 심실에서 심방으로의 역방향 전도가 없으면 **방실해리**(부록 p326 참조)를 만든다. 심실위 흥분의 **심실포착**(부록 p326 참조) 소견이 있으면 진단적 가치가 높다.

오른방실다발갈래차단에 유사한 파형이면 왼심실 유래이며, 왼방실다발갈래차단에 유사하면 오른심실 혹은 사이막 유래이다.

전기축은 심실위 전도에서는 보이지 않는 고도의 좌축편위 혹은 우축편위(north west orientation)로 되는 것도 있다.

심실빠른맥은 QRS파형이 일정하며 심박동수가 규칙적인 것이 많고 **단형성(monomorphic) 심실빠른맥**이라고 한다. 이것에 대해 QRS파형이 시시각각으로 변화하는 것을 **다형성(polymorphic) 심실빠른맥**이라고 한다. 다형성 심실빠른맥 중 QT간격의 연장을 동반하는 경우 torsade de pointes형 **심실빠른맥**이라고 한다.

핵심 포인트

심실빠른맥의 심전도는
① QRS군의 폭은 3.5mm(0.14초) 이상이며
② 오른방실다발갈래차단 혹은 왼방실다발갈래차단과 다른 파형을 나타내는 빠른맥으로
③ 전기축은 고도의 축편위를 만드는 일이 있다.
④ 방실해리 혹은 심실포착이 있으면 심실빠른맥의 진단은 확실하다.

2 특발성심실빠른맥〈특발성심실빈박동, 왼심실 왼방실다발갈래뒤가지 기원〉

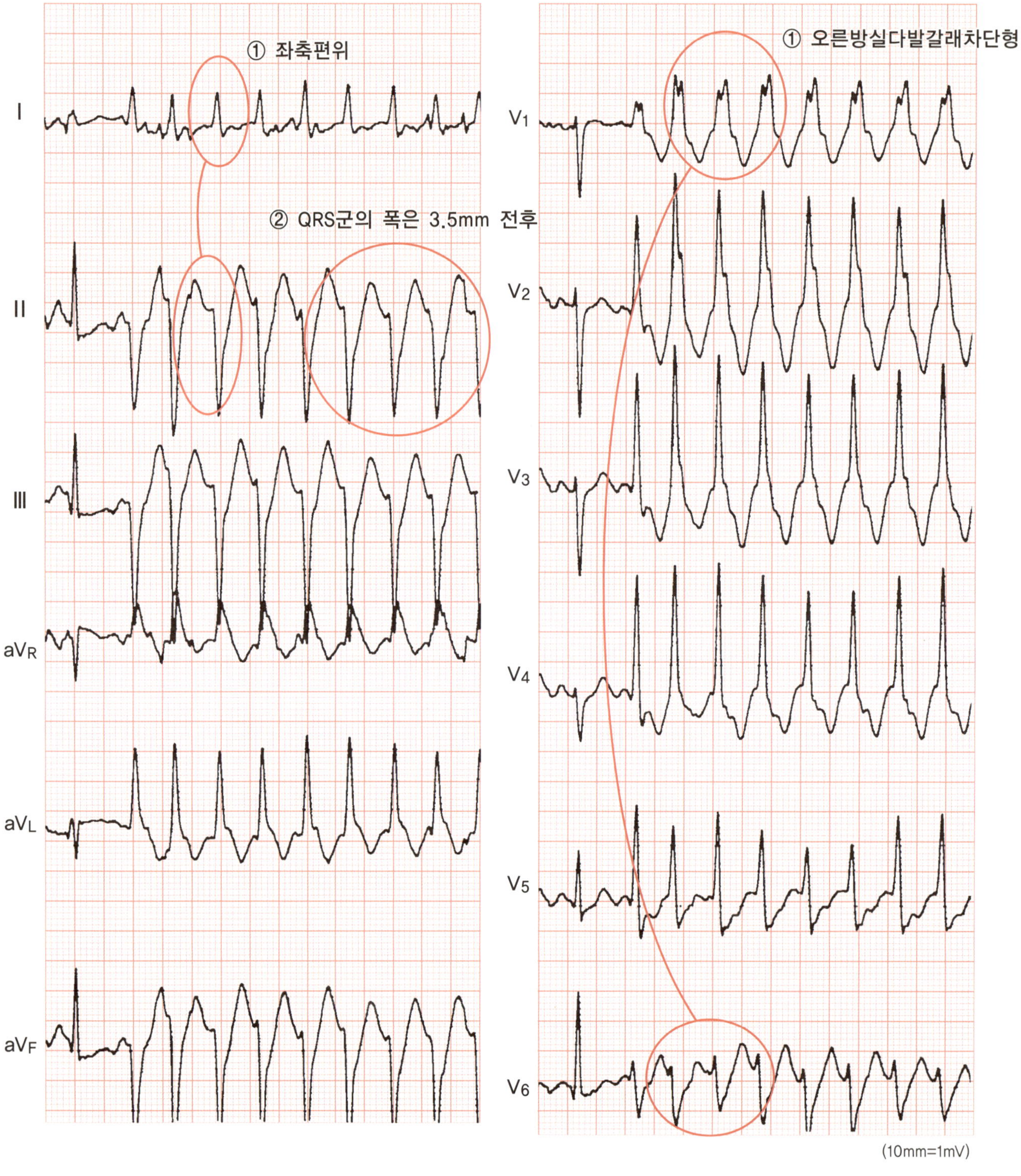

왼방실다발갈래뒤가지 기원의 심실빠른맥 심전도의 특징

오른방실다발갈래차단형으로 좌축편위를 나타내므로 왼방실다발갈래뒤가지 부근에 있는 리엔트리 회로에서 발생한다고 생각된다. 기초 심장질환이 없는 것이 대부분이다(특발성심실빠른맥).

회로에 심장흥분전도계통이 포함되어 심장흥분전도계통을 이용하므로 보통의 심실빠른맥보다도 심실의 전도시간이 짧고, QRS군의 폭은 3.5mm(0.14초) 전후이다.

심실위빠른맥으로 오른방실다발갈래차단 좌축편위를 합병한 것과 감별이 문제가 되나 이 심실빠른맥에서는 좌측 흉부유도의 R파의 진폭이 낮다.

리엔트리 회로에서 Ca전류에 의존성 부분이 있기 때문에 칼슘대항제인 베라파밀이 정지에 유효하며, 오른방실다발갈래차단+좌축편위+베라파밀 심실빠른맥이라고 한다.

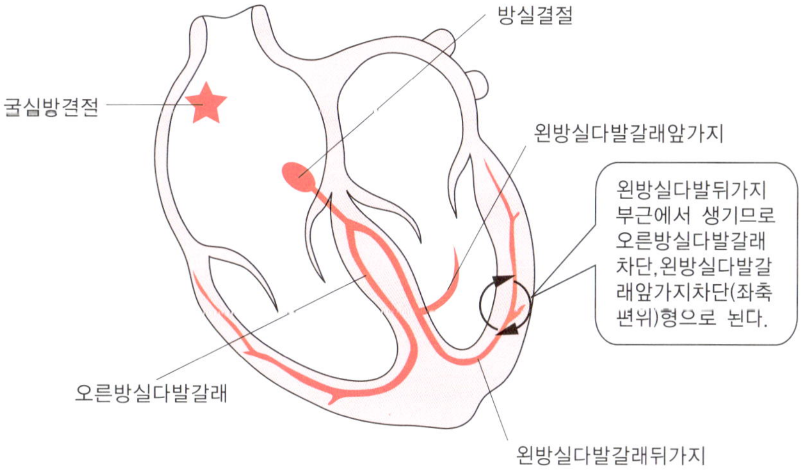

그림 1. 특발성심실빠른맥(왼심실 왼방실다발갈래뒤가지 기원)이 나타나는 기전

핵심 포인트

특발성심실빠른맥(왼심실 왼방실다발갈래뒤가지 기원)은

① 오른방실다발갈래차단형으로 좌축편위를 나타내는 빠른맥으로

② QRS군의 폭은 3.5mm(0.14초) 전후이다.

③ 오른방실다발갈래차단과 왼방실다발갈래앞가지차단을 합병한 심실위빠른맥의 QRS파형과 비교하여 좌측 흉부유도의 R파의 진폭이 낮은 것으로부터 진단할 수 있다.

3 특발성심실빠른맥〈특발성심실빈박동, 오른심실유출로 기원〉

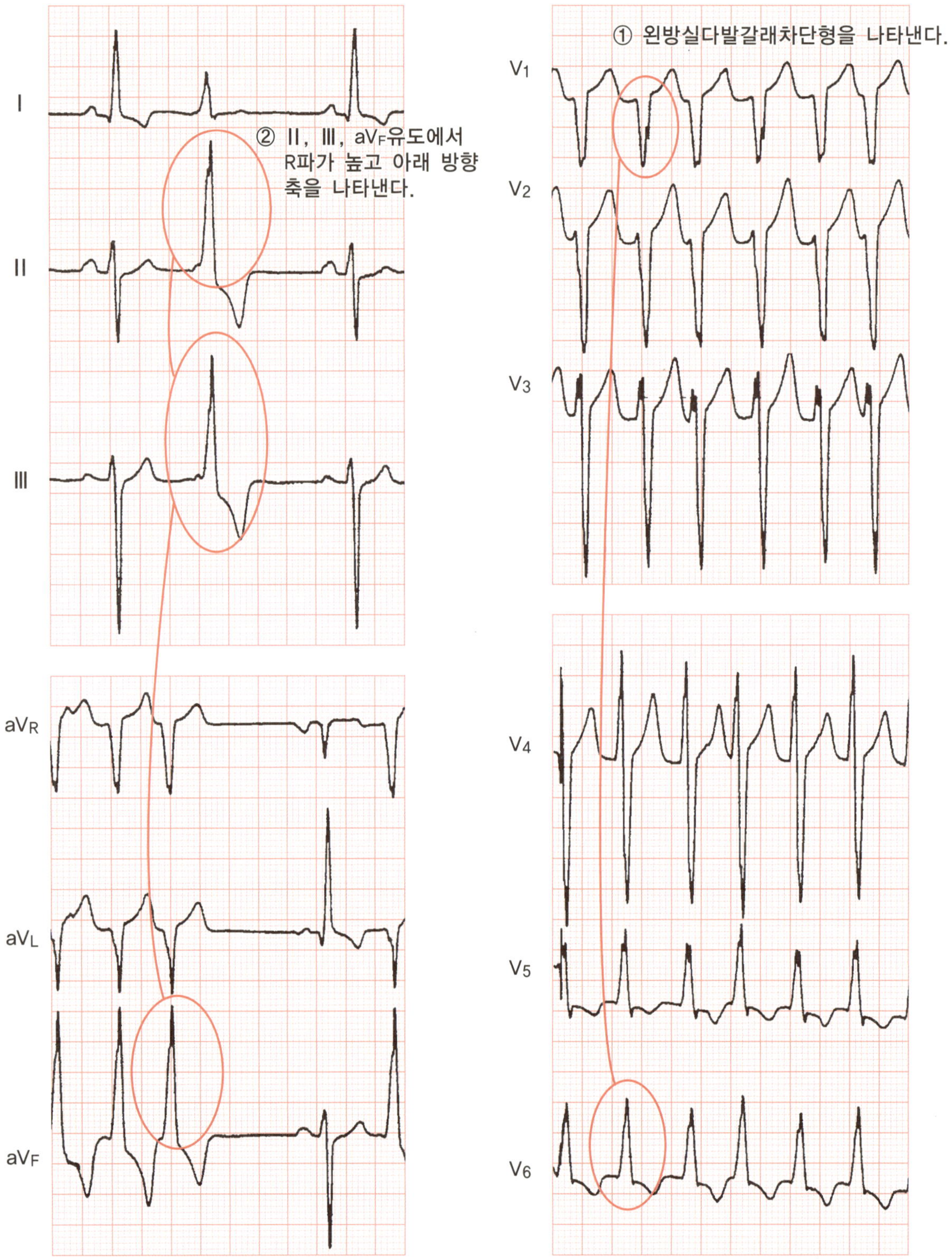

(10mm=1mV)

심전도의 특징

기초 심장질환을 합병하지 않고 오른심실유출로를 기원으로 하는 심실빠른맥이다. 이 심실빠른맥은 운동으로 유발되며, 이 예와 같이 지속되지 않고 여러 박동을 반복하여 생기는 것이 많다.

① 왼심실, 오른심실 어딘가를 우선 생각하면
QRS군은 왼방실다발갈래차단형이기 때문에 오른심실 혹은 사이막 유래이다.

② 위쪽, 아래쪽 어딘가를 생각하면
아래 방향 축(Ⅱ, Ⅲ, aVF유도에서 R파가 높다)이므로 위에서 아래로 전도하는 것을 알 수 있다.

따라서 오른심실 혹은 심실사이막의 위쪽, 즉 오른심실유출로 부근에서 나오는 것으로 생각된다.

③ 오른심실유출로 중에서 사이막 측이 자유벽 측인가를 생각하면, Ⅰ유도에서 QRS군이 양성이면 우측에서 좌측으로 흥분하고 있으므로 자유벽 측이며, rS형과 같이 음성성분이 많은 것은 좌측에서 우측으로의 흥분이 주이며 사이막 측이다.

④ 이행대는 보통 V_3, V_4유도에 있으나 최근 이행대가 시계반대방향으로 편위(V_1~V_3유도)하는 것은 왼심실유출로를 기원으로 하는 것이 분명하다.
같은 부위를 기원으로 하는 심실주기외수축도 마찬가지의 파형을 나타낸다.

핵심 포인트

특발성심실빠른맥(오른심실유출로 기원)은
① 오른방실다발갈래차단형으로 이행대는 V_3, V_4유도
② 아래 방향 축(Ⅱ, Ⅲ, aVF유도에서 높은 R파)을 나타내는 심실빠른맥이다.

4 다발갈래차단을 동반하는 PSVT

〈다발갈래차단 있음〉 (오른방실다발갈래차단)

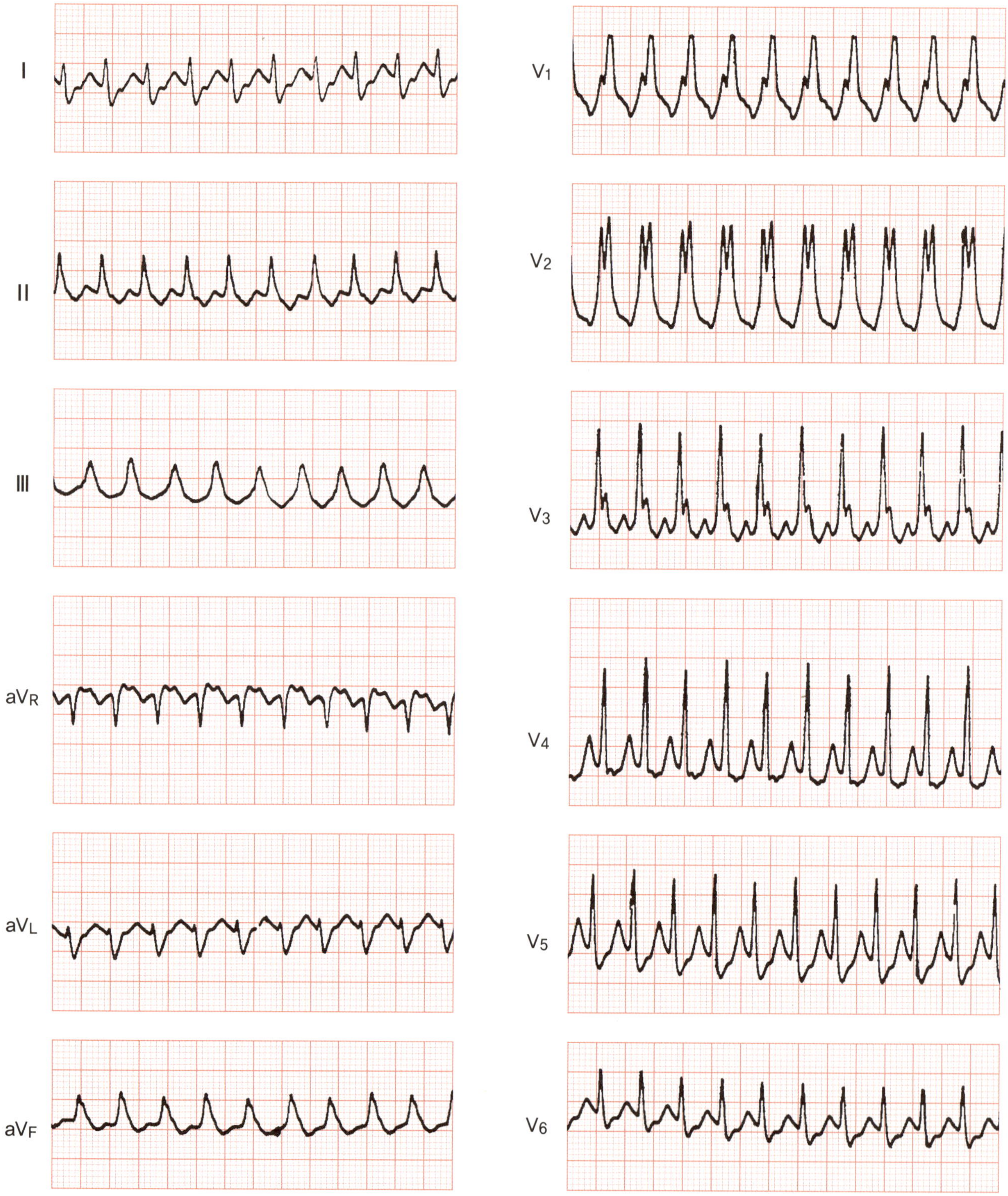

(10mm=1mV)

심전도는 QRS시간이 0.14초로 소위 wide QRS regular tachycardia이며 심실빠른맥과 다발갈래차단 혹은 이상전도를 동반한 심실위빠른맥의 감별이 문제가 된다.

QRS파형을 보면 V1유도에서 rSR'형이고 축은 정상의 아래 방향 축이며, 심실위 전도(심실위빠른맥)에서 완전오른방실다발갈래차단을 합병한 것으로 생각된다.

〈다발갈래차단 없음〉

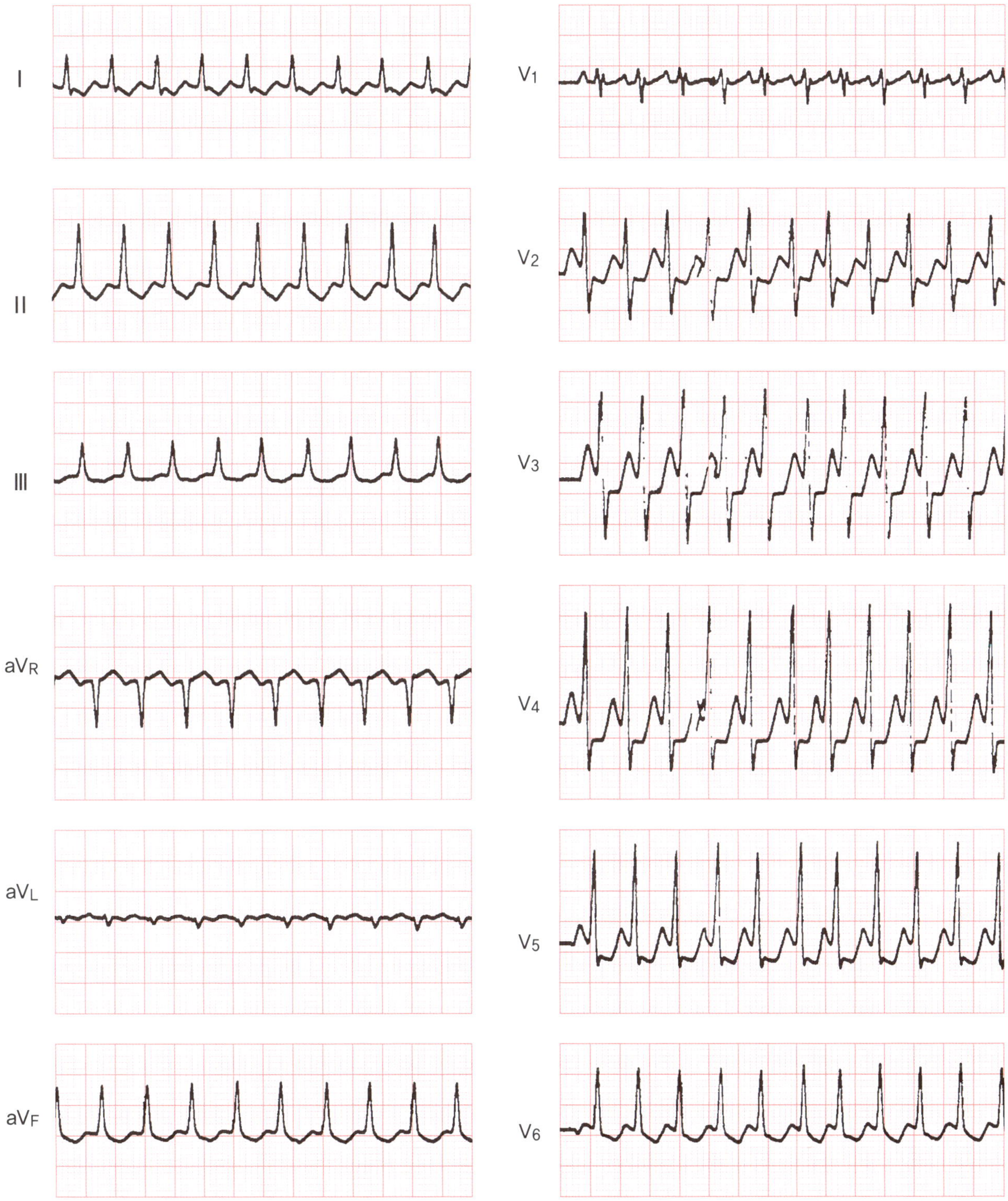

(10mm=1mV)

빠른맥으로 되어 오른방실다발갈래 혹은 왼방실다발갈래의 불응기보다도 빠른맥 주기가 짧아지면 각각 오른방실다발갈래차단, 왼방실다발갈래차단이 된다. 오른방실다발갈래 불응기는 긴 예가 많으므로 오른방실다발갈래차단을 만드는 일이 많다.

본 예의 QRS파형과 오른방실다발갈래차단모양의 파형을 나타내는 왼심실 왼방실다발갈래뒤가지 기원의 심실빠른맥과 QRS파형의 차이에 주의해야 한다(뒤의 것에서는 V6유도에서 R파가 낮다).

실제로는 심실빠른맥과 다발갈래차단을 동반한 심실위빠른맥의 감별은 곤란한 것도 있다.

심실위빠른맥에서는 미주신경자극, ATP 5~20mg의 정맥주사에서 정지할 가능성이 있다. 감별이 곤란하고, 혈류역학이 악화하는 예에서는 직류통전을 실시한다.

5 덧전도로를 정방향 전도하는 PSVT

〈AVRT1〉

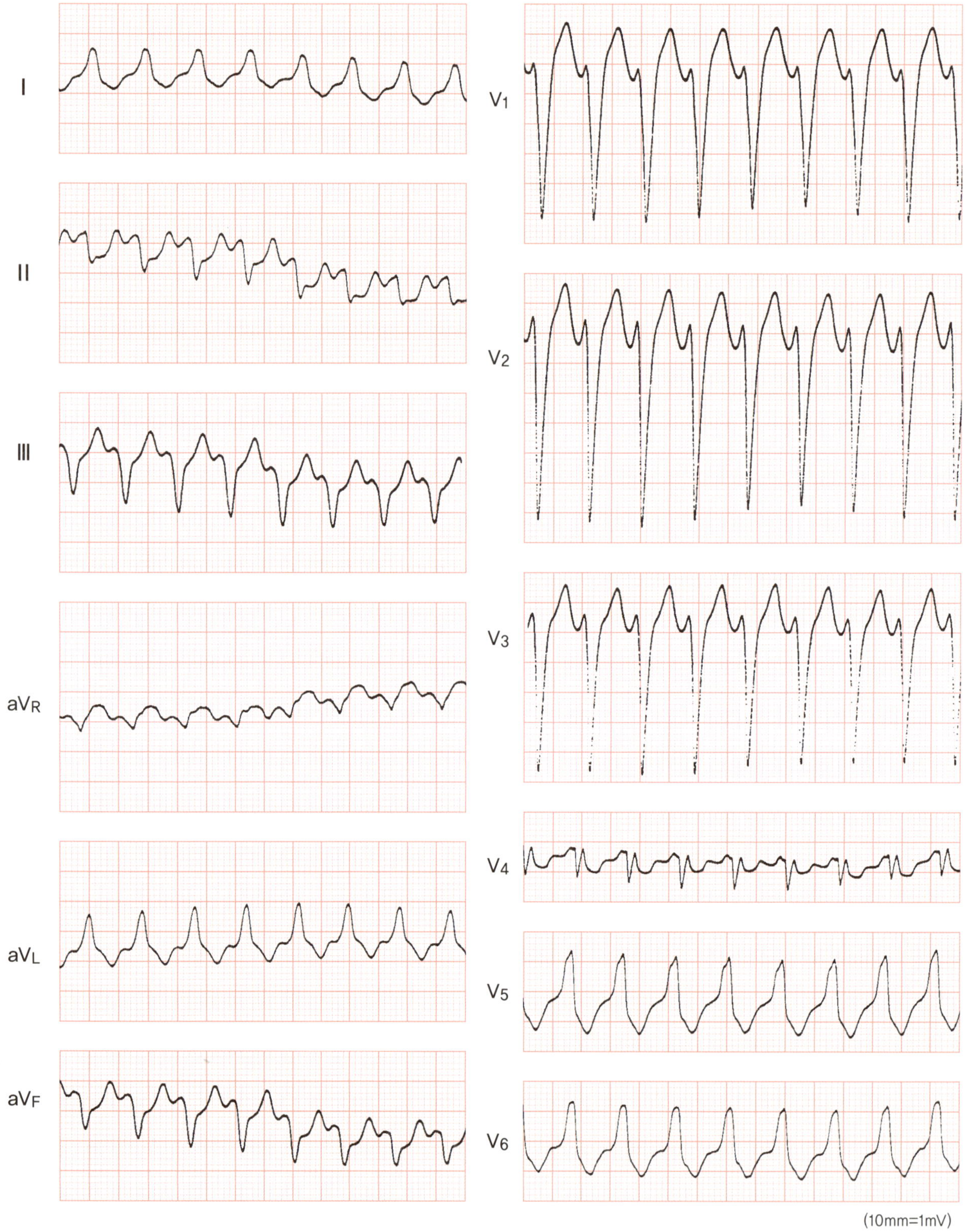

WPW증후군은 보통의 방실회귀성빠른맥(정방향–방실결절, 역방향–덧전도로)과 다르고, 역선회성 방실회귀성빠른맥[antidromic AVRT(정방향–덧전도로, 역방향–방실결절)]이 생기는 일이 있으며, QRS군은 넓고 굴리듬의 델타파와 극성은 동일하다.

본 증례에서 antidromic AVRT는 없으나 2개의 덧전도로

〈입원시〉

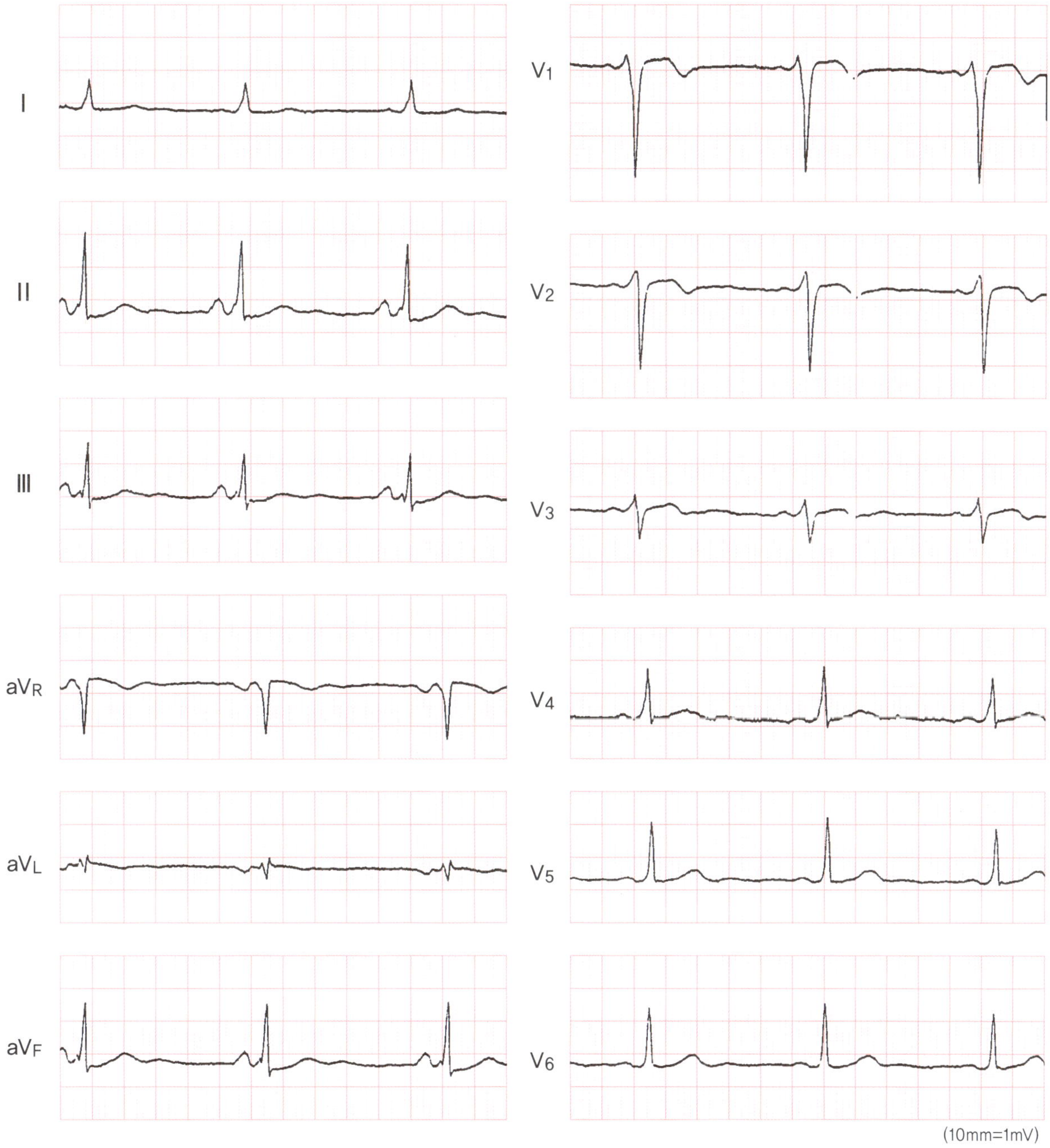

그림 2. 본 증례의 부정맥 기전

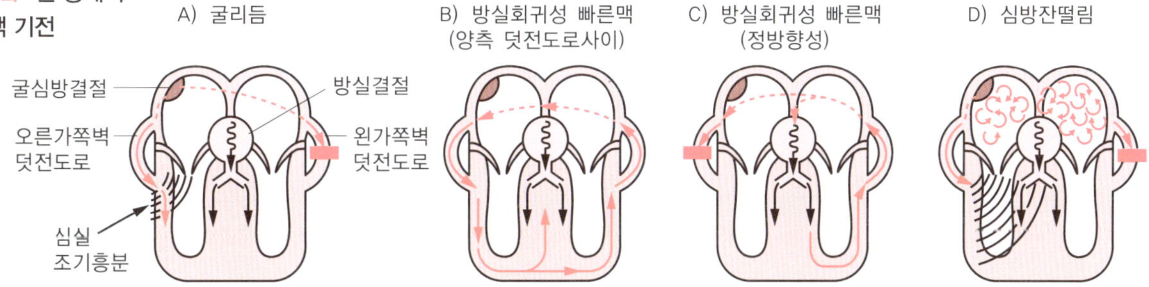

가 오른가쪽벽과 왼가쪽벽에 있으며, 오른가쪽벽의 덧전도로를 정방향으로 하고 왼가쪽벽의 덧전도로를 역방향으로 하는 AVRT를 만든다(그림 2B).

이 증례는 다른 orthodromic AVRT〔정방향-방실결절(오른가쪽벽 덧전도로는 전도가 끊어짐), 역방향-왼가쪽벽 덧전도로〕(그림 2C), 심방잔떨림(그림 2D)으로 다양한 심실위부정맥을 만든다.

Chapter 19 정리해 봅시다

「wide QRS regular tachycardia」의 심전도를 읽는 방법

1 wide QRS regular tachycardia에서 우선 가장 먼저 생각되는 것은 심실빠른맥이며, 본 장 chapter19-1 (p317)에 나타낸 소견이 있으면 진단할 수 있다.

감별해야 할 빠른맥으로는

2 다발갈래차단을 동반하는 심실위빠른맥(굴빠른맥, 발작성심실위빠른맥, 심방된떨림, 심방빠른맥)이 있다. 그 외에는 드문 병태이나

3 덧전도로를 정방향 전도하는 AVRT · 심방빠른맥 · 심방된떨림

4 1:1의 심방된떨림

5 Mahaim섬유에 합병하는 빠른맥(정방향–Mahaim섬유, 역방향–덧전도로) 등이 있다.

여기에서 1과 2의 감별이 가장 중요하다.

다음 소견이 있으면 심실빠른맥이라고 할 수 있다. 단 어떤 소견도 확인할 수 없는 것도 있다.

(ⅰ) 방실해리

심실빠른맥 때도 심실 · 심방 역방향 전도가 없는 한 심방은 굴리듬을 유지하고 있고, 심실위–굴리듬, 심실–심실빠른맥의 방실해리 상태에 있다. 따라서 QRS파형과 전혀 관계없이 P파가 출현하는 것을 인식할 수 있으면 심실빠른맥이라고 할 수 있다.

심실빠른맥은 앞에서 설명한 것과 같이 심방과 심실의 수축이 흩어져 동기하고 있지 않고, 심방수축에 의한 부스터효과(booster effect)와 심실 수축이 일치하거나 그렇지 않거나를 항상 반복하고 있다. 따라서 이학적 소견으로는 ㉠ 경동맥파에서 불규칙한 캐논파(cannon wave), ㉡ I음의 강도가 변화하고, ㉢ 수축기 혈압이 심박동마다 변화하는 등의 소견이 보인다.

(ⅱ) 심실포착

심실빠른맥에서는 앞에서 설명한 것과 같이 방실해리 상태에 있는 것이 많고, 심실빠른맥 사이에 심실의 불응기가 소실한 순간 심실위의 전도가 심실에 전해지는 일이 있으며, 이때 QRS군의 폭에 좁은 수축이 들어가는 형태로 된다. 이것을 심실포착이라고 하며, 심실빠른맥의 진단 근거가 된다.

Let's try

Question 1

68세, 남성. 호흡곤란을 동반하는 빠른맥 발작이 있어서 내원하였다. 심전도 진단은 무엇인가?

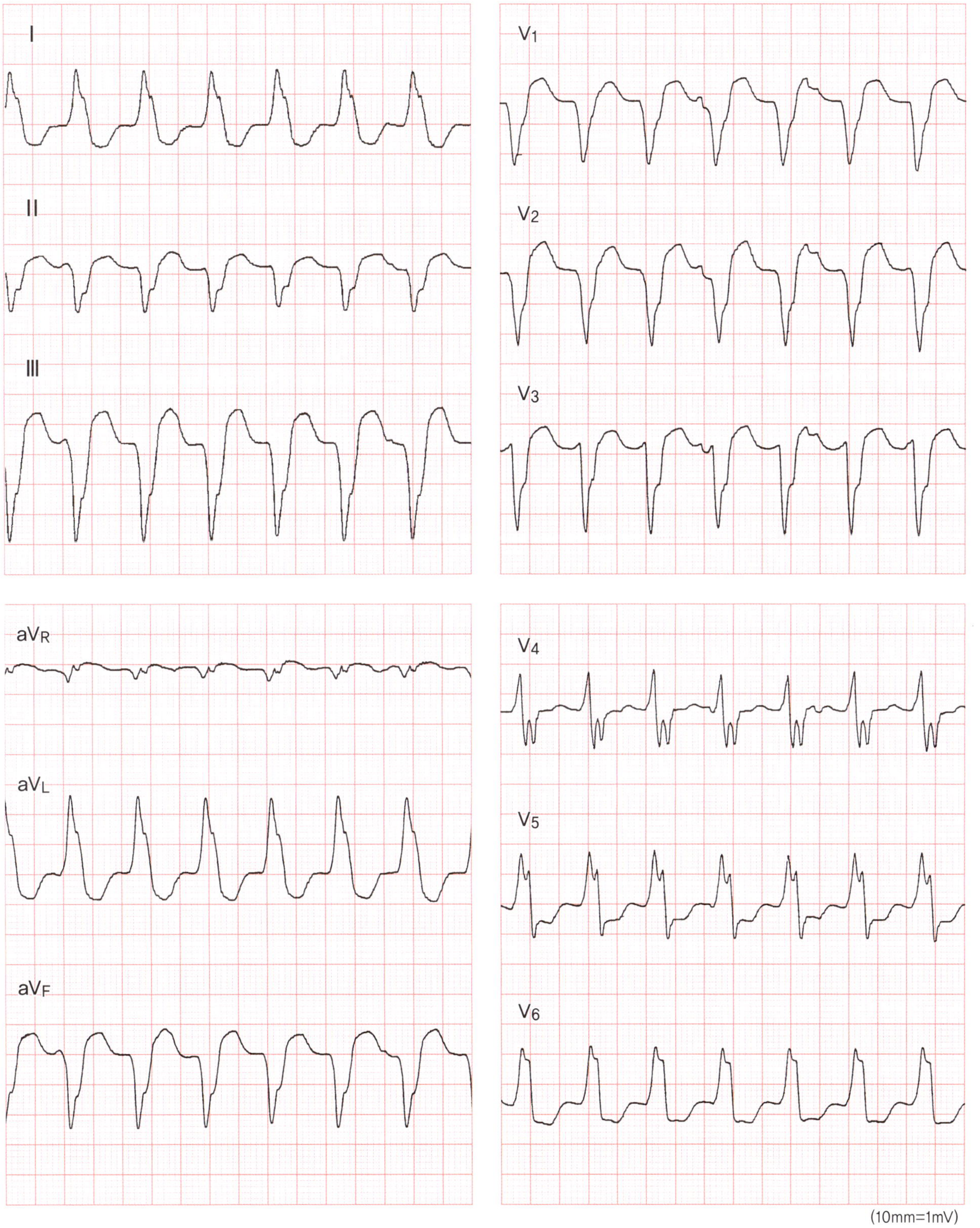

(10mm=1mV)

Let's try

Answer 1　심실빠른맥(방실해리를 동반하는)

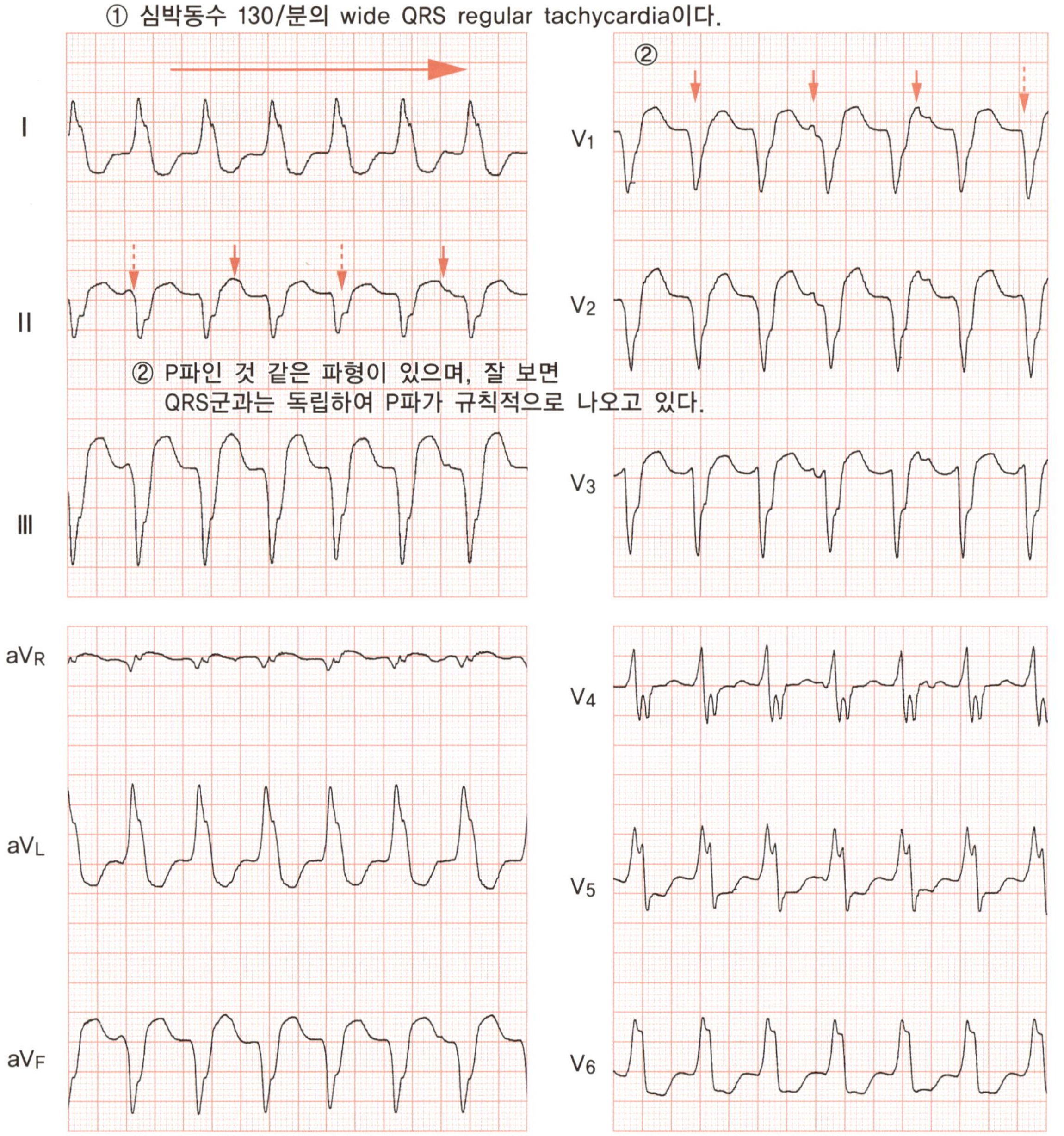

심박동수 130/분의 ① wide QRS regular tachycardia이다. 맨 먼저 심실빠른맥을 생각할 수 있으나 다발갈래차단이나 이상전도를 동반하는 심실위빠른맥과 감별이 문제가 된다. 심전도를 잘 보면 때로는 P파인 것 같은 파형이 섞여 있는 것에서 알 수 있다(② ↓). 이것은 어떤 인공산물인가라고 생각할지 모르나 잘 보면 규칙적으로 반복하여 출현하는 것을 확인할 수 있다. 즉 QRS군과는 관계없이 P파가 독립하여 계속 이어져 있으며, 방실해리 상태에 있는 것을 알 수 있다. 따라서 진단은 심실빠른맥으로 확정된다.

Let's try

Question 2

70세, 여성. 때때로 갑자기 생긴 빠른맥 발작이 있어서 내원하였다. 발작시의 심전도를 나타냈다.
진단은 무엇인가?

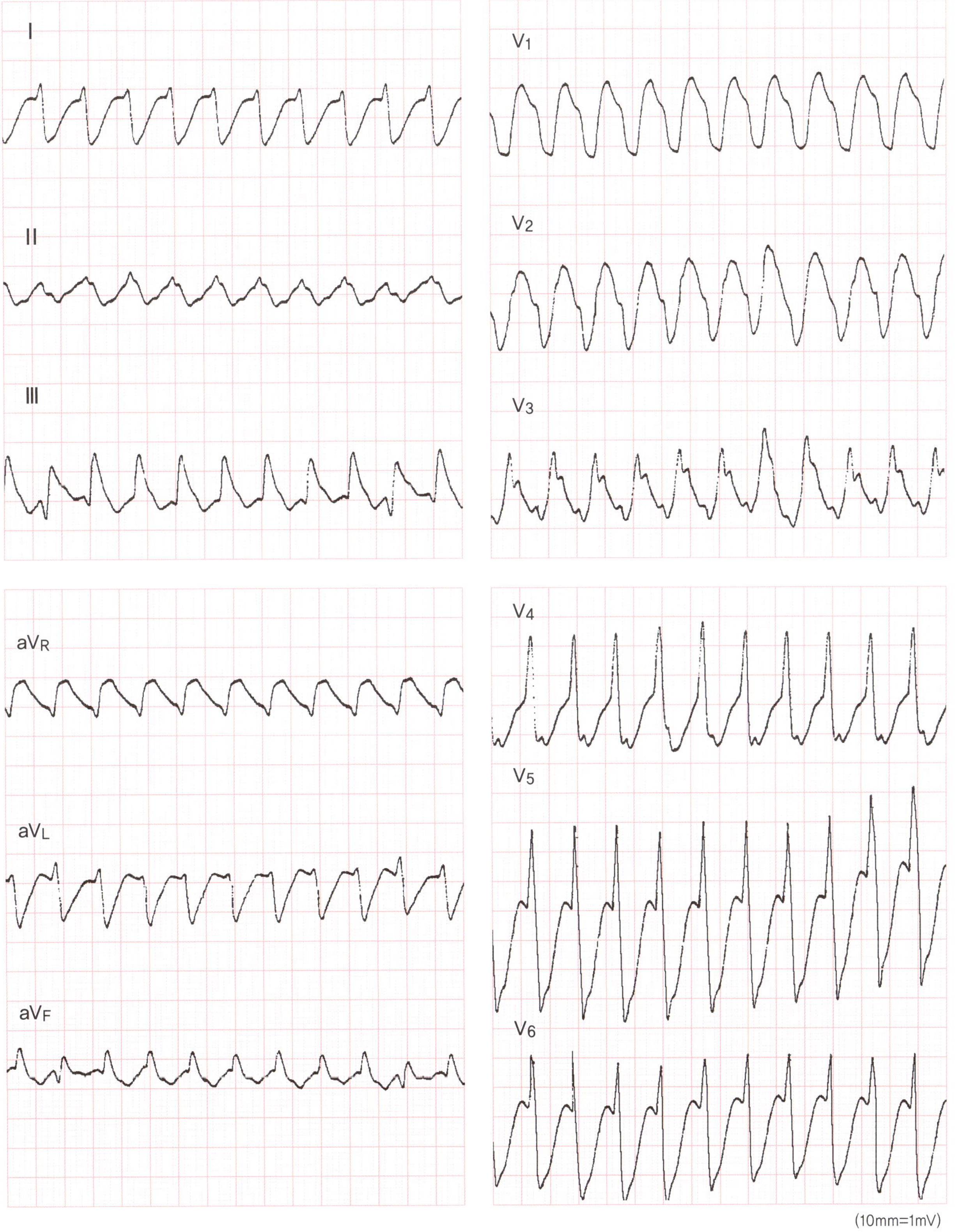

(10mm=1mV)

Let's try

Answer 2 심실빠른맥(심실포착을 동반하는)

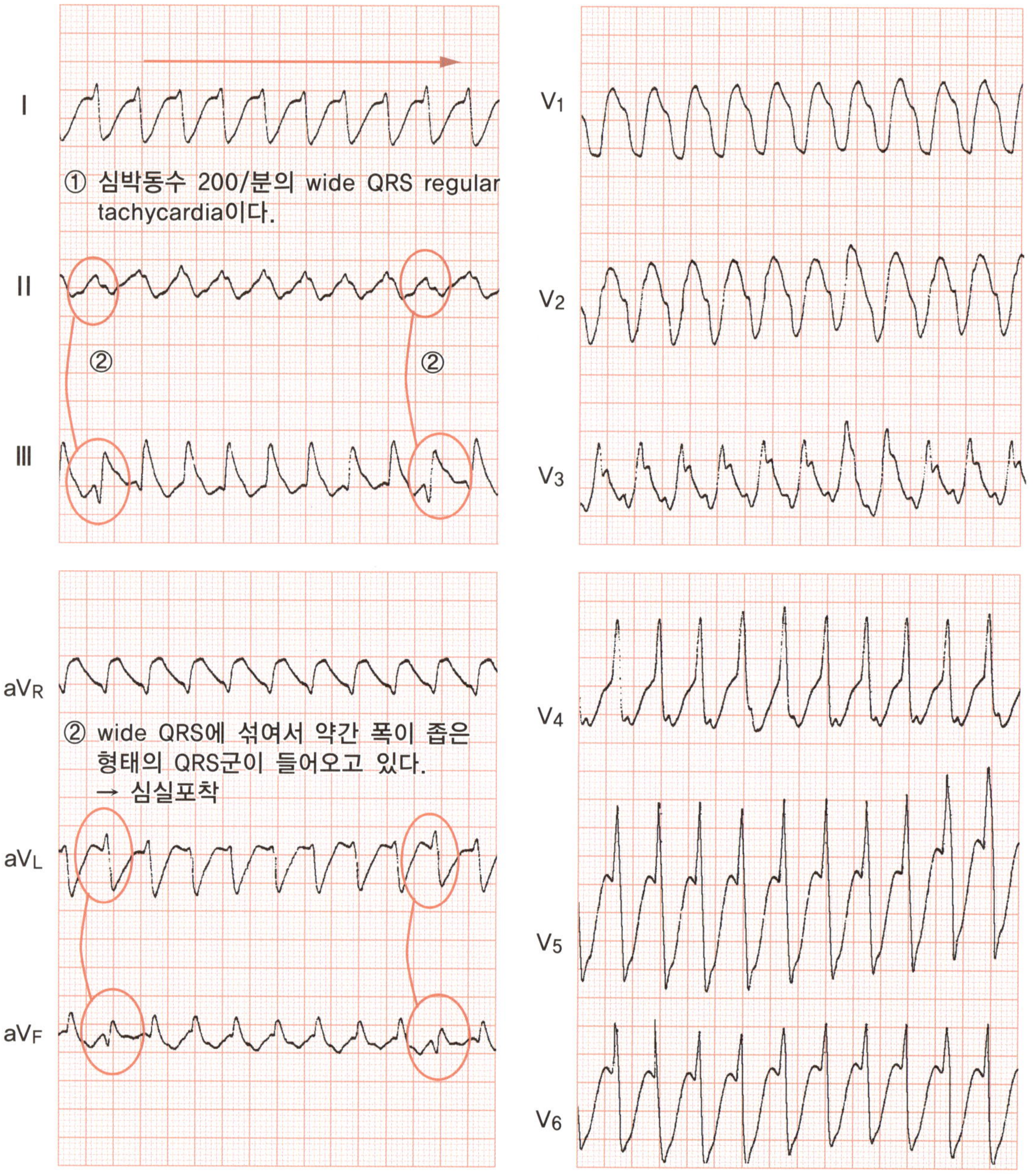

심박동수 200/분의 ① wide QRS regular tachycardia이다. 우선 심실빠른맥을 생각할 수 있으나 다발갈래차단이나 이상전도를 동반하는 심실위빠른맥과 감별이 문제가 된다. 심박동수는 빠르게 QRS군사이에서 P파를 볼 수는 없으나 잘 보면 wide QRS에 섞여서 ② 약간 폭이 좁은 형의 QRS군이 섞여 있는 것에서 알 수 있다. 이것은 심방 · 심실이 해리 상태에 있을 때에 심방의 흥분이 심실에 잘 들어가 생긴 심실포착 소견이다. 심실빠른맥으로 확정할 수 있다.

✏ 한마디 메모 : VT와 PSVT 및 감별 불가능 예의 대처법

VT에 대해서는 혈류역학으로부터 다음의 3가지에서 어느 것인가를 대응한다.

1) 맥박이 없는 VT(pulseless VT)

이것은 심장정지 상태이며, 심실잔떨림과 마찬가지로 즉시 직류통전을 실시한다. 보통 비동기로 200J, 300J, 360J로 정지할 때까지 반복한다.

2) 불안정한 VT(unstable VT)

쇼크상태나 의식혼탁을 동반하는 혈류역학의 불안정한 VT이다. 의식은 소실하고 있지 않으므로 진정하고 동기시켜 직류통전을 실시한다.

3) 안정한 VT(stable VT)

정맥을 확보하여 리도카인을 1mg/kg 느리게 정맥주사한다.

PSVT에 대해서는 다음의 어느 것인가를 실시한다.

① **기계적 미주신경 자극법**
목동맥팽대마사지, 눈압박(Asher법), Valsalva법(숨을 참음)

② **약리학적 미주신경 자극법**
ATP 10mg을 3초 이내에 급속하게 정맥주사

③ **항부정맥제**
베라파밀(5mg/2ml 앰플) 1/2~1A를 2분에 정맥주사

wide QRS regular tachycardia를 본 때에 그것이 VT인가 다발갈래차단을 동반하는 PSVT인가의 감별은 실제로 곤란한 것이 많다. 혈류역학이 불안정하면 진정하고 직류통전하는 것이 좋다. 혈류역학이 안정하면 우선 VT로 생각하여 리도카인을 사용한다. 이것으로 정지하지 않으면 PSVT일 가능성을 생각하여 ATP를 사용해 본다. 그래도 정지하지 않으면 프로카인아미드를 사용한다. 이것에서도 정지하지 않으면 직류통전이 좋다.

빠른맥(폭이 좁고 혹은 넓은 QRS군이 불규칙적인 것)
(narrow or wide QRS irregular tachycardia)

1 심실잔떨림〈심실세동, ventricular fibrillation, VF〉

그림 1.

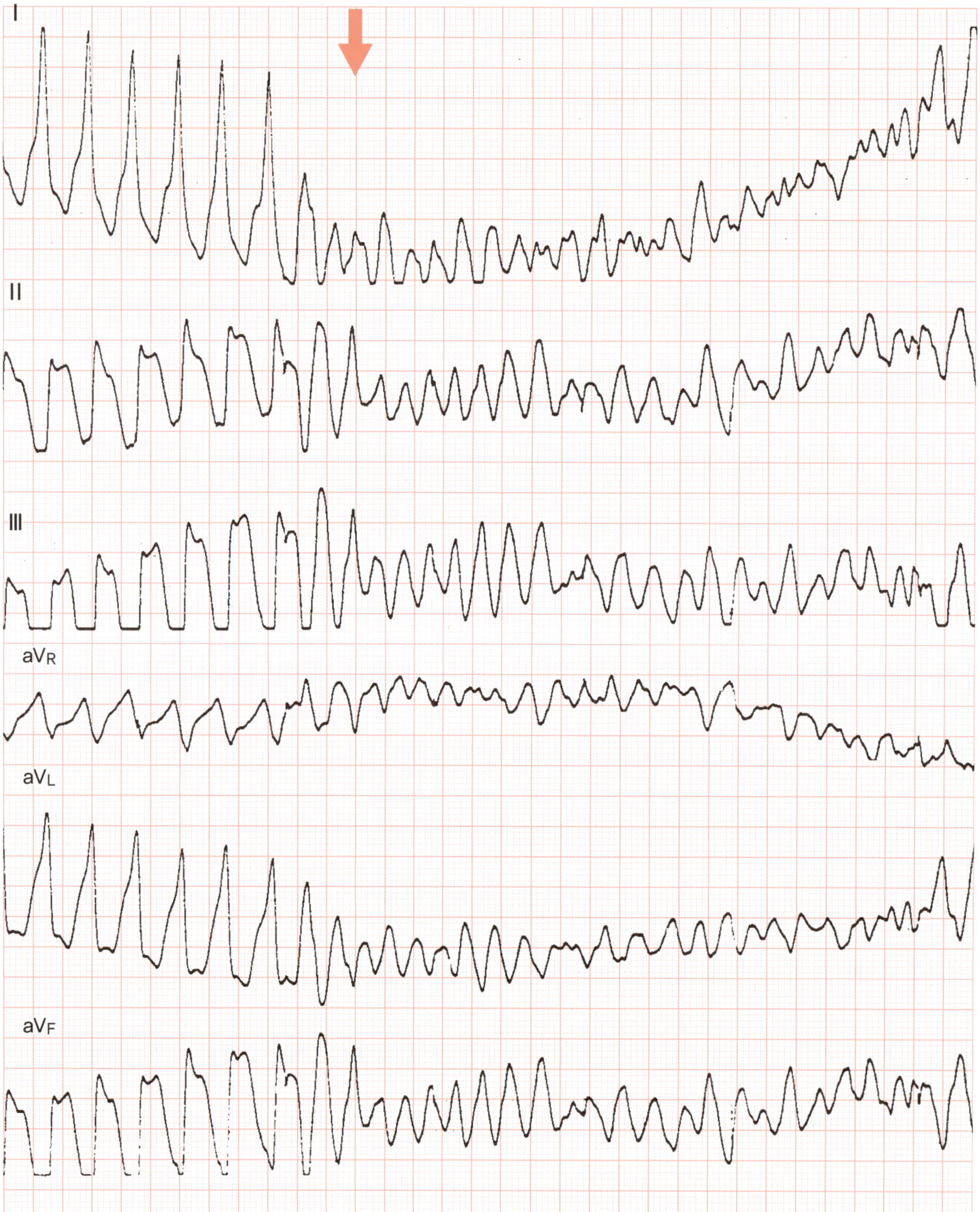

(10mm=1mV)

심실잔떨림

심실의 전기적 동기성이 소실하여 심실이 국소적으로 각각 탈분극 · 재분극을 일으키고 있는 상태이다. 심방잔떨림에서 심방과 같이 심실 수축의 동기성이 소실하여 심실 전체가 가늘게 떨리고 있는 것과 같이 보인다. 임상적으로 심음은 소실하여 심장 박출은 정지하고 의식소실이나 경련을 일으켜 이윽고 호흡정지 때문에 죽음에 이르게 된다. 치료에는 **전기적심장율동전환(전기적제세동)**을 해야 하며, 심폐소생에 의해서 순환을 유지하여 즉시 잔떨림제거를 실시한다.

발생 요인

심실잔떨림은 심근경색증이나 가슴조임증 등의 허혈성 심장질환에 합병하는 일이 많으나 그 외에 여러 가지 상황에서 순환계의 종말상으로서 나타난다. 심실잔떨림은 심실에 다수의 국소적 리엔트리가 출현하는 상황이며, 허혈 시 심실잔떨림의 발생에는 세포 내 칼슘의 저류, 자유라디칼의 작용, 대사장애, 자율신경 등이 관여한다고 생각된다.

실제의 심전도에서 보면

그림 1은 심전도의 사지유도이나 심근경색증에서 심실빠른맥으로 되며, 이것에 이어서(화살표 ↓부분에) 심실잔떨림이 출현하는 것을 나타내고 있다. 심실빠른맥에서는 QRS군이 규칙적으로 나타나나 심실잔떨림에서는 가늘고(빠른) 불규칙한 파형이 나타난다.

또 그림 2는 심폐정지 상태로 구급외래에 수송된 환자의 심전도 Ⅰ, Ⅱ, Ⅲ유도이다. 그림 1에 비하면 파형의 폭은 넓고 느리나 그림 1과 마찬가지로 완전히 불규칙한 진폭 및 파형이 보이는 심실잔떨림 소견이다.

그림 2.

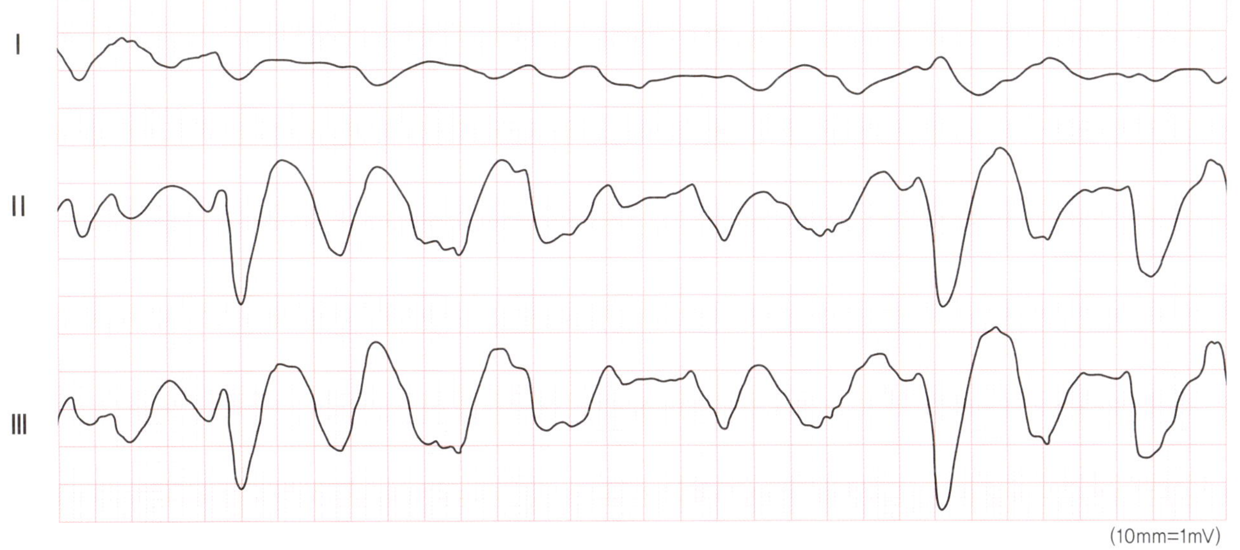

핵심 포인트

심실잔떨림은

① 완전히 불규칙한 진폭 및 파형을 나타내며

② QRS군, ST부분, T파 등은 구별할 수 없다.

③ 기선이 불규칙하게 흔들리고 있는(출현 초기에는 파가 300/분 이상이다) 것으로부터 진단된다.

2 torsade(s) de pointes 〈TdP〉

모니터 심전도
(II유도)

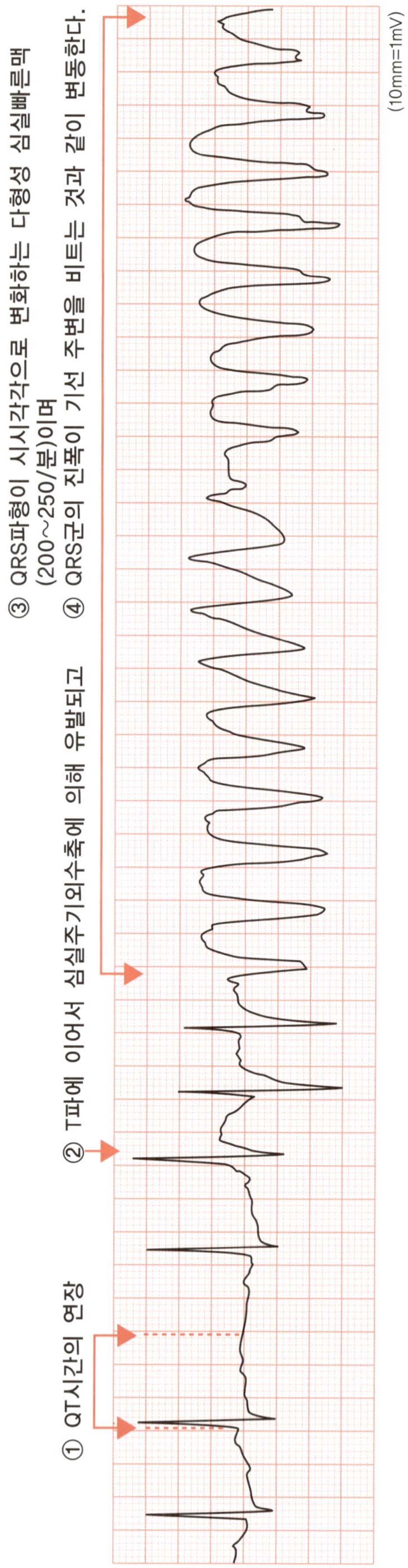

torsade(s) de pointes

QRS파형이 시시각각으로 변화하는 다형성 심실빠른맥(200~250/분)으로 QRS군의 진폭이 기선의 주변을 비트는 것과 같이 변동하는 특징을 나타낸다. 대부분은 몇 초에서 몇 십초로 사이클 길이가 진행성으로 연장하는 torsade(s) de pointes(TdP)는 자연 정지하나 TdP를 반복하거나 심실잔떨림으로 이행하여 돌연사하는 일도 있다. 또 TdP에서는 비발작 시(굴리듬 시)의 심전도에서 QT시간의 연장 및 U파의 증대가 나타나며, QT시간이 길수록 TdP를 일으키기 쉽고, 긴 T파에 이어서 심실주기외수축에 의해 유발된다.

실제 case와 치료

좌측 심전도는 심전도를 모니터하고 있던 66세, 남성, 콩팥기능상실 환자에서 기록한 것이다. T파가 평저화되기 때문에 알기 어려우나 QT시간은 0.52초로 연장하고 있다. 3박동 째의 QRS군에 이어서 심실주기외수축이 출현하며, 더욱더 심실주기외수축이 2박동 출현하고, 그 후에 폭이 넓은 QRS군이 계속하고 있다. 폭이 넓은 QRS군은 시시각각으로 기선의 주변을 비트는 것과 같이 변화하며, 심박동수는 200/분 정도이다.

본 예는 발작성심방잔떨림의 치료 때문에 디소피라미드(200mg/일, 2번 나누어)가 투여되고 있었으나 콩팥기능상실 때문에 과량 투여하게 되어, 이것이 원인으로 TdP를 일으킨다고 생각되었다. 디소피라미드를 중지함과 함께 황산마그네슘 정맥주사와 리도카인 투여에 의해 좋아졌다.

핵심 포인트

torsade(s) de pointes는

① QT간격의 연장(0.5초 이상)을 동반하고

② T파에 이어서 심실주기외수축에 의해 유발되며

③ QRS파형이 시시각각으로 변화하는 다형성 심실빠른맥(200~250/분)으로

④ QRS군의 진폭이 기선의 주변을 비트는 것과 같이 변동하는 것으로부터 진단된다.

3 위성심실빠른맥 〈위성심실빈박동, pseudoventricular tachycardia, pseudo-VT〉

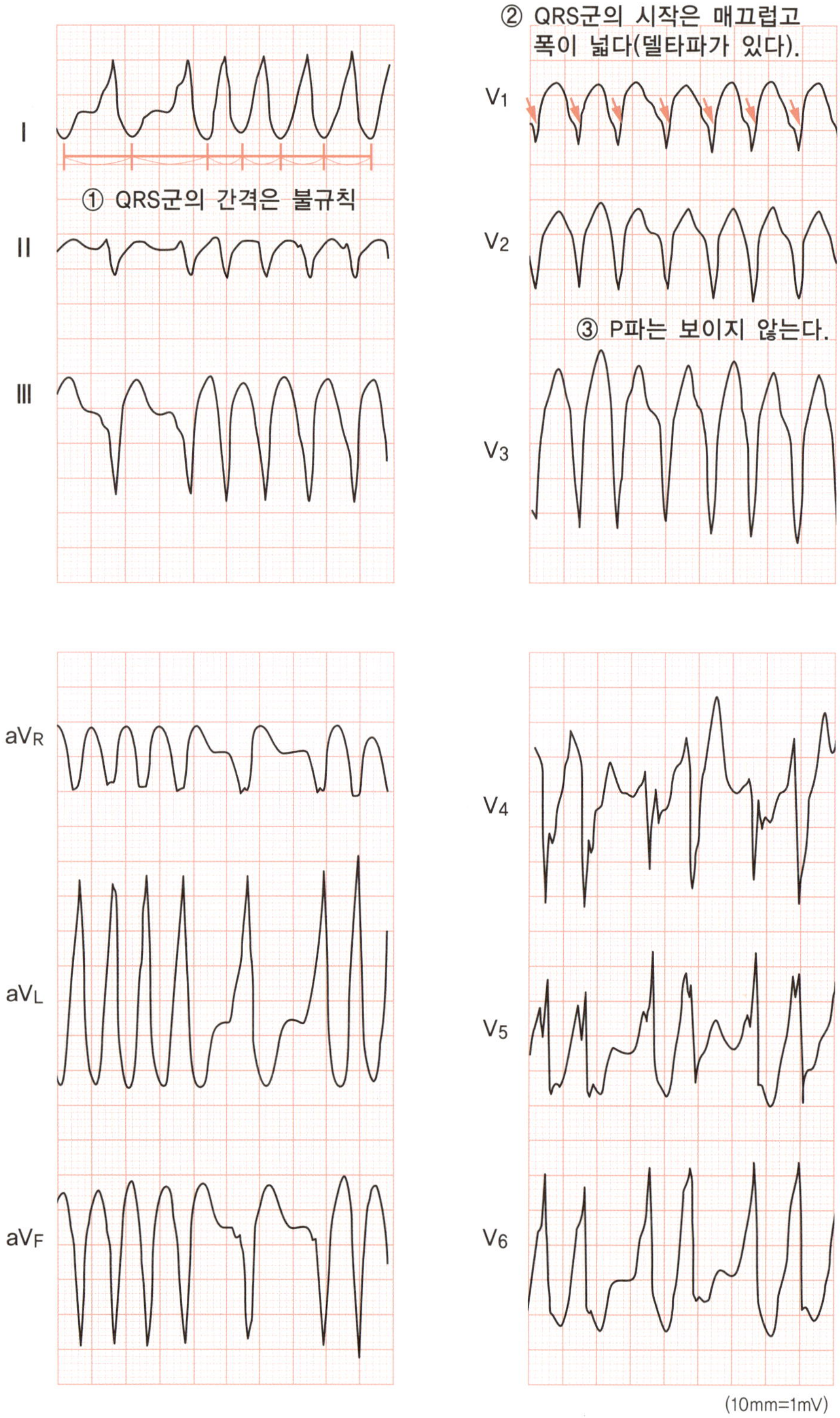

위성심실빠른맥(WPW증후군의 심방잔떨림)의 심전도

WPW증후군에 동반하는 빠른맥 발작에는 심실위빠른맥과 심실잔떨림의 2종류가 있으나 덧전도로의 불응기가 짧고 정방향 전도를 하는 경우(현성 WPW증후군의 경우)에 심방잔떨림의 흥분은 방실결절보다도 불응기가 짧은 덧전도로를 통하여 심실에 전도되기 쉽다(참조 ➡ chapter4-1 WPW증후군, p80). 그 때문에 델타파에 의해서 QRS군의 폭은 넓어지고 심실 빠른맥과 같은 파형을 나타낸다. 이 때문에 WPW증후군에 동반하는 심방잔떨림을 위성심실빠른맥이라고 한다.

WPW증후군의 심방잔떨림에서 덧전도로의 불응기가 짧은 경우(200ms 이하)에는 심방잔떨림의 흥분이 심실에 전해지기 쉽고, 또 T파의 시상(심실의 수공기)에 심방에서 흥분이 전해지기 때문에 심실잔떨림으로 되기 쉽다. 한편 WPW증후군에서는 심실의 흥분이 덧전도로를 역방향으로 심방에 전해져 심방잔떨림을 일으키기 쉬운 것도 알려져 있다.

치료

치료할 때 200/분 이상의 빠른맥에서는 전기적심장율동전환(전기적제세동)이 이용된다. 또 혈류역학이 비교적 유지되고 있는 경우에는 잔떨림제거(제세동)의 준비에서 덧전도로의 불응기를 연장시키는 항부정맥제도 사용된다. 보통 심방잔떨림에서는 방실결절의 전도를 억제하는 디지탈리스가 유효하나 디지탈리스는 덧전도로의 불응기를 단축시키는 일이 있으며, WPW증후군의 심방잔떨림에서는 단독으로 사용되지 않는다. 항부정맥제 중 Ⅰa군, Ⅰc군, Ⅲ군은 덧전도로의 불응기를 연장하기 때문에 유효하다. 한편 Ⅳ군, Ⅰb군은 덧전도로에 작용하지 않는다.

좌측 그림은 WPW증후군의 심방잔떨림 심전도이다. 델타파가 있기 때문에 QRS군의 폭이 넓어 심실빠른맥과 감별해야 하나 QRS군의 간격은 완전히 불규칙하다. 이 증례에서는 덧전도로의 불응기가 짧기 때문에 심박동수는 250/분으로 매우 빨라 **전기적심장율동전환(전기적제세동)**을 실시하였다.

핵심 포인트

위성심실빠른맥(WPW증후군의 심방잔떨림)은
① QRS군의 간격은 완전히 불규칙하며
② QRS군의 시작은 매끄럽고 폭이 넓다(델타파가 있다).
③ P파는 보이지 않는다.
④ 또 비발작시의 심전도에서 델타파가 나타나는 것으로부터 진단된다.

Chapter 20 정리해 봅시다

「빠른맥(narrow or wide QRS irregular tachycardia)」의 심전도를 읽는 방법

본 장에서는 QRS군의 폭이 정상 혹은 넓고 빠른 부정맥(불규칙한 빠른맥)에 대해서 모았다. 이것에 해당하는 부정맥으로는

- 심실잔떨림(참조 ➡ chapter20-1)
- 위성심실빠른맥(WPW증후군의 심방잔떨림)(참조 ➡ chapter20-3)
- torsade(s) de pointes(참조 ➡ chapter20-2)
- **다형성 심실빠른맥**
- **빠른맥 심방잔떨림**

등이 있다. 어느 것이든 심장의 펌프기능을 저하시키는 위험한 부정맥으로서 중요하다.
규칙적인 빠른맥(심실위빠른맥, 심실빠른맥, 굴빠른맥 등)에 대해서는 다른 장을 참조하기 바란다.

● 감별 진단의 포인트 ●

우선 QRS군의 간격이 불규칙하고 동시에 빠른맥인 것을 확인하여 QRS군을 관찰한다.

1. 만약 분명한 QRS군을 찾지 못하고 진폭이나 파형이 갖추어지지 않은 파로 있으면 **심실잔떨림**이다.

2. QRS군의 진폭이나 파형, 간격이 불규칙하고 동시에 폭이 넓은 델타파가 있으면 **WPW증후군의 심방잔떨림**이다.

3. QRS군의 폭은 넓고 파형이 시시각각으로 변화하며, 진폭이 기선의 주변을 비트는 것과 같이 변동한다면 **torsade(s) de pointes**이다. 기본리듬에서 QT간격의 연장을 보인다.

4. QRS군의 폭이 넓고 파형이 변화하는 빠른맥으로 기본리듬에서 QT간격의 연장을 보이지 않으면 **다형성 심실빠른맥**이다.

5. QRS군의 간격이 완전히 불규칙하고 QRS군의 폭이 정상으로 같은 파형이면 **심방잔떨림**이다. P파는 소실하고 보통은 f파를 보인다.

6. QRS군의 간격이 완전히 불규칙하고 대부분은 QRS군의 폭, 파형이 정상이나 때로는 폭이 넓은 QRS군이 혼재한다면 **심실주기외수축이나 이상전도를 동반하는 심방잔떨림**이다. 이상전도에서는 오른방실다발갈래차단에서 좌축편위를 나타내는 것이 일반적이다. P파는 소실하고 보통은 f파를 보인다.

7. QRS군의 간격이 완전히 불규칙하며, QRS군의 폭이 넓고 같은 QRS파형이면 **다발갈래차단이나 심실 전도 장애를 동반하는 심방잔떨림**이다. P파는 소실하고 보통은 f파를 보인다.

Let's try

Question 1

77세, 여성. 전신 권태감을 주요호소증상으로 구급외래에서 진료를 받았다. 그 때의 모니터 심전도 기록을 나타냈다. 진단은 무엇인가?

〈모니터 심전도〉

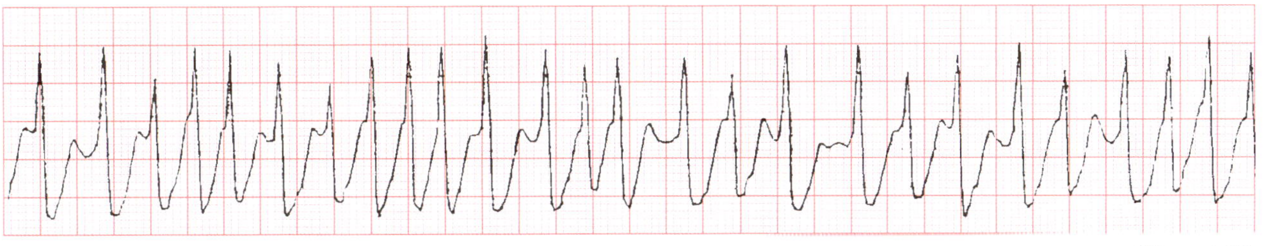

(10mm=1mV)

Let's try

Answer 1 위성심실빠른맥〈WPW 증후군 심방잔떨림〉

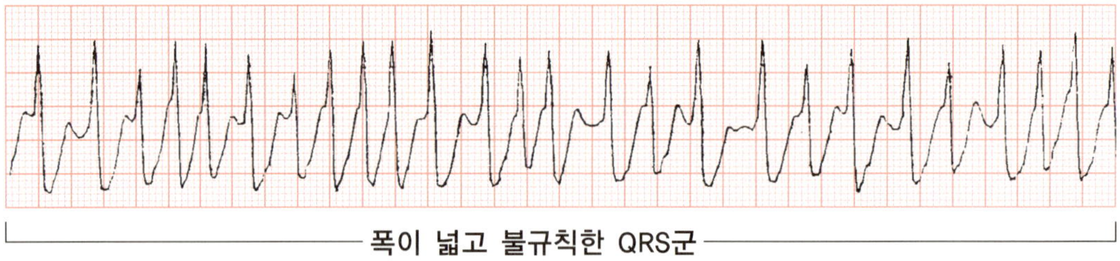

그림 A. 발작시

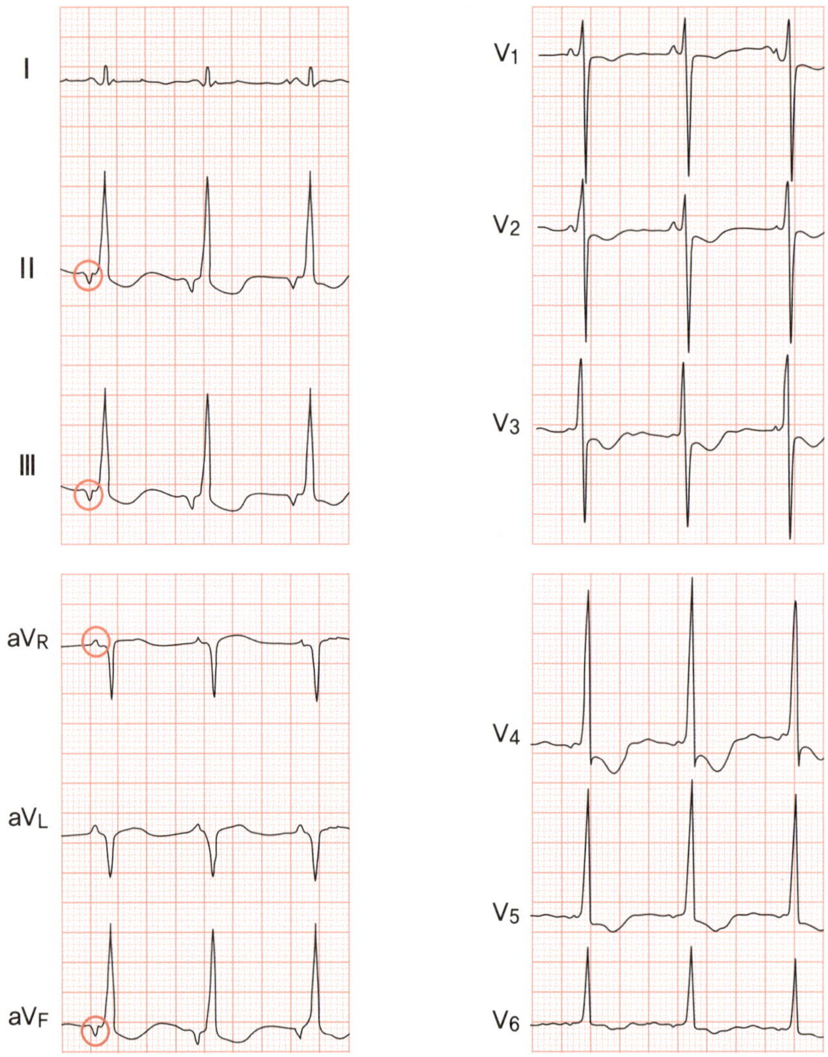

그림 B. 비발작시

◎ 심전도에서는 완전히 불규칙한 QRS군으로 생각되는 파가 나타났다. 또 QRS군의 시작은 매끄럽고 폭이 넓으며, P파는 나타나지 않는다. 진폭이 기선의 주변을 비트는 것과 같은 변화는 없다. 그러므로 이 심전도는 WPW증후군의 심방잔떨림으로 생각된다.

◎ 그림 B는 비발작 시 환자의 심전도이다. QRS군의 시작이 매끄러운 델타파를 보이는 현성 WPW증후군이다. 그러므로 그림 A는 WPW증후군의 심방잔떨림이라고 진단할 수 있다. 더욱더 심전도에서 P파가 Ⅱ, Ⅲ, aVF유도에서 음성이며, aVR유도에서 양성으로 있기 때문에 딴곳심방리듬인 것도 알 수 있다. 이 증례에서는 디소피라미드 정맥주사를 주어 굴리듬으로 회복시켰다.

Let's try

Question 2

65세, 남성. 두근거림과 쉽게 피로감을 느끼는 것을 주요호소증상으로 내원하였다. 진료를 받을 때의 표준 12유도 심전도를 그림에 나타냈다. 진단은 무엇인가?

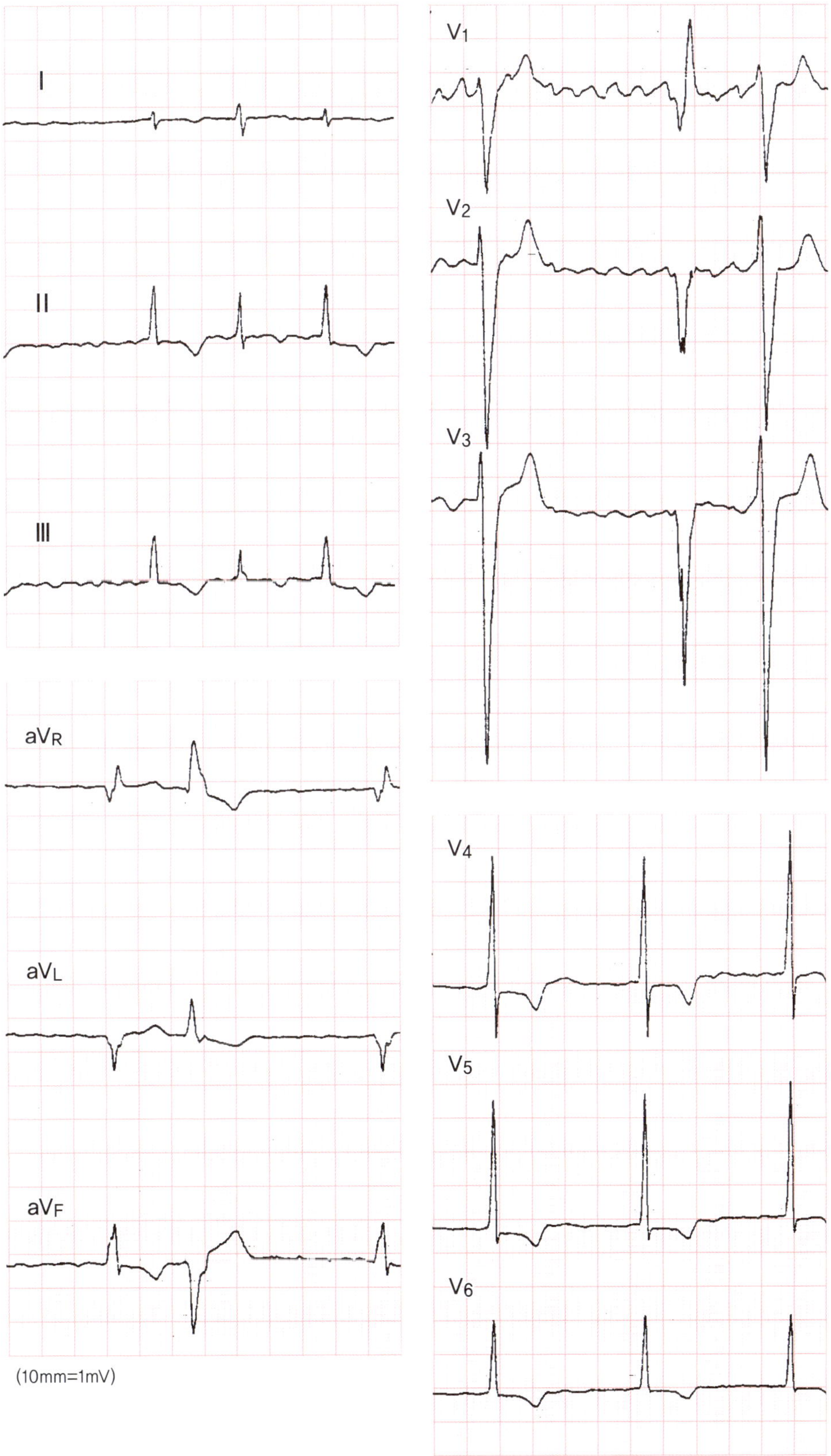

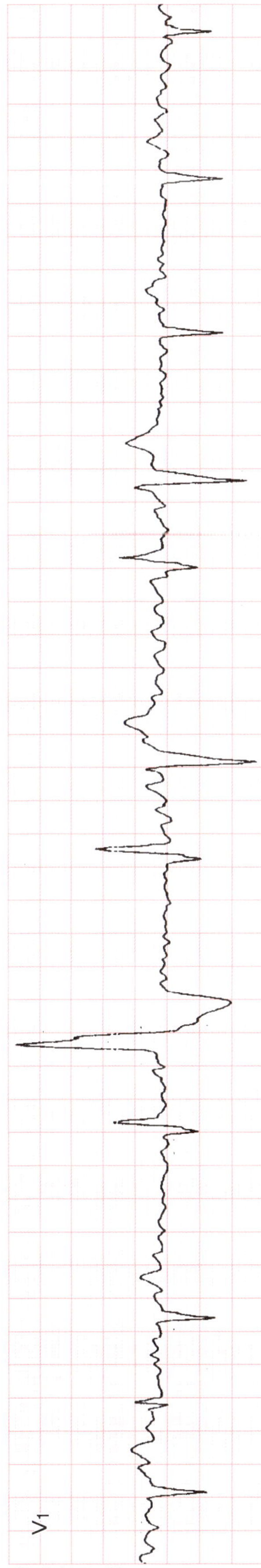

Let's try

Answer 2 이상전도, 심실주기외수축을 동반하는 심방잔떨림

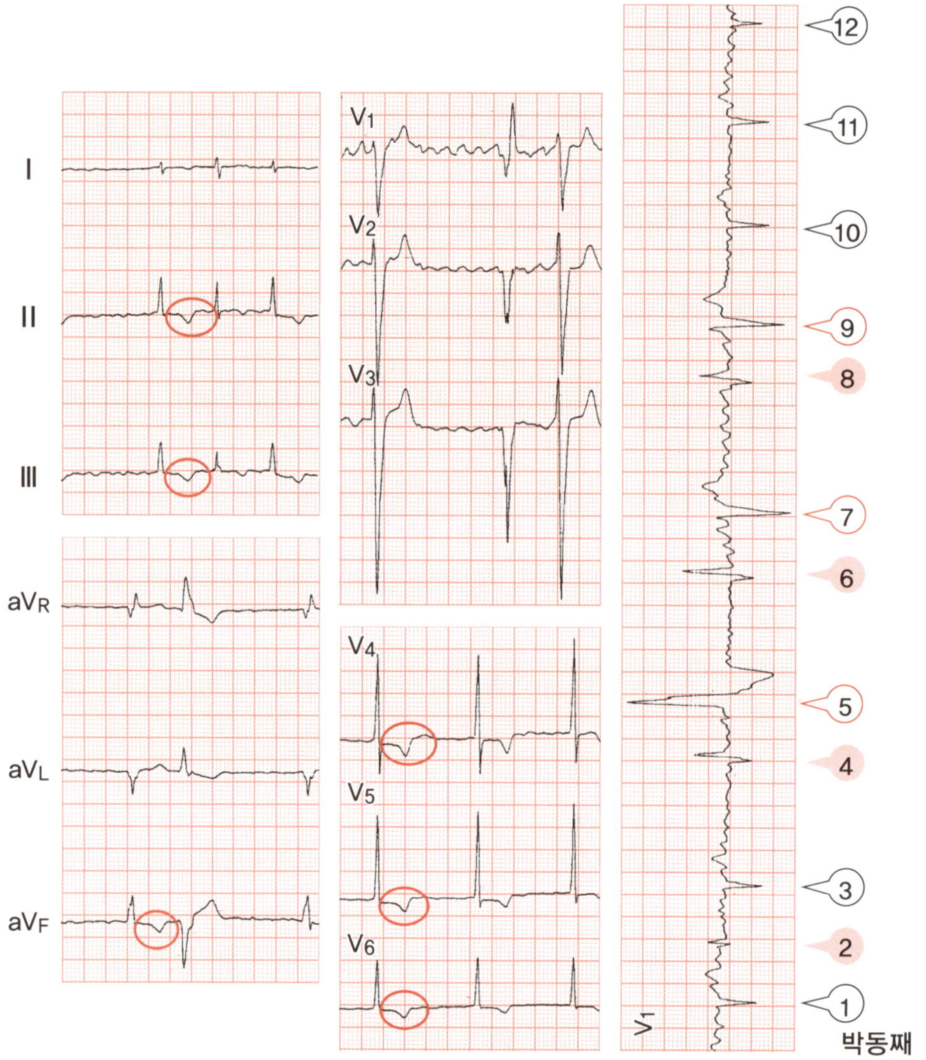

◎ QRS군의 출현은 완전히 불규칙하고 f파를 볼 수 있기 때문에 기본리듬은 심방잔떨림인 것을 알 수 있다. 단 QRS파형은 일정하지 않고 3종류의 패턴을 보인다. 그림 우측에 세로로 나타낸 V_1유도의 연속 기록에서 1박동 째, 3박동 째 및 마지막의 3박동은 QRS군의 폭이 좁은 정상 QRS군으로 생각된다. 5박동 째, 7박동 째, 9박동 째는 QRS군의 폭이 넓고 초기 벡터가 정상 QRS군과 달라 심실주기외수축으로 생각된다. 한편 2박동 째, 4박동 째, 6박동 째, 8박동 째의 QRS군은 rSR형으로 오른방실다발갈래차단을 나타내고 있다. 따라서 이 심전도는 심실주기외수축을 동반하는 심방잔떨림이며, 때로는 오른방실다발갈래차단으로 되는 것을 알 수 있다. 또 Ⅱ, Ⅲ, aV_F, V_4, V_5, V_6유도에서 ST 하강과 T파의 역방향 전도도 보인다.

◎ 이 심전도는 오른방실다발갈래차단이나 산발성으로 일어나며, 2박동 째는 오른방실다발 갈래가 불응기로부터 충분히 회복하고 있지 않기 때문에 생긴 기능적 다발갈래차단에 의한다고 생각된다. 이와 같은 기능적 원인에 의해 생긴 심실의 전도 장애를 심실내이상 전도라고 한다. 4, 6, 8박동 째는 연결기가 길고 또 교대로 그 연결기가 같은 것에 의해 촉진한 심실이탈박동으로 생각된다.

◆ **심실내이상전도**

심실내이상전도는 재분극이 종료하고 있지 않은 시점에서 흥분, 불응기의 불균일에 의한 국소적 전도지연, 앞에 나타나는 주기의 연장에 의한 활동전위지속시간의 연장, 심박동수의 증가에 동반하는 불응기의 단축 기능상실 등에 의해서 일어나는 기계적인 다발갈래차단으로 오른방실다발갈래차단을 나타내는 것이 일반적이다(참조 chapter5-1 오른방실다발갈래차단 p92). 오른방실다발갈래차단의 경우는 불현성 장애인 것이 많다고 생각된다. 심실주기외수축과 감별해야 한다.

한마디 메모: torsade(s) de pointes가 나타난 배경, 치료법

1) 원인은?

torsade(s) de pointes의 원인으로는 항부정맥제, 삼환계항울제, 전해질 이상(저칼륨혈증, 저마그네슘혈증), 중추신경장애(머리외상, 거미막밑출혈 등), 느린맥 등의 후천적인 것과 상염색체열성유전으로 청력장애를 동반하는 Jervell and Lange-Nielsen증후군과 상염색체우성유전으로 청력장애를 동반하지 않는 Romano-Ward증후군이 알려져 있다. 선천성인 것에서는 원인 유전자가 밝혀져 심장근육 이온채널의 이상에 의한 것이 분명하게 되었다.

전기 생리적인 기전으로는 조기후탈분극(early afterdepolarization, EAD)이 관계하는 것이 알려져 있다. EAD는 앞에 나타나는 활동전위의 재분극 도중(2상 또는 3상)에 생기는 진동성의 막전위 변화이며, 활동전위지속시간(APD)의 과도한 연장에 이어서 발생한다. 심장근육 활동전위의 재분극에는 내향 Na^+전류의 느린 불활성화 성분, L형의 내향 Ca^{2+}전류, 더욱더 몇 종류의 K^+전류나 Cl^-전류가 복잡하게 관여하며, 그러한 균형에서 APD가 규정된다. 이러한 것 중 어느 것인가 내향전류의 증대, 또는 외향전류의 감소(혹은 둘의 조합)에 의해서 APD가 연장하여 EAD가 발생한다. EAD는 느린맥 시나 외액의 K^+농도가 낮을 때에 일어나기 쉽다.

2) 치료법은?

다형성 심실빠른맥의 치료는 QT간격의 연장 유무에 의해서 다르다. QT시간이 정상이면 보통의 심실빠른맥과 마찬가지로 내처한다. 그러나 QT간격의 연장이 있을 때 Ia군, Ic군, Ⅲ군의 약물은 QT간격의 연장을 악화시키기 때문에 사용해서는 안된다.

후천성인 torsade(s) de pointes에서는 우선 마그네슘을 정맥주사하고, 다음에 심방이나 심실페이싱을 실시하여 심실빠른맥을 예방한다. 이소프로테레놀은 페이싱까지의 연결로서 사용되나 악화시키는 일이 있으므로 주의한다. 항부정맥제로는 리도카인, 멕실레틴, 페니토인이 유효하다. 칼륨채널 개구제도 사용된다. 이것과 함께 QT간격의 연장의 원인을 특정하여 시정해야 한다

한편 선천성 긴QT증후군에서는 β차단제, 교감신경절단수술, 페이싱, 삽입형잔떨림제거기 등이 이용된다.

Chapter 21 선천성심장질환

1 심방사이막결손〈심방중격결손, atrial septal defect, ASD〉

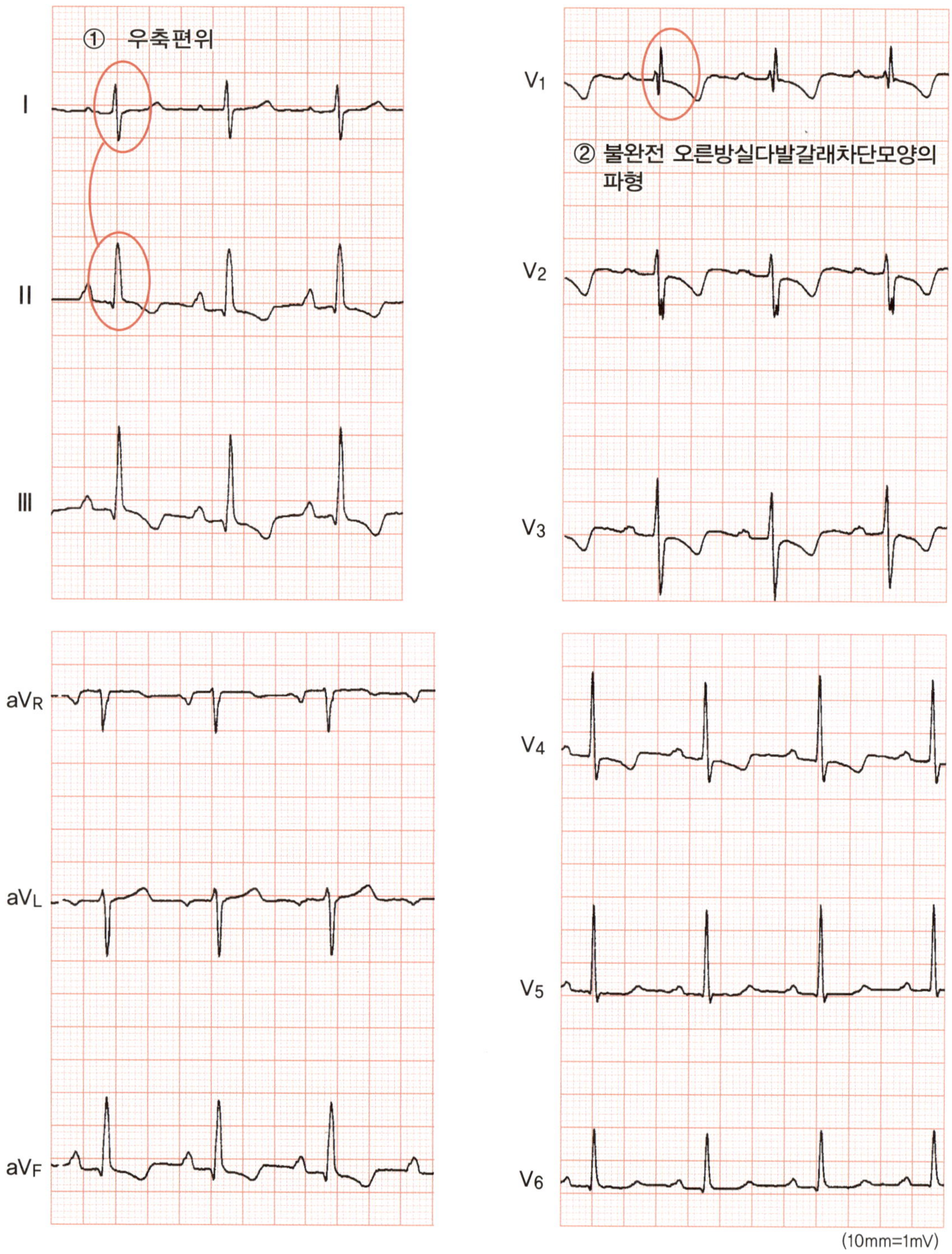

(10mm=1mV)

심방사이막결손

심방사이막결손은 심방사이막에 결손을 가지는 질환이며, 선천성심장질환에서 차지하는 빈도는 신생아기에서는 8~15%, 성인에서는 37~55%이며 **여성에서 많다(2:1).** 결손 구멍 부위에 의해 **2차공 결손형, 1차공 결손형, 정맥굴 결손형, 홑심방형**으로 분류된다.

유유아기에서 심장기능상실을 나타내는 예를 제외하면 본 증례의 대부분은 중년에 이르기까지 무증상으로 발육도 정상인과 차이가 없다. 이 때문에 건강진단 시에 발견되는 예가 드물지 않다.

좌우 단락 혈류량이 폐체혈류비(Qp/Qs)에서 2를 넘는 예는 40세를 지나면 연령의 증가와 함께 심장기능상실, 폐고혈압, 심실위부정맥, 삼첨판막기능부족 등을 합병하게 된다.

심전도의 특징

P파는 변화를 나타내지 않는 일이 많으나 때로는 오른심방부하, 양측심방부하의 유형을 얻는다. QRS 전기축은 정상이거나 경도의 **우축편위**를 나타낸다. 승모판막기능부족을 합병하는 1차공 결손에서는 좌축편위를 나타낸다. 약 90%의 증례에서 우측 흉부유도의 QRS파형은 **특징적인 불완전오른방실다발갈래차단모양**의 파형을 나타낸다. 이 QRS 파형은 폐쇄 수술 후에 정상화하는 일이 있다.

폐고혈압을 합병하여 오른심실 압력과부하가 가해지면 우측 흉부유도에서 R파가 높아지고, 좌측 흉부유도에서 S파가 깊어진다. 40세를 넘으면 연령의 증가와 함께 PQ시간, QRS시간의 연장이나 심방수기외수축, 심방산떨림 · 된떨림 등의 심실위부정맥이 출현한다.

표 1. 심방사이막결손의 빈도

신생아기	8~15%
성인	37~55%

표 2. 심방사이막결손의 분류

- 2차공 결손형
- 1차공 결손형
- 정맥굴 결손형
- 홑심방형

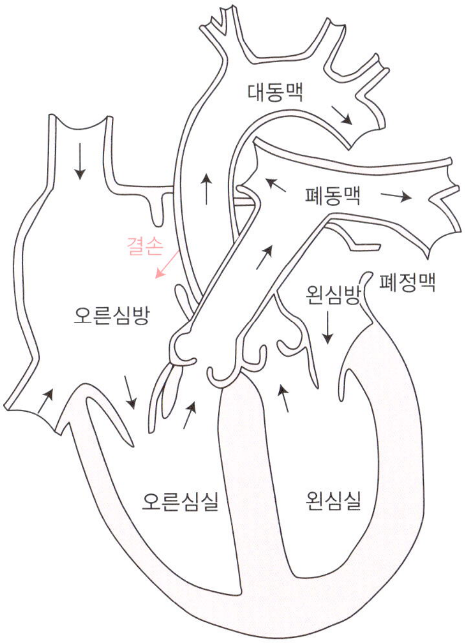

그림 1. 심방사이막결손의 모식도

핵심 포인트

심방사이막결손에서 특징적인 심전도 소견은
① 우축편위(2차공형), 좌축편위(1차공형)
② 불완전오른방실다발갈래차단모양의 파형
③ 고령자에서의 심실위부정맥이다.

2 심실사이막결손〈심실중격결손, ventricular septal defect, VSD〉/ 동맥관열림증〈동맥관개존증, patent ductus arterious, PDA〉

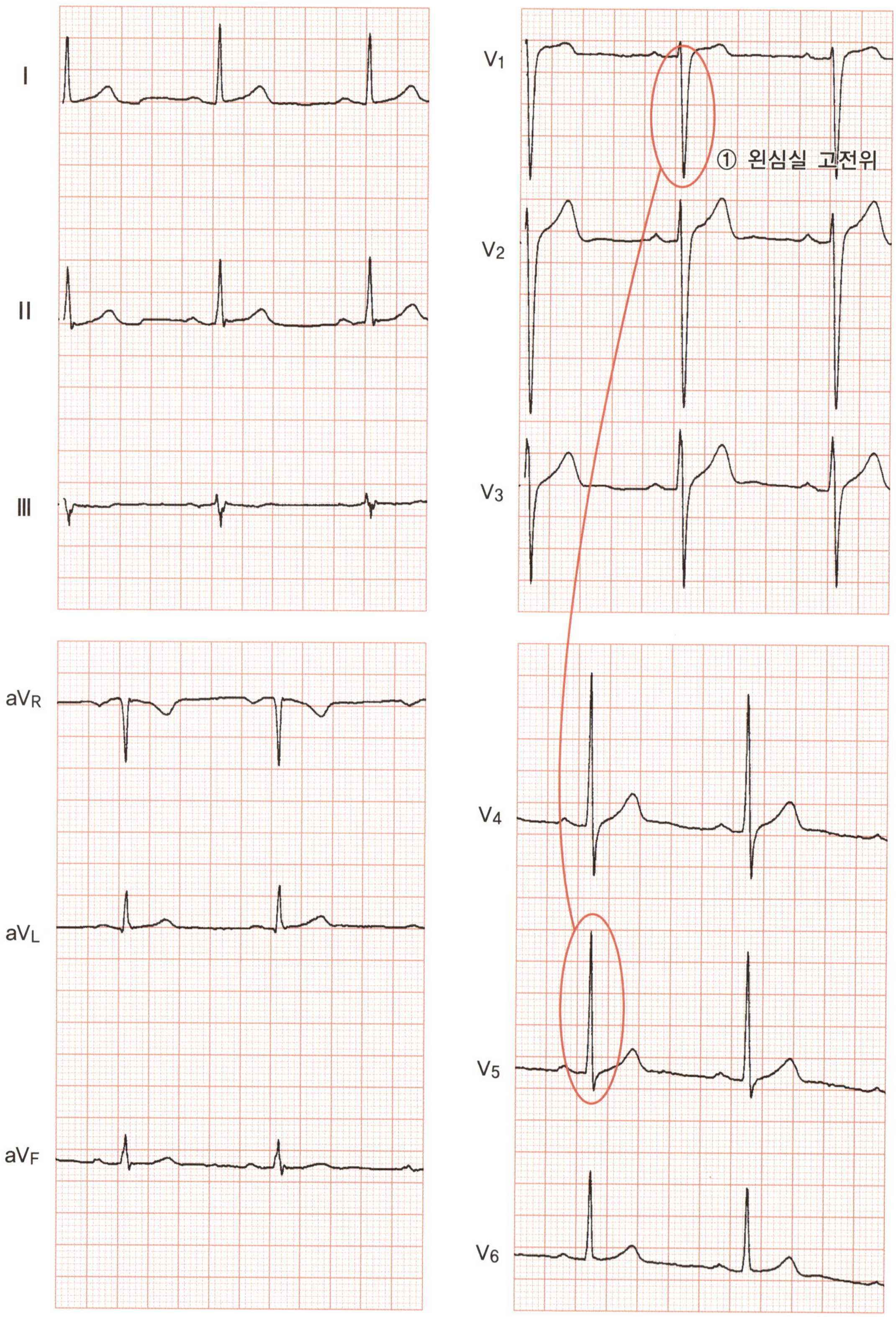

(10mm=1mV)

심실사이막결손과 심전도의 특징

심실사이막결손은 심실사이막에 결손구멍이 있으며, 좌우 단락을 초래한다. 신생시기의 선천성심장질환에서 차지하는 빈도는 약 30%로 심장기형에서 가장 빈도가 높으나 성인에서는 25~30%로 심방사이막결손의 반절 정도 된다.

결손구멍의 부위에 의해 심실위 능선상부 결손, 막주위 부분 결손, 유입부 결손, 근육 부분 결손으로 분류된다. 소결손의 예에서 자연 폐쇄가 보이나 대결손의 예에서는 폐고혈압을 나타내게 된다.

소결손 예에서 P파의 변화는 보이지 않는다. 왼심방확장의 예에서는 P파의 분열, 폐고혈압의 예에서는 왼심방부하와 오른심방부하 양측의 특징을 함께 갖춘 높고 날카로운 상향의 극파 뒤에 폭이 넓은 음성 극파가 보인다. 소결손 예의 QRS군은 정상이나 좌우 단락량이 많을 경우 왼심실비대를 나타낸다. 더욱더 폐고혈압이 더해지면 양측심실비대로 된다.

동맥관열림증과 심전도의 특징

동맥관열림증은 동맥관의 폐쇄 기전이 손상되어 출생 후에도 동맥관이 존속되는 질환이다. 신생아기의 선천성심장기형에서 차지하는 빈도는 약 10%이나 소아기에 치료되기 때문에 성인기의 빈도는 2% 정도로 감소한다.

동맥관을 매개로 단락혈류는 폐동맥➡왼심방➡왼심실➡대동맥➡폐동맥으로 흐르기 때문에 왼심방·왼심실에 용적과부하가 걸린다. 이 때문에 좌우 단락량이 많은 예는 왼심실비대를 나타낸다, 폐고혈압을 동반하면 심실사이막결손과 마찬가지로 오른심실비대 소견이 더해져 양측심실비대로 된다. P파의 변화는 심실사이막결손과 유사하다.

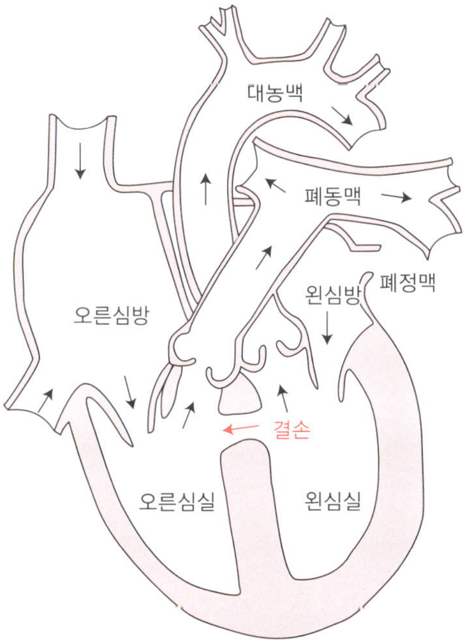

그림 2. 심실사이막결손의 모식도

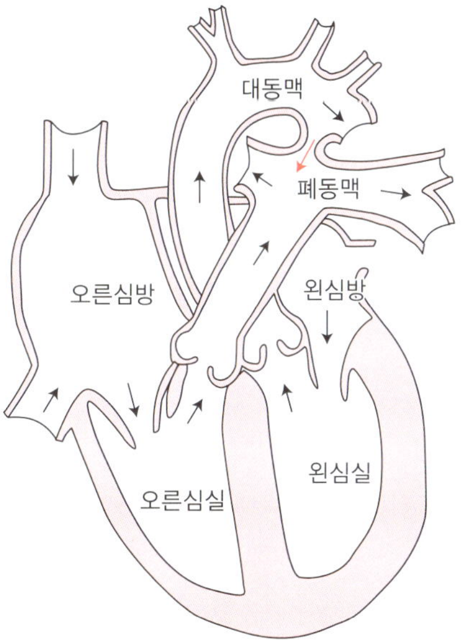

그림 3. 동맥관열림증의 모식도

핵심 포인트

심실사이막결손/동맥관열림증에서 특징적인 심전도 소견은
① 왼심실비대
② 폐고혈압을 동반하면 양측심실비대이다.

※ 경증 예는 정상 심전도를 나타낸다.

3 폐동맥판막협착증〈폐동맥판협착, pulmonary stenosis, PS〉

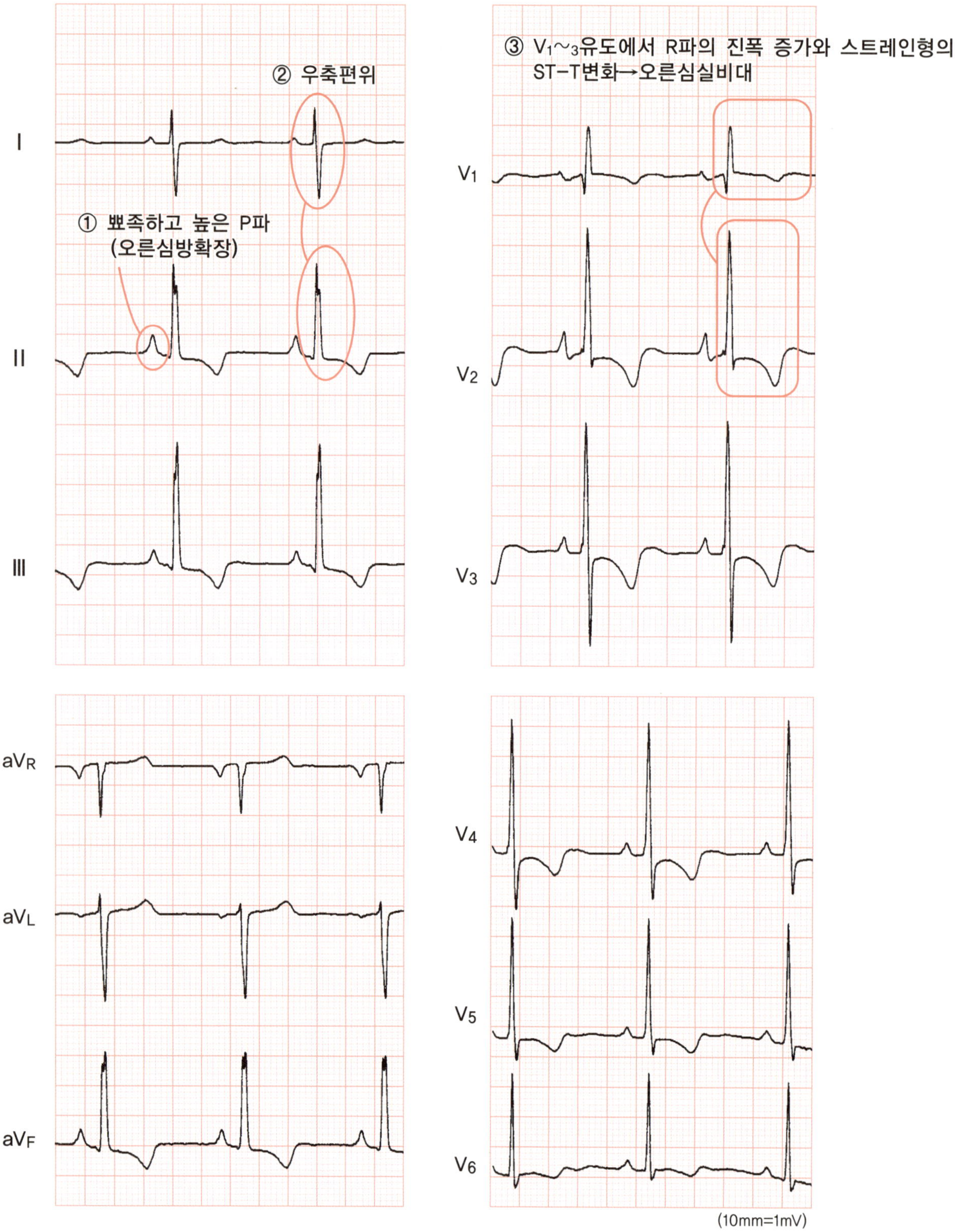

폐동맥판막협착증

폐동맥판막이 좁고 단락 병변이 없는 질환이다.

경　증 : 생애에서 무증상이다.

중등증 : 연령의 증가에 따라 심장기능상실 증상, 더욱더 진행하면 부정맥이 출현한다.

중　증 : 소아기에 심장기능상실 증상을 나타내며, 갑자기 창백하게 되는 심장기능상실 발작을 일으켜 급사하는 예도 있다. 열린타원구멍(난원공개존)을 가지는 중증의 예에서는 청색증을 보인다.

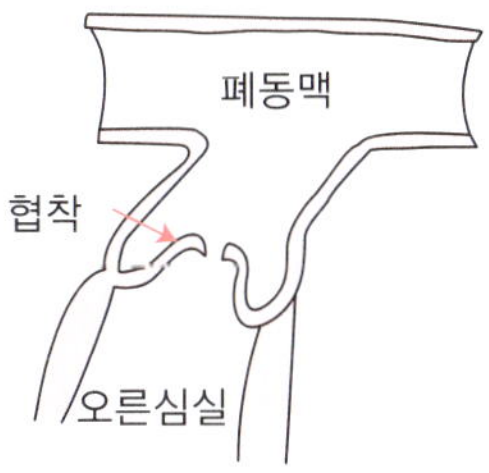

그림 4. 폐동맥판막협착증의 모식도

심전도의 특징

P파는 경증의 예에서는 정상이나 중증 예에서는 Ⅱ, Ⅲ, aV_F유도에서 뾰족하고 높은 P파가 보인다. 경증 예의 QRS군은 정상이다. 중등증 이상에서는 우축편위, 오른심실부하 소견을 보인다. 우측 흉부유도에서 T파가 양성이라면 오른심실압은 왼심실압과 거의 동등하다. V_1, V_2유도에서 ST부분이 하강하여 스트레인형을 나타내는 경우는 오른심실압이 왼심실압을 넘는 예가 많다. V_1에서 V_5유도 쪽으로 T파의 역전이 급격하게 진행되는 예는 폐동맥판막 입구의 고도의 협착이 강하게 의심된다. 협착의 진행에 따라서 심전도는 정상, 오른심실비대, 오른심실 긴장으로 이행하므로 경과 관찰에 유용하다.

핵심 포인트

폐동맥판막협착증에서 특징적인 심전도 소견은

① 뾰족하고 높은 P파

② 우축편위

③ 오른심실비대이다.

※ 경증 예는 정상 심전도

4 팔로의사징후〈Fallot4징증, tetralogy of Fallot, TOF〉

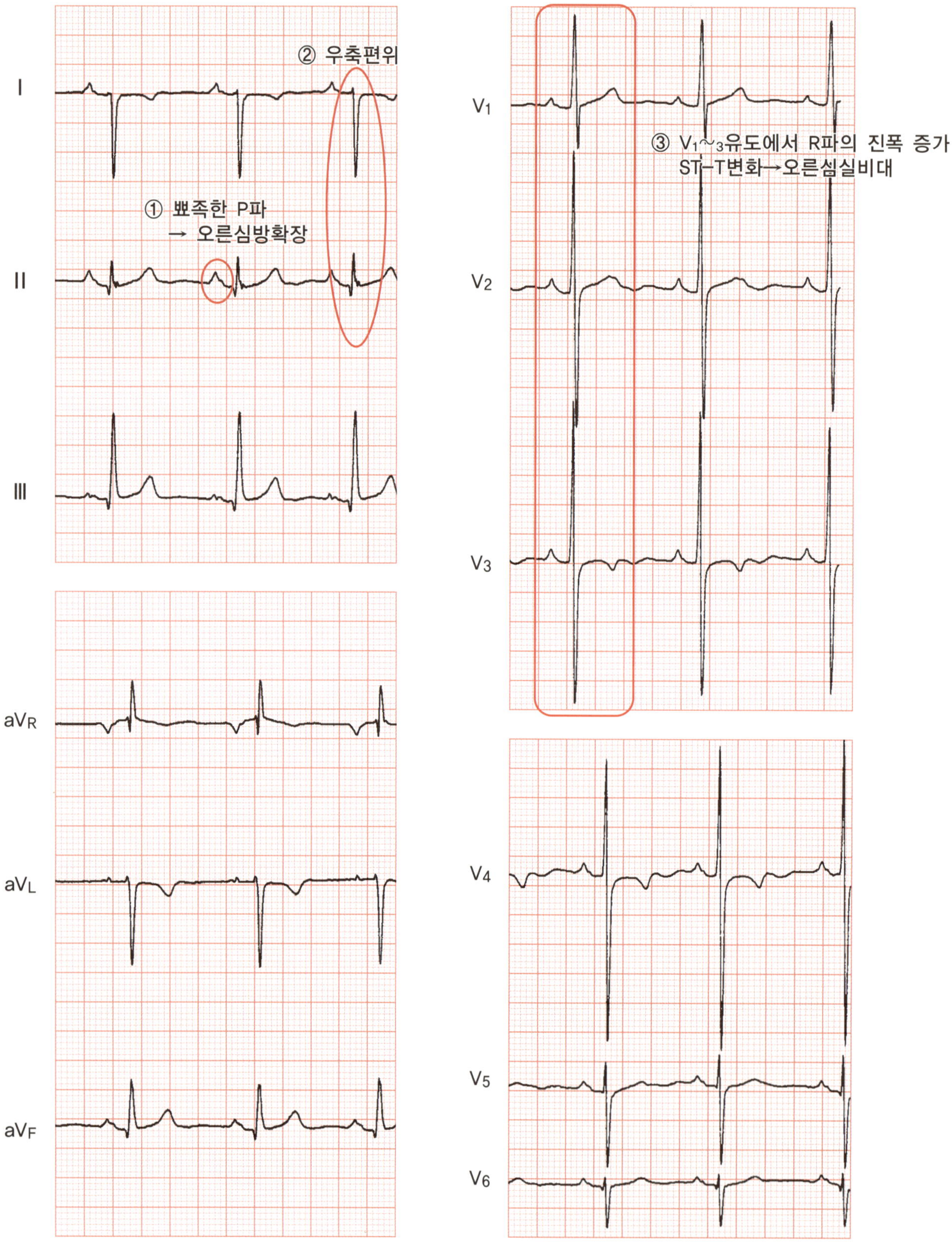

(10mm=1mV)

팔로의사징후(Fallot4징증)

1888년에 팔로(Fallot)가 기재한 청색증성 심장질환으로 ① **심실사이막결손,** ② **오른심실유출로협착,** ③ **오른심실비대,** ④ **대동맥걸침의 4징후**를 가진다.

오른심실유출로협착은 여러 가지 유형이 있으나 누즙부 협착이 본 증례에서는 특징적이다. 대부분의 예에서는 누즙부에 더하여 판성협착도 동반한다. 심실사이막결손이 크기 때문에 좌우 양측 심실은 같은 압력으로 되며, 오른심실유출로협착 때문에 폐동맥압은 정상이거나 그 이하로 된다.

신생시기의 선천성심장기형에서 차지하는 빈도는 4~8%이다. 미수술의 예에서는 11%가 20세, 6%가 30세, 3%가 40세에 도달할 수 있다고 한다.

심전도의 특징

P파는 약 반절의 증례에서 Ⅱ, Ⅲ, aV_F유도뿐만 아니라 V_1유도에서도 **뾰족하고 높은 P파**가 보인다. QRS군에서는 **우축편위, 오른심실비대**가 전형적인 소견이다.

중증의 예에서는 고도의 우축편위일 경우 V_6유도에서 R/S가 작다. 경증의 예에서는 정상축, 양측심실비대를 나타내는 일이 있다. 성인의 예에서는 오른방실다발갈래차단, 우측 흉부유도에서 음성 T파를 보인다.

PQ간격의 연장도 드물지 않으며, 때로는 완전방실차단도 보인다.

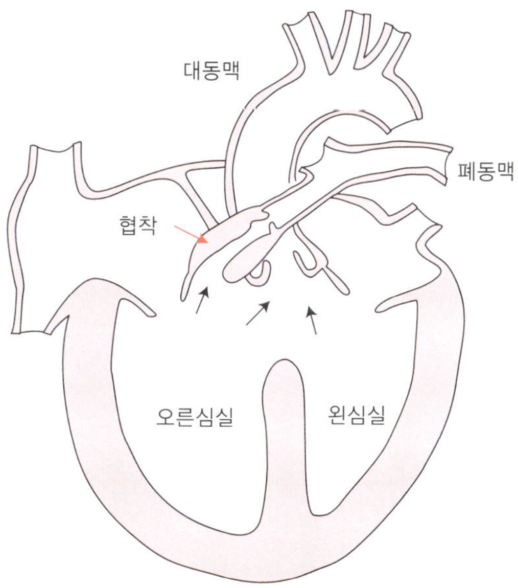

그림 5. 팔로의사징후의 모식도

핵심 포인트

팔로의사징후에서 특징적인 심전도 소견은
① 뾰족하고 높은 P파
② 우축편위
③ 오른심실비대이다.

5 에브스타인기형〈Ebstein anomaly〉

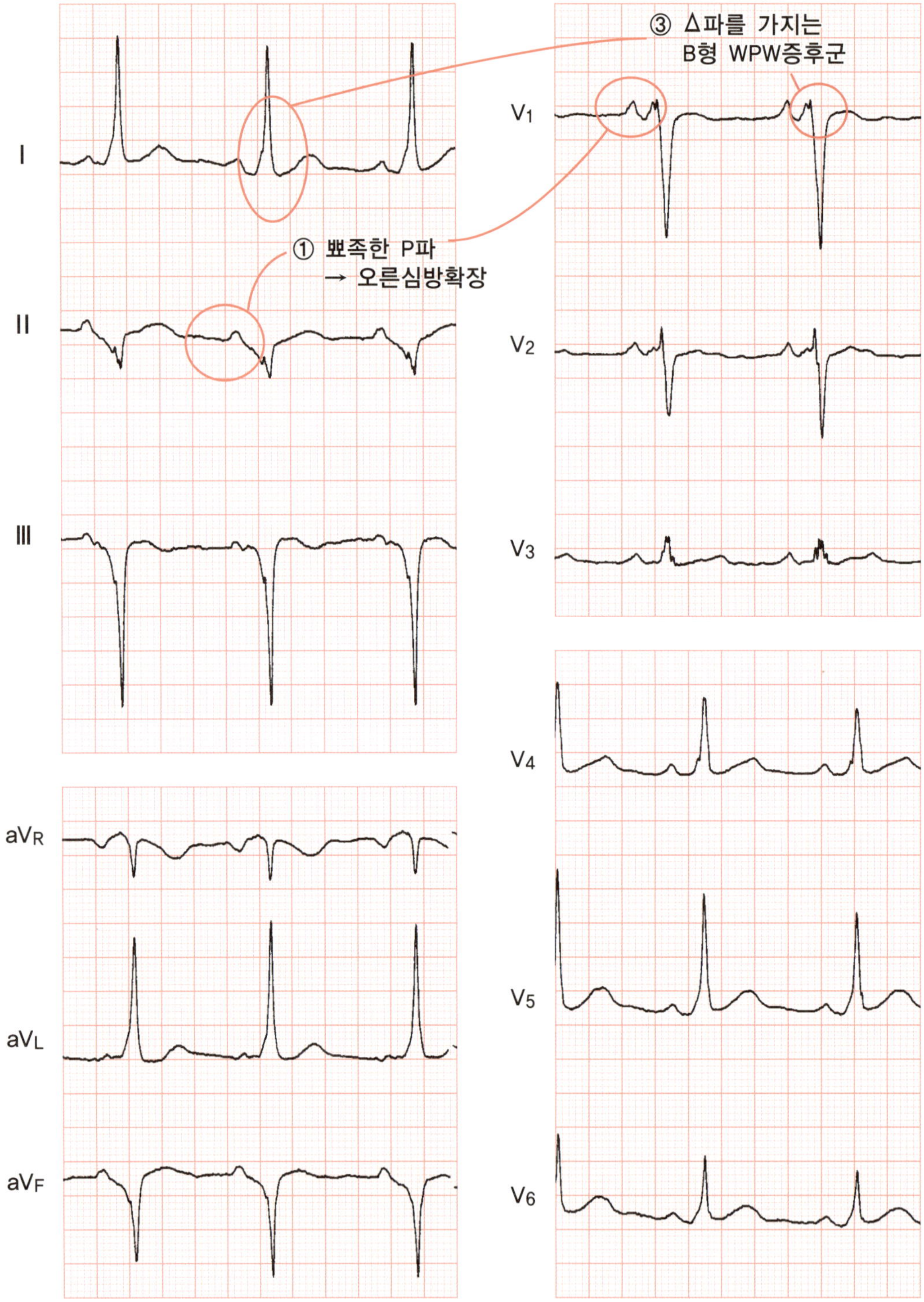

(10mm=1mV)

에브스타인기형

에브스타인기형은 삼첨판막 사이막첨판과 뒤첨판의 정상 판고리 부분에서 심장끝부분 측으로의 부착 편위를 특징적인 변화로 하는 기형이다. 오른심실은 편위한 삼첨판막에 의해 심장끝부분 측의 기계적 오른심실과 판고리 부분 측의 오른심방화한 오른심실로 나누어진다. 오른심방화한 오른심실은 분명한 확장을 나타내는 일이 많다. 삼첨판막 첨판의 어긋남과 판 자체의 변형 때문에 삼첨판막기능부족을 나타낸다. 심방사이막결손이나 열린타원구멍(난원공개존)이 보통 합병한다.

심전도의 특징

임상상은 삼첨판막 병변의 정도에 의해 여러 가지이다. 중증의 예에서는 소아기보다 고도의 청색증, 심장기능상실을 일으켜 사망한다. 경증의 예에서는 성인기로 되어 처음에, 심장잡음 혹은 WPW증후군에 의한 발작성심실위빠른맥 발작을 계기로 진단이 내려지는 일이 적지 않다.

P파는 오른심방부하 때문에 뾰족하고 높은 P파를 나타낸다. 오른방실다발갈래차단이 대부분의 증례에서 보인다. 좌축편위 또는 $S_I S_{II} S_{III}$형을 나타낸다. WPW증후군은 5%에서 보이며, 왼방실다발갈래차단에 유사한 B형을 얻어 발작성심실위빠른맥을 만들기 쉽다.

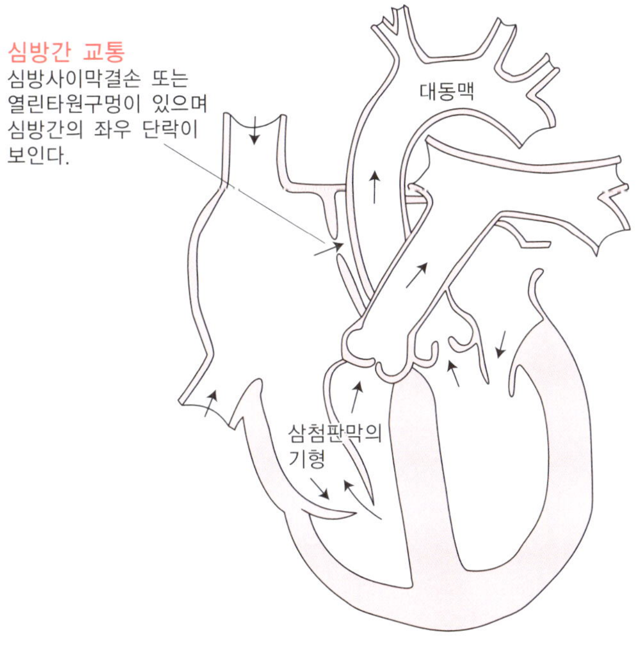

그림 6. 에브스타인기형의 모식도

핵심 포인트

에브스타인기형에서 특징적인 심전도 소견은

① 뾰족하고 높은 P파

② 오른방실다발갈래차단

③ B형 WPW증후군이다.

6 수정대혈관전위
〈corrected transposition of great arteries, corrected TGA〉

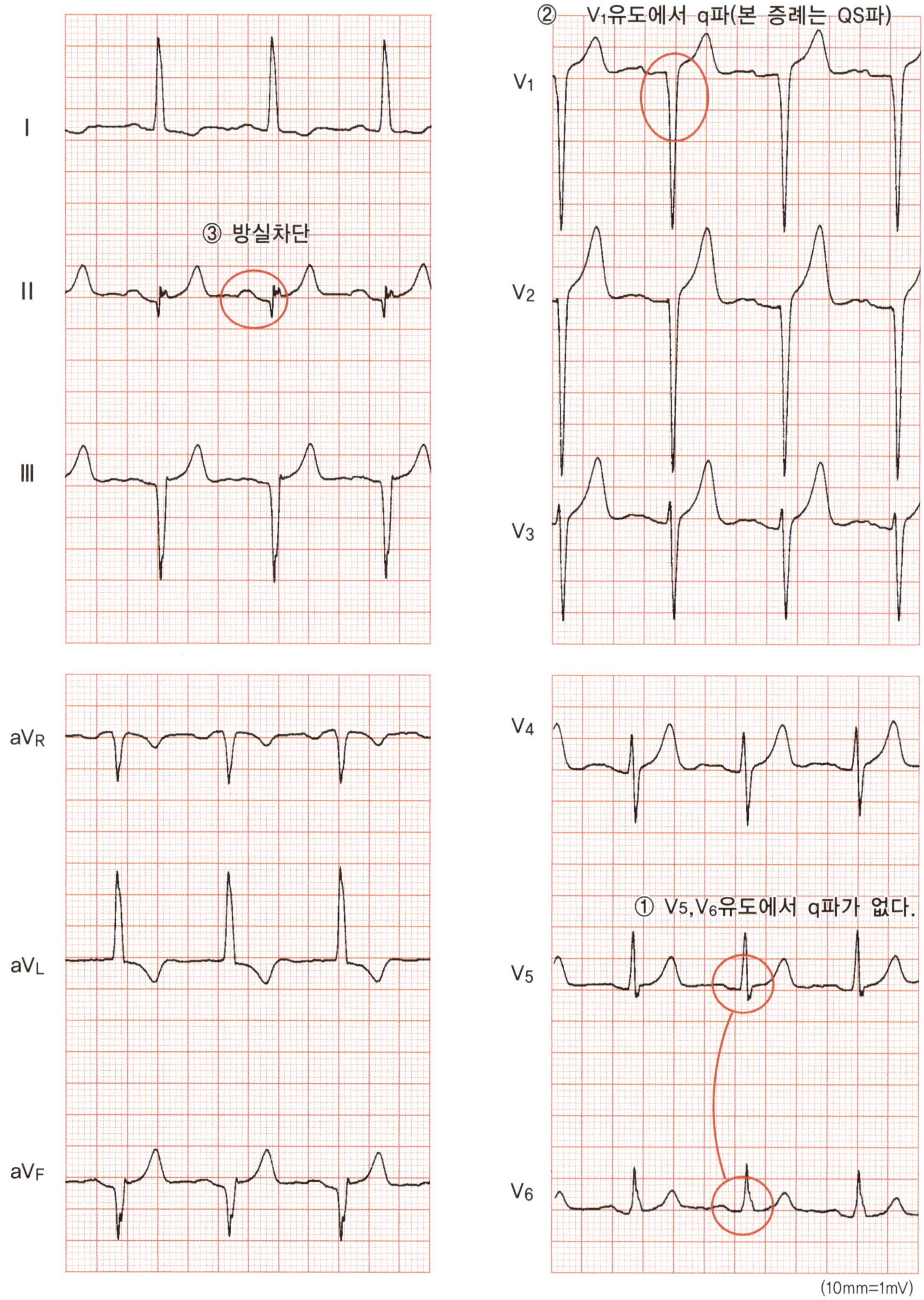

(10mm=1mV)

수정대혈관전위

심방 · 심실 이음 관계 및 심실 · 대혈관 이음 관계가 이중으로 역전하는 심장기형을 수정대혈관전위라고 한다. 이 때문에 우측 심실은 해부학적 왼심실, 좌측 심실은 해부학적 오른심실로부터 이루어진다. 그러나 순환하는 혈액은 아래에 나타낸 것과 같이 흐르므로 정상 예와 바뀌지 않는 혈류역학을 나타낸다.

오른심방→해부학적 왼심실→폐동맥→폐
폐정맥→왼심방→해부학적 오른심실→대동맥

합병 기형이 없는 예에서 혈류역학은 수정되고 있기 때문에 장기 생존이 가능하다. 그러나 좌측 방실판막은 삼첨판막이기 때문에 연령 증가와 함께 방실판막의 역류가 생기며, 임상에서 문제가 된다.

심전도의 특징

P파에서는 좌측 방실판막의 역류가 있는 예에서 왼심방부하 소견이, 우측 심실압이 높은 예에서는 오른심방부하 소견이 보인다. 좌우의 심실이 전환하고 있기 때문에 QRS군의 초기 탈분극 벡터가 정상과 반대로 된다. 이 때문에 **V_5, V_6유도에서는 q파가 없고, V_1유도에서 q파가 보인다.** V_1유도에서 q파는 증례에 의해 보이지 않는 것이 있다.

본 증례의 심장흥분전도계통은 특수한 주행을 하고 있으며, 40~70%의 증례에서 **방실차단**이 출현한다. 연령 증가와 함께 발작성심실위빠른맥, 심방잔떨림 · 된떨림 등의 심실위부정맥이나 심실주기외수축 등 심실부정맥의 출현 빈도가 증가하게 된다.

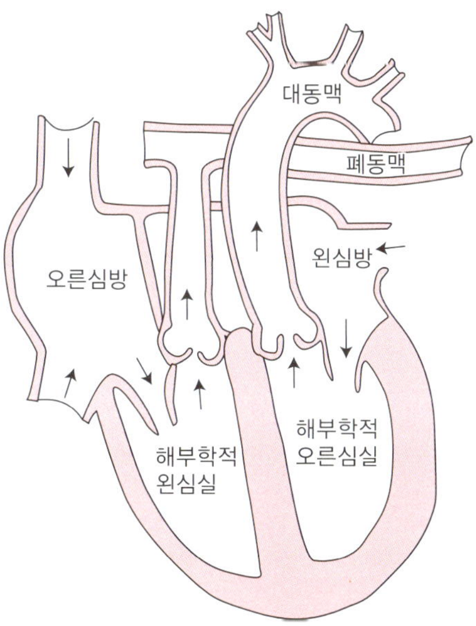

그림 7. 수정대혈관전위의 모식도

핵심 포인트

수정대혈관전위에서 특징적인 심전도 소견은
① V_5, V_6유도에서 q파가 없다.
② V_1유도에서 q파
③ 방실차단

Chapter 21 정리해 봅시다

「대표적인 선천성심장질환」에서 심전도를 읽는 방법

본 장에서는 성인기에 대표적인 선천성심장질환의 심전도를 읽는 방법을 다루었다.

이러한 선천성심장질환에서는 특징적인 심장기형에 의해 생기는 혈류역학의 변화를 반영한 변화된 심전도가 보인다. 오른심실 압력과부하의 예에서는 오른심실비대나 우축편위가, 왼심실부하의 예에서는 왼심실비대 소견이 나타난다. 오른심방부하의 예에서는 뾰족하고 높은 P파가 특징적이다. 기형을 동반하는 자극전도에서 이상이 있을 때에는 방실차단이나 WPW증후군을 나타낸다. 심방부하를 가지는 예에서는 연령 증가와 동반하여 심실위부정맥이 생기기 쉬워지며, 최종적으로는 심방잔떨림으로 된다.

아래 그림에 진단의 흐름을 나타냈다.

1 불완전오른방실다발갈래차단
- 우축편위 → 심방사이막결손 (참 조 chapter 21-1)
- 좌축편위 → 심장내막융기결손 (참 조 p358)

2 뾰족하고 높은 P파
- 오른심실비대 → 폐동맥판협착증, 팔로의사징후 (참 조 chapter 21-3, 21-4)
- B형 WPW or 오른방실다발갈래차단 → Ebstein기형 (참 조 chapter 21-5)

3 왼심실비대 → 심실사이막결손 or 동맥관열림증 (참 조 chapter 21-2)

4 V_5,V_6유도에서 q파가 없다. → 수정대혈관전위 (참 조 chapter 21-6)

Let's try

Question 1

46세, 여성. 최근 때때로 두근거림을 자각하게 되어 내원하였다. 32세에 출산했을 즈음에 심장잡음이 지적되었다.

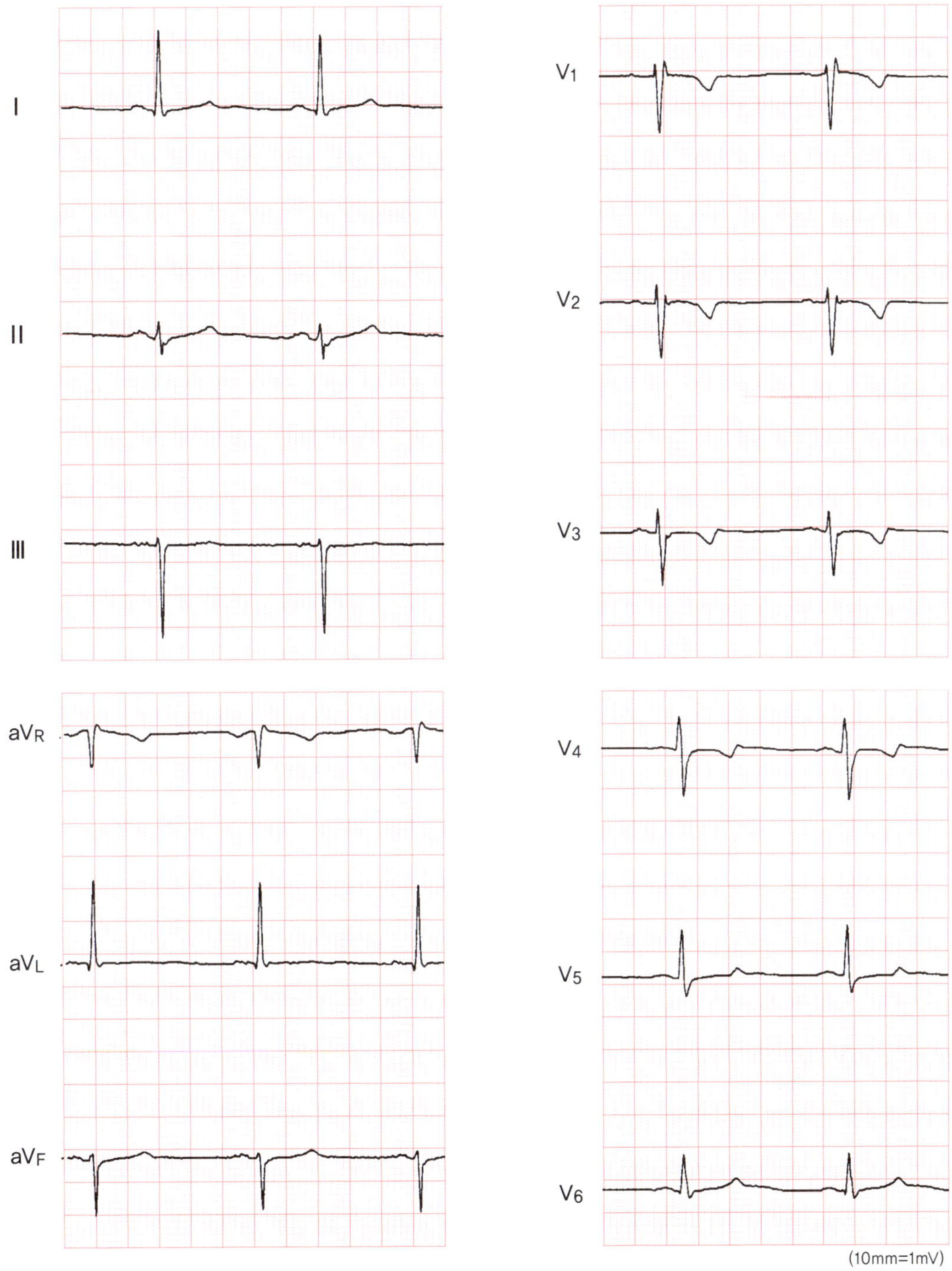

(10mm=1mV)

Let's try

Answer 1 심장내막융기결손

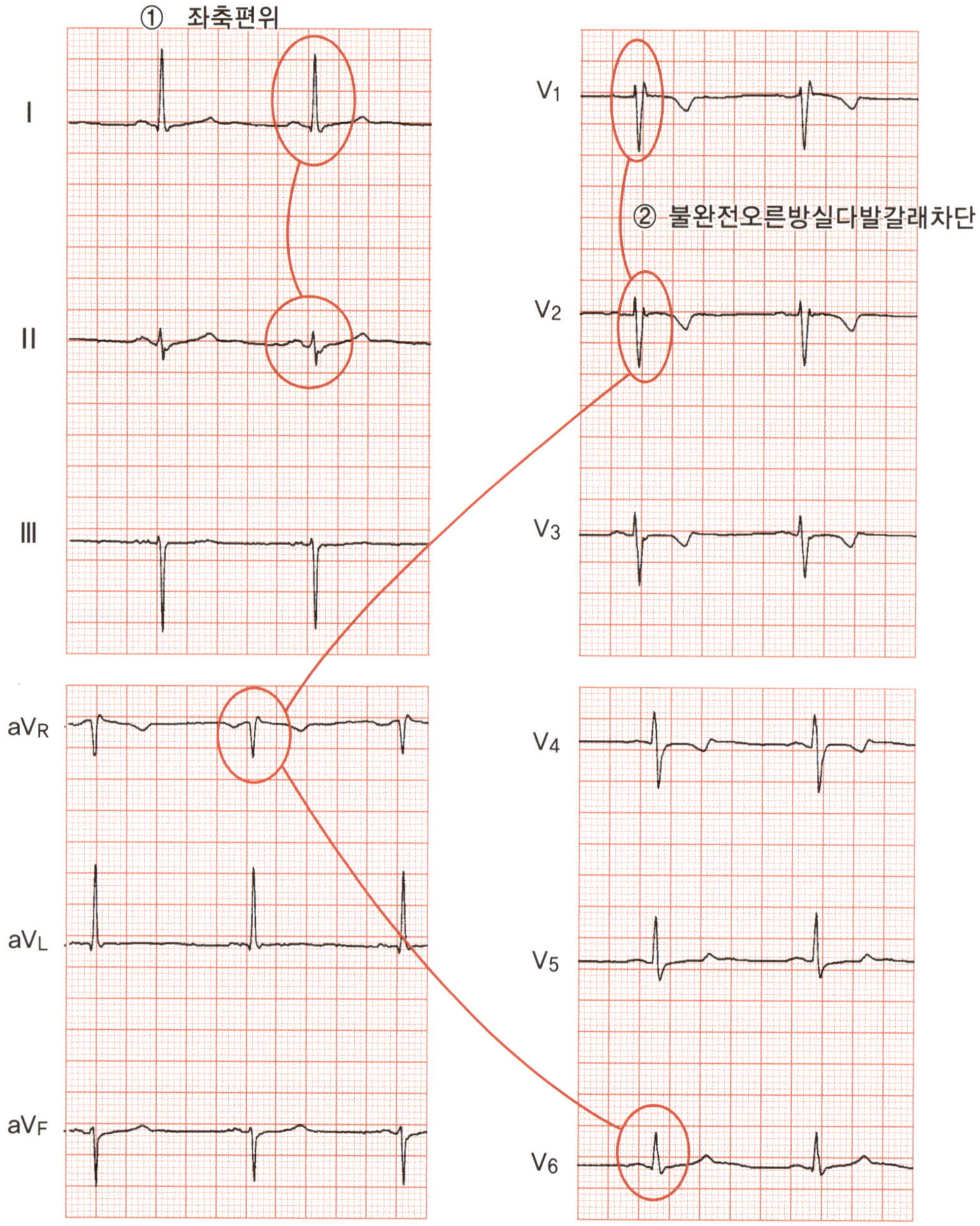

◎ 심장내막융기결손은 심방사이막 1차공 결손과 방실판막의 형태 이상을 특징으로 한다. 완전형과 불완전형으로 나누어지나 성인에서 보이는 것은 불완전형이다. 혈류역학으로는 심방사이막결손과 마찬가지로 좌우 단락에 의한 오른심실 용적과부하와 폐혈류 증가를 나타낸다. 승모판막 앞첨판의 틈(cleft)에서 승모판막 역류가 생긴다.

◎ 심전도에서는 ① 좌축편위, ② 불완전오른방실다발갈래차단, ③ PQ시간의 연장을 특징으로 한다. 합병하는 심실사이막결손이 크면 심장흥분전도계통이 보다 뒤쪽으로 편위하기 때문에 좌축편위는 강하게 된다. 이 예에서 심실사이막결손은 자연 폐쇄하고, 심전도에서는 좌축편위와 불완전오른방실다발갈래차단이 보인다.

한마디 메모 : 아밀로이드증과 사르코이드증의 심전도

1) 아밀로이드증

심장에 비만성의 아밀로이드 침착을 가져온 질환을 심장 아밀로이드증이라고 한다. 심장 아밀로이드증에서는 왼심실벽의 비만성 비후를 보인다. 왼심실 내강은 정상이거나 가벼운 확장을 나타낸다. 혈류역학으로는 구속성심장근육병증의 병태를 나타낸다. 이 때문에 왼심방은 확장한다.

심전도에서는 저전위차, 이상 Q파가 보인다. 심실위부정맥, 특히 심방잔떨림 등의 부정맥이나 전도 장애도 특징적이다. 왼심실 수축장애가 분명한 예에서는 전기적 교대맥이 출현한다.

2) 사르코이드증

사르코이드증은 원인불명의 유상피성 육아종증에서 전신의 장기를 침범한다. 본 증례의 심장병변에서는 심장근육에서 사르코이드 병변이 직접 침윤하는 심장사르코이드증과 폐병변에 의해 이차적으로 생기는 폐심장증 등이 있다.

심장사르코이드증의 병변은 심실사이막에서 많이 나타난다. 이 때문에 심전도 소견으로는 각종 방실차단, 오른방실다발갈래차단 등을 나타낸다. 심장근육내의 사르코이드 결절이 원인이 되어 심실주기외수축이나 심실빠른맥, 심실잔떨림을 만드는 예도 있다. 심장 증상 이외에 소견이 없는 예의 진단은 곤란하다. 심근생검을 실시해도 사르코이드 병변의 분포는 한결같지 않기 때문에 확진이 얻어지지 않는 일이 많다. 본 증례에서 유래하는 방실차단이나 부정맥은 스테로이드 치료가 유효하기 때문에 의심되는 진단의 예에서는 진단적 치료를 시도하는 것도 한 방법이다.

한글찾아보기

ㄱ

가성 심실자루 177
가속방실이음부리듬 52, 53
가속심실고유리듬 54, 55, 193
가쪽벽경색증 138
간입성심실주기외수축 242, 264
간헐성 WPW증후군 90
거대 음성 T파 119, 183, 212
거미막밑출혈 180, 181, 183, 343
거울상 169
고도방실차단 287
고령자에서의 심실위부정맥 345
고칼륨혈증 57, 188, 194
고칼슘혈증 222, 223
과다환기 175
관성 T파 169
교감신경절단수술 343
교대다발갈래차단 104, 105
교대성각블록 104
구심성 비대 115
굴기능부족증후군 282
굴느린맥 173, 187, 280
굴부정맥 28
굴빠른맥 294
굴실리듬 56, 57, 195
굴심방결절 26
굴정지 173, 266, 281, 283
급성뇌혈관질환 183, 188
급성심근경색증 138, 168, 193
급성심장근육염 188
급성심장막염 188
급성아래벽심근경색증 190
급성폐성심 160
급성폐심장증 141, 145, 146, 160
급성폐혈전색전증 146
기계적 미주신경 자극법 331
기외수축 23

ㄴ

뇌혈관장애 180
뇌혈관질환 180, 181, 213
느린맥 26, 190, 280, 343
느린맥-빠른맥증후군 284
느린 전도로 300

ㄷ

다발갈래차단 205
다발갈래차단을 동반하는 PSVT 322
다발성골수종 223
다발성 심실주기외수축 262
다원성 심실주기외수축 260
다형성 심실빠른맥 185, 317
대동맥걸침 351
대동맥판막기능부족증 234
대동맥판막협착증 124
대상성휴지기를 동반하는 심실주기외수축 242
덧전도로 81, 91, 297, 337
덧전도로를 정방향 전도하는 PSVT 324
델타파 81
델타파의 극성 91
돌연사 185
동맥관개존증 346
동맥관열림증 346
동방블록 268
동방차단 173, 267, 268, 281, 283
동부전증후군 282
동부정맥 28
동빈맥 294
동서맥 280
동실조율 56
동정지 266
된떨림파 51
두다발차단 102, 103, 108
뒤벽경색증 138, 154, 169
뒤벽허혈 236, 237
뒤아래벽경색증 164
등가 전기이중층 171
등전위선 35
디소피라미드 340
디지탈리스 337

디지탈리스 효과 208
딴곳리듬 281
딴곳심방리듬 72, 73, 76, 280
딴곳심방빠른맥 307

ㄹ

리듬 23
리엔트리 317
리엔트리성 빠른맥 309

ㅁ

만성폐쇄성폐질환 141, 145, 146
만성폐혈전색전증 157
머리속출혈 213
머리외상 188, 343

ㅂ

발작성심실위빠른맥 81, 304
방실간섭해리 58
방실결절회귀성빈박동 298
방실결절회귀성빠른맥 298
방실이음부리듬 26, 52, 53, 187
방실이음부이탈리듬 23
방실이음부이탈박동 23
방실접합부조율 52
방실차단 173, 190, 193, 281, 355
방실해리 238, 317, 326
방실회귀성빠른맥 81, 296, 297
베라파밀 331
벽운동이상 192
변이가슴조임증 174, 175
변이가슴조임증을 포함 188
보정 QT간격 39
보통 수축의 융합박동 258
보통형 심방된떨림 51
부갑상샘항진증 223
부교감신경 44
부분적 심방정지 57
부수축 248
부정맥 91
불완전오른방실다발갈래차단 47, 93
불완전왼방실다발갈래차단 95
불응기 67
비Q파 경색 139, 169
비Q파 심근경색증 202, 203, 213, 218
비대심장근육병증 118, 127, 234
비대칭사이막비대 127
비대형심근증 118
비보통형 51, 64
비전도성(차단된) 심실위주기외수축 253, 274
비전층경색증 169
비타민 D나 A 중독 223
비특이적 ST-T변화 47, 206
비특이적 심실내전도장애 96, 97
빈박동 23
빠른맥 23, 294, 332
빠른 전도로 300

ㅅ

사르코이드증 223, 359
사이막 q파 95
사지유도 22
삼환계항울세 343
삽입형잔떨림제거기 185, 199, 343
상실기외수축 250
상해전류 171
서맥-빈맥증후군 284
선천성 QT 연장 증후군 224
선천성 긴QT증후군 224, 225, 228
선천성심장질환 344
섬유속차단 99
세다발차단 102, 103
센싱부전 231
소아 T파 36, 47
소화관운동촉진제 227
수정대혈관전위 354
수축 23
스포츠 심장 193
승모성 P파 27
승모판막기능부족 345
승모판막협착증 157
시계반대방향회전 47, 152
시계방향회전 47, 144, 146, 153
심근경색증 130, 143, 145, 146, 148, 188, 213, 317
심근허혈 200
심내막밑경색 202
심막염 178
심박동수 26
심방경색 173
심방내리엔트리성빠른맥 307
심방된떨림 23, 50
심방된잔떨림 64
심방리듬 26

심방빈박동 305
심방빠른맥 305
심방사이막결손 344
심방세동 48
심방잔떨림 48, 49, 193, 325
심방절개심방빠른맥 307
심방정지 56, 57
심방조동 50, 308
심방중격결손 344
심방확장 69
심실고유리듬 54, 55
심실고유조율 54
심실기외수축 240
심실내이상전도 67, 255, 265, 342
심실내이상전도를 동반하는 심실위주기외수축 254
심실내전도장애의 부정형 97
심실류 176
심실빈박동 316
심실빠른맥 193, 316, 317, 330
심실사이막결손 346, 351
심실세동 332
심실위주기외수축 250, 251, 253
심실위주기외수축의 분류 252
심실이탈박동 342
심실이탈박동을 동반하는 심방잔떨림 60
심실자루 169, 176, 177, 188
심실잔떨림 185, 187, 193, 332
심실주기외수축 240, 258, 265
심실주기외수축 2연발 258, 260
심실주기외수축과 보통 수축의 융합박동 258
심실중격결손 346
심실 페이싱 205
심실포착 317, 326, 330
심실흥분시간 115, 153, 155
심장근육병증 141, 317
심장근육허혈 170, 200, 234
심장기능상실 353
심장기능상실 발작 349
심장내막밑경색증 169, 202, 230, 231
심장내막밑허혈 171
심장내막융기결손 358
심장동맥연축성가슴조임증 175
심장막염 178, 179
심장박동조율기 시술 111
심장비대 213
심장율동전환 23
심장정맥굴리듬 72, 73, 76
심장파열 177
심전도 18
심전도계 18
심전도 기록지 20
심첨부비대심장근육병증 119, 213
3단맥 245
3도 방실차단 289
3지블록 102

ㅇ

아래벽경색증 18, 193
아래벽심근경색증 190
아래벽유도 22
아밀로이드증 359
아세틸콜린 175
악성림프종 223
악성종양의 골전이 223
앞내림가지 234
앞벽사이막경색증 141, 146
앞벽심근경색증 148
앞벽허혈 232
약리학적 미주신경 자극법 331
약제성 QT연장 226
약제성 긴QT 226, 228
양각블록 104
양측다발갈래차단 104, 105
양측심방확장 78
에르고노빈 175
에브스타인기형 352
여러다발 병변 193
역방향 P파 53
오른방실다발갈래차단 158
오른심방부하 315
오른심방확대 70
오른심방확장 27, 70, 71, 76
오른심실경색 172
오른심실부하 93
오른심실유출로 기원 320
오른심실유출로협착 351
완전방실차단 288
완전방실차단을 동반하는 심방잔떨림 62
완전오른방실다발갈래차단 93
완전왼방실다발갈래차단 95, 192
왼방실다발갈래뒤가지 99
왼방실다발갈래뒤가지차단 99, 100, 101
왼방실다발갈래앞가지 99
왼방실다발갈래앞가지차단 98, 99
왼방실다발갈래차단 188
왼심방리듬 26, 72, 73
왼심방확대 68

왼심방확장 27, 68, 76
왼심실 고전위 33, 112
왼심실비대 110, 114, 124, 141, 150, 188, 234, 347
왼심실 앞벽 22
왼심실 왼방실다발갈래뒤가지 기원 318
왼심실 용적과부하 116
우각블록 92, 158
우심성 P파 27, 71
우심실경색 172
우심실비대 156
우심증 134, 135
우위심 135
우축편위 101, 157, 345, 349, 351
우측 흉부유도 173
우흉심 134
운동부하시험 219
운동부하 심전도의 양성 기준 239
원발성 폐고혈압증 157
원심성 비대 115
위성심실빈박동 336
위성심실빠른맥 336, 337, 340
유전자 해석 225
유주박동조율기 74, 75, 76
융합박동 55
융합수축 55
음성 T파 200
음성 U파 234
이동성페이스메이커 74
이상 Q파 32, 136, 141, 169
이상전도 67
이상전도를 동반하는 심방잔떨림 66
이소성심방조율 72
이소프로테레놀 343
이탈박동 23
이행대 32
이형협심증 174
인공산물 328
1도 방실차단 84, 88
1차공 결손형 345
2:1 AV block 286
2:1 방실차단 286
2:1 전도의 심방된떨림 308
2단맥 23, 245, 281
2도 방실차단 23
2연발 253
2지블록 102
2차공 결손형 345
2차공형 345
2차성 ST-T변화 204
2차성 심장근육병증 145, 146

ㅈ

잠행전도 243
재분극 36
저마그네슘혈증 343
저전위차 120
저체온 186
저칼륨혈증 210, 343
저칼슘혈증 220, 221
전극을 잘못 부착 133
전기적심장율동전환 188, 333
전기적제세동 188, 333
전체 심방정지 57
전층경색증 169
절대부정맥 49
정맥굴 결손형 345
정상 아형 146
제임스섬유 83
조기 재분극 35, 188
조기재분극증후군 43, 44, 47
조기후탈분극 221, 343
좌각블록 94
좌각전지블록 98
좌각후지블록 100
좌심성 P파 27
좌심실 고전위 112
좌심실비대 114
좌심실 용량부하 116
좌우 전극을 잘못 부착 132
좌주간부 병변 193
좌축편위 99, 345
주기외수축 23
증가 불량 140
직류통전 23
진성 심실자루 177
진폭의 합 30

ㅊ

차단 93, 95, 353
청색증 349, 353
체온저하 186, 188
초급성기 T파 169
촉진성방실접합부조율 52
촉진성심실고유조율 54

ㅋ

카테콜아민 181, 183
카테콜아민 심장근육병증 181
칼슘 221
캐논파 326
켄트다발 81, 297
크롬친화세포종 183, 213

ㅌ

타코츠보형심근증 182
타코츠보형심장근육병증 182, 183, 213
탈분극 36
텐트상 T파 195
톱니모양 309
특발성심실빈박동 318, 320
특발성심실빠른맥 318, 320
특발성 심실잔떨림 185
티아지드계 이뇨제 223

ㅍ

페이싱 343
페이싱부전 231
평균 전기축 31
폐고혈압 345, 347
폐동맥판막협착 157
폐동맥판막협착증 157, 348
폐동맥판협착 348
폐성 P파 27, 71, 157
폐소생 333
폐쇄비대심장근육병증 119
폐쇄성비대형심근증 119
폐혈전색전증 167

ㅎ

항구적 심장박동조율기 시술의 적응 105
항부정맥요법 211
항부정맥제 227, 331, 343
항생물질 227
항히스타민제 227
향정신제 227
허혈성심장질환 216
허혈 심장근육 170
현성 WPW증후군 297
호흡성부정맥 26, 28
홀터 심전도 175
흩심방형 345
확장상비대심장근육병증 143, 145, 146
확장심장근육병증 128, 143, 145, 146
활동전위 35
활동전위지속시간 221, 343
후벽경색 154
후천성 긴QT증후군 227
흉곽변형 141, 145, 146
흉부유도 22
히스다발아래 279
히스다발위차단 279

영문찾아보기

A

aberrant conduction 67
absolute arrhythmia 49
accelerated AV junctional rhythm 52
accelerated idioventricular rhythm 54
acute corpulmonale 160
acute myocardial infarction 168
Adams-Stokes발작 198, 279
advanced AV block 287
AF 48
AFL 50
AH block 279
AIVR 54
alternating bundle branch block 104
AMI 168
AMI에서 특징적인 부정맥 합병증 193
APD 221, 343
APH 119
apical hypertrophy 119
AS 56
ASD 344
ASH 127
AT 305
ATP 323
atrial fibrillation 48
atrial flutter 50
atrial flutter(AFL) 2:1 conduction 308
atrial septal defect 344
atrial standstill 56
atrial tachycardia 305
atrioventricular(AV) 52
atrioventricular nodal reentrant tachycardia 298
atrioventricular reciprocating tachycardia 81
AVNRT 298
AVNRT common type 315
AVRT 81

B

Bazett식 39, 228
beat 23
Bezold-Jalish반사 190
bifascicular block 102
bigeminy 23
bilateral bundle branch block 104
blocked SVPC 274, 278, 281, 286
blocked SVPC) 253
bradycardia-tachycardia syndrome 284
Brody효과 117
Brugada증후군 184
B형 WPW증후군 353
β차단제 343

C

cerebrovascular disease 180
clockwise rotation of the heart 144
common type 51
common type AVNRT 298, 300
complete atrioventricular block 288
concentric hypertrophy 115
coronary T 169
corrected TGA 354
corrected transposition of great arteries 354
counterclockwise rotation 152
coved형 185
CRBBB+LPH 108

D

DCM 128
delayed transition 153
dextrocardia 134
digitalis effect 208
dilated cardiomyopathy 128
down-sloping형 209
drug-induced long QT syndrome 226
drug-induced LQT 226

E

EAD 221, 343
early repolarization 188
early transition 153

Ebstein anomaly 352
eccentric hypertrophy 115
ectopic atrial rhythm 72
ectopic atrial tachycardia 307
escape beat 23
escape bigeminy 23, 293
extrasystole 23

F

Fallot4징증 157, 350
fascicular block 99
fast pathway 300
first-degree atrioventricular(AV) block 84
fusion beats 55
f파 49

G

giant negative T wave 119, 212
GNT 119, 212

H

HCM 118
HOCM 119
HV block 279
hypercalcemia 222
hyperkalemia 194
hypertrophic cardiomyopathy 118
hypertrophic obstructive cardiomyopathy 119
hyperventilation 175
hypocalcemia 220
hypokalemia 210
hypothermia 186
hypothermic hump 187

I

IART 307
ICD 185, 199
idiopathic(congenital) long QT syndrome 224
idiopathic LQT syndrome 224
idioventricular rhythm 54
implantable cardioverter defibrillator 199
incisional atrial tachycardia 307
intraatrial reentrant tachycardia 307

J

James fiber 83
Jervell and Lange-Nielsen증후군 225, 343
junctional rhythm 52
J파 43, 44

L

LAH 98
LBBB 94
left anterior hemiblock 98
left atrial enlargement 68
left bundle branch block 94
left posterior hemiblock 100
left ventricular high voltage 112
left ventricular hypertrophy 114
left ventricular volume overload 116
LGL증후군 82, 83
long RP' tachycardia 301
Lown-Ganong-Levine syndrome 82
Lown에 의한 심실주기외수축의 분류 244
low voltage 120
LPH 100
LVH 114

M

MI 130
Mobitz Ⅱ형 193
Mobitz Ⅱ형 2도 방실차단 270
Mobitz Ⅱ형 차단 279
Mobitz type Ⅱ AV block 270
Mobitz type Ⅱ second degree atrioventricular block 270
Morris지수 27, 69
myocardial infarction 130
myocardial ischemia 200

N

narrow or wide QRS irregular tachycardia 332
narrow QRS tachycardia 310
nonspecific intraventricular conduction disturbance 96
nonspecific IVCD 96
non-specific ST-T change 206
normal variant 47, 141, 145

O

orthodromic AVRT 325
Osborn파 187

P

pacemaker shift 74
parasystole 248
paroxysmal supraventricular tachycardia 81, 304
patent ductus arterious 346
PDA 346
pericarditis 178
poor r progression 140, 141, 145, 146, 150
posterior infarction 154
PP간격 20
PQ시간 27
premature contraction 23
premature ventricular contraction 240
Prominent U wave 237
PR부분 179
PS 348
pseudoventricular tachycardia 336
pseudo-VT 336
PSVT 81, 296, 298, 304, 331
P terminal force 27, 69
pulmonary stenosis 348
pulseless VT 331
PVC 240

Q

QRS군 30, 294
QRS시간 20, 32
QTc 228
QT간격 39
QT간격의 연장 169, 183
QT간격의 연장과 단축 220
QT시간 20
QT시간의 단축 209
QT시간의 연장 213, 335
Q파 20
Q파 경색 169

R

RBBB 92, 158
reciprocal change 237
reversed r progression 131, 142, 143, 145, 146, 151
rhythm 23
right atrial enlargement 70
right bundle branch block 92, 158
right ventricular hypertrophy 156
right ventricular infarction 172
Romano-Ward증후군 225, 343
R on T형 247
R on T형 심실주기외수축 262
R progression 141
RR간격 20
Rubenstein에 의한 굴기능부족증후군의 분류 283
RVH 156
RV infarction 172
R'파 20
R파 20, 140
R파의 진폭 증가 32, 141, 162

S

SA block 268
saddle back형 185
SAH 180
SANRT 302, 304
secondary ST-T change 204
septal q wave 95
short run 247
sick sinus syndrome 282
sinoatrial block 268
sinoventricular rhythm 56
sinus arrest 266
sinus bradycardia 280
sinus tachycardia 294
$S_{I}Q_{III}T_{III}$형 161
$S_{I}S_{II}S_{III}$증후군 47
$S_{I}S_{II}S_{III}$형 353
slow pathway 300
SSS 282
stable VT 331
ST-T변화 201, 209
ST-T이상 150
ST-T하강 209
ST부분 35
ST상승 168, 169
ST하강 209
ST하강의 각 유형 239
ST하강의 분류 219
subarachnoidal hemorrhage 180
subendocardial infarction 202

supraventricular premature contraction 250
SVPC 250
S'파 20
S파 20

T

Takotsubo(ampulla) cardiomyopathy 182
Ta부분 35
tetralogy of Fallot 350
third-degree AV block 288
TOF 350
Torsade de pointes 211
torsade de pointes형 심실빠른맥 317
Torsade(s) de pointes 343
torsade(s) de pointes 〈TdP〉 334
transitional zone 145
trifascicular block 102
T파 200
T파의 진폭 증가 194

U

uncommon type AVNRT 299, 300
unstable VT 331
U파 40
U파의 진폭 증가와 음성 232

V

VAP 174
variant angina pectoris 174
VAT 115, 153
ventricular activation time 115
ventricular aneurysm 176
ventricular fibrillation 332
ventricular septal defect 346
ventricular tachycardia 316
ventriculophasic sinus arrhythmia 264
ventriculophasic sinus arrythmia 292
VF 332
VSD 346
VT 316

W

walk-through phenomenon 193
wandering pacemaker 74
Wenckebach type AV block 272
Wenckebach type second degree atrioventricular block 272
Wenckebach형 2도 방실차단 272
Wenckebach형 방실차단 279
wide QRS regular tachycardia 316
wide QRS군 192
window theory 131, 141
Wolff-Parkinson-White syndrome 80
Wolff-Parkinson-White(WPW)증후군 205
WPW증후군 80, 81, 91, 297, 337, 353
WPW증후군 심방잔떨림 340

심전도를 읽는 방법
ECG Perfect Manual

정가 35,000원

ISDN 978-89-7043-788-0

2011년 3월 1일 1판 인 쇄
2011년 3월 5일 1판 발 행

저 자 : 와타나베 시게유키 · 야마구치 이와오

역 자 : 진 복 희

발 행 자 : 최 병 진

발 행 처 . 도서출판 **고 려 의 학**
(136-821) 서울 성북구 성북동1가 115-24 보문빌딩 3층
Tel. 765-0333, 0337
Fax. 743-2288
등록번호 : 제 1-519호 1978. 6. 29.

◆ 각종 파형의 형태와 분류

● P파

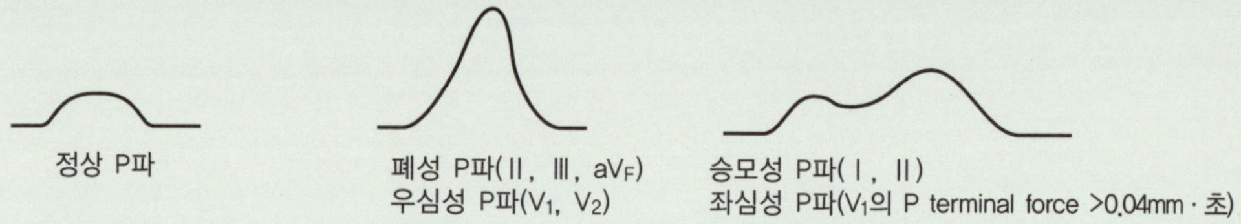

● QRS군

· 처음의 음성파를 Q파라고 한다.
· 처음의 양성파를 R파라고 한다.
· 양성파 뒤의 음성파를 S파라고 한다.
· 그 이후에 양성파나 음성파가 있다면 R'파, S'파라고 한다.
· 큰 파는 대문자, 작은 파는 소문자로 나타낸다.

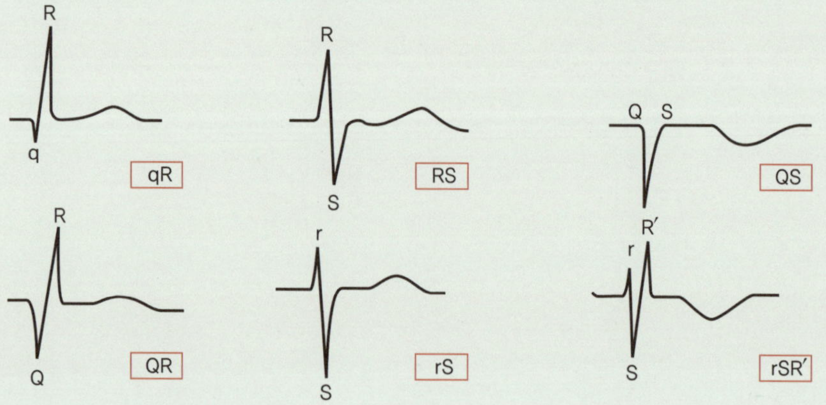

● ST부분

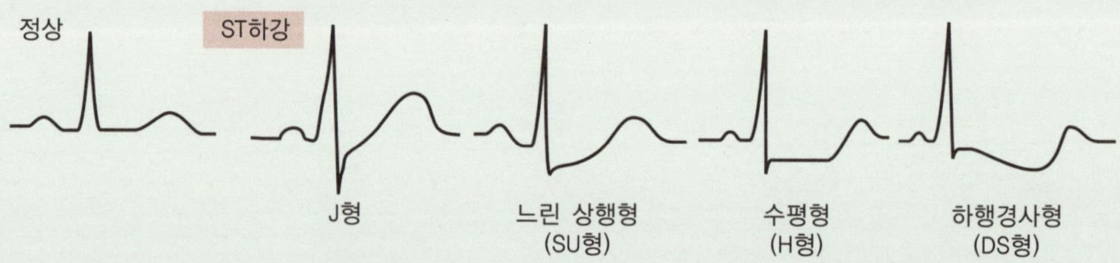

● T파

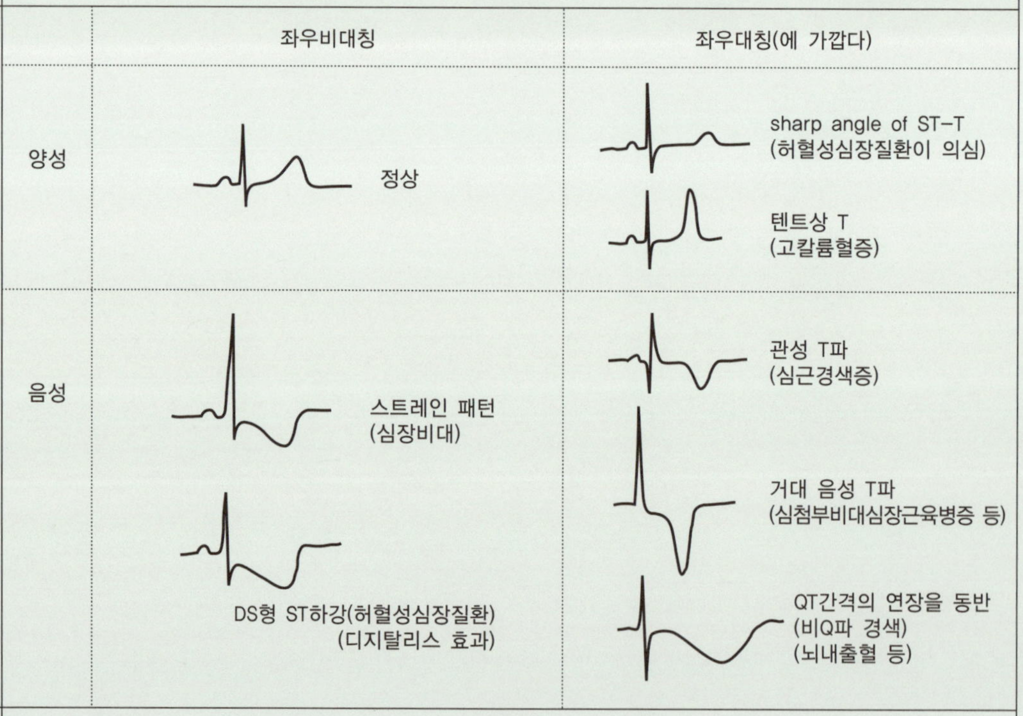

● U파

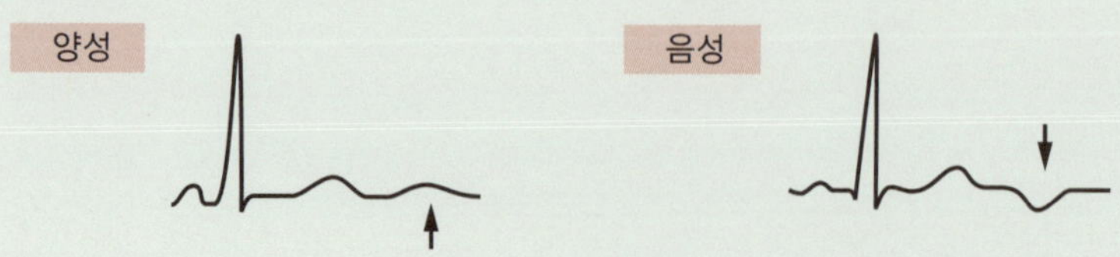

● 심전도를 판정하는 방법

1 리듬 : P-QRS-T, P-QRS-T…바르게 P파와 QRS군이 대응

2 심박동수 : 60/분 이상, 100/분 미만

3 P파 : 일관되게 같은 형태로 ① Ⅰ, Ⅱ유도에서 양성이며, ② Ⅱ유도에서 폭 3mm 미만, 진폭 2.5mm 미만, ③ V_1유도에서 진폭 2mm 미만, ④ P terminal force(Morris지수)의 절대값이 0.04mm · 초 미만

4 PQ시간 : 3mm(0.12초) 이상, 5mm(0.20초) 미만

5 QRS군 :

〔사지유도〕 ① QRS 평균 전기축이 정상(= Ⅰ, Ⅱ 진폭의 합이 0 이상)이며,
② Ⅲ과 aV_L유도 이외에 이상 Q파가 없고, ③ QRS시간이 2.5mm 미만

〔흉부유도〕 ④ R파의 진폭 증가(r progression)가 정상이며,
⑤ V_1유도 이외에 이상 Q파가 없고, ⑥ QRS전위가 정상(SV_1+RV_5 or $V_6<35$mm, RV_5 or $V_6<26$mm)

6 ST-T : 우측 흉부유도나 조기 재분극 예를 제외하고 등전위선 혹은 PQ부분에 일치하여 상승도 하강도 하지 않은 것이 정상이며, T파는 aV_R유도에서 음성, Ⅰ, Ⅱ, V_2~V_6유도에서 양성이며, 진폭은 12mm 미만 동시에 R파의 1/10 이상이면 좋다. Ⅲ, aV_L, aV_F, V_1유도에서 T파는 음성도 좋다. 더욱더 젊은 성인에서는 정상에서도 V_2, V_3유도에서 음성 T파가 보일 수 있다.

7 QT시간 : $QTc=QT/\sqrt{RR}=0.35\sim0.44$가 정상. T파가 끝나는 점이 RR간격의 1/2을 넘으면 분명하게 QT간격의 연장이다.

8 U파 : 양성이고, T파 진폭의 5~50% 범위가 정상이며, T파보다 높은 U파나 음성 U파는 이상이다.

● 사지유도와 흉부유도의 관찰 방향

[사지유도]

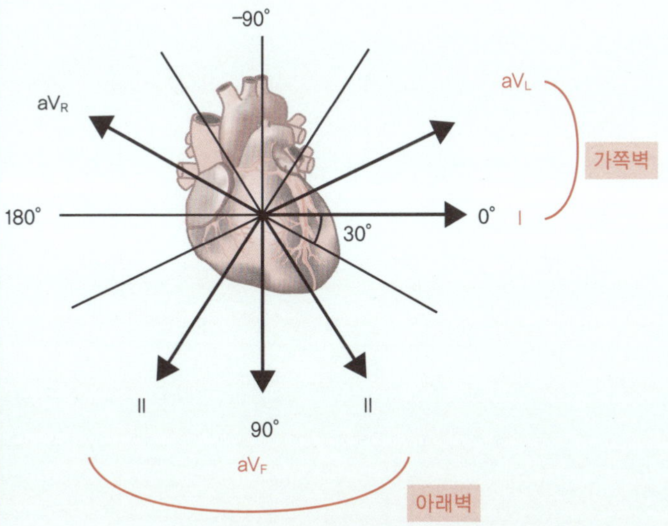

[흉부유도]

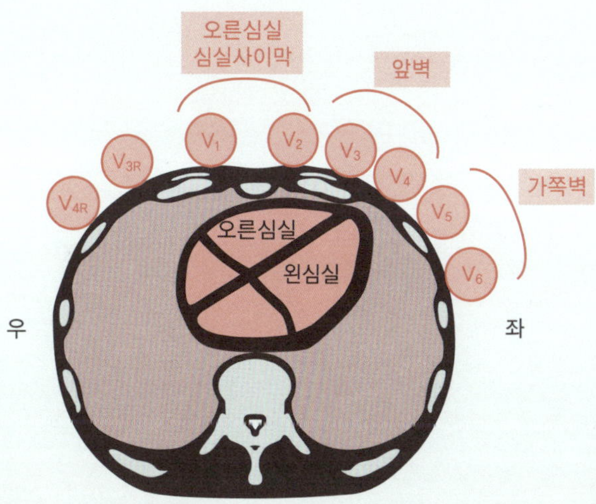

V_1, V_2	심실사이막	앞벽사이막	광범위 앞벽
V_3, V_4	앞벽	앞벽사이막 / 앞가쪽벽	광범위 앞벽
Ⅰ, aV_L, V_5, V_6	가쪽벽	앞가쪽벽	광범위 앞벽
Ⅱ, Ⅲ, aV_F	아래벽		

※ aV_R유도는 우측 위에서 심장을 보고 있는 유도로 특수한 경우 외에는 진단에 이용되지 않는다. (심장막염, 오른방실다발갈래차단, 중증 허혈 등)